KLINISCHE RADIOLOGIE

Diagnostik mit bildgebenden Verfahren

Herausgegeben von F. Heuck

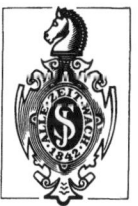

LEBER · GALLENWEGE PANKREAS · MILZ

Diagnostik mit bildgebenden Verfahren

Herausgegeben von
F. Heuck und G. Kauffmann

Bearbeitet von

H.K. Deininger · H. Frommhold · F. Heuck
G. Kauffmann · D. zur Nedden · G. Nöldge
G. Stampfel

Mit 328 Abbildungen

Springer-Verlag Berlin Heidelberg New York
London Paris Tokyo

HEUCK, F., Professor Dr. med. und Honorarprofessor
Facharzt für Röntgenologie und Strahlenheilkunde – Nuklearmedizin
Ärztlicher Direktor des Radiologischen Institutes im Zentrum Radiologie des
Katharinenhospitals der Stadt Stuttgart. Akademisches Lehrkrankenhaus der
Eberhardt-Karls-Universität Tübingen
Kriegsbergstraße 60, D-7000 Stuttgart 1

KAUFFMANN, G., Professor Dr. med.
Facharzt für Radiologie
Oberarzt der Abteilung Röntgendiagnostik im Zentrum Radiologie der
Albert-Ludwig-Universität Freiburg/Brsg.
Hugstetter Straße 55, D-7800 Freiburg/Brsg.

ISBN-13: 978-3-642-70925-8   e-ISBN-13: 978-3-642-70924-1
DOI: 10.1007/978-3-642-70924-1

CIP-Kurztitelaufnahme der Deutschen Bibliothek
Leber, Gallenwege, Pankreas, Milz: Diagnostik mit bildgebenden Verfahren / hrsg. von F. Heuck u. G.
Kauffmann. Bearb. von H.K. Deininger ... – Berlin ; Heidelberg ; New York ; Tokyo ; London ; Paris:
Springer, 1986.
    (Klinische Radiologie)
    ISBN 3-540-16120-1 (Berlin ...)
    ISBN 0-387-16120-1 (New York ...)
NE: Heuck, Friedrich [Hrsg.]; Deininger, Heinz K. [Bearb.]

Gesamtherstellung: Universitätsdruckerei H. Stürtz AG, Würzburg
2122/3130/543210

Mitarbeiterverzeichnis

DEININGER, H.K., Professor Dr. med.
Facharzt für Röntgenologie und Strahlenheilkunde – Nuklearmedizin – Innere Krankheiten
Direktor des diagnostischen Strahleninstituts (Röntgen-Nuklear- und Ultraschalldiagnostik) Radiologie I der Städtischen Kliniken Darmstadt. Akademisches Lehrkrankenhaus der J.W. Goethe-Universität Frankfurt
Grafenstraße 9, D-6100 Darmstadt

FROMMHOLD, H., Professor Dr. med.
Facharzt für Radiologie und Teilgebietsbezeichnung Strahlentherapie
Vorstand der Universitätsklinik für Strahlentherapie der Universität Innsbruck
Anichstraße 35, A-6020 Innsbruck

HEUCK, F., Professor Dr. med. und Honorarprofessor
Facharzt für Röntgenologie und Strahlenheilkunde – Nuklearmedizin
Ärztlicher Direktor des Radiologischen Institutes im Zentrum Radiologie des Katharinenhospitals der Stadt Stuttgart. Akademisches Lehrkrankenhaus der Eberhardt-Karls-Universität Tübingen
Kriegsbergstraße 60, D-7000 Stuttgart 1

KAUFFMANN, G., Professor Dr. med.
Facharzt für Radiologie
Ltd. Oberarzt der Abteilung Röntgendiagnostik im Zentrum Radiologie der Albert-Ludwig-Universität Freiburg/Brsg.
Hugstetter Straße 55, D-7800 Freiburg/Brsg.

ZUR NEDDEN, D., Dozent Dr. med.
Facharzt für Radiologie
Leiter der Abteilung für Röntgendiagnostik und Computertomographie an der Universitätsklinik für Innere Medizin der Universität Innsbruck
Anichstraße 35, A-6020 Innsbruck

NÖLDGE, G., Privatdozent Dr. med.
Facharzt für Radiologie
Oberarzt der Abteilung für Röntgendiagnostik im Zentrum Radiologie der Albert-Ludwig-Universität Freiburg/Brsg.
Hugstetter Straße 55, D-7800 Freiburg/Brsg.

STAMPFEL, G., Dr. med.
Facharzt für Radiologie
Oberarzt an der Universitätsklinik für Radiologie der Universität Innsbruck
Anichstraße 35, A-6020 Innsbruck

Geleitwort des Herausgebers

In dieser völlig neu strukturierten Lehrbuchreihe „Klinische Radiologie" verfolgen Herausgeber und Verlag das Ziel, allen Fachdisziplinen der praktischen und klinischen Medizin eine Hilfe für die tägliche Arbeit zu geben. Als Nachfolgewerk der bekannten Lehrbücher von R. HAUBRICH „Klinische Röntgendiagnostik innerer Krankheiten" und von H. OBERDAHLOFF, H. VIETEN und H. KARCHER „Klinische Röntgendiagnostik chirurgischer Erkrankungen" aus dem Springer-Verlag, die schon sehr lange vergriffen sind, wurde ein andersartiges und der rasanten Entwicklung der Radiologie angepaßtes Konzept gefunden. Die zentralen Aufgaben der Radiologie in Diagnostik und Therapie bestimmen den klinischen Wert der bekannten und der neuen bildgebenden Verfahren und fordern von jedem Arzt Grundkenntnisse über den Einsatz, die Wertigkeit, das Risiko und die Grenzen jeder einzelnen Untersuchungsmethode. Die Abhandlung der radiologischen Diagnostik mit bildgebenden Verfahren wurde bewußt nach den Krankheiten der Organe, Organsysteme und Gewebe geordnet, so daß sich jeder einzelne Band gleichzeitig an eines oder mehrere Fachgebiete der Medizin wendet. Es wurde ferner der Versuch unternommen, die Radiologie der Erkrankungen vom Säuglingsalter bis zum Greisenalter und damit die Wandlungen oder Spätfolgen von Krankheiten abzuhandeln. Dabei müssen zwangsläufig solche Erkrankungen ein geringeres Gewicht erhalten, die allein im Wachstumsalter vorkommen und damit vorrangig in das Gebiet der Kinderradiologie gehören.

Eine ungeahnte Entwicklung der Möglichkeiten der Radiologie in der Diagnostik mit bildgebenden Methoden meist ohne jeden Eingriff, also am lebenden, nichtnarkotisierten Menschen, hat zwangsläufig dazu geführt, den Informationswert der Diagnostikverfahren einem kritischen Vergleich zu unterziehen und nach dem optimalen Untersuchungsgang zu suchen. Nur so können Doppeluntersuchungen vermieden und Kosten eingespart werden. Wenn dieser Prozeß einer sinnvollen Selektion des Einsatzes bekannter und erprobter Methoden der morphologischen und funktionellen Diagnostik auch noch nicht ganz zum Abschluß gekommen ist, so soll mit dieser neuartigen Lehrbuchreihe doch schon der Versuch unternommen werden, die Grundlagen der Fortschritte in Diagnostik und Therapie für den kritischen Einsatz in Klinik und Praxis zu berücksichtigen. Durch die Zunahme unseres Wissens können besondere Kenntnisse über den Fortschritt nicht mehr allein von dem einzelnen Fachradiologen vermittelt werden, sondern es kann ein solches Werk nur noch von einer größeren Zahl qualifizierter Mitarbeiter gestaltet werden. So haben sich für die Bearbeitung der einzelnen Bände Radiologen, Neuro-Radiologen, Nuklearmediziner mit Pathologen und Klinikern zusammengefunden, die über Spezialkenntnisse verfügen und die an den Fortschritten selbst mitgearbeitet haben. Im Kreise der Bandherausgeber und Mitarbeiter finden sich namhafte Vertreter der Pädiatrischen Radiologie, die eine der Zielsetzung entsprechende, sinnvolle Gestaltung der Einzelbände dieser Reihe gewährleisten. Wenn durch diese Zielsetzung einer Radiologie aller Lebensalter nicht immer auch eine einheitliche Ordnung der Abhandlung erreicht werden kann und individuelle Besonderheiten etwas hervortreten sollten, so dürfte diese Abweichung für manche Kapitel nur von Vorteil sein. Dennoch wurde mit einem „roten Faden" versucht, eine übereinstimmende Struktur der Kapitel und damit eine einheitliche Grundordnung zu erhalten.

Eine wichtige Aufgabe dieser Lehrbuchreihe besteht darin, dem Radiologen oder dem radiologisch tätigen Arzt im weitesten Sinne eine Hilfe bei der Auswahl der richtigen Methoden und der Durchführung von Untersuchungen zu geben, wobei die Indikation zur Untersuchung sich aus der Fragestellung der Klinik ergibt. Ferner soll jedes Buch dem Kliniker helfen, den Informationswert der verschiedenartigsten bildgebenden Untersuchungsmethoden zur Klärung des einzelnen Krankheitsbildes, aber auch deren Schwierigkeiten und Grenzen richtig einzuschätzen, um falsche Indikationen und sinnlose Kosten vermeiden zu können. Wenn es auch Erkrankungen gibt, die ohne jegliche radiologische Diagnostik geklärt werden können und solche, bei denen die Morphologie und Topographie des Krankheitsherdes erst die klinische Vermutungsdiagnose sichern können, so fordern die ungeheuren Fortschritte der medizinischen Wissenschaften heute uneingeschränkt die kollegiale Zusammenarbeit von Radiologie und Klinik. In der Zukunft dürfen bedauerliche Fehleinschätzungen und Mißverständnisse zwischen den alten, traditionsreichen und den neuen, vom naturwissenschaftlich-technischen Fortschritt geprägten Fachgebieten der Medizin einer Optimalversorgung der Kranken nicht mehr im Wege stehen.

Das Konzept der Lehrbuchreihe „Klinische Radiologie" ist neuartig und wendet sich nicht nur an die Radiologen, sondern vornehmlich an alle Fachvertreter der zunehmend strukturierten Spezialgebiete der Heilkunde, wie sie sich als Resultat von Forschung und Fortschritt der klinischen Medizin entwickelt haben. Umfang und Inhalt der einzelnen Bände werden gewisse fachbezogene Schwerpunkte erkennen lassen, doch ist Wert darauf gelegt worden, handliche und übersichtliche Bücher *für die tägliche Arbeit* zu schreiben, die auch separat erworben werden können. Ein Buch der Klinischen Radiologie, das sich mit der normalen Anatomie, der Pathomorphologie und der Pathophysiologie von Erkrankungen beschäftigt, wie sie heute mit bildgebenden Verfahren am lebenden Menschen sehr schonend ohne einen Eingriff erfaßt und dokumentiert werden können, wird auf eine große Zahl ausgezeichneter Abbildungen nicht verzichten können. In der großzügigen Ausstattung aller Einzelbände hat der Springer-Verlag die Wünsche und Hoffnungen der Autoren ebenso erfüllt, wie die Forderungen der Benutzer dieser Lehrbuchreihe, für die eine hervorragende und klare Abbildung zum Verständnis des Textes unerläßlich ist. Nur in direkter Verbindung von Text und Abbildung kann eine Hilfe für die tägliche Arbeit gegeben werden. Herausgeber und Verlag erbitten von den Lesern kritische Hinweise und Hilfe für die weitere Gestaltung und hoffen auf eine ebenso gute Aufnahme dieser neuartigen Lehrbuchreihe, wie dies für die beiden vorangegangenen Werke festgestellt werden konnte.

FRIEDRICH HEUCK

Vorwort

Die klinische Radiologie ist einem steten Wandel diagnostischer Methoden unterworfen. Ein Lehrbuch, das dem aktuellen Wissensstand gerecht werden will, sowohl neuere als auch bereits etablierte Verfahren und ihren wechselseitigen Einfluß berücksichtigt, wird dazu tendieren, die eine oder andere Methode überzubewerten. Auf dem Gebiet der Röntgenmorphologie der Oberbauchorgane – wie der Leber mit den ableitenden Gallenwegen, der Bauchspeicheldrüse und der Milz mit dem Pfortadersystem – sind die erzielten Fortschritte der bildgebenden und interventionellen Radiologie weitgehend akzeptierter Standard. Neuere und neueste Methoden wie die Sonographie, die Computertomographie und die digitale Subtraktionsangiographie runden den breiten Fächer bildgebender Verfahren ab. Die ersten Resultate vergleichender Studien über den Informationswert der Kernspinresonanztomographie – gemessen an den vorgenannten Untersuchungsmethoden – lassen eine Überlegenheit der Magnetresonanz in der Bildgebung bisher nicht erkennen. Dennoch sind die zum gegenwärtigen Zeitpunkt gesicherten Kenntnisse in der morphologischen Organdiagnostik mit Hilfe der Kernspintomographie in den einzelnen Kapiteln des vorliegenden Bandes berücksichtigt. Dies gibt dem Leser die Möglichkeit, den Aussagewert der bekannten und bewährten Untersuchungsverfahren einerseits und dieser neuen bildgebenden Untersuchungsmethode in der Diagnostik andererseits zu erkennen. Die richtige Wahl in der Reihenfolge diagnostischer Schritte zu treffen, die eine Verdachtsdiagnose erhärten oder ausschließen, ist heute besonders schwierig und bedarf eines längeren Lernprozesses, der sich allein auf Erfahrung stützen kann. Das Vorgehen wird sich nach den lokal verfügbaren Möglichkeiten der diagnostischen Radiologie richten müssen. Die Durchführung der jeweils aussagekräftigsten Methode zur Klärung eines Krankheitsbildes ist dringend erforderlich. Dies gilt umso mehr, als auch weiterhin die Sicherung einer hohen Qualität der ärztlichen Versorgung des Patienten – sowohl in der freien Praxis wie im Krankenhaus – erhalten bleiben und nicht von ökonomischen Grenzen eingeengt werden soll. In jedem Abschnitt des vorliegenden Bandes wird diese Forderung beachtet.

Die Ausstattung der einzelnen Kapitel mit dem unerläßlichen Bildmaterial soll die Aussage über den Informationswert der zur Verfügung stehenden diagnostischen Verfahren unter Berücksichtigung wertvoller Methoden der Nuklearmedizin unterstützen. Mit Hilfe erläuternder Skizzen wird versucht, dem lernenden Kollegen die Bildanalyse zu erleichtern. Bewußt werden die erprobten Verfahren der konventionellen Röntgendiagnostik voll berücksichtigt, um auch dem Kreis von Kollegen gerecht zu werden, dem die neuen Untersuchungsmethoden nicht oder noch nicht zur Verfügung stehen. Dennoch werden sich in der notwendigen Beschränkung, die zwangsläufig Mitarbeiter und Herausgeber eines noch handlichen Lehrbuches auf sich nehmen müssen, für den kritischen Leser einige Lücken ergeben.

Ein besonderer Dank gilt dem Springer-Verlag und seinen Mitarbeitern, für die stellvertretend Herr Bergstedt, Frau Legner und Frau Oelschläger genannt seien. Mit großer Geduld, manchem nützlichen Hinweis und konstruktiver Hilfe bei der Fertigstellung des Bandes sind unsere Wünsche nach einer guten Ausstattung erfüllt worden.

FRIEDRICH HEUCK   GÜNTER KAUFFMANN

Inhaltsverzeichnis

Leber – Milz

H. FROMMHOLD, D. ZUR NEDDEN und G. STAMPFEL

Leber

1 Anatomie und Topographie der Leber

Die Leber ist mit 1 500–2 000 g Gewicht die größte
Drüse des menschlichen Körpers. Sie ist auf
Grund ihrer weichen Konsistenz beim gesunden
Menschen formbar. Daher wird die Gestalt der
Leber durch die Konfiguration des Brustkorbs,
der Wirbelsäule und der unmittelbaren Nachbar-

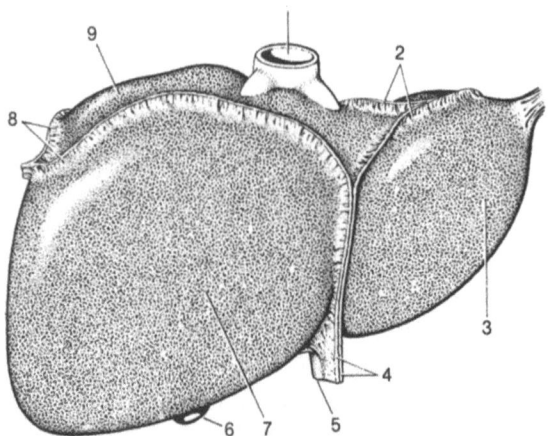

Abb. 1. Fascies diaphragmatica hepatis. *1* V. cava inferior mit Einmündung von Vv. hepaticae, *2* Lig. coronarium sinistrum, *3* Lobus sinister, *4* Lig. falciforme, *5* Lig. teres, *6* Fundus vesicae felleae, *7* Lobus dexter, *8*, Lig. coronarium dextrum, *9* rechtes Verwachsungsfeld

organe mitbestimmt. So treten im Bereich der Facies visceralis gewisse oberflächliche Impressionen auf, die durch benachbarte Gebilde wie Kolon, Duodenum, Niere, Gallenblase, Magen bedingt sein können. Eine Organverformung kann aber durch bestimmte Lebensgewohnheiten (Kleidung – Schnürfurche) auftreten. Eine kräftige, bindegewebige Kapsel umschließt das Organ. Durch starke Druckeinwirkungen (z.B. Traumata) können Kapselzerreißungen hervorgerufen werden, die mit schweren, lebensbedrohlichen Blutungen einhergehen. Die Leber gleicht einer dreiseitigen Pyramide, deren Basis der Pars costalis des rechten Zwerchfells direkt anliegt und deren kraniale Fläche von der rechten Zwerchfellkuppel begrenzt wird. Der größte Teil der Leberoberfläche liegt ventral im Schutz des rechten Rippenbogens (Abb. 1).

Beim Lebenden ist die Lage der Leber neben der Körperhaltung vor allem von der Atemphase abhängig. So werden die respiratorischen Verschiebungen des Zwerchfells von der Leber synchron mitvollzogen.

Die Leber liegt intraperitoneal und gliedert sich durch die Insertion des Ligamentum falciforme an der Vorderseite oberflächlich in einen rechten und linken Leberlappen (Abb. 1). Die Fixation des Organs erfolgt hauptsächlich durch das Ligamentum mesohepaticum dorsale und durch die Reste des ehemaligen Mesogastrium ventrale (Ligamentum coronarium hepatis mit Ausläufern, Ligamentum falciforme hepatis). Im Bereich Area nuda ist die Leberoberfläche direkt mit der Pars lumbalis des Diaphragma verwachsen (Abb. 2). Hier besteht ebenfalls wie im Bereich der Leberpforte (Fossa

vesicae cavae, Fossa vesicae felleae) kein peritonealer Überzug.

Zentral im Bereich der Facies visceralis hepatis liegt die Leberpforte mit Pfortader, Arteria hepatica, Ductus hepaticus, Nerven und Lymphgefäßen. Diese Strukturen bilden zusammen mit zwei ausgeprägten sagittalen Furchen (Fissura sagittalis sinistra, Fissura sagittalis dextra) die Form eines „H" (Abb. 3). Der linke sagittale Einschnitt enthält nach ventral das Ligamentum teres hepatis (obliterierte Nabelvene) und dorsal das Ligamentum venosum (obliterter Ductus venosus Arantii). Die rechte Fissur beginnt als breite flache Rinne, welche die Gallenblase aufnimmt. Sie setzt sich nach dorsal zum Sulcus venae cavae fort, in welchem die untere Hohlvene eingebettet ist (s.a. „Cava-Gallenblasen-Linie").

Der Lobus quadratus liegt präportal zwischen Ligamentum teres und Gallenblase, der Lobus caudatus postportal zwischen Vena cava inferior und Ligamentum venosum.

Die Gliederung der Leber selbst in Leberlappen und Lebersegmente ist nicht mit der Oberfläche identisch. Klinisch hat sich eine Einteilung nach

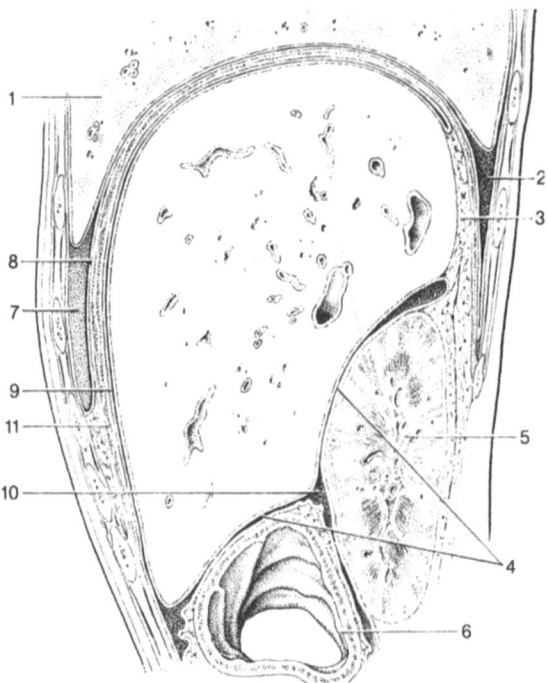

Abb. 2. Parasagittalschnitt durch die Leber und die Nachbarschaftsorgane. *1* Lunge, *2* und *7* Recessus costodiaphragmaticus, *3* Pars affixa (Area nuda) hepatis, *4* Impressio renalis und Impressio colica (Facies visceralis), *5* rechte Niere, *6* Colon transversum, *8* Pleuraüberzug des Zwerchfells, *9* Recessus subphrenicus, *10* Recessus subhepaticus, *11* Diaphragma

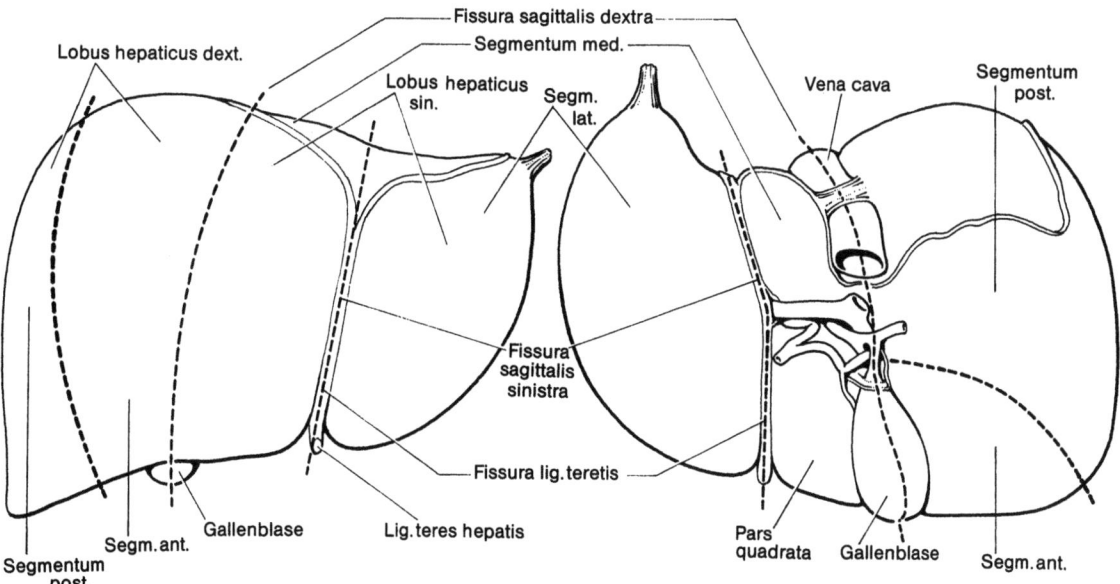

Abb. 3. Schematische Darstellung der Lebersegmente

der Gefäßtopographie durchgesetzt, wobei die Trennung in rechten und linken Leberlappen durch die „Cava-Gallenblasen-Linie" erfolgt (Abb. 3, 31). Der rechte Leberlappen teilt sich in ein vorderes und hinteres Segment mit jeweils einem oberen und unteren Anteil. Der linke Leberlappen gliedert sich in zwei etwas ungleiche Abschnitte, nämlich in ein mediales und laterales Segment, welches wiederum in ein oberes und unteres Subsegment geteilt wird.

Jedes einzelne Lebersegment enthält eine Verzweigung der Vena portae, der Arteria hepatica und des Ductus hepaticus. Diese Gefäßsysteme liegen topographisch eng beieinander und bilden die

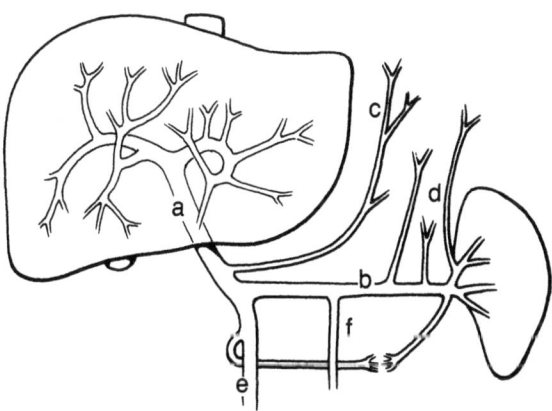

Abb. 4. Schematische Darstellung des lieno-portalen Systems. *a* V. portae, *b* V. lienalis, *c* V. gastrica dextra, *d* V. gastricae breves, *e* V. mesenterica superior, *f* V. mesenterica inferior

sogenannten Lebertrias. Die Venae hepaticae liegen zwischen den Segmenten und halten die Segmentgrenzen nicht ein, d.h. sie nehmen auch Äste aus jeweils benachbarten Segmenten auf (Abb. 36).

Zum portalen System gehören alle Venen, welche Blut aus dem Magen-Darm-Trakt, der Milz, dem Pankreas und der Gallenblase sammeln und zur Leber ableiten. Aus dem Zusammenfluß von Vena lienalis und Vena mesenterica superior entsteht hinter dem Isthmus pancreatis die Vena portae, welche sich an der Porta hepatis in ihre intrahepatischen Hauptzweige (Ramus dexter, Ramus sinister) aufteilt (Abb. 4). Von besonderer Bedeutung sind portokavale Anastomosen. Sie stellen Verbindungen zwischen den Einzugsgebieten der Vena portae einerseits und der Vena cava superior oder der Vena cava inferior andererseits dar. Bei Behinderung des Blutabstromes aus der Pfortader (prähepatischer, intrahepatischer, posthepatischer Block) bilden diese Anastomosen einen Umgehungskreislauf, dessen Kenntnis zum Verständnis der veränderten Leberhämodynamik notwendig ist.

Die Vielzahl funktioneller Aufgaben der Leber (z.B. Sekretion und Exkretion von Galle, Entgiftung, Intermediärstoffwechsel) bedingt eine starke Vaskularisation. So beträgt die Gesamtdurchblutung des Organs in Ruhe ca. 1400–1600 ml/min. Dabei ist die Pfortader mit ca. 75%, die Arteria hepatica mit ca. 25% an der Gesamtdurchblutung beteiligt (PREISIG et al. 1966). Die funktionelle und strukturelle Integrität wird daher im besonderem Maße durch hämodynamische Faktoren be-

stimmt. Dies ist zum großen Teil durch die ungewöhnliche Blutversorgung des Organs mittels
zweier afferenter Gefäßbahnen (Vena portae, Leberarterie) mit sehr unterschiedlichen arteriovenösen Druck- und Sauerstoffgradienten erklärbar,
zum anderen sind auch die normale topographische Verteilung von Enzymen und Metaboliten
und das Ausmaß einer Leberzellschädigung stark
von zirkulatorischen Verhältnissen abhängig.

2 Radiologische Untersuchungsmethoden

2.1 Röntgenübersichtsaufnahme des Abdomens

Form, Lage und Größe der Leber sind auf dem
Übersichtsbild des Abdomens nur annähernd zu
bestimmen, da das homogene, weichteildichte Or-

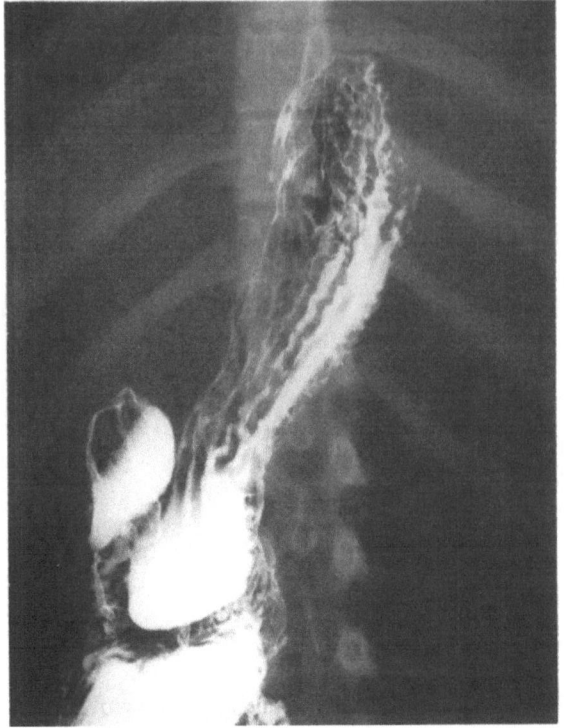

6

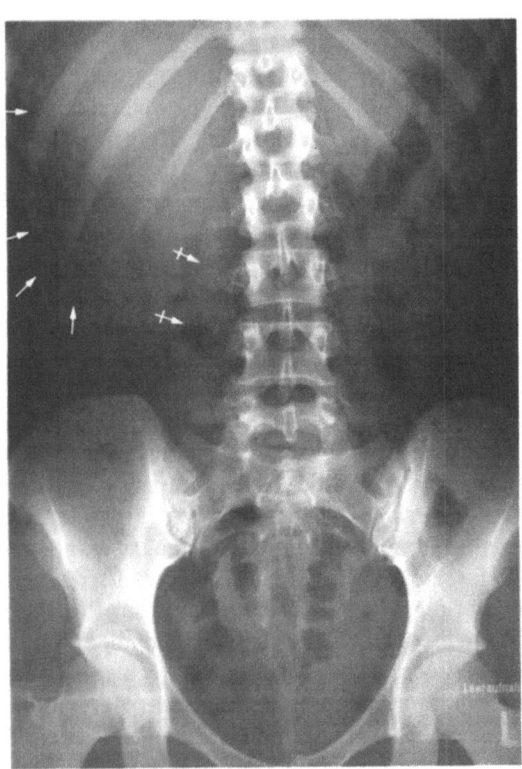

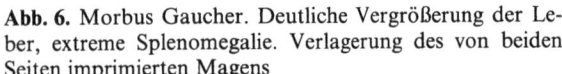

Abb. 5. Übersichtsaufnahme des Abdomens. Konturen des
rechten Leberlappens (→) und dessen Abgrenzung gegenüber der rechten Niere gerade erkennbar, Psoasrand-Schat-
ten rechts (↦)

Abb. 6. Morbus Gaucher. Deutliche Vergrößerung der Leber, extreme Splenomegalie. Verlagerung des von beiden
Seiten imprimierten Magens

Abb. 7. 50 j.♂. Umschriebene amorphe Leberverkalkungen
bei Echinococcus alveolaris

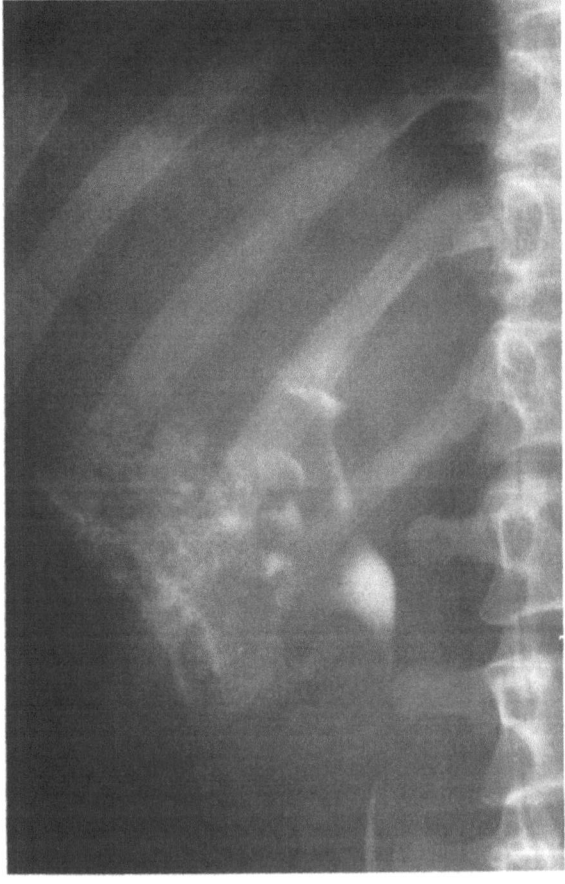

7

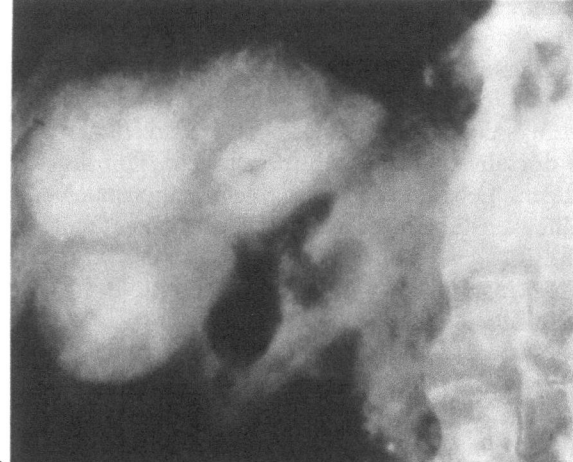

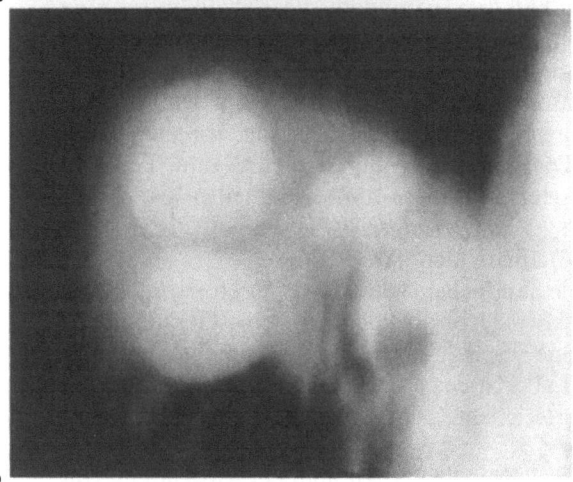

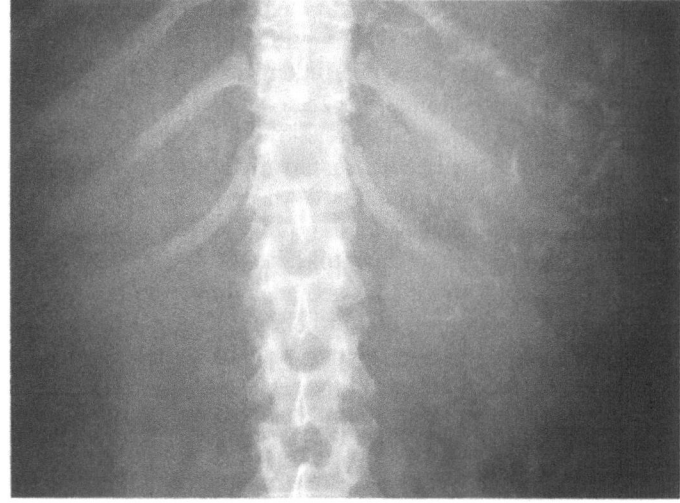

Abb. 9. 78 j.♀. Schollige Verkalkungen im linken Leberlappen bei primärem Leberzellkarzinom mit Nekrosen

Abb. 8a, b. Zystizerken der Leber. **a** Abdomenübersichtsaufnahme. Nachweis von drei scharf begrenzten, unterschiedlich großen rundlichen homogenen Verkalkungsbezirken im rechten Leberlappen. **b** Tomographie. Deutlichere Darstellung der Verkalkungsbezirke

gan sich nur gering gegenüber den Strukturen der Umgebung im Röntgennativbild kontrastiert (Abb. 5). Natürliche Begrenzungen nach kranial sind das Zwerchfell, nach lateral die Rippen. Der untere Leberrand, welcher durch den Dichteunterschied zum transparenten retroperitonealen Fettgewebe sichtbar wird, entspricht der dorsalen und kaudalen Leberkante. Der vordere, untere, klinisch tastbare Leberrand ist im Röntgenbild nur dann abzugrenzen, wenn das anliegende Colon transversum reichlich luftgefüllt ist (WHALEN 1976).

Anhand der Übersichtsaufnahme des Abdomens ist keine verläßliche Aussage zum *Lebervolumen* möglich. Indirekte Zeichen einer Lebervergrößerung sind ein kranial verlagertes, meist wenig be-

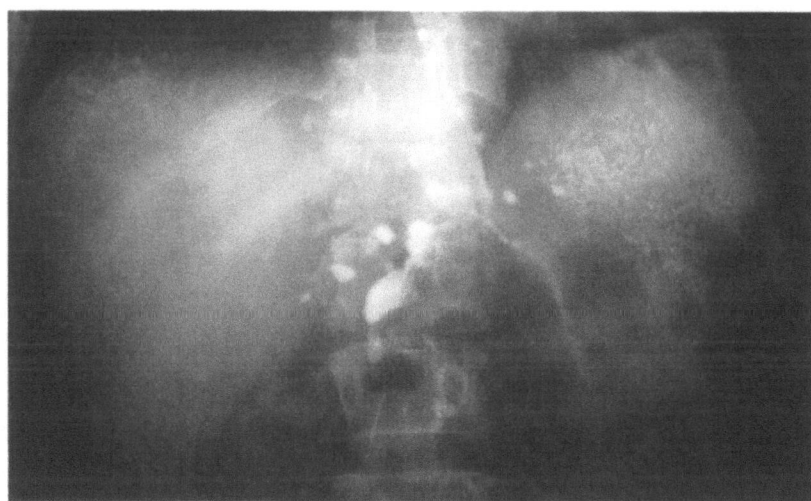

Abb. 10. 51 j.♂. Thorotrast-Speicherung in der Leber, der Milz und in den portolienalen Lymphknoten nach Femoralis-Angiographie vor 30 Jahren

weglilches Zwerchfell rechts, eine Verlagerung der
rechten Niere und des Colon transversum nach kaudal, sowie ein durch den linken Leberlappen nach
dorsal und kaudal dislozierter Magen (Abb. 6).

Verkalkungen im Bereiche der Leber gehören
entweder dem Leberparenchym (Granulome, Hämochromatose), Gefäßen (Aneurysmen, Thromben), Gallengängen, Zysten (angeborene zystische
Veränderungen, Echinokokkose (Abb. 7, 58), Zystizerken (Abb. 8) oder benignen Tumoren (Hämangiom, Hämangioendotheliom, Dermoidzyste,
Hamartom) bzw. malignen primären und sekundären Lebertumoren an (MALL u. SCHWARZ 1977)
(Abb. 9). Der Nachweis einer Thorotrastose der
Leber im Röntgen-Nativbild mit Ablagerung des
ehemals verwendeten Kontrastmittels „Thorotrast", welches im RES der Leber, der Milz und
der hepato-lienalen Lymphknoten gespeichert
wird, ist eine Rarität (Abb. 10, 128).

Der *Nachweis von Luft* in den Gallenwegen
(meist im Bereich des Leberhilus) ist pathologisch
(Abb. 11) sofern anamnestisch kein Hinweis auf
eine stattgefundene biliodigestive Anastomose zu
erheben ist (LEFLEUR et al. 1978).

Die nicht invasiven Untersuchungsmethoden
Sonographie, Computertomographie (CT) und in
Zukunft vielleicht auch die Kernspin-Resonanz-
Tomographie   (Magnetic-Resonance-Imaging,
MRI), stellen heute die Verfahren der Wahl zur
morphologischen Beurteilung der Leber dar.

2.2 Sonographie

Die Untersuchung der Leber erfolgt in Rückenlage. Nur in seltenen Fällen wird der Patient in
eine Linksseitenlage zur Darstellung der rechtsseitigen dorsalen Leberabschnitte gebracht. Um die
kranialen Leberanteile von einem subkostalen
Schallfenster überlagerungsfrei darzustellen und
das lufthaltige Kolon nach kaudal zu verlagern,
ist die Untersuchung in tiefer Inspiration mit
Atemstillstand angezeigt.

Die systematische sonographische Durchmusterung aller Leberabschnitte erfolgt durch Longitudinalschnitte, Transversalschnitte und schräge
Schnittführungen (WEILL 1982) (Abb. 12). Bei letzteren hat sich besonders die Schallkopfführung
entlang dem rechten Rippenbogen nach kranial in
die subdiaphragmale Leberregion bewährt. Von
hier aus gelingt es nicht nur die kranialen Leberanteile ausreichend darzustellen, sondern auch durch
das Diaphragma hindurch Pleuraraum, Perikard
und Herzstrukturen mit eventuellen pathologischen Veränderungen (Pleuraerguß, Perikarderguß) abzubilden (Abb. 13).

Die handlichen Schallköpfe (Sektorscan, Lineares Array) (Abb. 14) der Real-time-Geräte gestatten eine rasche Untersuchung des rechten und linken Leberlappens sowie eine genaue Beurteilung
der arteriellen, venösen und portalen Gefäßstrukturen.

Im allgemeinen erhält man bei Anwendung von
Frequenzen zwischen 3 und 5 MHz eine gute Bild-
qualität bei ausreichender Eindringtiefe (BIRN-
HOLZ 1979; TRILLER u. FUCHS 1980; FROMMHOLD
u. KOISCHWITZ 1982; BEYER u. SCHULZE 1983;
RAAB 1983). Soll bei einem pathologischen Befund
die Dignität durch eine ultraschallgezielte Feinna-

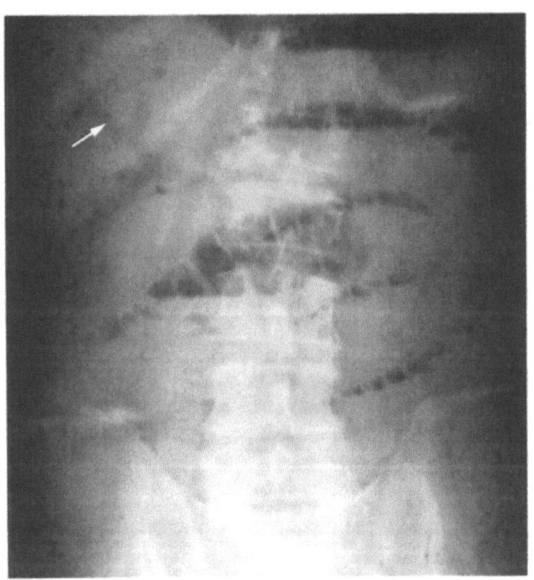

Abb. 11. Gallensteinileus. Leeraufnahme des Abdomens.
Darstellung von Luft in den intrahepatischen Gallenwegen
(*Pfeil*). Deutliche Zeichen des Ileus mit aufgestellten Dünn-
darmschlingen und Spiegeln

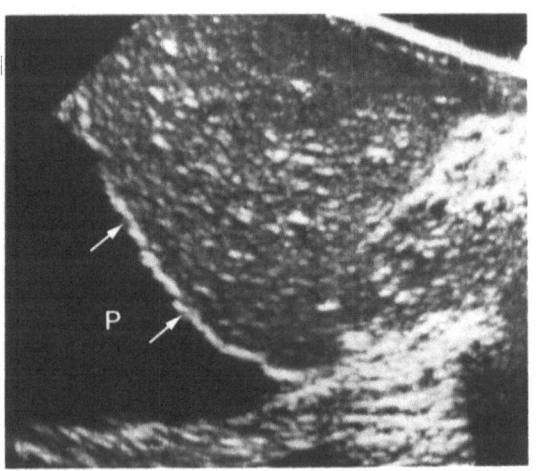

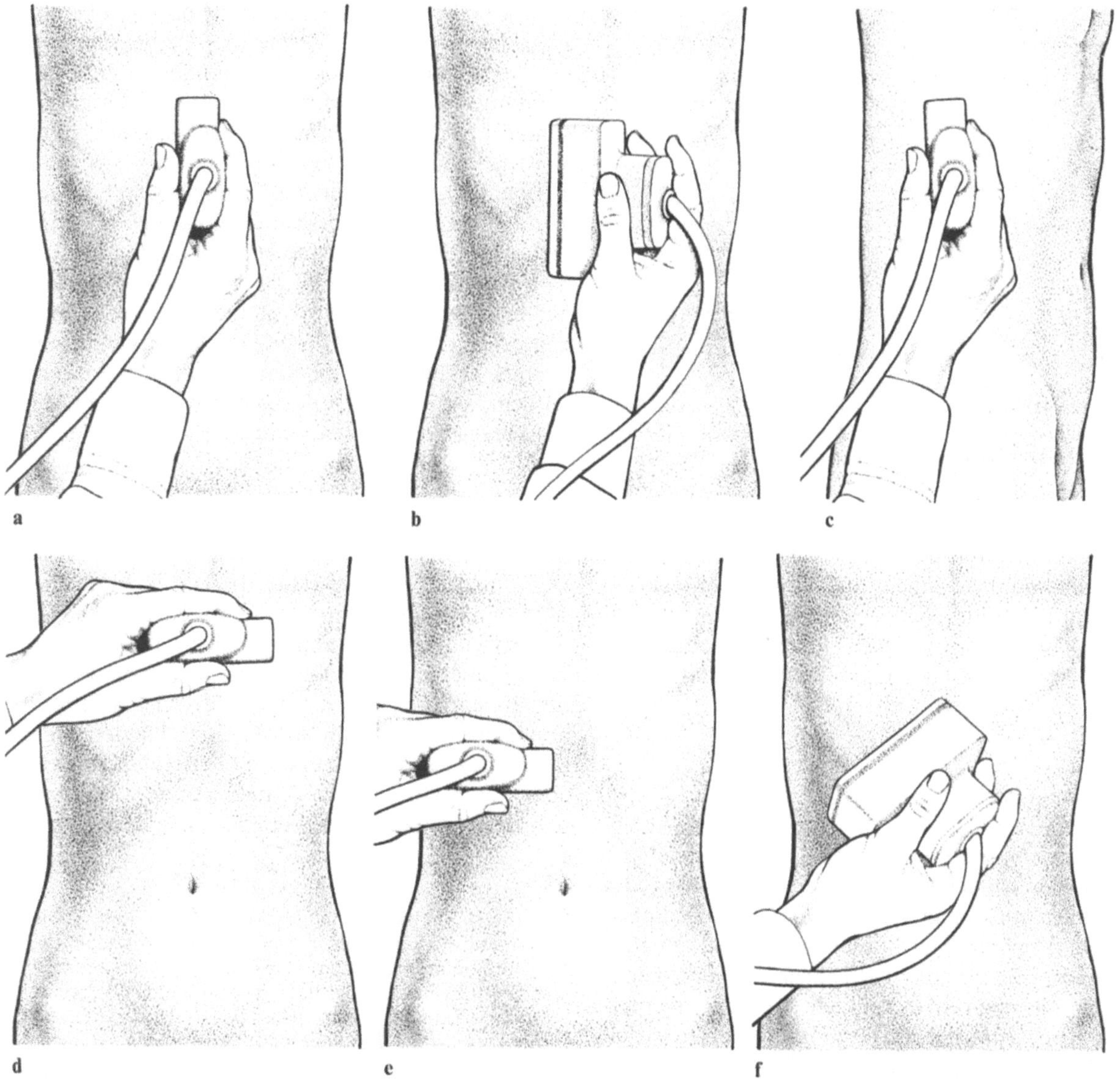

Abb. 12a–g. Skizze. Wichtige Schnittführungen zur Ultraschalluntersuchung der Leber. Schallkopfposition **a** für
Longitudinalschnitt in Medianlinie. **b** Zur Durchmusterung
der Leber mittels longitudinaler Schnittführung durch Verschiebung und Kippung nach rechts. **c** Zur Untersuchung
der dorsalen und lateralen Anteile des rechten Leberlappens
in der Medioaxillarlinie bei linker Seitenlage. **d** Bei hohem
Transversalschnitt. **e** Zur Untersuchung der kaudalen
Leberabschnitte durch Transversalschnitte. **f** Bei subkosta-
lem Schrägschnitt zur Durchmusterung der kranialen und
supradiaphragmalen Anteile des rechten Leberlappens. **g**
Zur Darstellung der Leberpforte und des Ductus hepatico-
choledochus

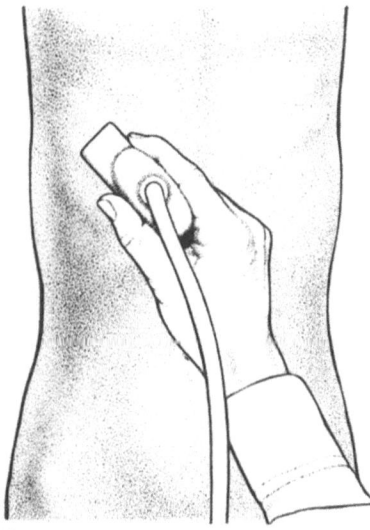

Abb. 13. Pleuraerguß. Longitudinalschnitt durch den rechten Leberlappen in vorderer Axillarlinie. Unauffälliger rechter Leberlappen mit normaler Reflexbelegung. Oberhalb des
Diaphragma (*Pfeil*) große akustisch homogene Zone durch
Pleuraerguß (*P*)

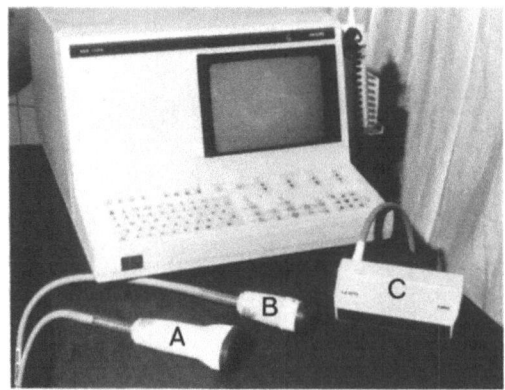

Abb. 14. Ultraschallgerät für Real-time-Untersuchungen (Fa. Philips). *A* Schallkopf 7,5 MHz, Sektorscan, *B* Schallkopf 5 MHz, Sektorscan, *C* lineares Array 3,5 MHz

delpunktion ermittelt werden, so haben sich besonders durchbohrte Linear-Schallköpfe bei welchen die vordringende Nadelspitze beobachtet werden kann, als nützlich erwiesen (HOLLSTEIN et al. 1981; OTTO 1983a, b) (s. auch Abschnitt 10, Interventionelle Radiologie der Leber).

2.3 Computertomographie

Für die computertomographische Untersuchung der Leber ist keine besondere Vorbereitung des Patienten notwendig. Die Patienten sollen lediglich *nüchtern* zur Untersuchung erscheinen, da in Einzelfällen zur näheren Differenzierung intrahepatischer Läsionen ein nieren-, selten ein gallengängiges Kontrastmittel intravenös injiziert werden muß.

Die Gabe von Spasmolytika (Buscopan 20 mg i.v. oder Glucagon 0,5–1 mg i.v.) ist bei Geräten der ersten und zweiten Generation unerläßlich, bei Computertomographen mit kürzerer Scanzeit (unter 4 Sek.) kann darauf weitgehend verzichtet werden. Die Schichtdicke beträgt im Regelfall 8–10 mm in angrenzender Schichtfolge, soll die gesamte Leber von der Zwerchfellkuppel bis zum rechten unteren Leberrand erfaßt werden.

Im allgemeinen erfolgt die Darstellung der Leber in Rückenlage. Die Untersuchung in rechter Seitenlage, bei der es weniger Artefakte durch Atembewegungen gibt, hat an Bedeutung verloren, seitdem fast überall Geräte der dritten Generation mit kurzen Scan-Zeiten verwendet werden.

2.3.1 Kontrastmittelgabe

Der Nachweis einer intrahepatischen Raumforderung hängt vom Kontrastunterschied zum umgebenden Lebergewebe ab. Da nahezu alle Leberläsionen eine geringere Dichte als das gesunde Leberparenchym aufweisen, bietet deren Identifikation meist keine Schwierigkeiten. Ist jedoch die Dichte des Lebergewebes durch Fetteinlagerungen oder durch eine andere diffuse Lebererkrankung reduziert, können fokale Leberläsionen dem Nach-

Abb. 15a, b. Fettleber und Hämangiom der Leber. Die Dichtewerte der Leber sind im Nativ-Scan reduziert, nahezu isodense Raumforderung im Bereich des rechten Leberlappens. Nach Kontrastmittel-Bolusgabe stellt sich eine scharf berandete Raumforderung dar, die deutlich geringere Dichte aufweist als das umgebende Lebergewebe (Hämangiom)

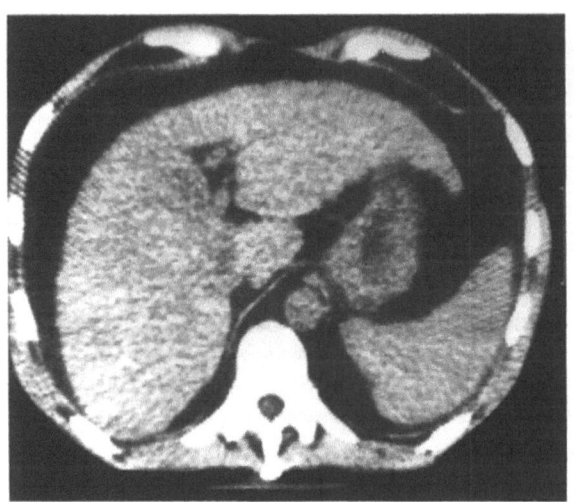

a

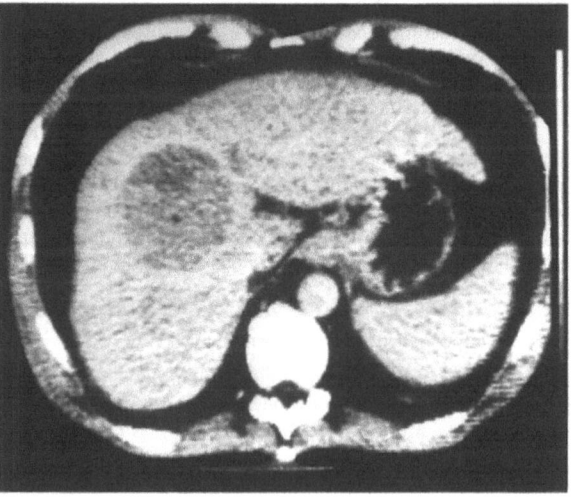

b

weis entgehen, wenn sie die gleichen Dichtewerte wie das umgebende, geschädigte Lebergewebe aufweisen (Abb. 15). Bei solchen Patienten oder zur näheren Differenzierung einer Läsion sollte eine Bolus-Kontrastmittel-Injektion (1 ml/kg eines z.B. 60–80%igen, nierengängigen Kontrastmittels) erfolgen (ALFIDI et al. 1976; BRYAN et al. 1977; MORGAN et al. 1978; SCHERER et al. 1978; FRICK et al. 1979; FUCHS et al. 1979). In kürzesten Zeitabständen wird ein und dieselbe Schicht wiederholt angefertigt, um die Läsion sowohl in der arteriellen Anflutungsphase als auch in der spätvenösen Phase des hindurchfließenden Kontrast-Bolus zur Darstellung zu bringen (FOLEY et al. 1983) (Abb. 15). Wenn es darum geht, eine größere intrahepatische Läsion darzustellen, so empfiehlt es sich, unmittelbar nach der Bolusgabe eine Kontrastmittelinfusion anzuschließen, um zu verhindern, daß es zu einem zu starken Absinken der Kontrastmittelkonzentration kommt. Kontrastmittelinfusionen allein werden kaum noch gegeben. Gallengängige Kontrastmittel werden in der Computertomographie der Leber nur selten eingesetzt (HÜBENER 1978; JUSTIG et al. 1980).

Vielversprechend scheint die Anwendung neuer Kontrastmittel (jodierte Ester von Fettsäuren) zur frühen Diagnostik eines Leber- oder Milzbefalls bei Systemerkrankungen zu sein (VERMESS et al. 1979; VERMESS u. DOPPMAN 1983).

2.4 Kernspintomographie

Die Entdeckung des Kernresonanzeffekts im Jahre 1946 durch PURCELL, TORREY und POURD an der Harvard University und unabhängig davon durch BLOCH, HANSEN und PACKARD an der Stanford University hat in den vergangenen 3–4 Jahrzehnten zu einem raschen Einsatz dieser wichtigen Methode in der physikalisch-chemischen Analytik, im Rahmen der organischen Chemie und der Biochemie geführt.

Seit dem Anfang der siebziger Jahre finden sich in der Literatur zunehmend Diskussionen und erste experimentelle Versuche, dieses zunächst meßtechnisch ausgewertete Prinzip der magnetischen Kernresonanz zur Gewinnung bildlicher Darstellungen von Körperteilen und letztlich von Schnitten des gesamten menschlichen Körpers heranzuziehen. Heute erlaubt die Kernspin-Tomographie eine bildhafte Darstellung von Strukturen und Funktionen des menschlichen Körpers ohne ionisierende Strahlung. Das neue bildgebende Verfahren wird als Magnetic-Resonance-Imaging (MRI) bezeichnet. Um frei wählbare flächenhafte Schnittbilder von Körperregionen und Geweben zu erzielen, müssen Punkt für Punkt über den betrachteten Körperschnitt Kernresonanzsignale gewonnen werden. Die einzelnen Signale werden nach entsprechender elektronischer Verarbeitung zu einem Schnittbild maßstabgetreu angeordnet.

Folgende wesentliche Merkmale der Kernspin-Tomographie können gegenüber anderen bereits klinisch bewährten bildgebenden Verfahren (Röntgenuntersuchung, Computertomographie, Ultraschall) herausgestellt werden:

a) Mit dem Verfahren lassen sich Gewebeteile verschiedener Protonendichte voneinander unterscheiden.

b) Das Kernresonanz-Signal wird durch Bindungskräfte zwischen Kernspins und umgebendem Molekulargitter und durch Bindungskräfte zwischen den Kernspins selbst beeinflußt, die Spin-Gitter-Relaxationszeit T1 und Spinspin-Relaxationszeit T2 von den physikalischen Eigenschaften des untersuchten Gewebes, da enge Zusammenhänge zwischen Zähigkeit und Dichte des Gewebes und den genannten Relaxationszeiten bestehen. Drei Parameter des Körpers lassen sich somit bildhaft darstellen: Protonendichte ρ, Relaxationszeiten T1 und T2.

c) Bei höheren Magnetfeldstärken lassen sich Spektren für eine betrachtete Gewebsstelle aufnehmen, die deren chemische Zusammensetzung definieren (chemische Verschiebung).

d) Daneben können auch Konzentrationen von anderen körpereigenen Elementen (^{31}P, ^{13}C, ^{23}N, ^{19}F) gemessen werden.

Für die Darstellung von Körperschnittbildern in der Klinik werden derzeit MRI-Geräte kommerziell angeboten, welche die Möglichkeit bieten, Protonendichte, Relaxationszeiten T1 und T2 als getrennte Bilder in einer Schnittebene darzustellen. Obwohl die gerätetechnischen Entwicklungen noch nicht abgeschlossen sind, lassen sich doch bereits jetzt wesentliche Vorteile und Eigenschaften des MRI, welche einen klinischen Einsatz rechtfertigen, wie folgt zusammenfassen:

a) Das MRI erzeugt Bilder, welche im Vergleich zur Computertomographie und zum Ultraschall hinsichtlich des Auflösungsvermögens in vielen Fällen als gleichwertig betrachtet werden müssen, in manchen Fällen sogar diesen Verfahren überlegen sind (Abb. 16a, b).

b) Das MRI ergänzt existierende diagnostische Verfahren, wie Röntgendiagnostik, Sonographie, Computertomographie, digitale Subtraktionsangiographie und nuklearmedizinische Methoden

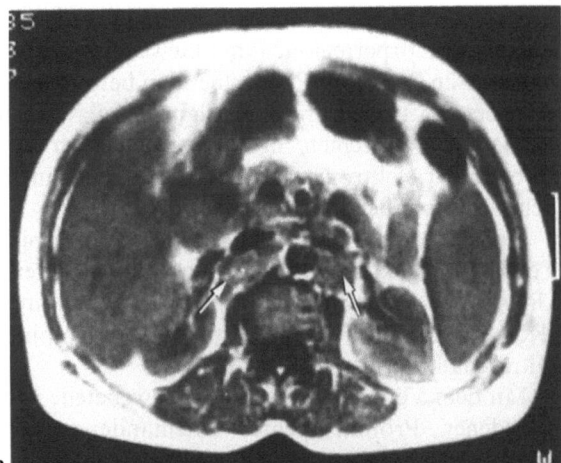

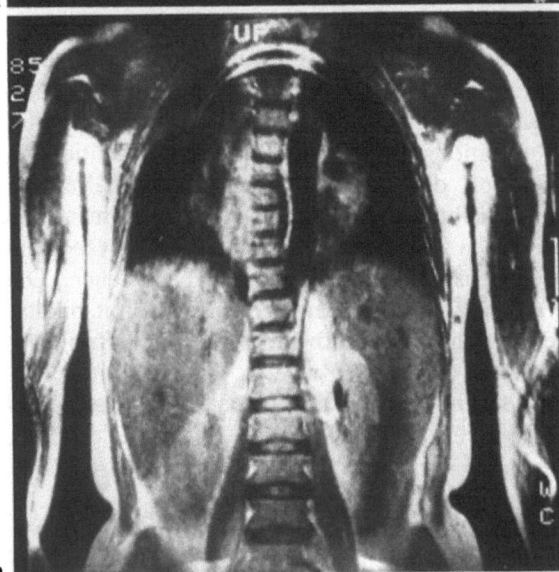

Abb. 16a. Transversales Kernspintomogramm, T1-gewichtet. Querschnitt in Höhe der Nierenvenen. Darstellung vergrößerter Lymphknoten (*Pfeil*) parakaval und paraaortal mit Verlagerung von Cava- und Nierenvenen nach ventral. **b** Frontales Kernspintomogramm, T2-gewichtet. Schnitt in Höhe der Aorta descendens und der Bandscheiben sowie der hinteren Nieren- und Milzanteile. Vergrößerte Milz (NHL)

durch die Möglichkeit Protonenkonzentrationen und Konzentrationen von anderen körpereigenen Elementen zu messen. Sie gibt Informationen über biochemische und physikalische Eigenschaften von Substanzen im gewählten Untersuchungsschnitt. Sie erlaubt zudem die Unterscheidung zwischen bewegten (fließenden) und statischen Zuständen.
c) Das Verfahren gestattet ein nicht-invasives Studium chemischer Prozesse im Gewebe mit der für die spektroskopischen Methoden typischen Selektivität.

d) Das MRI ist nach heutiger Kenntnis bei den angewandten Konstantmagnetfeldern (bis zu 2 Tesla) und Hochfrequenzfeldern für den Menschen unschädlich.

2.5 Angiographie

Angiographische Untersuchungsverfahren zur Beurteilung der Leber besitzen nur noch einen begrenzten Stellenwert. Sie sind dann indiziert, wenn die nicht-invasiven Untersuchungsverfahren und die Feinnadelpunktion oder Biopsie hinsichtlich der Dignität morphologischer Veränderungen keine eindeutige Aussage zulassen. Die Angiographie gibt wichtige Informationen zur Morphologie und Hämodynamik des arteriellen, venösen und lieno-portalen Gefäßsystems, die zur weiteren Befundanalyse benötigt werden.

Die Angiographie der Leber wird entweder über einen femoral-, seltener über transaxillär eingebrachte Katheter durchgeführt. Die Übersichtsaortographie geht bei der Frage nach traumatischen Leberveränderungen, sowie bei Sondierungsschwierigkeiten des Truncus coeliacus und der A. mesenterica superior der selektiven und superselektiven Untersuchung voran. Meist bringt die Übersichtsaortographie für eine Leberuntersuchung, im Gegensatz zu allen anderen *selektiven* angiographischen abdominellen Untersuchungen, keine Vorteile. Bei Verdacht auf Abgangsstenosen der Intestinalarterien sollte zusätzlich eine Aortographie im seitlichen Strahlengang erfolgen (Abb. 94).

Die Wahl der maschinell injizierten *Kontrastmittelmenge* ist für die Zöliako- und Mesenterikographie von der Organgröße und vom Durchmesser der sondierten Arterie abhängig. Im allgemeinen werden 50–70 ml Kontrastmittel bei einer Flußrate von 8–12 ml/sec. für die Zöliako- und Mesenterikographie, 40–60 ml für eine Hepatikainjektion und 40–80 ml für eine Lienalisdarstellung mit einer Flußrate von 6–10 ml/sec. verwendet.

Zur *indirekten arteriellen Spleno- und Mesenterikoportographie* mit Kontrastmittelinjektion in die A. lienalis bzw. die A. mesenterica superior ist vor der Kontrastmittelapplikation die Gabe eines Vasodilatators (1–2 Ampullen „Tolazolin", 25–50 mg) unter Beachtung der entsprechenden Kontraindikationen (zerebrovaskuläre Traumen, frischer Herzinfarkt, Koronarerkrankungen) zur besseren Kontrastierung des lieno-portalen Systems zu empfehlen.

Bei guter technischer Durchführung der indirekten arteriellen Splenoporto- und Portographie ist sowohl die Morphologie, als auch die Hämodynamik im lienoportalen System gut beurteilbar (Abb. 111, 112). Daher hat die früher geübte direkte Splenoportographie ihre Bedeutung weitgehend verloren (Abb. 114).

Die selektive *Phlebographie* der Lebervenen wird mit einem vorgebogenen, über die V. femoralis eingeführten Katheter vorgenommen. Auch ein Zugang über die Kubital- oder Jugularvene ist möglich. Die Katheterspitze soll die Lebervene nicht okkludieren. Je nach Größe der Venen werden 10–30 ml Kontrastmittel mit einer Geschwindigkeit von 10–15 ml/Sek injiziert.

Kann mit der selektiven Lebervenendarstellung oder der *Refluxphlebographie* (Darstellung der Lebervenen durch rasche Kontrastmittel-Injektion in die V. cava inferior an der Einmündung der Vv. hepaticae während einer forcierten Exspiration) keine ausreichende morphologische Information gewonnen werden, so steht als weitere Methode die *Okklusionsphlebographie* der Lebervenen zur Verfügung. Hierbei erfolgt die Kontrastmittelinjektion über einen Ballonkatheter, welcher das Lumen der V. hepatica während des Injektionsvorganges verschließt (Abb. 97).

Sämtliche selektive und superselektive Untersuchungen können auch als *digitalisierte Subtraktionsangiographie (DSA)* durchgeführt werden, wobei sich die Kontrastmittelmengen deutlich reduzieren lassen. Die Ergebnisse entsprechen etwa denjenigen der konventionellen Angiographie, wenn der Patient lange genug den Atem anhalten und ruhig liegen kann (DALLA PALMA et al. 1983; FOLEY et al. 1983) (Abb. 17).

2.6 Nuklearmedizinische Untersuchungen

Die Untersuchungen der Leber mittels Radiopharmaka und Gamma-Kamera-Systemen gliedern sich grundsätzlich in 2 Untersuchungsgruppen:

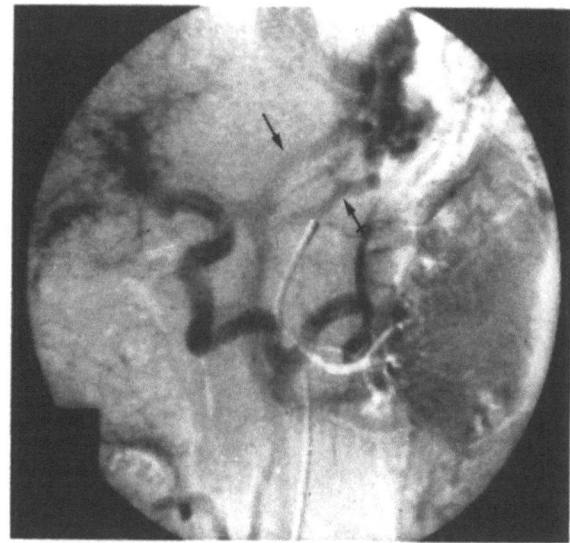

Abb. 17. Intrahepatischer Block bei Leberzirrhose. Indirektes Splenoportogramm/digitalisierte Subtraktionsangiographie. Darstellung der Kollateralzirkulation: V. coronaria ventriculi (→) und V. gastricae breves (↦) mit Kontrastierung von Magen-Fundus-Varizen. Pfortaderokklusion (Beobachtung Prof. WOLF, Berlin)

1. Leberuntersuchungen mit RES-gängigen Substanzen
2. Leberuntersuchungen mit Leberzell-gängigen Substanzen

Das RES-gängige Radiopharmakon ^{99m}Tc-Schwefelkolloid wird intravenös verabreicht, primär von den zum retikuloendothelialen System zählenden Kupfferschen Sternzellen aufgenommen und gespeichert. Das Gamma-Kamera-Bild der Leber ist demzufolge eine *statische Aufnahme der RES-Funktion*, welche sich weitgehend mit der Lebermorphologie deckt.

Abb. 18. Lebermetastasen. Gamma-Kamera-Bilder der Leber in drei verschiedenen Projektionsebenen. Fokale Zerstörung des Parenchyms mit umschriebenen Ausfällen der RES-Funktion und entsprechenden Speicherdefekten im Szintigramm (*Pfeile*)

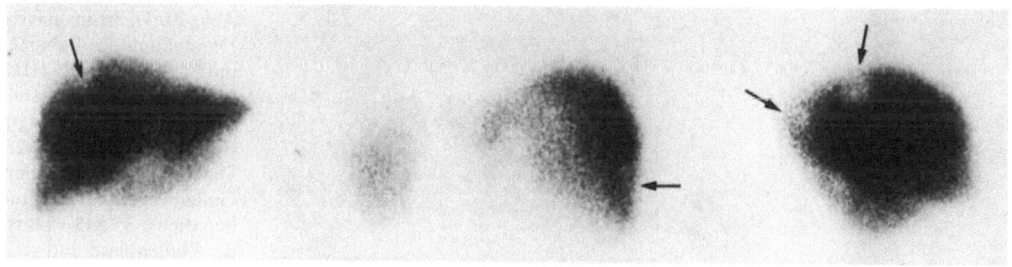

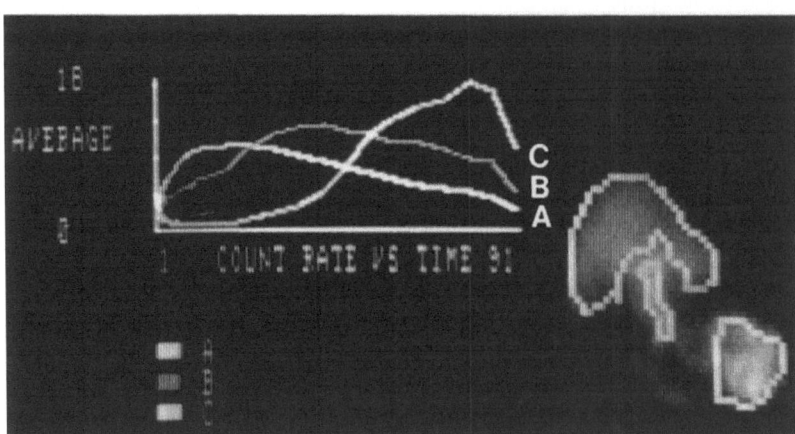

Abb. 19. Nicht-invasive externe Darstellung der Leberfunktion mit ^{99m}Technetium-HIDA. Zeitaktivitätskurven der Anreicherung des Isotops im Leberparenchym (*A*), im Gallengangssystem (*B*) und im Dünndarm (*C*)

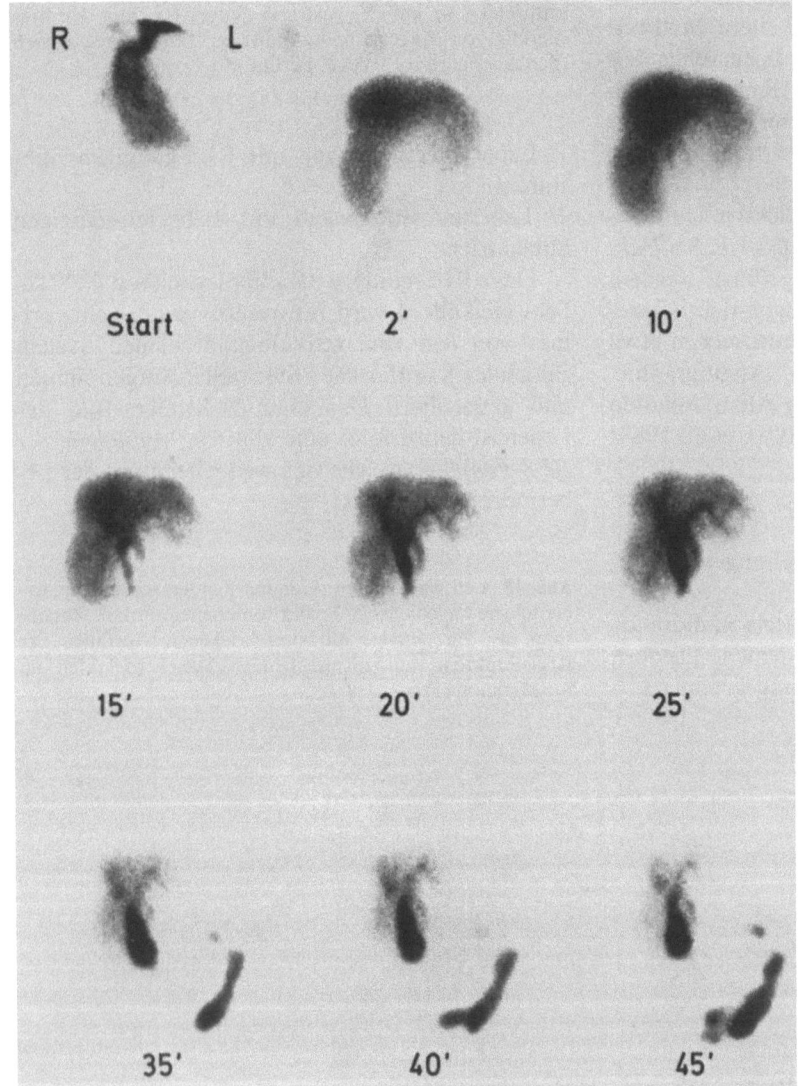

Abb. 20. Nicht-invasive externe Darstellung der Leberfunktion mit ^{99m}Technetium-HIDA. Morphologische Darstellung durch Serienbilder 2′–10′: Parenchymphase, 15′–25′: Darstellung der intrahepatischen Gallenwege und des Ductus hepaticus, 35′–45′: Darstellung der Gallenblase und Aktivitätsanreicherung im Dünndarm

So führt eine fokale Zerstörung des Parenchyms auch zu umschriebenen Ausfällen der RES-Funktion, die sich als Speicherdefekte im Szintigramm dokumentieren. Form, Größe und Lage des Organs können außerdem beurteilt werden (Abb. 18). Eine *Differentialdiagnose* hinsichtlich der Pathogenese der umschriebenen Läsionen *ist jedoch nicht möglich.*

Liegt eine diffuse Schädigung des Leberparenchyms mit Beeinträchtigung der RES-Funktion vor, findet eine Verlagerung der Phagozytose auf das RES der Milz statt. Die damit vorliegende Verschiebung des Speichermaximums von der Leber zur Milz erlaubt über rein morphologische Parameter auch qualitative Aussagen zur Beeinträchtigung der Leberfunktion.

Leberzell-gängige Substanzen wie ^{131}J-Bengalrosa bzw. ^{99m}Tc-HIDA erlauben eine *nichtinvasive externe Darstellung der Leberfunktion.* Die Aufnahme der radioaktiven Substanz, die Leberpassage und die Ausscheidung lassen sich mittels Zeitaktivitätskurven messen (Abb. 19). Gleichzeitig kann die Passage durch Serienbilder morphologisch dargestellt werden (Abb. 20).

Die *Perfusions-Szintigraphie der Leber* mittels rein intravasal verbleibender Radiopharmaka steht hinter den Untersuchungen mit RES-gängigen und Leberzell-gängigen Nukliden zurück. Sie kann aber zur Messung von Durchblutungsgrößen der Leber herangezogen werden.

Die diagnostische Sensitivität von nuklearmedizinischen Leberuntersuchungen wird im morphologischen Bereich am meisten durch physikalische und meßtechnische Grenzen eingeschränkt. Fokale Läsionen entgehen dem Nachweis, wenn sie *kleiner als 3 cm* sind. Die Spezifität ist limitiert, kann jedoch in Einzelfällen, wie z.B. für die Unterscheidung zwischen FNH und Adenomen wichtig sein (CASARELLA et al. 1978). Die statische Leberszintigraphie hat durch die Entwicklung neuer diagnostischer Methoden (Ultraschall, Computertomographie, MRI) jedoch an Bedeutung verloren.

3 Radiologische Anatomie der normalen Leber

3.1 Sonographie

Im Gegensatz zur Röntgenübersichtsaufnahme des Abdomens läßt sich die Leber sonographisch

in allen Anteilen einwandfrei abbilden. Somit sind Leberform und -größe einschließlich der möglichen Normvarianten umfassend beurteilbar.

Die Leber wird in 4 Lappen unterteilt: Lobus dexter, Lobus quadratus, Lobus caudatus, Lobus sinister.

Der überwiegende Teil des Organs liegt rechts der Wirbelsäule. Meist ist auch der linke Leberlappen kräftig entwickelt und reicht mit seiner Spitze bis zur linken Medioklavikularlinie. Das Lig. falciforme hepatis bildet sonographisch eine stark reflexogene lineare Struktur, welche von der ventralen Leberkontur in sagittaler Richtung zum Leberhilus verläuft (Abb. 21). Es bildet die Grenze zwi-

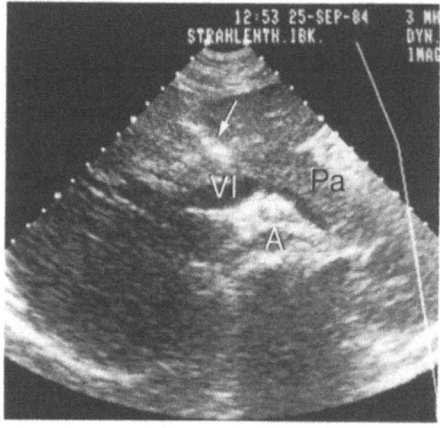

Abb. 21. Normale Leber. Transversalschnitt durch den rechten und linken Leberlappen. Lig. falciforme hepatis (*Pfeil*). *Pa* = Pankreas, *Vl* = V. lienalis, *A* = Aorta

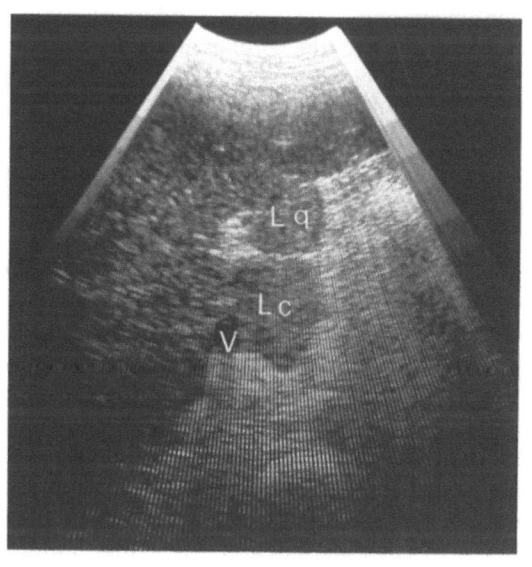

Abb. 22. Normale Leber. Transversalschnitt durch den rechten Leberlappen mit Abbildung eines Lobus quadratus (*Lq*) und Lobus caudatus (*Lc*) ventral der V. cava (*V*)

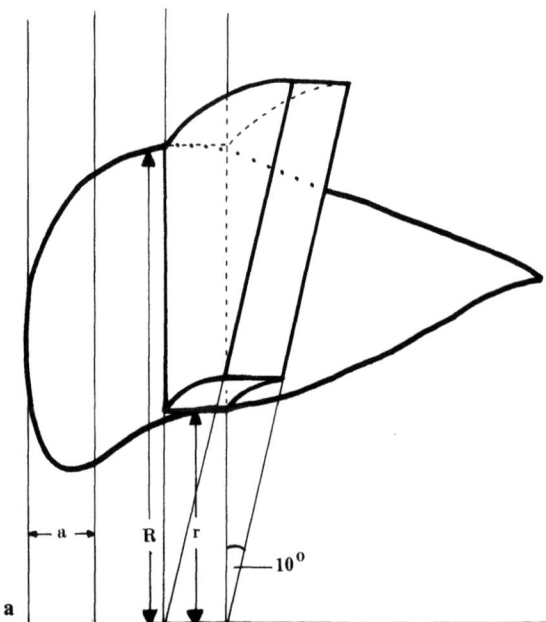

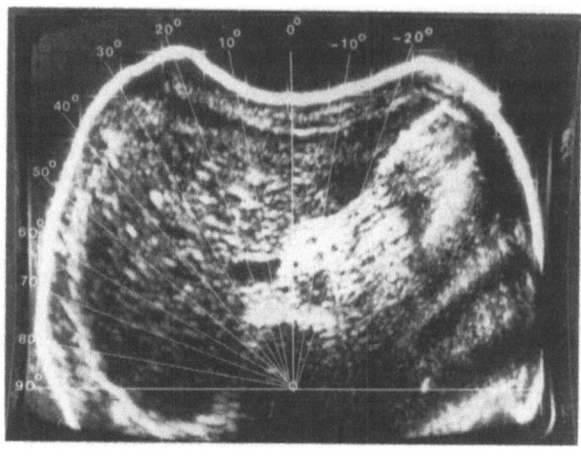

b

Abb. 23a, b. Bestimmung des Lebervolumens (n. Koischwitz). **a** Schematische Darstellung der Zerlegung eines Lebersegmentes durch streifenförmige Unterteilung in weitere Teilvolumina, die Schallsegmenten entsprechen. **b** Transversalschnitt durch die Leber in Höhe des Xiphoids. Drehachse in Wirbelkörpermitte, Gradierung der Lebersegmente in Winkelabständen von 10°

schen Lobus quadratus und dem linken Leberlappen. Der Lobus caudatus ist zwischen den Strukturen der Leberpforte (V. portae, A. hepatica propria, Ductus choledochus) und der V. cava inferior abzugrenzen (Abb. 22).

Der kranio-kaudale *Leberdurchmesser* in der Medioklavikularlinie, vielleicht auch in anderen Richtungen ohne eine exakte dreidimensionale Betrachtung, ist für die Organvolumenbestimmung ein wenig genügendes Maß. Für Routineuntersuchungen und Verlaufskontrollen reichen jedoch diese Leberdurchmesser unter Berücksichtigung der Form von Leberkante und Facies visceralis sowie unter Beachtung der Reflexdichte des Organs für eine Größenabschätzung aus.

Genaue sonographische *Organvolumenbestimmungen* arbeiten mit angulierten longitudinalen Schnittebenen, welche um eine Longitudinalachse, die in die Wirbelsäule lokalisiert ist, rotiert sind (Abb. 23a, b). Vergleichend pathologisch-anatomische und klinische Untersuchungen haben gezeigt, daß die damit errechneten Volumina innerhalb einer geringen Fehlerbreite schwanken. Deshalb können die gewonnenen Daten mit anderen physiologischen Parametern wie Durchblutungs-

größe oder Stoffwechselparameter der Leber korreliert werden (KOISCHWITZ 1979).

Neben der Bestimmung von Organgröße und Organvolumen sollten aber auch, wie oben angedeutet, *Konturkriterien* additiv zur echographischen Diagnostik herangezogen werden. Die gesunde, nicht vergrößerte Leber zeigt im Longitudinalschnitt eine Keilform mit konkaver Facies visceralis und eine scharfrandige, spitzwinkelige kaudale Berandung (TAYLOR 1978) (Abb. 24). Die Abrundung der unteren Leberkante mit Aufspreizung des Kantenwinkels im Längsschnitt, Vorwöl-

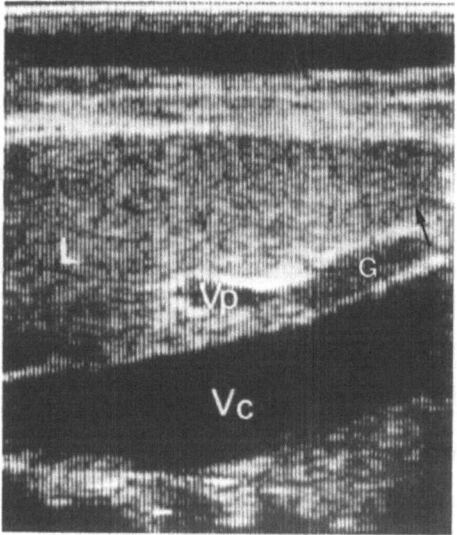

Abb. 24. Normale Leber. Longitudinalschnitt durch den rechten Leberlappen. Konkave Facies visceralis (*Pfeil*), scharfrandige, spitzwinklige kaudale Leberrandung. *L* = rechter Leberlappen, *Vp* = V. portae, *G* = Gallenblase, *Vc* = V. cava.

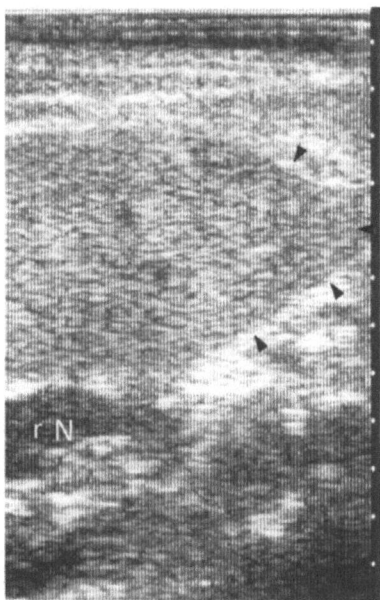

Abb. 25. Steatosis hepatis. Longitudinalschnitt durch den rechten Leberlappen in Höhe der rechten Niere (*rN*). Abrundung der Leberkante (►). Verstärktes Reflexmuster des Leberparenchyms

bung der ventralen und dorsalen Leberkontur sind als Hinweise auf eine pathologische Umformung des Organes zu werten (Abb. 25).

Das *normale Leberparenchym* ist durch zahllose kleinfleckige Echostrukturen mit unterschiedlicher Echointensität gekennzeichnet. Größere *Gefäße* sind echofrei, allerdings zeichnen sich dichtere Wandstrukturen durch kräftigere Schallreflexionen aus. So sind die unmittelbar prävertebral verlaufende Vena cava inferior und Aorta abdominalis unschwer zu lokalisieren (Abb. 26, 29). Die Unterscheidung zwischen Lebervenensystem und Pfortadersystem gelingt auf Grund ihrer typischen

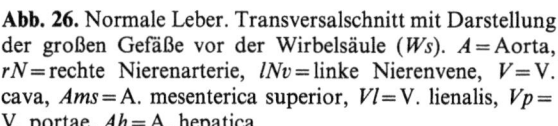

Abb. 26. Normale Leber. Transversalschnitt mit Darstellung der großen Gefäße vor der Wirbelsäule (*Ws*). *A* = Aorta, *rN* = rechte Nierenarterie, *lNv* = linke Nierenvene, *V* = V. cava, *Ams* = A. mesenterica superior, *Vl* = V. lienalis, *Vp* = V. portae, *Ah* = A. hepatica

Abb. 27. Normale Leber. Transversalschnitt durch den rechten Leberlappen mit Darstellung der V. portae (*Vp*) im Leberhilus und der segmentären Pfortaderaufzweigungen (→). *A* = Aorta, *V* = V. cava, ►→ = linke Nierenvene

Abb. 28. Leber mit mäßiger Steatose. Transversalschnitt durch den rechten Leberlappen mit Abbildung der Lebervenen (*Lv*), *V* = V. cava. Geringe Verstärkung des Reflexmusters der Leber

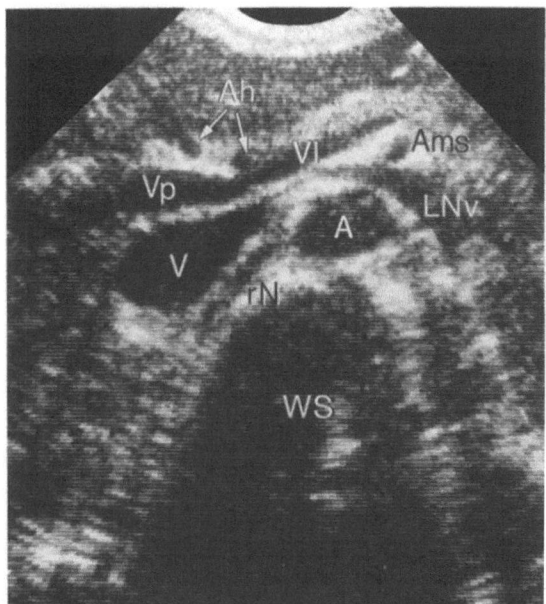

26

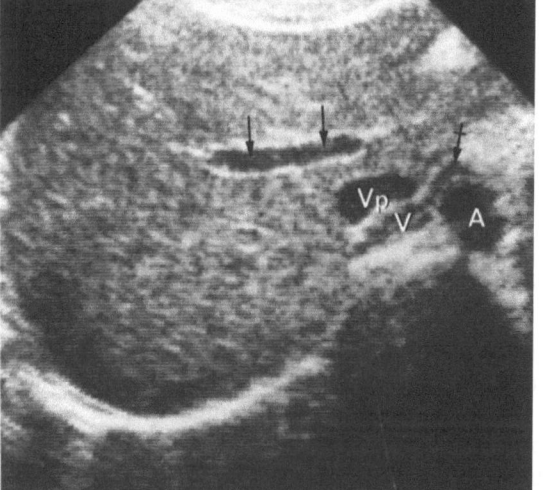

27

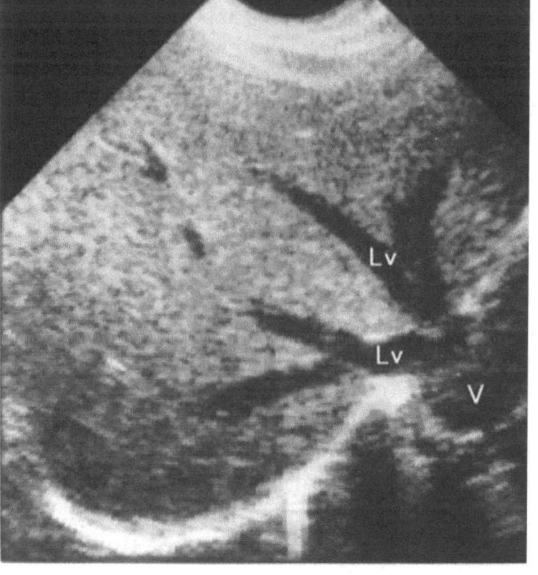

28

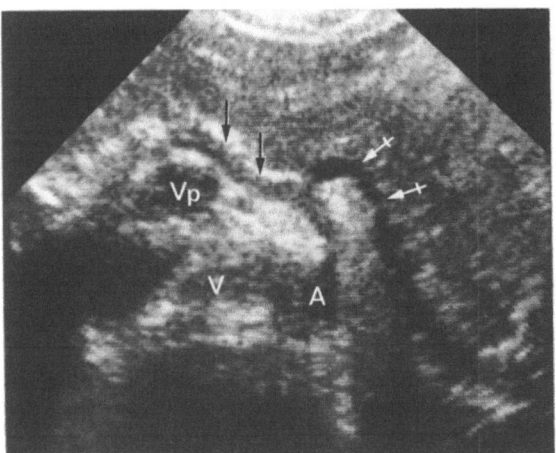

Abb. 29. Normale Leber. Transversalschnitt in Höhe des Truncus coeliacus. Darstellung der A. hepatica (→) und A. lienalis (↦). *A* = Aorta, *V* = V. cava, *Vp* = V. portae

Verläufe. Abgesehen von etwas kräftigeren Reflexionen der Wandungen des Pfortadersystems lassen sich die portalen Strukturen vom Leberhilus bis zu den segmentären Aufzweigungen gut verfolgen (Abb. 27), während die wandecholosen Lebervenen von der Peripherie sternförmig zur V. cava ziehen und unterhalb des Durchtritts der unteren Hohlvene durch das Diaphragma in diese einmünden (TABOURY u. TUBIANA 1977) (Abb. 28). Die A. hepatica communis und A. hepatica propria lassen sich bei dynamischer Untersuchung vom Ursprung aus dem Truncus coeliacus bis zum Leberhilus verfolgen (KREMER et al. 1981). Die Gefäße verlaufen ventral der V. portae an der Rückfläche des linken Leberlappens (Abb. 29).

3.2 Computertomographie

In der Computertomographie stellt sich die Leber als ein glatt konturiertes, hinsichtlich Form- und Flächenausdehnung von Schicht zu Schicht wechselndes Organ von homogener Dichte dar. Das gleichmäßige Parenchymmuster wird nur im Bereich der Leberpforte durch die dort aus- bzw. eintretenden Gefäße, das Gallengangssystem, sowie im Bereiche der Incisura des Lig. teres am Unterrand der Leber durch das eingelagerte Fettgewebe unterbrochen (Abb. 30a–c).

Eine exakte Trennung zwischen linkem und rechtem Leberlappen ist nicht immer möglich, da die Fissura ligamenti venosi computertomographisch nicht eindeutig dargestellt werden kann.

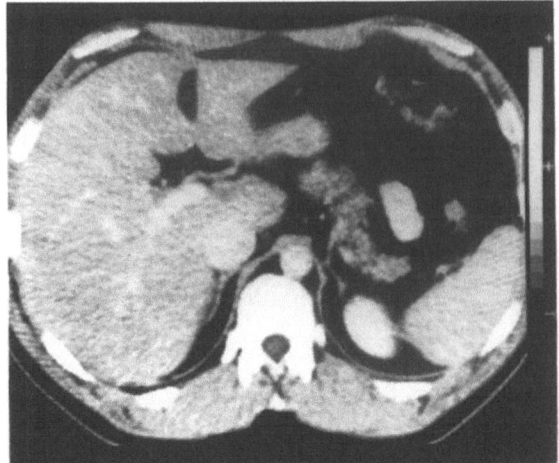
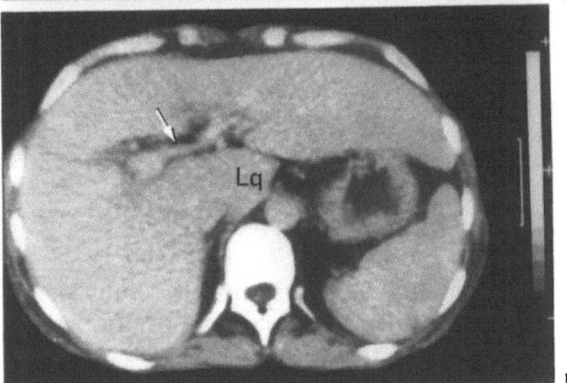
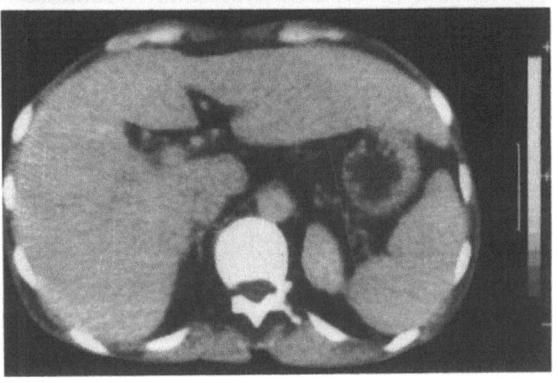

Abb. 30a–c. Normale Leber. **a** Leberpforte mit den dort abgehenden Gefäßen, die vom Fettgewebe umlagert sind, gleichmäßiges Parenchymmuster der Leber. **b** Aufzweigung der V. portae (→), L. quadratus (*Lq*). **c** V. portae im Bereich der Leberpforte

Für den klinischen Gebrauch hat sich eine Teilung zwischen linken und rechten Leberlappen durch eine Linie, welche von der V. cava inferior zum Gallenblasenbett nach vorne hingezogen wird (sog. Cava-Gallenblasen-Linie) bewährt (BELTON u. VAN ZANDT 1983) (Abb. 31).

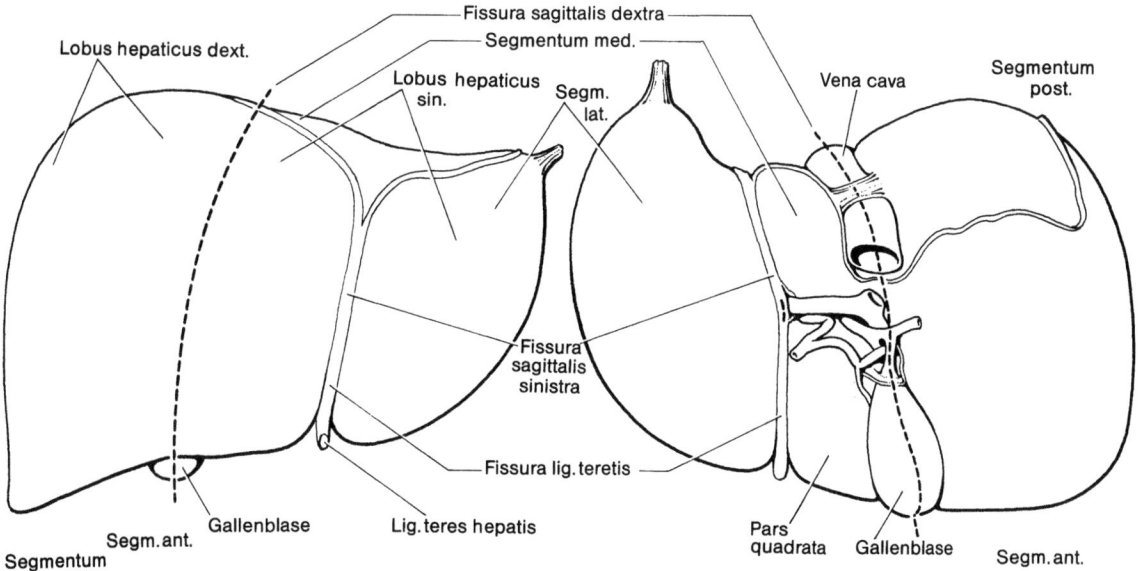

Abb. 31. Schematische Darstellung der sogenannten Cava-Gallenblasen-Linie. Die Cava-Gallenblasen-Linie bildet eine schräg-sagittalstehend gedachte Ebene, welche durch die Fossa vesicae felleae und den Sulcus V. cavae verläuft. Nach dieser funktionellen Einteilung gehört der Lobus caudatus und der Lobus quadratus zum medialen Abschnitt des linken Leberlappens

Der Lobus caudatus imponiert meist als rundliches oft isoliertes Gebilde (Abb. 32), wobei der Zusammenhang mit der übrigen Leber erst in den darüberliegenden Schichten gefunden werden kann. Auch der Lobus quadratus ist nicht immer als ein von den übrigen Lebersrukturen klar definierbares Areal abzugrenzen (STANDERTSKJÖLD-NORDENSTAM et al. 1983) (Abb. 30).

Organvolumina lassen sich unter Verwendung spezifischer Rechensysteme computertomographisch sehr genau ermitteln (HENDERSON et al. 1981). Zur Volumenbestimmung der Leber werden im allgemeinen 8–10 mm dicke, aufeinanderfolgende Schichten angefertigt. Dabei ist darauf zu achten, daß der Patient für alle Querschnitte die gleiche Atemstellung einnimmt. Aus unwillkürlichen Atembewegungen resultiert ein verringerter oder vergrößerter Schichtabstand, der die Genauigkeit der Messung beeinträchtigt. Immerhin läßt sich das Lebervolumen mit einer Treffsicherheit von $\pm 5\%$ kalkulieren (HEYMSFIELD et al. 1979).

Die *V. cava inferior* liegt auf der rechten Seite unmittelbar vor und etwas lateral der Wirbelsäule, sie ist von der *Aorta* durch den rechten Zwerchfellschenkel getrennt. Im oberen Anteil ist die V. cava

Abb. 32a, b. Normale Anatomie der Leber. Aufteilungsmuster der V. porta bei Kontrastmittelgabe im Bereich der Porta hepatis. Die portalen Venen werden in Richtung zur Porta hepatis größer und zeigen eine längliche gestreckte Gestalt ($\rightarrow$)

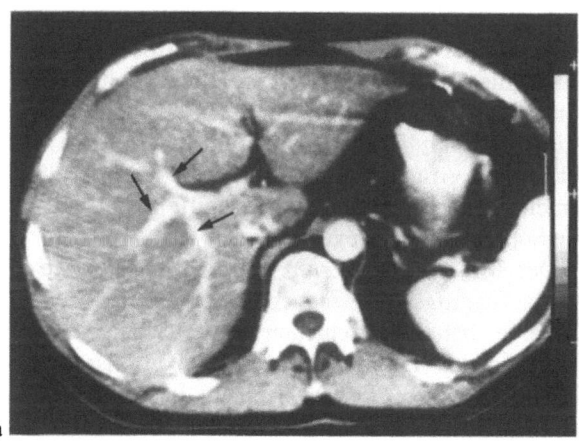

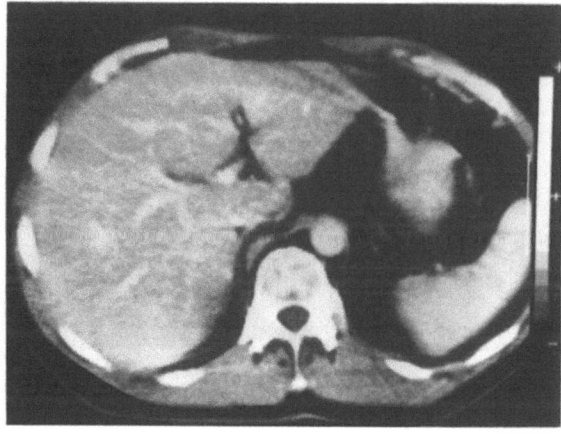

a   b

oft vollständig von Lebergewebe umgeben
(Abb. 30).

Bei Patienten mit normaler Leber besteht ein
deutlicher Dichteunterschied zwischen den *intrahe-*
patischen Gefäßen und dem übrigen Leberparenchym. Sowohl das portale Gefäßsystem als auch
die Lebervenen zeigen sich als runde, vielfach ver-
zweigende Strukturen. Die Differenzierung zwischen Portal- und Lebervenen gelingt dadurch,
daß man über mehrere Schichten ihren Verlauf
verfolgt. Lebervenen werden um so größer, je nä-
her sie der Einmündungsstelle zur V. cava inferior
kommen und konvergieren auch in diese Richtung.
Die portalen Venen werden in Richtung Porta hepatis größer, sie zeigen hier meist eine längliche,
gestreckte Gestalt (Abb. 32).

Da das normale Leberparenchym computertomographisch homogen ist (native Dichtewerte
60 HE ± 12 HE), spielt die Dichtemessung in diesem Organ eine große Rolle (GERHARDT u. KAICK
1977; MATEGRANO et al. 1977; FAWCITT et al.
1978; HÜBENER u. SCHMITT 1979). Die meisten Lebererkrankungen führen zu hypodensen Veränderungen (Metastasen, Tumore, Fettleber etc.). Hyperdense Dichtewerte in der Leber findet man bei
der Hämochromatose und beim M. Wilson
(Abb. 33). Nur selten sind Metastasen oder Lebertumoren isodens. Besteht jedoch ein diffuser Leberparenchymschaden mit Reduktion der Dicht-
werte (35–50 HE), können intrahepatische Raumforderungen dem Nachweis entgehen, da sie dann
isodens sind. In solchen Fällen muß bei klinischem
Verdacht Kontrastmittel gegeben werden
(Abb. 34). Die häufigsten und durchschnittlichen
Dichtewerte der verschiedenen Erkrankungen werden in den entsprechenden Kapiteln abgehandelt.

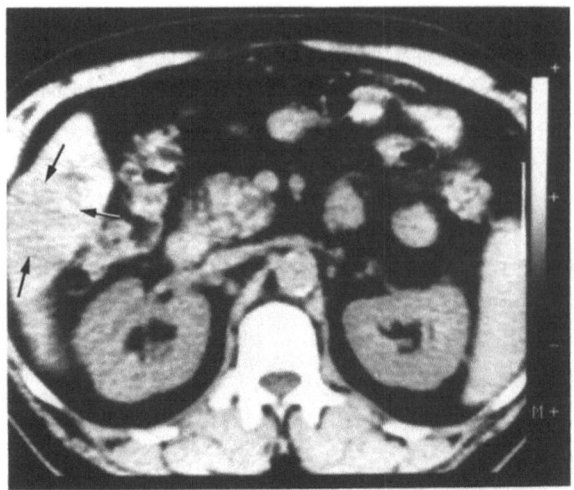

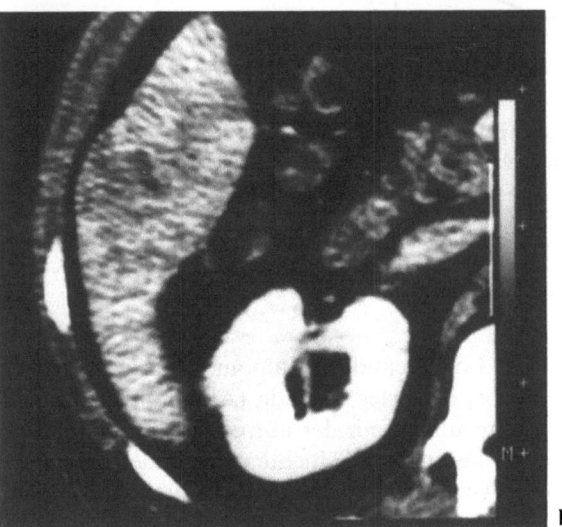

Abb. 34a, b. Adenokarzinom des Sigma. **a** Ohne Kontrastmittel mit dem Lebergewebe nahezu isodense Metastase
(*Pfeil*), die sich vom übrigen Lebergewebe erst nach Kontrastmittelgabe gut abgrenzen läßt **b**

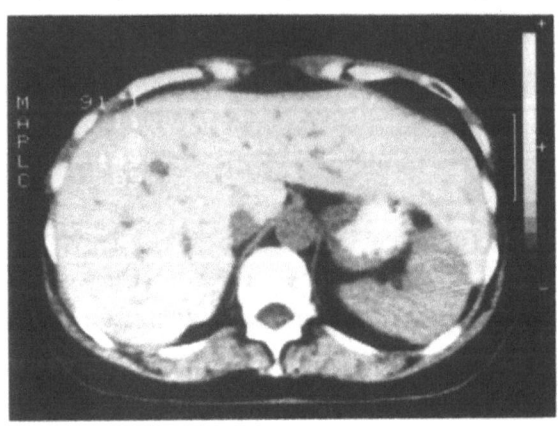

Abb. 33. Sideroachrestische Anämie. Deutlich erhöhte Dichtewerte der Leber (91 HU) bei Hämochromatose der Leber

3.3 Kernspintomographie

Die Leber ist als solides, parenchymatöses Organ
durch die Kernspin-Resonanz-Tomographie gut
darstellbar. Im Gegensatz zur Computertomographie lassen sich beliebige Schichtebenen durch Änderung der Gradientenschaltung abbilden. Im allgemeinen werden transversale, sagittale und fron-
tale Schichtebenen eingestellt (Abb. 35a, b).

Der Bildkontrast beruht bei der Kernspin-Resonanz-Tomographie nicht nur auf einer Meß-
größe. Neben Unterschieden in der Wasserstoff-
dichte spielen Differenzen der Relaxationszeiten
T1 und T2 eine Rolle. Der Einfluß dieser gewebs-
spezifischen Größen von den Meßparametern, Re-

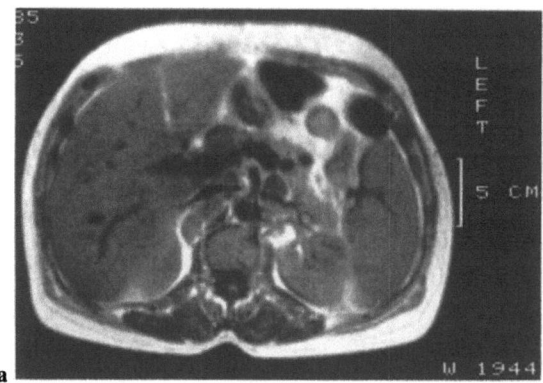

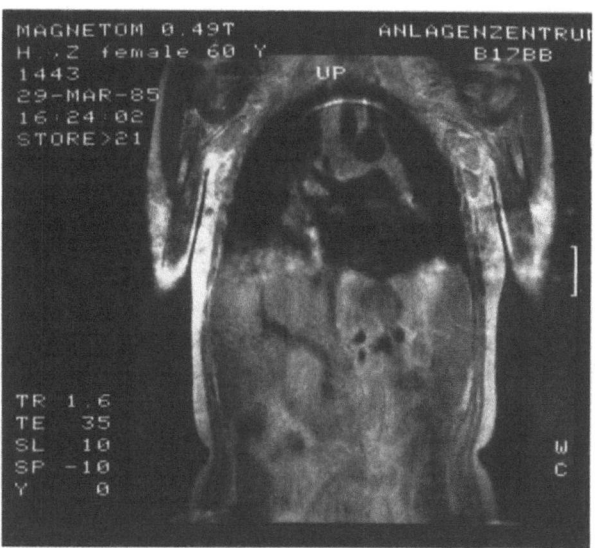

Abb. 35a. Transversales Kernspintomogramm in Höhe des Leberhilus, T1-gewichtet. **b** Frontales Kernspintomogramm in Körpermitte, wobei die Leber etwa in Höhe des Leberhilus angeschnitten ist

petitionszeit, Echozeit und Inversionszeit muß bei der Geräteeinstellung berücksichtigt werden.

Im Gegensatz zur Computertomographie treten Streuartefakte an Flüssigkeits- und Luftgrenzflächen nicht auf.

Neben der Darstellung des Leberparenchyms gelingt die Darstellung großer, aber auch kleiner Gefäße ohne Verwendung von Kontrastmittel. Dabei können arterielle, venöse und portale Strukturen gegeneinander abgegrenzt werden. Durch Änderung der Aufnahmetechnik lassen sich auch die Gallenwege sicher identifizieren. Nichtinvasive Messungen des arteriellen und portalen Durchflußvolumens sind möglich.

3.4. Angiographie

Die in der älteren systematischen Anatomie noch gebräuchliche Teilung des rechten und linken Leberlappens durch die Fissura sagittalis sinistra (Lig. teres hepatis, Lig. venosum) hat klinisch nur eine untergeordnete Bedeutung, da sie die Gefäßversorgung der Leber nicht berücksichtigt. Eine gefäßtopographisch und damit chirurgisch orientierte Trennung zwischen rechtem und linkem Teil der Leber verläuft in einer Sagittalebene von der Gallenblase zur V. cava superior. Die beiden Seiten drainierende V. hepatica media liegt in dieser Ebene. Jede Leberhälfte hat 4 Lebersegmente (Abb. 36a, b). Im Inneren dieser Segmente liegen nebeneinander je ein Ast der A. hepatica, V. portae und des Ductus hepaticus. Die Vv. hepaticae verlaufen an den Segmentgrenzen.

Die *arterielle Versorgung der Leber* weist häufig Varianten auf. Ein regelrechter Truncus coeliacus und eine normale Versorgung der Leber über die A. hepatica propria wird in 73–90% beobachtet, jedoch können einzelne Lebersegmente, Leberlappen oder das gesamte Organ von großen Nachbararterien bzw. von Gefäßen, welche aus der Aorta direkt entspringen, versorgt werden (Abb. 37). Häufige *Varianten* sind eine akzessorische rechte Leberarterie aus der A. mesenterica superior oder eine akzessorische linke Leberarterie aus der A. gastrica sinistra (MICHELS 1955) (Abb. 56, 151).

Im Leberhilus teilt sich die A. hepatica propria in den R. dexter und R. sinister, manchmal entspringt sogleich aber auch ein R. medius, welcher den mittleren Leberbereich versorgt.

Die Segmentarterien sind nach der Lage der einzelnen Lebersegmente benannt (Abb. 36). Zwischen den einzelnen Segmentarterien sind in zirka 50% Kollateralen vorhanden.

Extrahepatisch können Anastomosen zwischen den großen Leberarterien und der A. gastrica sinistra, A. gastroduodenalis, A. cystica, A. phrenica inferior oder akzessorischen Leberarterien bestehen (COUINAND 1954). Die Aufteilung der V. portae im Leberhilus erfolgt meist analog zu den Leberarterien, jedoch wird selten eine Dreiteilung mit einem mittleren Ast beobachtet. Die portalen Lebersegmentäste folgen der arteriellen Blutversorgung (Abb. 36) (LUSKA 1972).

Als Vv. portae accessoriae werden kleine Venen bezeichnet, die von der V. portae getrennt ins Leberparenchym einmünden. Sie können von der

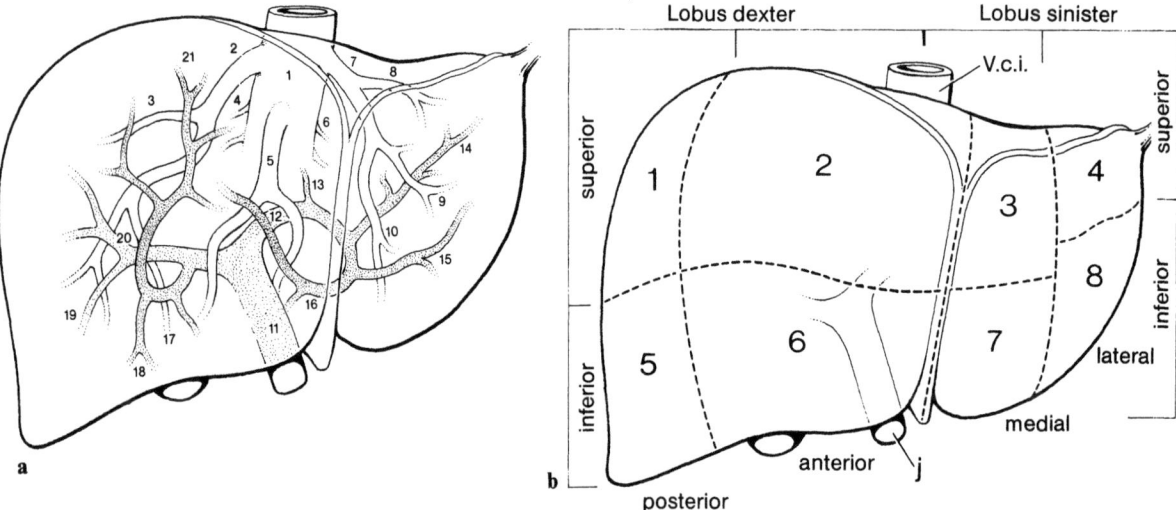

Abb. 36. a Verteilung der Vv. hepaticae und V. portae in der Leber. Topographie der Leber. Lebersegmente, Gefäßversorgung. *1* V. cava inferior; *2* V. hepatica dextra; *3* V. hepatica superior dextra; *4* Vv. hepaticae posteroinferiores; *5* V. hepatica media; *6* Vv. hepaticae caudatae; *7* V. hepatica sinistra; *8* V. hepatica superior sinistra; *9* Radix superior; *10* Radix inferior; *11* V. portae; *12* R. sinister; *13* Rr. caudati; *14* R. superior sinister; *15* R. inferior sinister; *16* Pars transversa; *17* R. dexter; *18* R. anterior inferior; *19* R. posterior inferior; *20* R. posterior superior; *21* R. anterior superior. **b** Lebersegmente und ihre Zusammensetzung. *Lobus dexter:* Segmentum anterius: Subsegmentum superius (2), Subsegmentum inferius (6); Segmentum posterius: Subsegmentum superius (1), Subsegmentum inferius (5). *Lobus sinister:* Segmentum mediale: Subsegmentum superius (3), Subsegmentum inferius (7); Segmentum laterale: Subsegmentum superius (4), Subsegmentum inferius (8).

Gallenblase, dem kleinen Netz, dem Diaphragma oder von paraumbilikal stammen.

Varianten der V. portae sind selten. Die V. lienalis und die V. mesenterica superior können getrennt in den Leberhilus ziehen.

Der *Blutabfluß* aus der Leber erfolgt über die Vv. hepaticae. Diese entstehen aus dem Zusammenfluß der Zentralvenen und verlaufen zwischen den Portalvenen in einer zu diesen Gefäßen nahezu senkrechten Ebene nach kranial zum Oberrand der Leber. Die Hauptstämme (V. hepatica dextra, sinistra und media) münden in die V. cava inferior. Varianten kommen selten vor. Diese können bei einer Operation bedeutsam sein, mitunter sogar zu einem letalen Ausgang führen, wenn der einzig angelegte oder einzig durchgängige Hauptstamm ligiert wird.

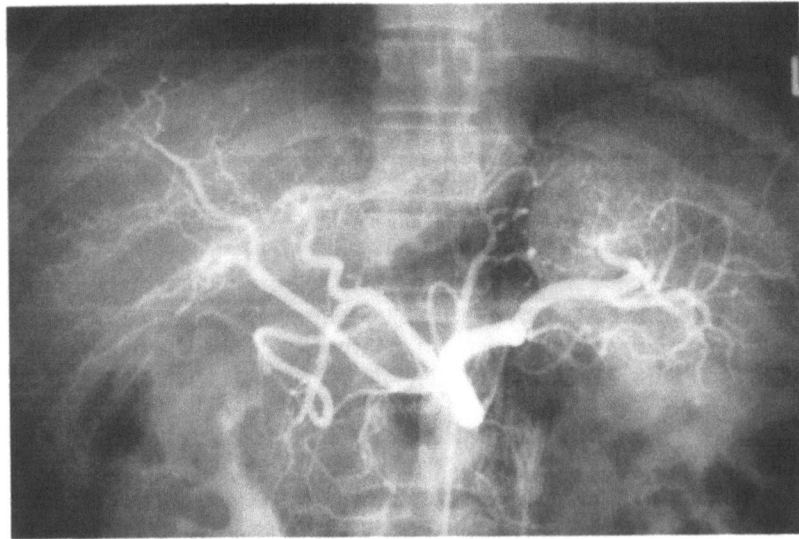

Abb. 37. 44 j.♂.
Ursprungsanomalie der Leberarterien. Separater Ursprung der rechten und linken Leberarterie aus dem Truncus coeliacus. Zöliakogramm

4 Form- und Lagevarianten der Leber

Die Bedeutung der *Abdomen-Übersichtsaufnahme* zur Beurteilung von Form- und Lagevarianten der Leber ist gering. Aus der Konfiguration und dem Stand der Zwerchfellkuppeln lassen sich allenfalls Hinweise auf eine abnorme Lappung bzw. Segmentvariation gewinnen. Beim rechtsseitigen „Zwerchfellhochstand" mit unregelmäßiger Begrenzung sollte die seltene Zwerchfellhernie mit Luxation des Organs ausgeschlossen werden. Lassen sich Dickdarmschlingen zwischen Leber und Zwerchfellkuppel erkennen, liegt, sofern ein Trauma ausgeschlossen werden kann, meist die klinisch belanglose Koloninterposition (Chilaiditi-Syndrom) vor (Abb. 38). Der Situs inversus abdominis ist durch die seitenverkehrte Lage des luftgefüllten Magenfundus zu erkennen und kann durch eine Bariumuntersuchung des Magens gesichert werden.

Auf Grund vergleichender *Ultraschall-, computertomographischer und angiographischer Untersuchungen* ist die große Variabilität der Leberlappenausdehnung anhand des Transversalschnittes in 5 anatomische Konfigurationen zu differenzieren (LAMARQUE 1974; McNULTY 1977):

a) Die gesamte Leber liegt rechts der Wirbelsäule.

b) Der überwiegende Teil der Leber liegt rechts, lediglich ein kleiner Anteil links der Wirbelsäule.

c) Der überwiegende Teil der Leber liegt rechts, der linke Leberlappen ist jedoch kräftig entwickelt und reicht bis zur linken Medioklavikularlinie.

d) Der linke Leberlappen ist sowohl in kraniokaudaler als auch in ventro-dorsaler Ausdehnung vergrößert und nahezu dem rechten Leberlappen gleich. Diese Form ist bei Säuglingen der Normalbefund. Sie findet sich auch bei Asplenie.

e) Der gesamte linke Leberlappen ist deutlich größer als der rechte.

Unter Beachtung dieser Tatsache und richtiger Bildinterpretation können klinisch/palpatorische Lebervergrößerungen richtig interpretiert und Fehldiagnosen vermieden werden. Seltenere Varianten der Leberform, wie eine kongenitale Aplasie (BELTON u. VAN ZANDT 1983) oder Lobus caudatus, Lobus quadratus, atavistische Spaltbildungen und Furchungen lassen sich unschwer von malignen Neubildungen abgrenzen (RETTENMAIER 1976).

Der *Riedelsche Lappen* ist eine anlagebedingte Variante mit Vergrößerung des rechten Leberlappens an seinem medialen unteren Rand. Er ragt zungenförmig bis über den unteren Nierenpol nach kaudal (Abb. 39).

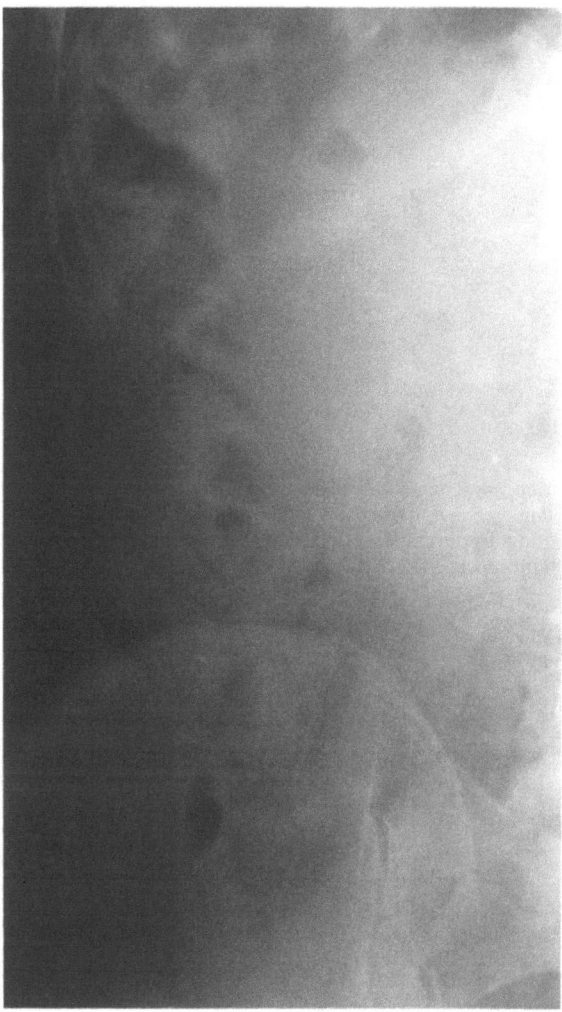

Abb. 38. Chilaiditi-Syndrom. Verlagerung des Dickdarmes zwischen Leber und Bauchwand im rechten oberen Abdomen

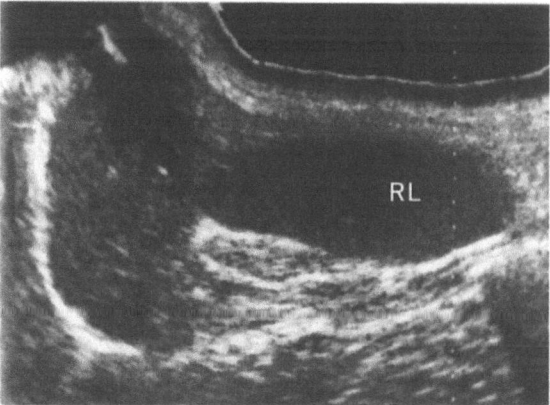

Abb. 39. Riedelscher Lappen der Leber. Longitudinalschnitt durch den rechten Leberlappen mit anlagebedingter Vergrößerung seines medialen unteren Anteils (*RL*)

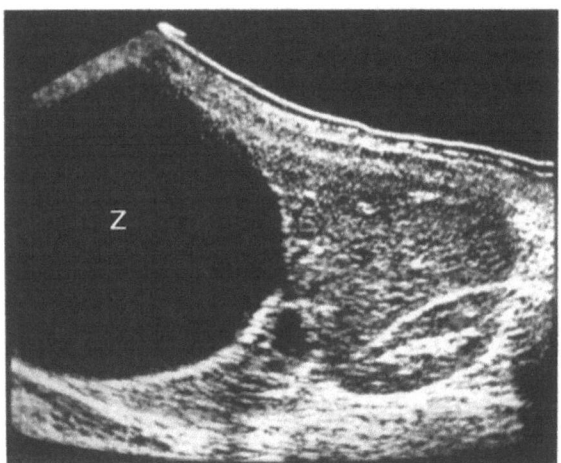

Abb. 40. Kongenitale Leberzyste. Longitudinalschnitt durch den rechten Leberlappen. Große, akustisch homogene Raumforderung mit scharfer Begrenzung und fehlenden Binnenechos (*Z*)

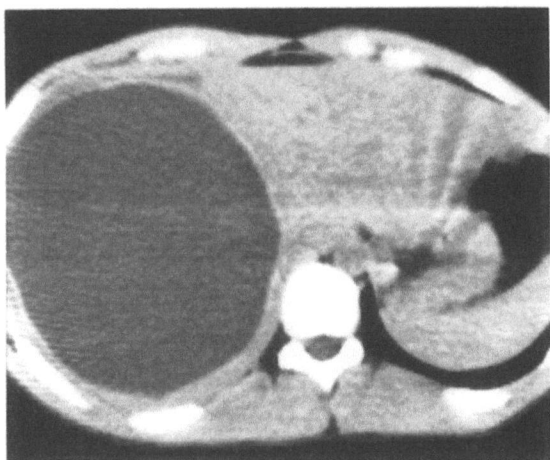

Abb. 41. Kongenitale Leberzyste. Riesige homogene Raumforderung mit Dichtewerten um 0–10 HU

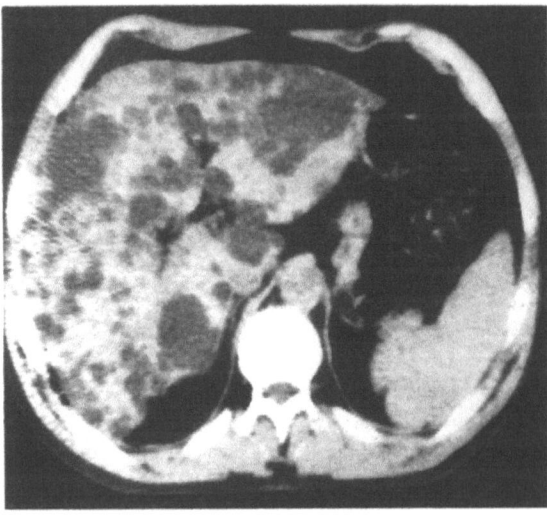

Eine Nebenleber verschiedener Größe kann sich in der Nachbarschaft der Leber an der Gallenblasenkuppe, Milzkapsel oder am Netz finden bzw. strangförmig mit der Leber kommunizieren.

Die hohe Treffsicherheit von Echographie und Computertomographie schränkt weiterführende Untersuchungen zur Klärung von Form- und Lagevarianten stark ein.

5 Umschriebene Lebererkrankungen

5.1 Zystische Veränderungen

Die zystischen Lebererkrankungen lassen sich pathogenetisch in 2 Formen unterteilen:

a) *Angeborene Formen:*

Dysontogenetische Leberzysten, Caroli-Erkrankung, Divertikel der intra- und extrahepatischen Gallengänge.

b) *Erworbene zystische Lebererkrankungen:*

Echinokokkose, posttraumatische und postoperative Zystenbildungen, postinfektiöse und neoplastische Zystenbildungen.

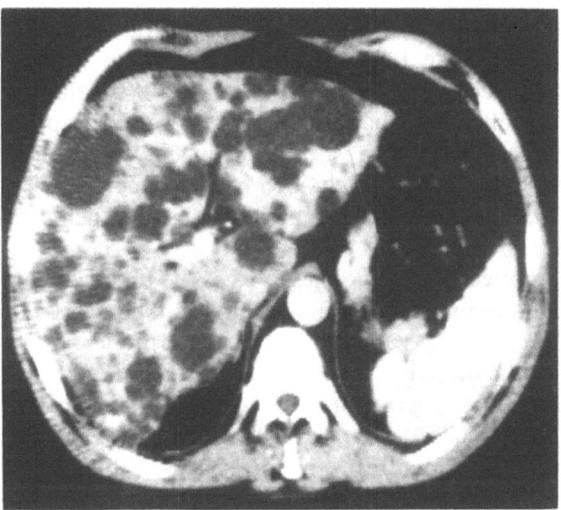

Abb. 43. Multiple Leberzysten nach Kontrastmittelgabe. Nach Kontrastmittel-Bolusgabe kommt es zu keiner Anfärbung der zahlreichen hypodensen Areale

◄ **Abb. 42.** Multiple Leberzysten. Zahlreiche, scharf berandete, unterschiedlich große Areale verminderter Dichte in der Leber

Abb. 44a–c. 61 j.♂. Kongenitale
Leberzysten mit bogiger
Verlagerung von Leberarterien
(→) sowie unregelmäßiger
Parenchymanfärbung,
Kompression des rechten Pfort-
aderastes (⊹►). Kleine
Aneurysmen der Milzarterien,
Zystennieren beidseits
(Polykystose). Zöliakogramm:
a arterielle, **b** venöse Phase,
c Urogramm

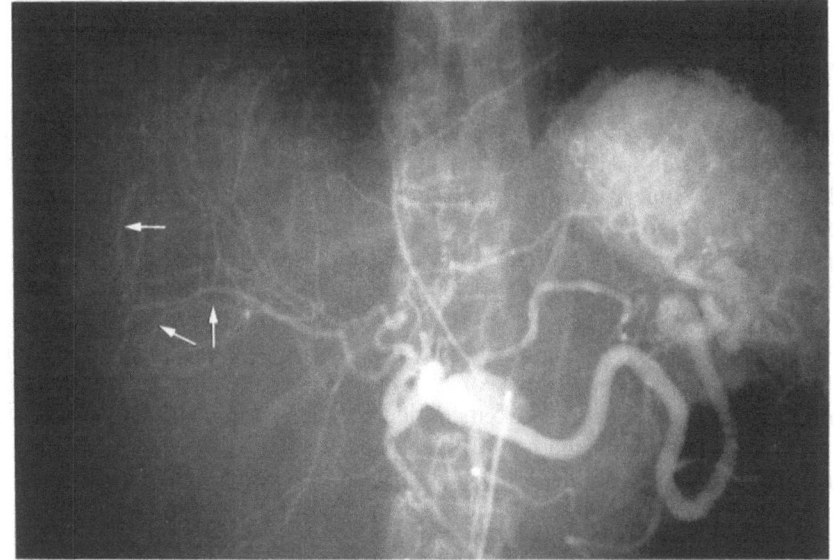

a

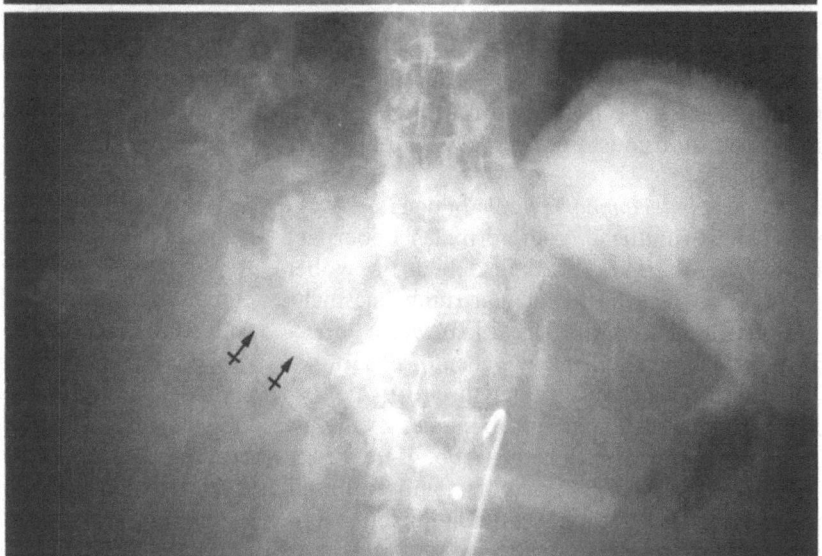

b

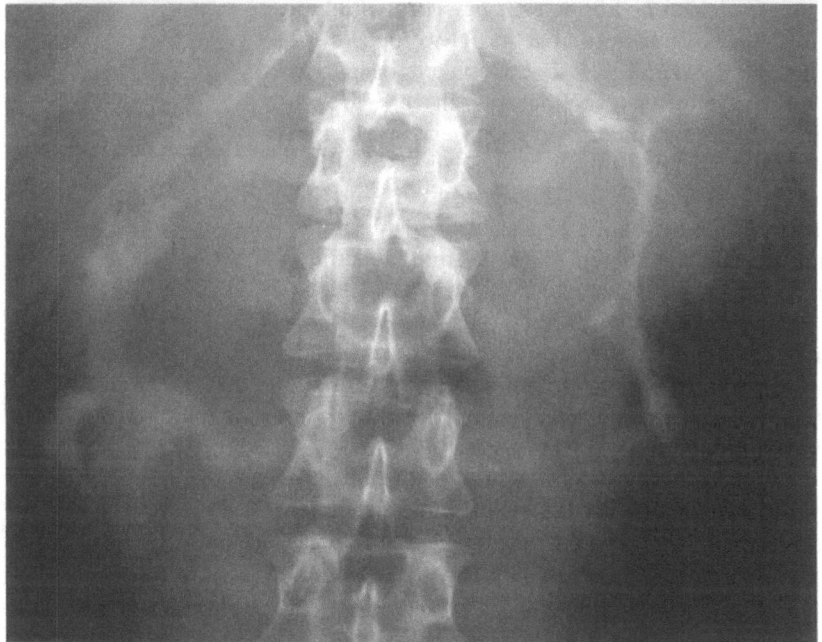

c

5.1.1 Angeborene Zysten

Ihr Vorkommen ist in der Regel klinisch bedeutungslos, da es sich meist um Zufallsbefunde handelt. Klinische Symptome treten meist erst dann auf, wenn es zur Kompression von Nachbarorganen oder des Gallenwegsystems kommt. Komplikationen stellen Zystenblutungen oder Zystenrupturen dar.

Sonographisch sind „Raumforderungen" innerhalb der Leber ab einer Größe von 5–10 mm erkennbar. Dabei können flüssigkeitshaltige Strukturen mit höherer Treffsicherheit differenziert werden als feste, solide Gebilde. Die sonographischen Kriterien der Zyste bestehen einerseits in einer völlig reflexfreien Zone, andererseits in einer Verstärkung der dorsalen Wandechos („relative Schallverstärkung" auf Grund des Tiefenausgleichs) und einer runden bzw. ovalen glattrandigen Begrenzung der echofreien Struktur gegenüber dem Reflexionsmuster der Nachbarschaft (Abb. 40).

Auch *computertomographisch* bilden sich Zysten als meist rundliche, vom normalen Leberparenchym sehr scharf abgrenzbare Gebilde ab, wobei die Membran, welche ja äußerst dünn ist, nicht zur Darstellung kommt. Die Dichtewerte innerhalb der Zyste liegen meist zwischen 0–20 Hounsfield-Einheiten (HE). Charakteristisch für die Zysten ist die fehlende Dichteanhebung des Zysteninhaltes nach Kontrastmittelgabe (Abb. 41).

Echographisch wie computertomographisch sind bei größeren Zysten Septenbildungen nachweisbar (STANLEY et al. 1977; WENZEL u. ERBE 1979). Gleichzeitig können Organ- bzw. Gefäßstrukturen bogenförmig abgedrängt werden.

Bei der *Zystenleber* ist das normale Leberparenchym von multiplen, echographisch reflexfreien, computertomographisch hypodensen Strukturen durchsetzt, die sich durch gegenseitige Kompression deformieren (Abb. 42, 43). Zysten sind bei solchen Patienten häufig gleichzeitig auch in anderen Organen, wie Nieren, Pankreas und Nebennieren zu finden (Polykystose).

Angiographisch führen die zystischen Veränderungen zu bogigen Gefäßverlagerungen und einer unregelmäßigen Parenchymanfärbung des Organs, wobei die zystischen Areale als kontrastmittelfreie Bezirke imponieren (Abb. 44).

Die *Einblutungen in Zysten* führen computertomographisch zu meßbar höheren Dichtewerten des Zysteninhalts. Die Innenstruktur solcher Blutungen in einzelnen Zysten ist dann meist bezüglich der Dichtewerte inhomogen. Sonographisch finden sich in den zystischen Strukturen Reflexionen unterschiedlicher Stärke. Meist setzen sich Reste des organisierten oder verflüssigten Hämatoms als diffuser Detritus am Boden der Zysten während der Untersuchung ab.

5.1.2 Erworbene Zysten

Als *Pseudozysten* werden posttraumatisch aus Leberrissen entstandene Hohlräume bezeichnet, welche Blut, seröse Flüssigkeit oder Galle enthalten können (KÜBLER 1983). Die Kontur dieser Pseudozysten, die sich im Laufe der Zeit völlig echofrei bzw. hypodens abbilden können, ist aber im Gegensatz zu den primär zystischen Veränderungen entsprechend der Dignität solcher Veränderungen (Hämatomausdehnung in Rupturspalten) unregelmäßig begrenzt (Abb. 45, 46). Besonders bei subkapsulären Hämatomen sind später oft spindelförmige, unter der Leberoberfläche gelegene Pseudozysten nachweisbar (Abb. 47, 48). Oft durchziehen festere Strukturen, wie z.B. Gefäße oder Bindegewebe das Zystenlumen (JENSEN u. PEDERSEN 1974).

Bei der *Caroli-Erkrankung* handelt es sich um eine umschriebene, idiopathische teilweise blind endigende sackförmige oder zylindrische Dilatation der intrahepatischen Gallengänge, welche miteinander kommunizieren können (Abb. 49a, b). Gallensteine, Leberabszesse, kongenitale Leberfibrose oder polyzystische Nierenveränderungen

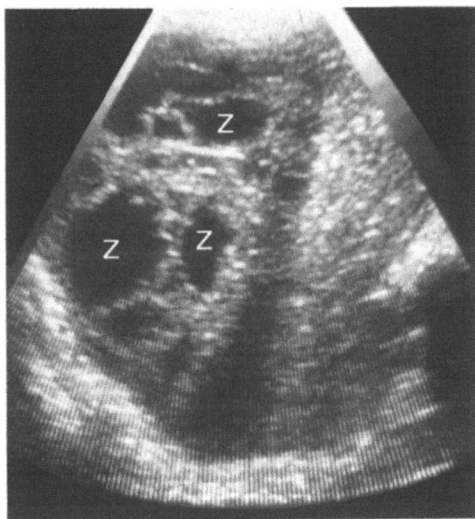

Abb. 45. Stumpfes Bauchtrauma. Transversalschnitt durch den rechten Leberlappen. Unregelmäßig konfigurierte posttraumatische Pseudozysten (*Z*) nach Ruptur mit Einblutung in das Leberparenchym

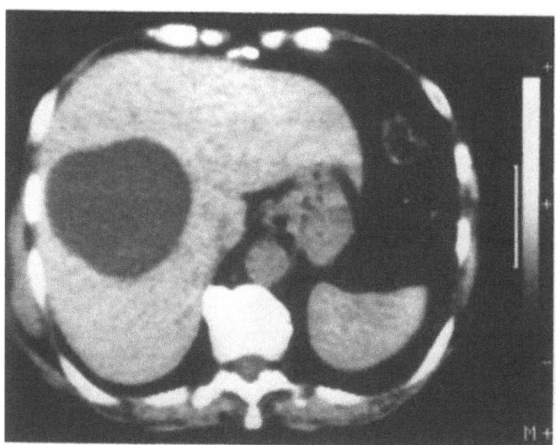

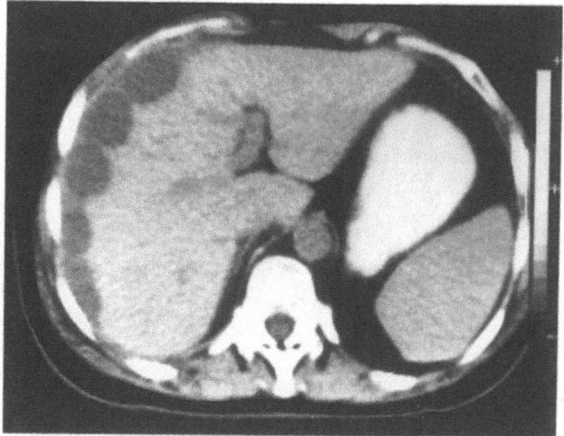

46

47

Abb. 46. Zustand nach stumpfem Bauchtrauma. Intrahepatisch gelegene, glattberandete Zyste mit durchschnittlichen Dichtewerten um 10 HU

Abb. 47. Zustand nach stumpfem Bauchtrauma. Spindelförmige, unter der Leberkapsel gelegene Pseudozysten nach einem subkapsulären Leberhämtom

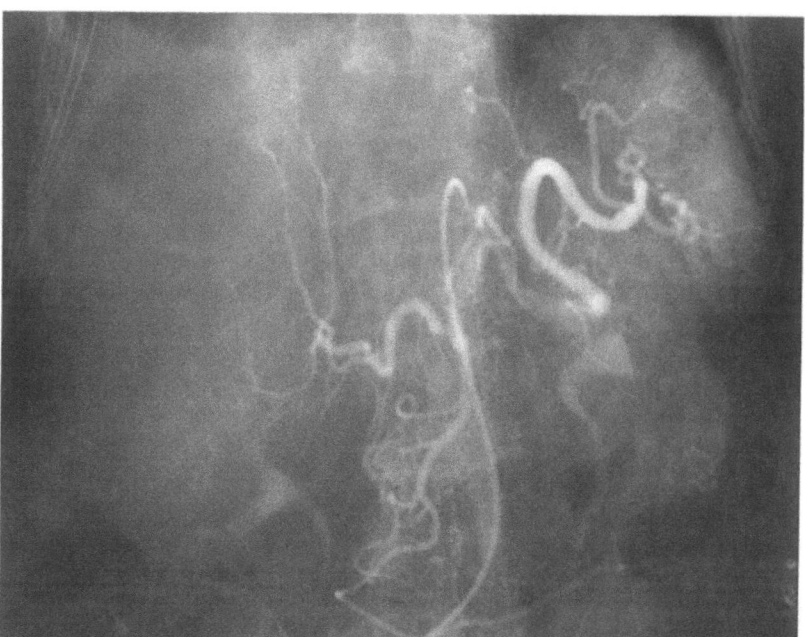

a

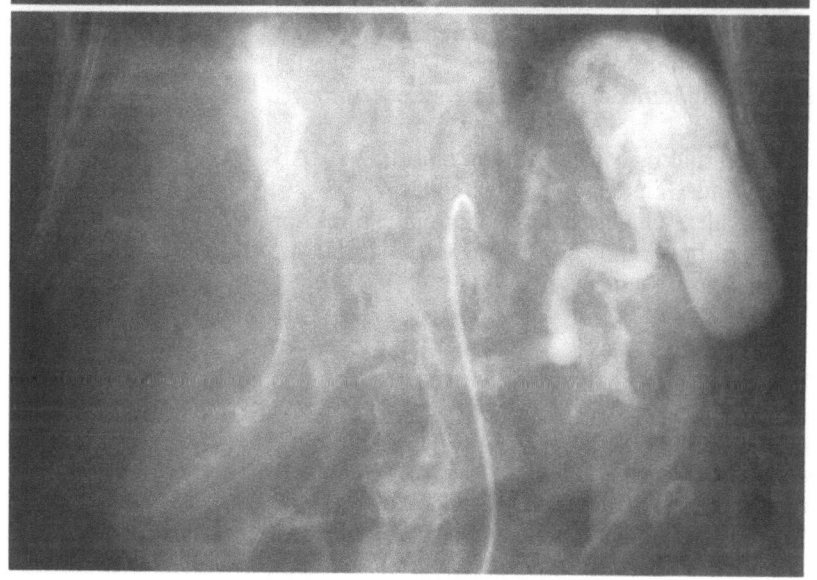

Abb. 48a, b. 79 j.♀. Altes, subkapsuläres Leberhämatom nach Sturz (operativ verifiziert). Avaskulärer randständiger Bezirk mit bogiger Verlagerung der Leberarterien und glattrandigem, konkaven Füllungsdefekt im Leberparenchym. Zöliakogramm: **a** arterielle, **b** venöse Phase

b

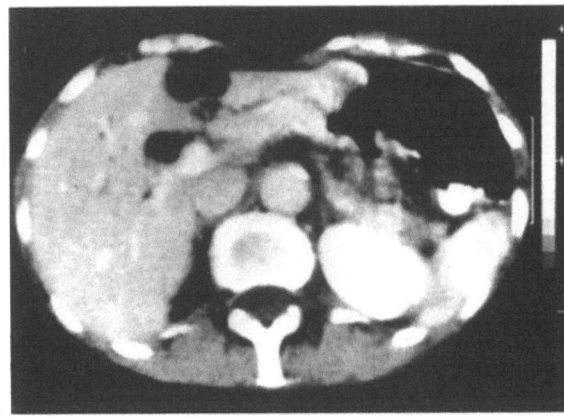
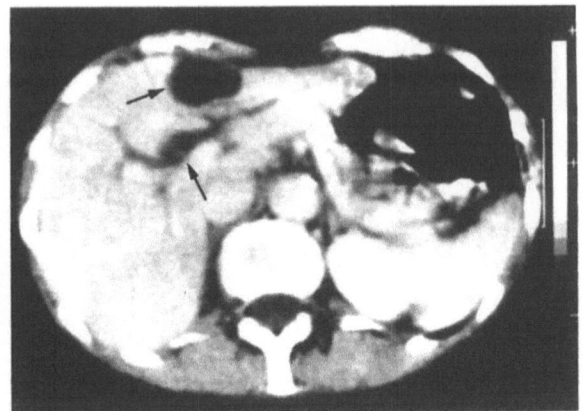

a   b

Abb. 49a, b. Caroli-Syndrom. Umschriebene Erweiterung
der Gallengänge, auch in der Peripherie sackartig ausgewei-
tete Gänge, deren Dichte der Gallenflüssigkeit entsprechen
(→)

sind häufige Begleiterkrankungen. CAROLI bezeichnet die Computertomographie als Methode
der Wahl zur Diagnose dieser Erkrankung (CA-
ROLI 1978).

Angiographisch sind größere Zysten durch eine
Verlagerung der Gefäße, eventuell durch Kompression der Venen gekennzeichnet. Es findet sich
ein dünner hypervaskularisierter Randsaum („rim
sign") in der venösen Phase, der durch eine Kon-
trastmittelakkumulation im komprimierten Lebergewebe bedingt ist. Im Portogramm sind Leberzysten meist leichter zu erkennen als im Arteriogramm.

Differentialdiagnostisch sind dysontogenetisch
entstandene Zysten von parasitären Lebererkrankungen (Echinokokkose), von nekrotisch zerfallenden primären oder sekundären Lebertumoren
(Zystadenom, Metastasen von Leiomyosarkom,
Kolonkarzinom, Melanom, Karzinoid), von Abszessen und Hämangiomen abzugrenzen.

Die ultraschallgesteuerte Feinnadelpunktion
mit Aspiration kann zur Klärung der Dignität von
Nutzen sein (ROEMER et al. 1981).

5.1.3 Parasitäre Zysten

Die Echinokokkose stellt in Europa die häufigste
parasitäre Lebererkrankung dar. Hinsichtlich geo-
graphischer Verbreitung, Entwicklungszyklus,
Morphologie und klinischem Verlauf, kann zwischen Echinococcus cysticus (granulosus) und

Echinococcus alveolaris (multilocularis) unterschieden werden.

Tochterzysten entstehen beim *E. cysticus* durch
Invagination aus der inneren Keimschicht in das
Lumen der Mutterzyste (Zyste in der Zyste). Alte
regressiv veränderte Zysten zeigen schalige Wandverkalkungen, ihr Inhalt ist durch Detritus und
Parasitenreste inhomogen. Somit ist das morphologische Bild je nach Entwicklungsstand und Alter
der parasitären Erkrankung unterschiedlich.

Das *sonographische Bild* des E. cysticus kann
auf Grund verläßlich feststellbarer Kriterien in
3 Typen klassifiziert werden (KING 1973; PIETRI
et al. 1976):

Typ I stellt die solitäre Zyste dar (Abb. 50),
während bei *Typ II* der Befund einer Zyste in der
Zyste (aus dem Keimepithel sich entwickelnde
Tochterblasen) vorliegt (Abb. 51). Der letztere

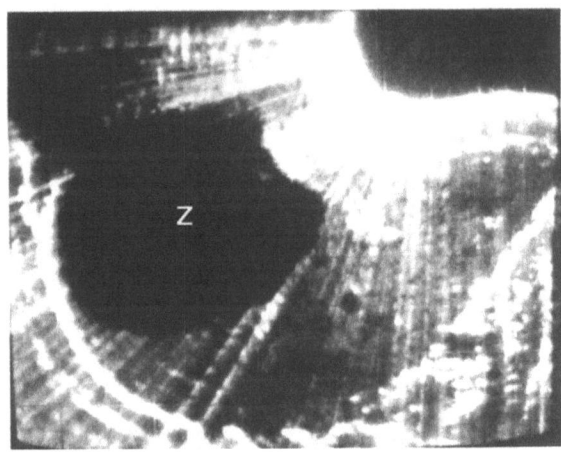

Abb. 50. E. cysticus-Befall der Leber. Longitudinalschnitt
durch den rechten Leberlappen. Solitäre subkapsuläre Zystenbildung (Z)

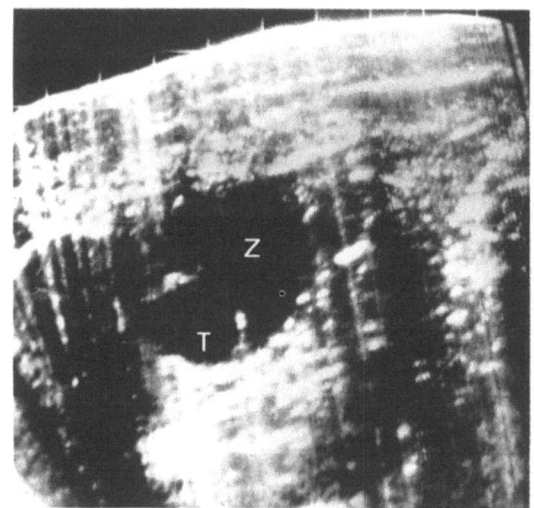

Abb. 51. E. cysticus-Befall der Leber. Transversalschnitt durch den rechten Leberlappen. Parasitäre Zyste (Z) mit Tochterblase (T)

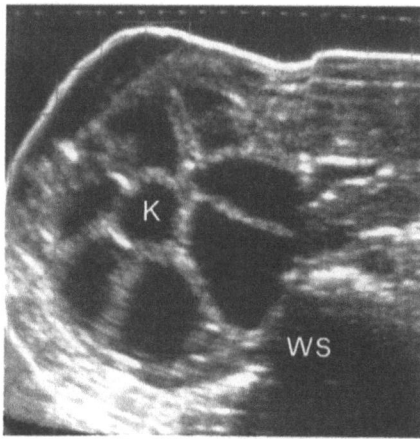

Abb. 52. E. cysticus-Befall der Leber. Transversalschnitt in Höhe der Leberpforte. Zystenkonklomerattumor im rechten Leberlappen (K), Ws = Wirbelsäule

Typ läßt sich nochmals in einen *Typ IIA* (Vorliegen einer einzelnen Tochterblase), oder beim Vorliegen von multiplen Tochterzysten in einen *Typ IIB* unterscheiden. Der *Typ III* zeigt neben den genannten zystischen Strukturen Entrundungen, Deformierungen und Verkalkungen der Kapsel (Abb. 52).

Auch *computertomographisch* ist eine Gliederung in die oben aufgeführten Typen I–III möglich. Im computertomographischen Querschnittsbild bilden sich die Zysten als runde, sehr scharf vom umgebenden Lebergewebe abgrenzbare hypodense Zonen ab. Die Dichtewerte schwanken zwischen 3–30 HE (SCHERER et al. 1978). Sie sind abhängig vom Inhalt der Zyste. Charakteristisch für die Echinokokkenzyste ist die relativ *hyperdense* Zystenwand, welche sich bei Kontrastmittelgabe sehr stark anreichert (rim sign), sofern sie unverkalkt ist (OSTEAUX et al. 1977; GONZALEZ et al. 1979; WENZEL u. ERBE 1979) (Abb. 53). Liegen bereits regressive Veränderungen vor, werden ringförmige, aber auch schollige Wandverkalkungen gefunden.

Meist sind dann auch in der Zyste Areale mit höherer Dichte (Cholesterinkristalle, Detritus, nekrotisches Material des Parasiten) erkennbar (Abb. 53). Differentialdiagnostische Schwierigkeiten ergeben sich zu den dysontogenetischen Zysten nur dann, wenn sowohl Tochterzysten als auch Verkalkungen fehlen.

Angiographisch bildet der E. cysticus eine avaskuläre Raumforderung mit Gefäßverlagerung und

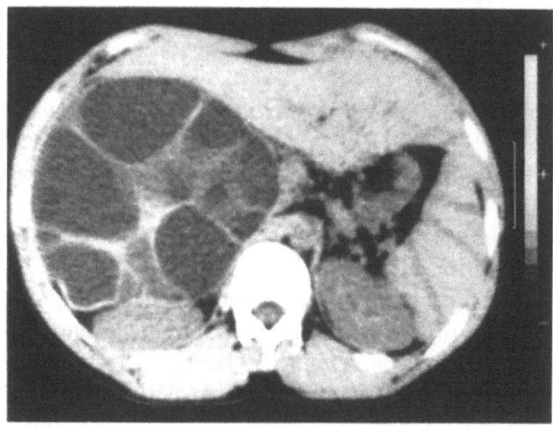

Abb. 53. E. cysticus mit multiplen Septierungen, Zysten und einem hyperdensen Ring

einen dünnen, hypervaskularisierten Randsaum. Letzterer ist bedingt durch die randständige Kompression von Lebergewebe und durch sekundär entzündliche Veränderungen. Die verlagerten Gefäße zeigen ein regelrechtes Lumen und eine normale Wand (HAERTEL et al. 1978; SCHULZE et al. 1980).

Der endemisch, in Mitteleuropa vor allem in Osteuropa, Süddeutschland, der Nordwestschweiz und Tirol, vorkommende *E. alveolaris* (multilocularis) besitzt keine Zystenkapsel und zeigt durch sein Wachstum nach außen eine Infiltrationstendenz wie ein maligner Tumor. Er stirbt im Lebergewebe nicht ab. Im Inneren des Echinokokkus liegen viele, kleinere Zysten beisammen, die eine klare Hydaditenflüssigkeit enthalten. Verkalkun-

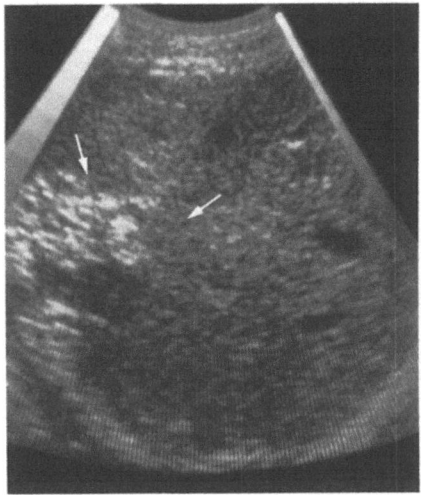

Abb. 54. E. alveolaris. Subkostalschnitt durch den rechten Leberlappen. Nachweis eines unregelmäßig, teils polyzyklisch begrenzten, soliden Prozesses mit kräftigen Schallreflexionen (*Pfeil*)

Abb. 55. E. alveolaris. Longitudinalschnitt durch den rechten Leberlappen in vorderer Axillarlinie. Große Raumforderung mit irregulären verstärkten Reflexionen (*E*) und zystischer Einschmelzung (*C*) im kranialen-subdiaphragmalen Leberanteil

gen werden häufiger angetroffen als beim E. cysticus (Abb. 7).

Die klinische Symptomatik wird durch Infiltrationen in die benachbarten Strukturen (arterielles, venöses, portales, biliäres Gefäßsystem, Leberkapsel) hervorgerufen.

Auf Grund des infiltrierenden Wachstums ist die *sonographische* Interpretation schwieriger als beim E. cysticus. Dennoch lassen sich je nach Wachstumsform und Stadium wiederum 3 unterschiedliche Typen voneinander abtrennen (WEILL et al. 1975; WEILL 1982):

Typ I stellt einen unregelmäßig, teils polyzyklisch begrenzten soliden Prozeß dar, welcher gegenüber dem normalen umgebenden Leberparenchym sehr kräftige Schallreflexionen aufweist

(Abb. 54). Beim *Typ II* finden sich zudem neben stark reflexogenen Strukturen auch durch Gewebsnekrosen und Verflüssigung hervorgerufene unregelmäßig begrenzte Hohlräume (Abb. 55), während beim *Typ III* neben soliden Anteilen größere runde Einzelzysten beobachtet werden können.

Abb. 56a, b. E. alveolaris. **a** Zwei große unregelmäßig berandete Zonen deutlich verminderter Dichte im Bereich des rechten als auch des linken Leberlappens, wobei sich nach Kontrastmittelgabe die lateralen Anteile der Läsion mäßiggradig mit Kontrastmittel anfärben. **b** Zustand nach Operation eines E. alveolaris. Reste der Erkrankungen am Rand zum linken Leberlappen mit diskreten Verkalkungen. NB kleiner Aszites

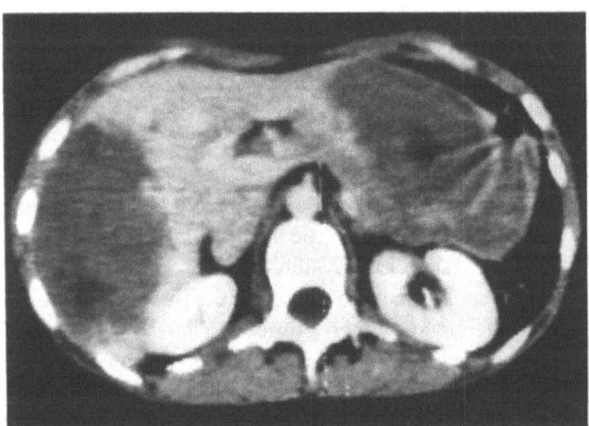

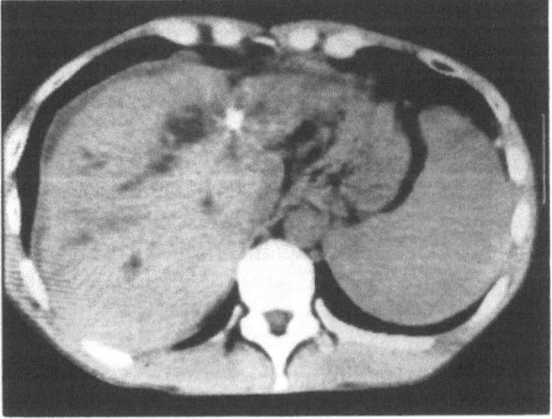

a   b

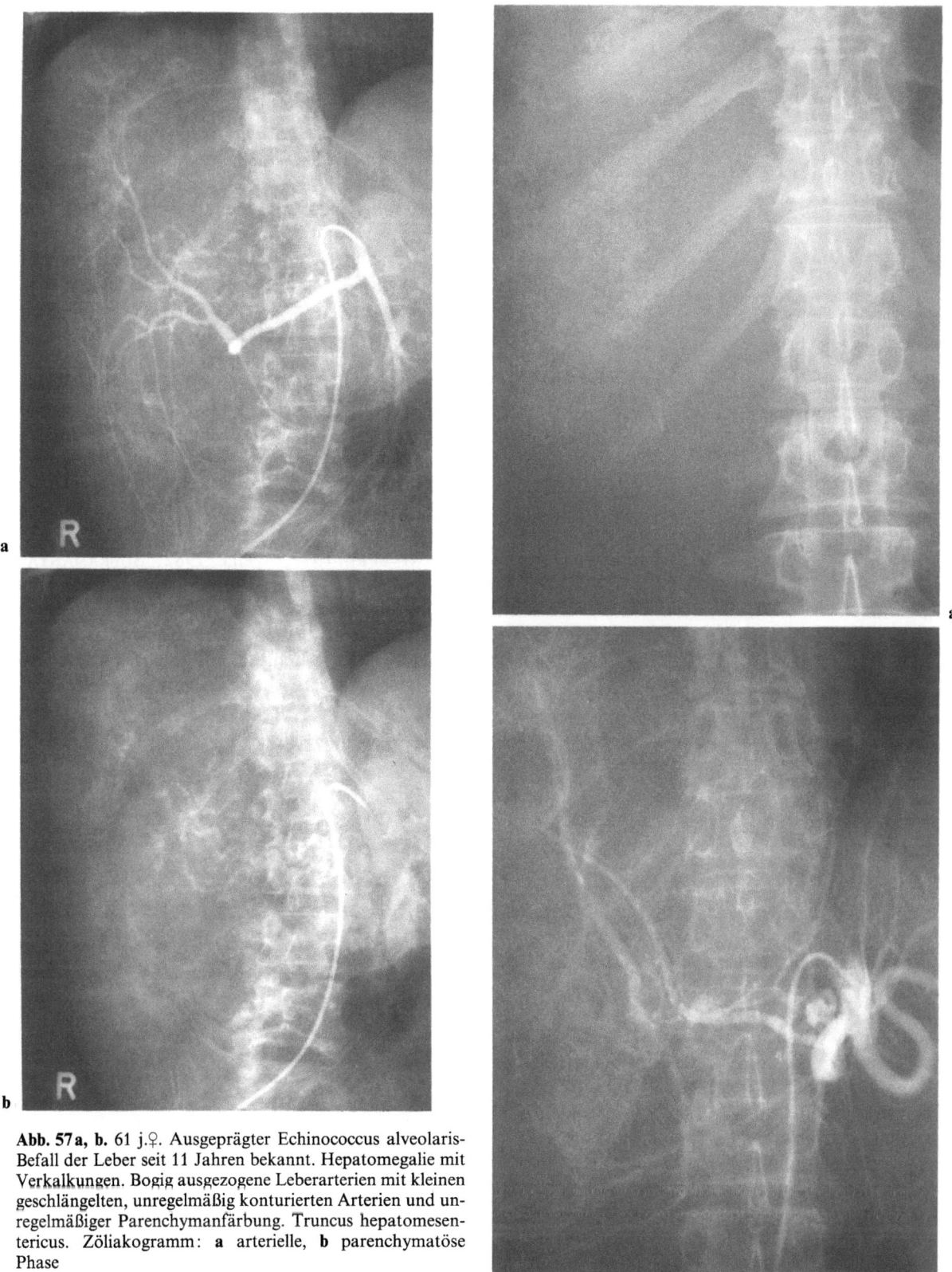

Abb. 57a, b. 61 j.♀. Ausgeprägter Echinococcus alveolaris-Befall der Leber seit 11 Jahren bekannt. Hepatomegalie mit Verkalkungen. Bogig ausgezogene Leberarterien mit kleinen geschlängelten, unregelmäßig konturierten Arterien und unregelmäßiger Parenchymanfärbung. Truncus hepatomesentericus. Zöliakogramm: **a** arterielle, **b** parenchymatöse Phase

Abb. 58a, b. Legende s. nächste Seite

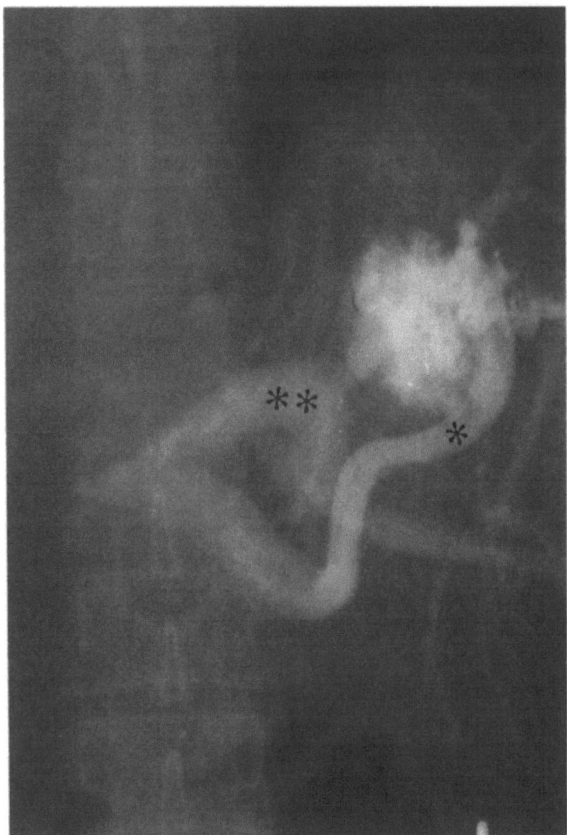

c

Abb. 58a–c. 63 j.♀. Echinococcus alveolaris-Befall des rechten Leberlappens. **a** Nativbild mit kleinfleckigen Verkalkungen, **b** Zöliakogramm: Distension der unregelmäßig konturierten Leberarterien, Verschlüsse kleiner Gefäße. **c** Direktes Splenoportogramm: Kompression des rechten intrahepatischen Pfortaderastes, Splenomegalie. * = V. lienalis, ** = linker (intrahepatischer) Pfortaderast

Computertomographisch läßt sich im Gegensatz zum E. cysticus keine Zystenkapsel oder Membran nachweisen. Das befallene Areal kennzeichnet sich als sehr hypodense Zone mit Dichtewerten zwischen 14–38 HE (SCHERER et al. 1979) (Abb. 56a, b). Nur in seltenen Fällen gelingt eine schärfere Abgrenzung gegenüber dem normalen Lebergewebe. Bei längerem Bestehen der Erkrankung finden sich häufig diffuse kleinere Verkalkungen. Auf Grund des morphologischen Bildes ist die Erkrankung mitunter schwer von primären oder sekundären Raumforderungen der Leber zu differenzieren.

Neben einer Gefäßverlagerung sind *angiographisch* Gefäßverschlüsse und Wandinfiltrationen, erkenntlich an dem unregelmäßigen und wechselnden Kaliber, typisch für den Echinococcus alveolaris. Die avaskuläre Raumforderung ist unscharf begrenzt und besitzt einen dünnen Randsaum.

Eine fleckige Anfärbung kann gelegentlich vorkommen (HAERTEL u. TRILLER 1977; SCHULZE et al. 1980) (Abb. 57a, b; 58a–c).

5.1.4 Entzündlich bedingte pseudo-zystische Leberveränderungen – Leberabszesse

Entzündlich bedingte pseudo-zystische Leberveränderungen sind Abszesse verschiedenster Ätiologie. Ursächlich können eine Pyämie, Cholangitis, Amöbeninfektion, Superinfektion bei Echinokokkenbefall und Infektionen nach Lebertraumen dafür verantwortlich sein. Häufiger sind Abszesse im rechten Leberlappen gelegen.

Die *klinische Symptomatik* besteht in Sepsis mit Fieber, Schüttelfrost, Reduktion des Allgemeinzustandes, je nach Verlauf auch intermittierende Krankheitszeichen (Unwohlsein, Appetitlosigkeit, Fieberschübe).

Das *echomorphologische* Substrat ist je nach Krankheitsverlauf unterschiedlich (BROWN 1975; DOUST et al. 1977; WEILL 1982; SUBRAMANYAM et al. 1983). In der Initialphase besteht eine Echoarmut des ödematös veränderten Lebergewebes (Abb. 59). Ist eine Kolliquationsnekrose eingetreten, werden echoarme, aber nicht echofreie Bezirke nachgewiesen, die mit einem mehr oder weniger dicken, nach innen unregelmäßig begrenzten Wall unterschiedlicher Echointensität umgeben

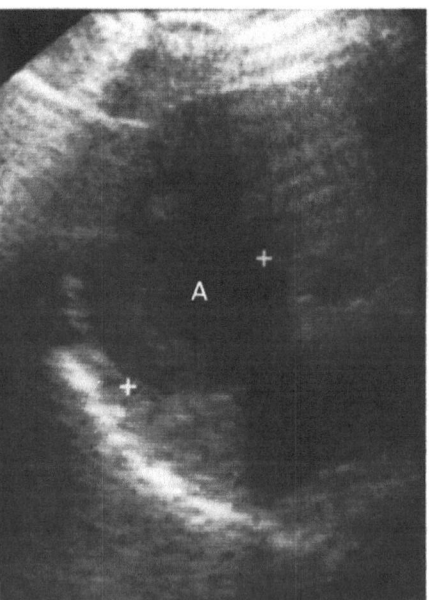

Abb. 59. Amöbenabszeß der Leber. Longitudinalschnitt durch den rechten Leberlappen. Teilweise unscharf begrenzte echoarme Raumforderung subdiaphragmal (*A*)

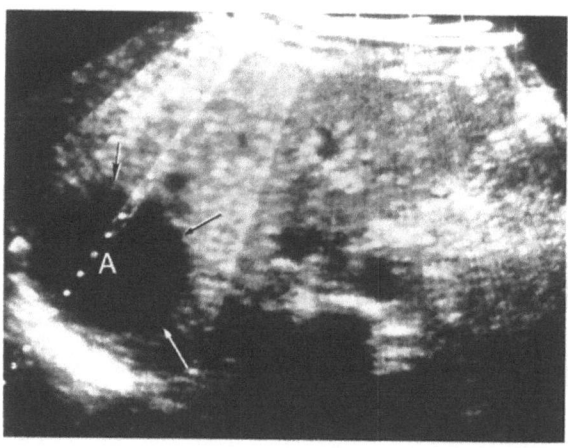

Abb. 60. Amöbenabszeß der Leber. Hoher Transversalschnitt. Zystische Raumforderung rechts subdiaphragmal dorsal (*A*)

sind. Die Grenze zum normalen Leberparenchym ist unscharf. Selten ist der meist liquide Inhalt vollständig echofrei (Abb. 60, 124), häufiger findet man irreguläre Echomuster unterschiedlicher Intensität, welche durch nekrotisches Material oder durch Autolysen parenchymatöser Strukturen hervorgerufen werden. Der echogebende Zelldetritus kann sich am Boden der Abszeßhöhle ablagern (Abb. 61a, b). Durch Fortschreiten der Abszedierung können Flüssigkeitsspiegel und Gasbildungen auftreten, welche zu Schallschattenbildungen führen. Bei diesen Patienten ist eine *Übersichts-*

Abb. 61 a, b. Subhepatischer Leberabszeß. **a** Longitudinalschnitt in der rechten Medioklavikularlinie. (→), Abszeß mit Detritus (*D*). **b** Schnittführung wie in Abbildung a. Sedimentation des Detrituts (*D*) innerhalb des Abszesses nach Ruhephase

aufnahme des Abdomens im Stehen mit dem Nachweis von Luft- bzw. eines Flüssigkeitsspiegels im Abszeß, besser aber eine computertomographische Untersuchung (ARONBERG et al. 1978; FAWCITT et al. 1978) zur weiteren Klärung des Sachverhaltes angezeigt. Neben der Lokalisation und Größenbestimmung des Abszesses dienen sonographische Untersuchungen vor allem auch der Kontrolle nach antibiotischer Therapie und zur gezielten Feinnadelpunktion mit nachfolgender Drainage (KERN et al. 1982; KULIGOWSKA et al. 1982).

Im *Computertomogramm* liegen die meßbaren Dichtewerte meist höher als die von Zysten, jedoch niedriger als von soliden Tumoren. Sie betragen 20–30 HE. Der Abszeßinhalt setzt sich gegenüber dem normalen Leberparenchym durch einen *hyperdensen Randsaum* ab, dessen Dichte nach Kontrastmittel-Injektion sehr deutlich ansteigt während der Zysteninhalt gleich bleibt (Abb. 62a, b). Die meßbaren Dichtewerte in der Läsion hängen natürlich auch vom Entwicklungsstadium ab (HÜBENER u. SCHMITT 1979). Im Stadium der Leukozytenimigration und der entzündlichen Exudation ist die Dichte der Abszesse noch relativ hoch. In diesen Stadien ist eine Differenzierung von primären und sekundären Lebertumoren oft schwierig und nur im Zusammenhang mit klinischen Daten und einer Kontrastmittel-Bolusgabe möglich (STY u. STARSHAK 1983).

Angiographisch sind Abszesse Raumforderungen mit einer unregelmäßigen Begrenzung und einem breiten, hypervaskularisierten Randsaum in der venösen Phase. Dieser Saum entsteht durch Gewebekompression und entzündliche Hyperämie in der Umgebung des Abszesses und entspricht der Abszeßmembran. Die Raumforderung kann zur Aufspreizung der zuführenden Arterien und zur Kompression der Lebervenen führen.

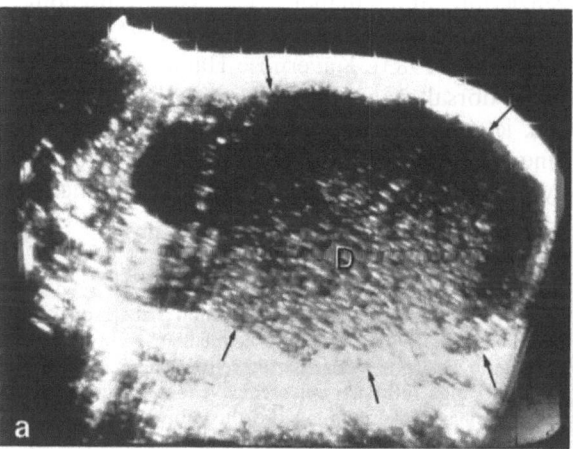
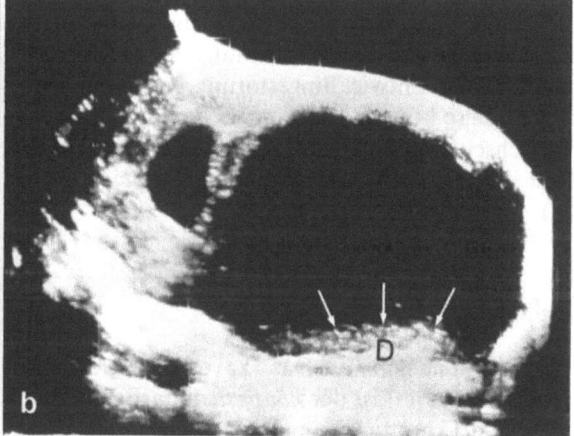

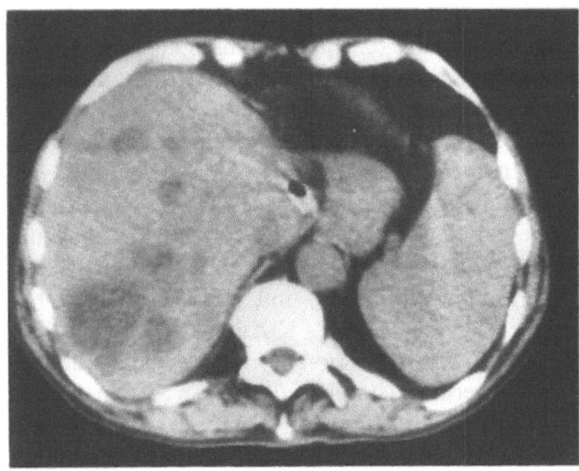

a

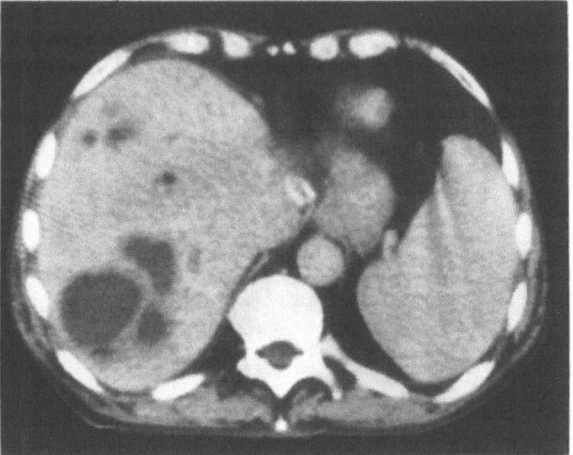

b

Abb. 62a, b. Zustand nach Pankreasteilresektion. **a** Relativ glatt berandete Areale verminderter Dichte (18 HU) in der Leber. Pyogener Leberabzeß. **b** Nach Kontrastmittelgabe ringförmige Dichteanhebung als Zeichen von Granulationsgewebe

Eine sonographisch oder computertomographisch gezielte *diagnostische Feinnadelpunktion* (Nadeldicke 0,6–0,7 mm) kann die Diagnose sichern und zum *Erregernachweis* dienen. Die anschließend durchführbare *perkutane Abszeßdrainage* mittels der oben aufgeführten Methoden stellt eine risikoarme und sehr wirksame Alternativbehandlung zum operativen Eingriff oder zur medikamentösen Therapie dar (Sheinfeld et al. 1982; van Sonnenberg et al. 1982) (Abb. 124).

5.2 Solide Veränderungen

Grundsätzlich können Lebertumoren nach ihrer Herkunft in mesenchymale und epitheliale Gebilde unterschieden werden, wobei Kombinationsformen dieser Gewebsarten möglich sind. Außerdem sind geschwulstartige Fehlbildungen, welche im Verlauf einer Entwicklungsstörung entstehen, bekannt. Diese können leicht mit echten Neoplasien verwechselt werden (Hamartien, Choristien, myeloide Metaplasien, Hyperplasien/Regeneratknoten).

5.2.1 Gutartige Lebergeschwülste

5.2.1.1 Hämangiome. Das kavernöse Hämangiom (Kavernom) ist der *häufigste* gutartige nichtepitheliale Lebertumor im Erwachsenenalter. Die

oft nahe der Leberoberfläche gelegenen Neubildungen werden ca. 1–10 cm groß und treten meist solitär, aber auch multipel auf. Sie grenzen sich gegenüber dem normalen Lebergewebe scharf ab. Extrahepatische Formen des kavernösen Hämangioms sind beschrieben worden, jedoch selten. Die Tumoren enthalten Blut in weiten, endothelausgekleideten, fibrösen Maschenräumen. Neben Thrombosierungen und Verkalkungen besteht die Degeneration in einer durch bindegewebige Organisation hervorgerufenen Fibrosierung. *Klinisch* sind die Hämangiome symptomlos.

Hämangioendotheliome sind gutartige Tumoren im Erwachsenenalter und streng vom infantilen Hämangioendotheliom zu unterscheiden, obwohl sie durch ihren Gefäßreichtum maligne Neoplasien vortäuschen können. Durch zahlreiche arteriovenöse Fisteln besteht oft ein *starkes Shuntvolumen* im Tumor, als dessen Folge eine Herzinsuffizienz resultieren kann.

Sonomorphologisch zeigen benigne Lebertumoren keine spezifischen Kriterien, welche eine Differenzierung untereinander oder von Malignomen sicher zulassen (Börner u. Braun 1982; Koch u. Gerhardt 1983). Kavernöse Hämangiome liegen meist dorsal, nahe der Leberoberfläche und weisen, je nach Ausmaß der enthaltenen Blutgefäße, eine Verminderung der Echostruktur in multiplen zystoiden Arealen neben kräftigen Reflexionen aus

➤

Abb. 65a–d. Hämangiom der Leber. **a–d** Mäßige hypodense Zone, die nahezu den gesamten rechten Leberlappen einnimmt. Nach Bolus-Injektion erkennt man mehrere in der Peripherie gelegene vergrößerte weitmaschige Gefäße. In weiterer Folge füllt sich ein breiter venöser Randsaum. In der Spätphase erkennt man die thrombosierten zentralen Anteile des Hämangioms

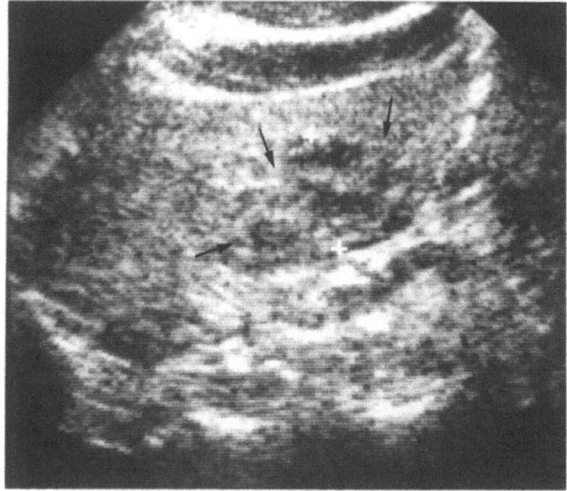

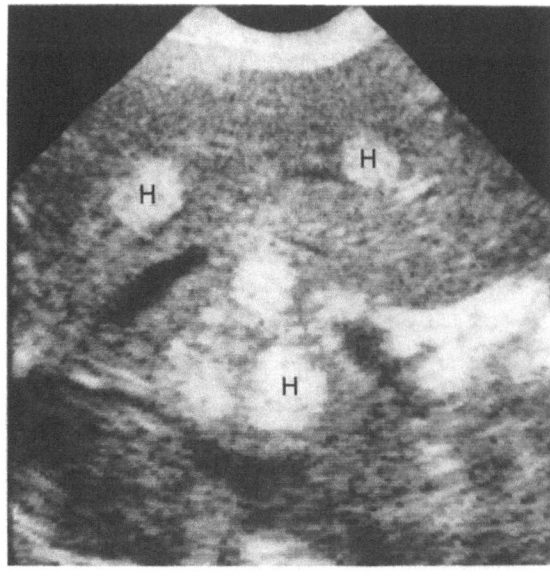

Abb. 63. Kavernöses Hämangiom der Leber. Transversalschnitt in Höhe der Leberpforte. Unscharf begrenzte Raumforderung zwischen rechtem und linken Leberlappen mit multiplen zystoiden Arealen (*Pfeil*) neben kräftigen Reflexionen

Abb. 64. Kleine Hämangiome der Leber. Longitudinalschnitt durch den rechten Leberlappen. Multiple, scharf abgegrenzte Bezirke kräftiger Echointensität (*H*) innerhalb des normalen Leberparenchyms

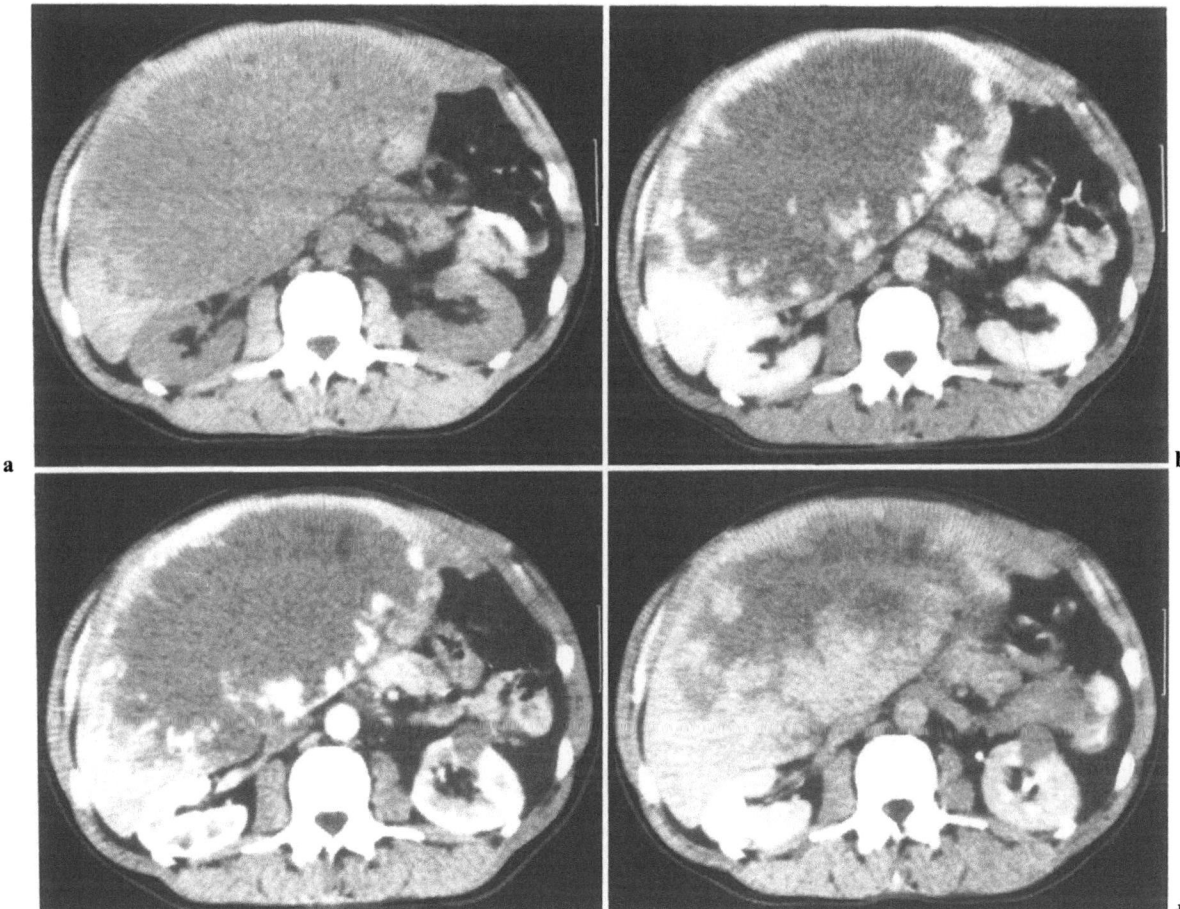

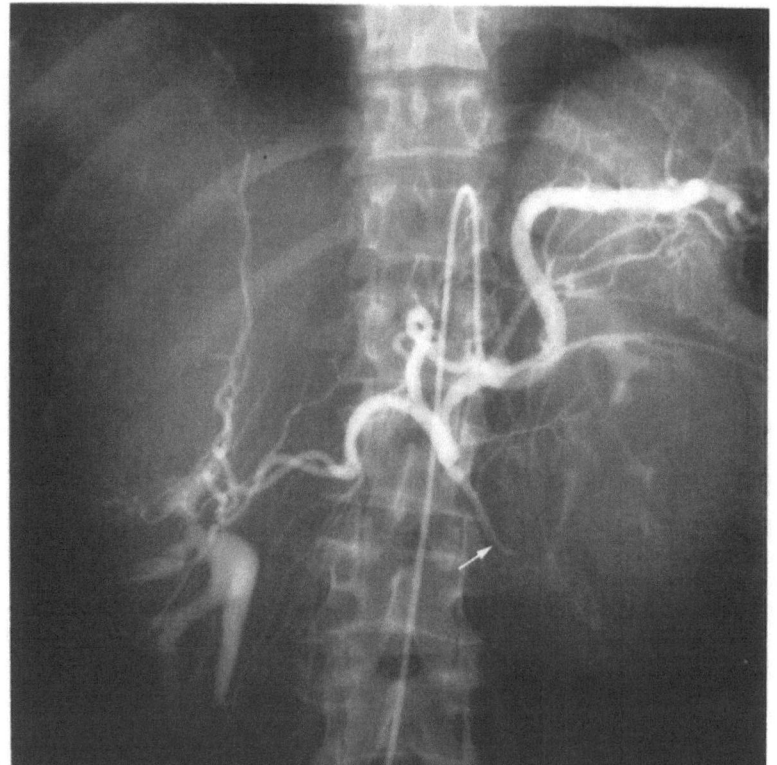

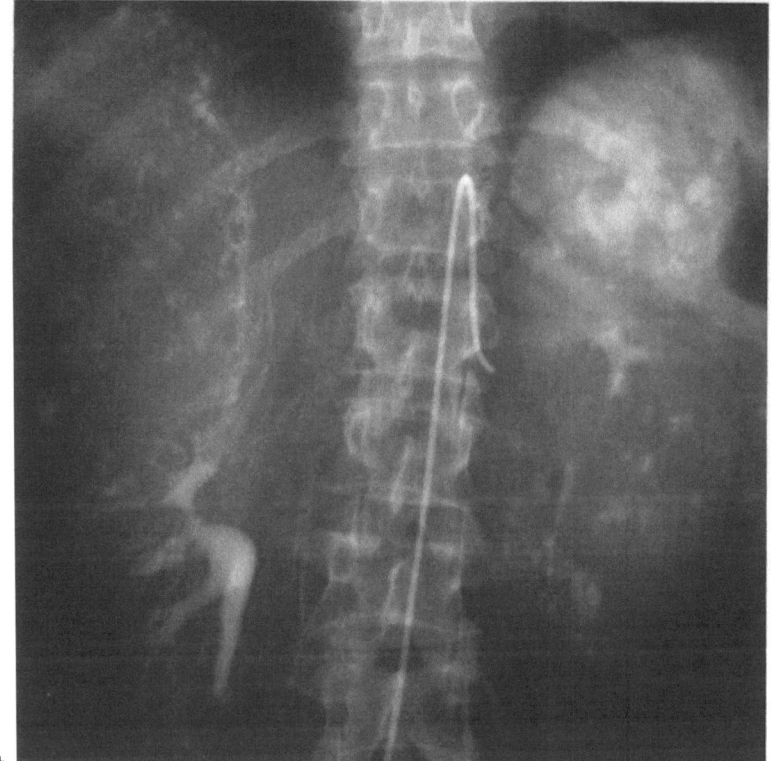

Abb. 66 a, b

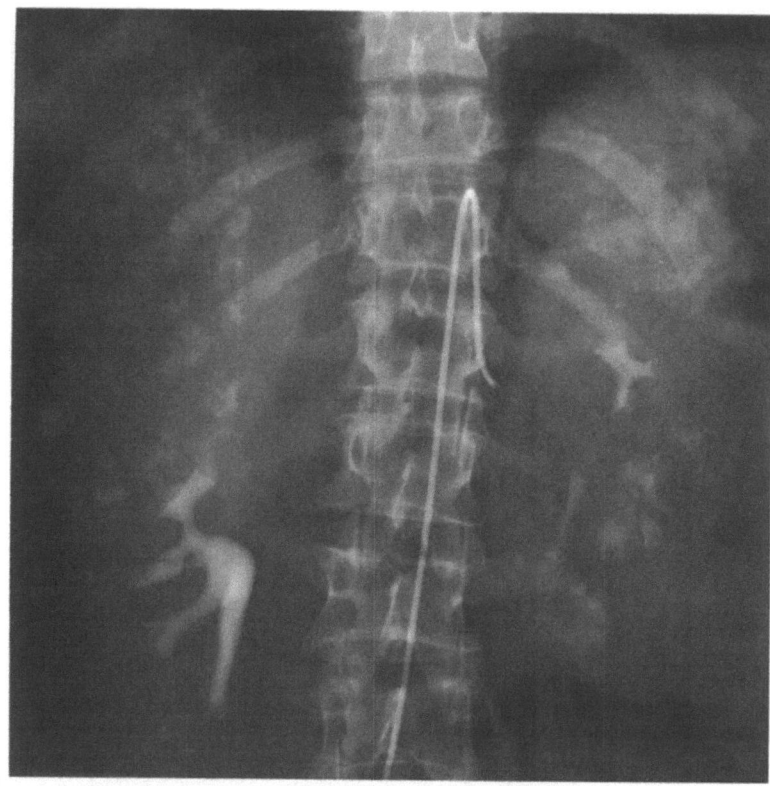

c

Abb. 66a–c. 39 j.♀. Kavernöses Hämangiom im rechten und vergrößerten linken Leberlappen. Bogige Verlagerung normallumiger Leberarterien, zunehmende Kontrastmittel-Akkumulation bis zur spätvenösen Phase. Keine Verkalkungen! Teilweise Füllung der verlagerten A. gastroduodenalis (*Pfeil*). Zöliakogramm: **a** früharterielle, **b** parenchymatöse, **c** spätvenöse Phase

soliden Gewebsanteilen auf (UHLIG et al. 1981; SEITZ 1982) (Abb. 63). Bei kleineren Manifestationen ohne größere Blutpools resultieren rundliche, ziemlich scharf abgegrenzte Bezirke kräftiger Echointensität, welche sich deutlich vom normalen Leberparenchym abheben (Abb. 64). Dieses sonographische Bild bietet sich auch mit zunehmender Hyalinisierung oder Fibrosierung und wird in der Mehrzahl der meist zufällig diagnostizierten Hämangiome angetroffen (FRENTZEL-BEYME 1980).

Computertomographisch zeigen sich die Hämangiome als gut abgrenzbare, runde oder ovale *hypodense Zonen* (FREENY et al. 1979; PETASNICK et al. 1979; SCHERER et al. 1979; FISHMAN et al. 1982; BREE et al. 1983; ITAI et al. 1983), die mitunter *Verkalkungen* enthalten können und sich im Nativ-Scan nicht eindeutig von Metastasen oder Hepatomen trennen lassen. Gelegentlich sind Hämangiome auch mit dem übrigen Lebergewebe isodens (STEPHENS et al. 1977; FRIEDMANN et al. 1978), insbesondere bei einem Leberparenchymschaden (Abb. 15).

Nach Kontrastmittel-Bolus-Injektion kommt es in den Hämangiomen zu einer deutlichen Dichtesteigerung (JOHNSON et al. 1981; BERLAND et al. 1982). Dabei zeigen die Frühphasen der Injektion

eine deutliche Zunahme der Dichte in den peripheren Arealen, während die zentralen Anteile sich nur geringgradig mit Kontrastmittel anreichern. Im weiteren Untersuchungsablauf resultiert ein zunehmender Dichteanstieg von der Peripherie zum Zentrum hin. Die sehr starke Kontrastmittelanreicherung im Tumor hält über eine relativ lange Zeit an (Abb. 65a–d). Ist jedoch ein Hämangiom komplett thrombosiert, kommt es auch unter Kontrastmittel-Bolusgabe zu keiner Anfärbung.

Angiographisch bietet das Hämangiom ein ähnliches Bild nach Kontrastmittelinjektion: Nach Darstellung zahlreicher, großer Gefäße am Geschwulstrand in der arteriellen Phase des Serienangiogramms findet sich eine vom Geschwulstrand zur Mitte hin zunehmende, langanhaltende Tumordarstellung (Abb. 66a–c).

Im Gegensatz zum Kavernom, dessen nutritive Arterien keine Vergrößerungen aufweisen, sind die zu- und abführenden Gefäße beim Hämangioendotheliom auf Grund der Hyperzirkulation erweitert (TAENZER et al. 1977; JANSON et al. 1980).

5.2.1.2 Fokal-noduläre Hyperplasie (FNH, Adenomatose). Die fokal-noduläre Hyperplasie (FNH) besteht aus vorzugsweise subkapsulär gele-

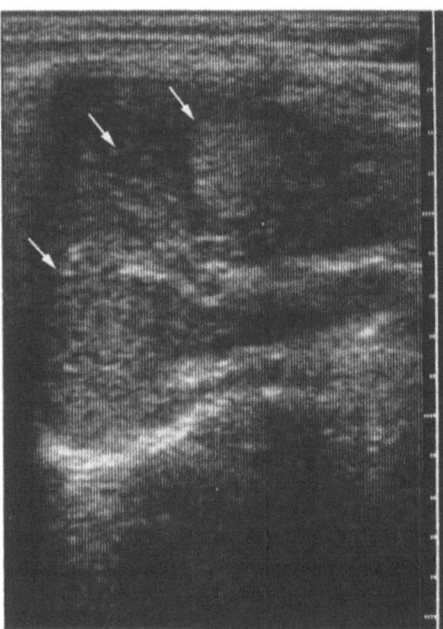

Abb. 67. Fokal-noduläre Hyperplasie der Leber. Schräg-schnitt durch den rechten Leberlappen. Solide Raumforde-rung mit gering aufgelockertem Reflexmuster in den Rand-bezirken (*Pfeile*)

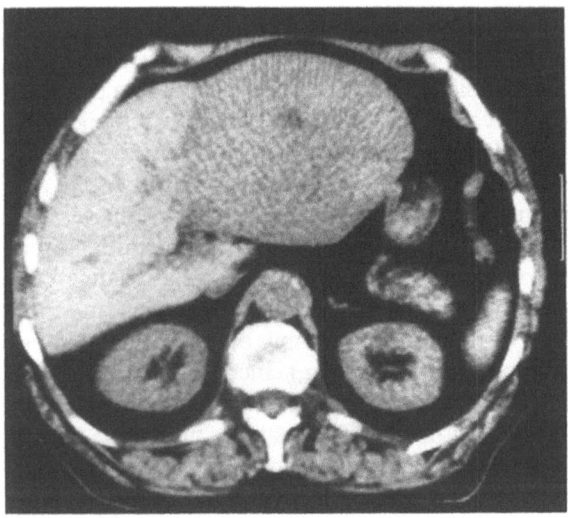

Abb. 68. Hepatom. Große, sich vom gesunden Leberlappen scharf abgrenzende intrahepatische Raumforderung

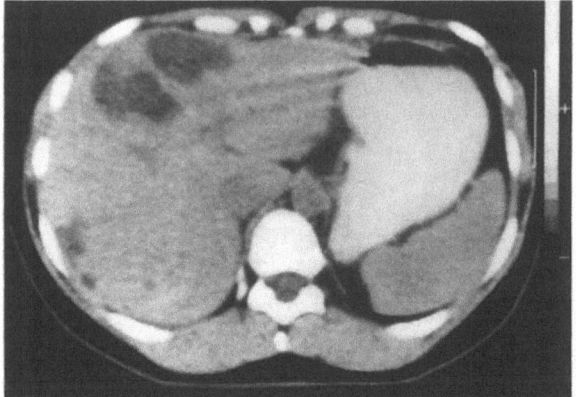

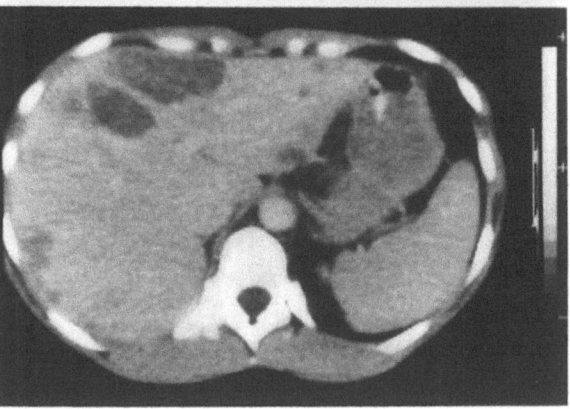

Abb. 69a, b. Histologisch gesicherte fokal-noduläre Hyper-plasie der Leber. **a** Im rechten Leberlappen vorne zwei unre-gelmäßig berandete intrahepatische Raumforderungen, die hypodens zum normalen Lebergewebe sind. **b** Nach Kon-trastmittelgabe mäßiggradige, jedoch diffuse Anfärbung

anstellen, wahrscheinlich wird die gutartige Neu-bildung *hormonell* beeinflußt.

Das *Leberzelladenom,* ein sehr gefäßreicher, häufig multipel auftretender Tumor, unterscheidet sich von der FNH durch die Kapsel, die rundliche Gestalt, und durch die Ausbildung von Tumorne-krosen mit Neigung zu Blutungen und zur mali-gnen Entartung (BOSNJAKOVIC et al. 1980).

Sonographisch findet man sowohl bei FNH als auch beim Leberzelladenom ein gering aufgelok-

genen singulären, in 13–20% aber auch multiplen hyperplastischen Knoten (gemischte Leberzell- und Gallengangsadenome) mit Infiltraten ent-zündlicher Art ohne anatomische Kapsel. Die Durchschnittsgröße der Regenerate beträgt 3–4 cm. In seltenen Fällen findet eine Peliosis statt, maligne Degenerationen sind nicht bekannt. Zur Ätiologie des Leidens lassen sich nur Vermutungen

Abb. 70a–d. a, b. Leberzelladenom. **a** Arterielle Phase des Zöliakogramms. Hypervaskularisierter gut abgrenzbarer Tumor im rechten unteren Leberlappen (*Pfeile*). **b** Paren-chymphase des Serienangiogramms. Dichte Parenchyman-färbung der polyzyklischen, scharf begrenzten Raumforde-rung. **c, d.** Fokal-noduläre Hyperplasie bei Glykogenspei-cherkrankheit. **c** Arterielle Phase des Zöliakogramms. Typi-sche Radspeicheranordnung der Arterien um den Tumor mit starker Parenchymanfärbung. Splenomegalie. **d** Schräg-projektion

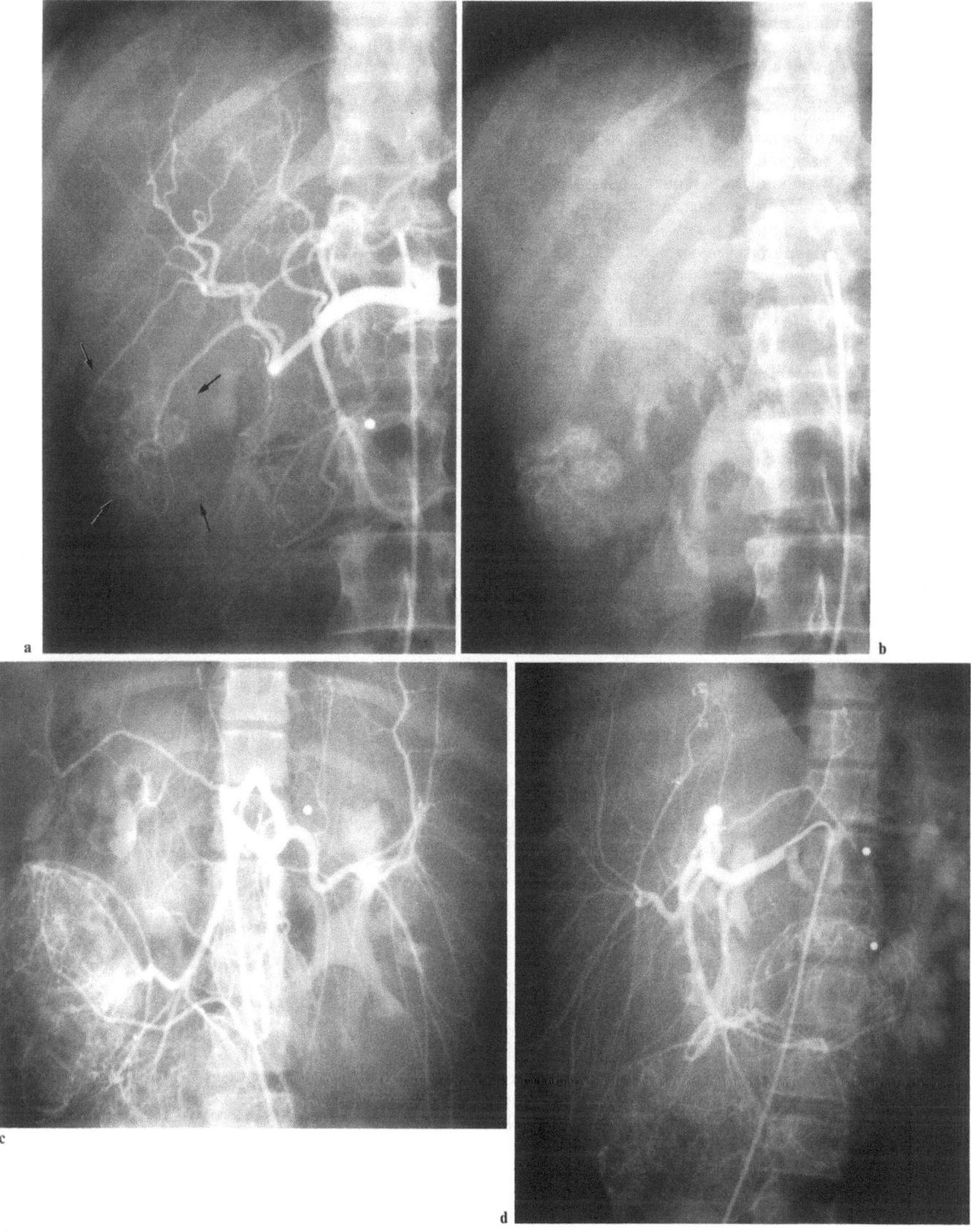

kertes, insgesamt aber dem normalen Leberparenchym ähnliches Reflexmuster (Löffler et al. 1980;
Majewski et al. 1983) (Abb. 67). Die Neubildungen führen zu lokalen Konturauftreibungen der
Leber. In ca. 20% sind die Regenerate gestielt.
Grundsätzlich ist echomorphologisch die FNH
vom Adenom nicht abgrenzbar, jedoch sind bei
letzteren zentrale Blutungen und Nekrosen
häufiger, welche die differentialdiagnostische Abgrenzung zu Hämangiomen, Abszessen und Metastasen erschweren.

Im *Computertomogramm* bildet das *Leberzelladenom* einen meist sehr scharf begrenzten, nahezu
isodensen Bezirk, welcher häufig infolge Nekrosen
zentrale Areale von niederer Dichte im Nativ-Bild
aufweist (Stephens et al. 1977). Nach Kontrastmittelgabe resultiert eine mäßiggradige, jedoch
einheitliche Dichteanhebung (Abb. 68).

Die *fokal-noduläre Hyperplasie* wird computertomographisch meist zufällig gefunden. Die Herde
stellen im Nativ-Scan nahezu isodense unregelmäßig begrenzte Raumforderungen dar. Nach Kontrastmittel-Bolusgabe kommt es zu einer diffusen
und sehr homogenen Kontrastmittelanfärbung,
wobei zentral sehr oft eine charakteristische stern-
förmige Narbe erhalten bleibt. In der Spätphase
nach Bolus-Injektion sind die Neubildungen praktisch isodens mit dem umgebenden Leberparenchym (Abb. 69).

Auch *angiographisch* ist eine Unterscheidung
zwischen Adenom und FNH oft schwer möglich.
Beide Tumoren sind hypervaskularisiert und zeigen in der Parenchymphase eine Kontrastmittelanreicherung (Abb. 70a–d). Pathologisch veränderte
Arterien fehlen. Eine typische *radiäre* Anordnung
der arteriellen Gefäße im Tumor läßt sich nur in
30% der FNH nachweisen. In 11% liegt eine Hy-
povaskularisation vor (Bosnjakovic et al. 1980;
Rogers et al. 1981).

5.2.2 Maligne Lebergeschwülste

5.2.2.1 Primär maligne Lebergeschwülste. Der
Häufigkeit nach geordnet, gehören zu den primären malignen Lebertumoren das hepato-zelluläre
Karzinom (Hepatom), das cholangioläre Karzinom (Cholangiom), seltener die vom Parenchym
ausgehenden Sarkome (undifferenziertes und
hochdifferenziertes Angio-, Hämangioendothel-
sarkom).

Das sehr gut vaskularisierte primäre Leberzellkarzinom, welches ca. 80% aller primären Leber-
malignome ausmacht, kann in eine *solitäre,* eine

noduläre und eine *diffuse* Wachstumsform unterschieden werden.

Durch einen frühzeitigen Einbruch des Tumors
in die venösen und portalvenösen Strukturen breiten sich die Tumore frühzeitig intrahepatisch aus.
Die Metastasierung erfolgt ebenfalls rasch in die
Leber selbst, die Lungen und das Skelett.

Im Gegensatz zum hepato-zellulären Karzinom
ist das Cholangiom sehr *gefäßarm* und in der Konsistenz fester als das Hepatom. Das Häufigkeits-
verhältnis zwischen Hepatom und Cholangiom beträgt 4:1 bis 7:1.

Auf Grund der zunächst nahezu symptomlosen
Ausbreitung in der Leber werden die Malignome
häufig erst in späten, inoperablen Stadien diagnostiziert. *Klinisch* ist die Leber dann meist stark vergrößert. Es bestehen Oberbauchbeschwerden,
Schwäche und Abmagerung. Ein Ikterus ist selten
und wird nur bei Tumoren im Leberhilus mit
Kompression des Ductus hepaticus beobachtet.

Unter den pathogenetischen Faktoren steht die
Leberzirrhose im Vordergrund.

Maligne Neubildungen in der Leber auf dem
Boden einer Thorotrastose werden heute nur noch
selten beobachtet. *Sonomorphologisch* bietet das
Hepatom, Cholangiom oder Sarkom ein *unterschiedliches* Erscheinungsbild, wobei vom sonographischen Befund keine sicheren Rückschlüsse auf
die Histologie und damit auch die Dignität dieser
Tumoren getroffen werden können (Dubbins et al.

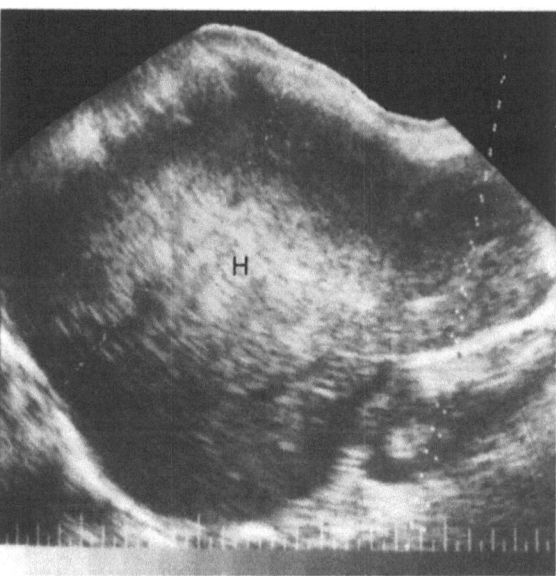

Abb. 71. Hepatom. Longitudinalschnitt durch den rechten
Leberlappen. Große zentrale Raumforderung mit verstärk-
tem Reflexmuster (*H*)

1981; BÖHLKE et al. 1982; RÄTH et al. 1982). In
etwa der Hälfte der Fälle zeigen sie verstärkt reflektierende Strukturen mit unscharfer Begrenzung (Abb. 71). Der übrige Teil weist ein unregel-
mäßiges Echomuster auf, welches aus verstärkten
und verminderten Reflexarealen besteht (Abb. 72).
Die Leberkontur ist unterschiedlich deformiert.
Gefäßstrukturen können verlagert, Gallengänge
regionär gestaut sein.

Ursächlich sind für diese unterschiedlichen Befunde neben dem histologischen Aufbau die Gefäßarchitektur des Tumors und der Anteil regressi-
ver Veränderung im Malignom verantwortlich.

Die kleinknotig-diffuse Form des primären Le-
bermalignoms ist von einer kleinknotigen Metastasierung nicht zu unterscheiden.

Im *Computertomogramm* sind die Tumoren
meist hypodens zum normalen Lebergewebe und
besitzen eine homogene, bisweilen auch inhomogene Struktur. Die Begrenzung zum umgebenden
gesunden Lebergewebe ist unscharf. In einzelnen
Fällen können die primären Leberzellkarzinome
auch isodens mit dem umgebenden Lebergewebe
sein (SHEEDY et al. 1976). Hier läßt sich der Tumor
nur durch Gabe von Kontrastmittel erkennen.

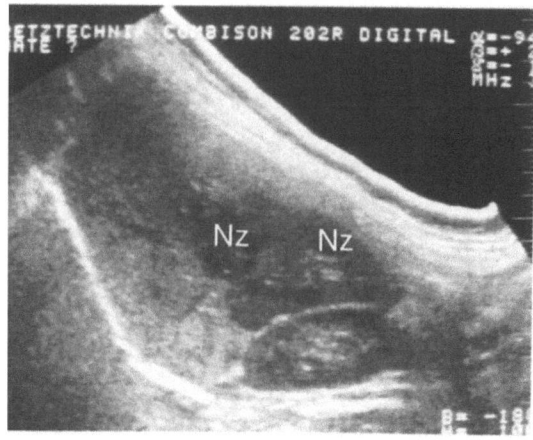

Abb. 72. Hepatom. Longitudinalschnitt durch den rechten
Leberlappen. Raumforderung mit unregelmäßigem Reflexmuster. Reflexarme Areale, Nekrosezonen (*Nz*) im Tumor-
bereich

Abb. 73a–d. Primäres Leberzellkarzinom bei Leberzirrhose.
a Im Nativ-Scan ist die ausgedehnte Raumforderung nahezu
isodens mit dem übrigen Leberparenchym. **b, c.** Nach Kontrastmittel-Bolusgabe ist die Raumforderung deutlich hypodens gegenüber dem restlichen Lebergewebe (*Pfeile*). In der
Spätphase **d** ist die Raumforderung wieder nahezu isodens
zum übrigen Lebergewebe

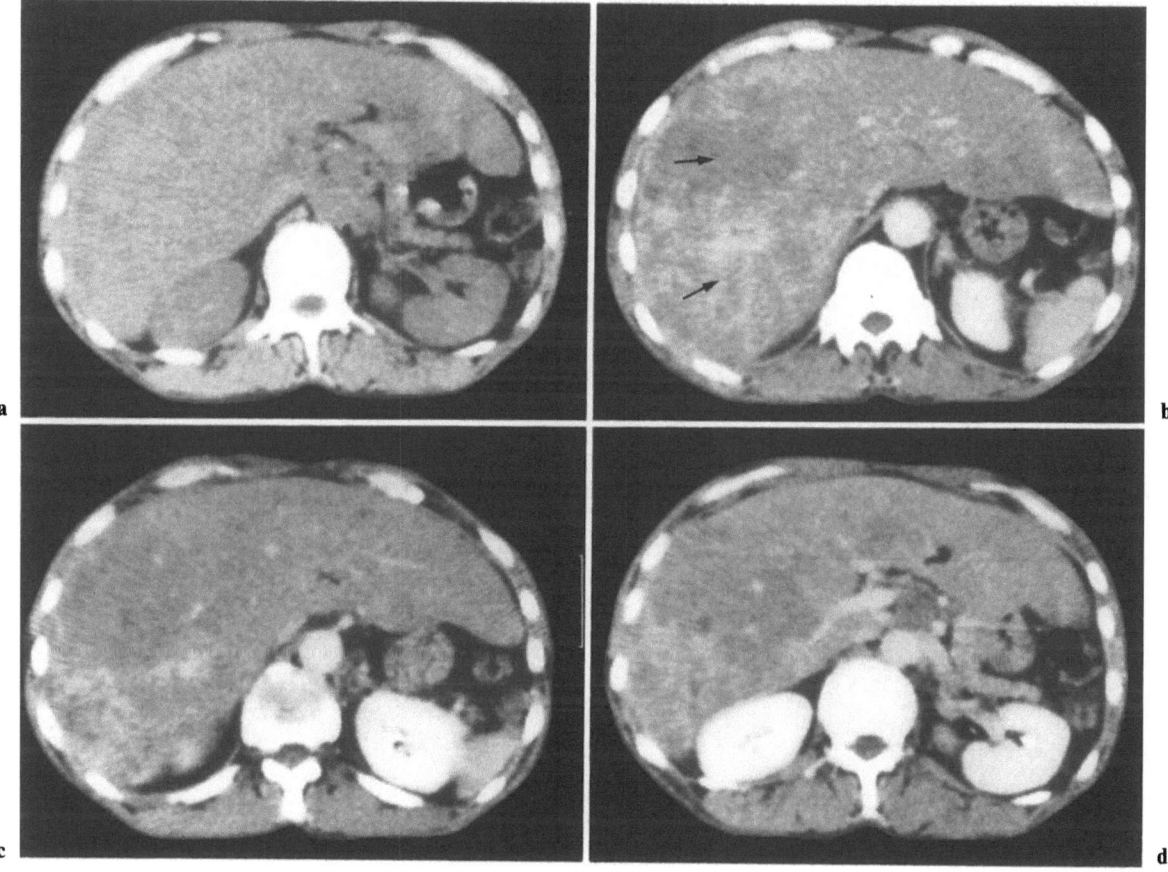

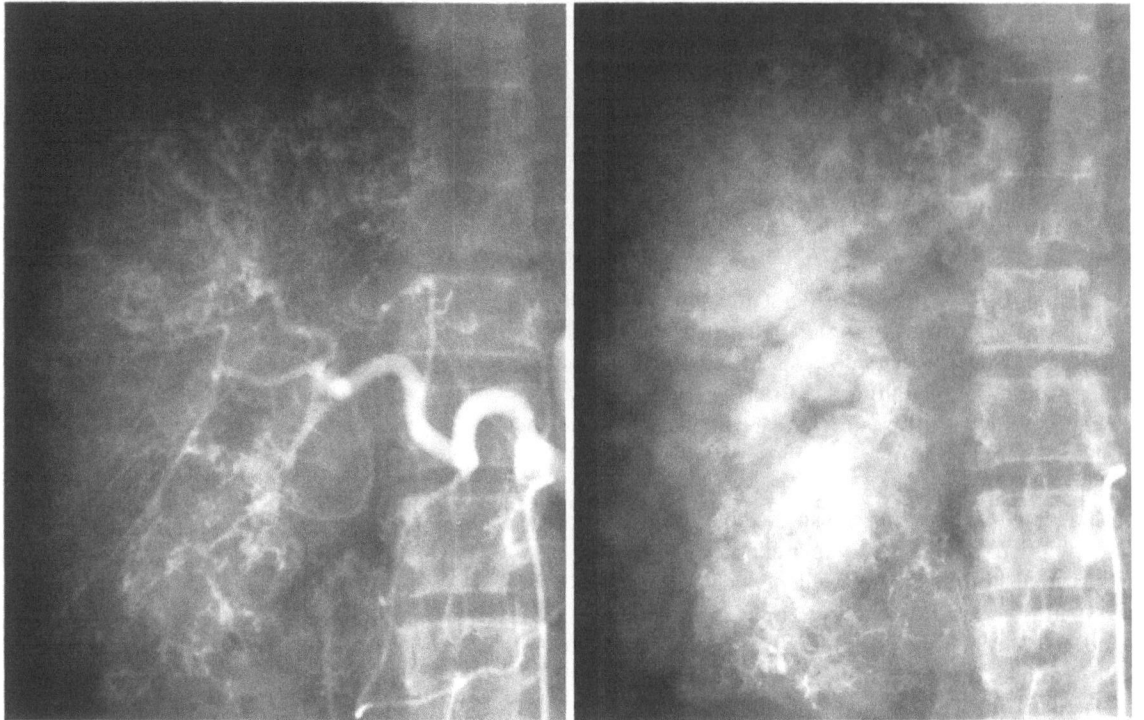

▲

Abb. 74a, b. 69 j.♂. Gefäßreiches, großzelliges Leberkarzinom bei Zirrhose, Hepatosplenomegalie. Korkzieherartig geschlängelte, dilatierte Leberarterien mit unregelmäßigem Kaliber, inhomogene Parenchymanfärbung. Zöliakogramm: **a** arterielle, **b** parenchymatöse Phase

Abb. 75a, b. 54 j.♂. Mäßig gefäßreiches, primäres multizentrisches Leberkarzinom auf dem Boden einer Zirrhose, multiple arterioportale Shunts, Hepatosplenomegalie. Zöliakogramm: **a** arterielle, **b** parenchymatöse Phase

▼

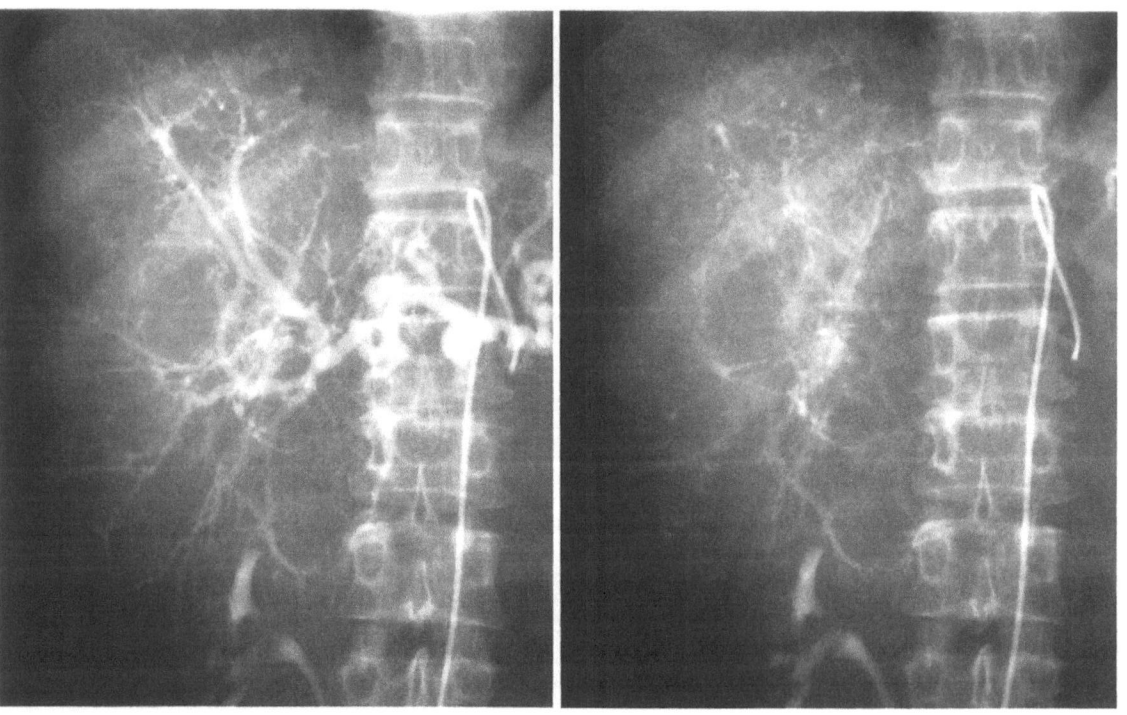

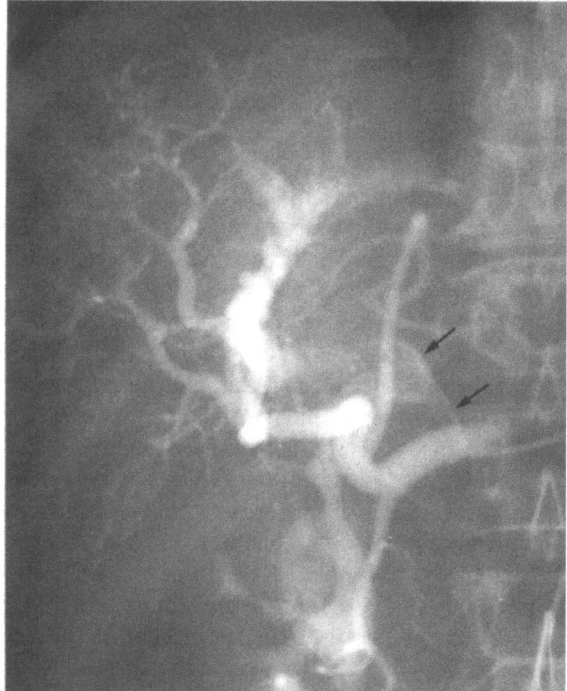 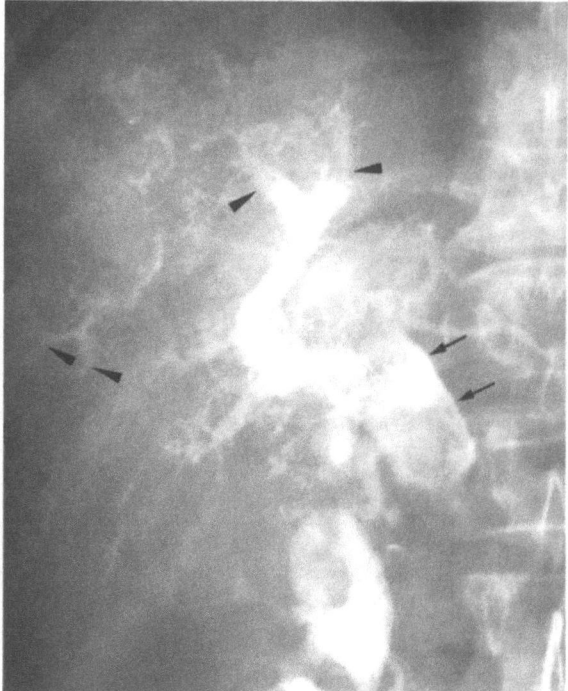

a

b

Nach Bolus-Gabe kommt es zu einer sehr unterschiedlichen diffusen, deutlichen Dichteanhebung (KÖSTER et al. 1983), welche aber sehr bald in der venösen Phase oft zu einer einheitlichen Tumoranfärbung führt (KOBER et al. 1983; MATSUI et al. 1983) (Abb. 73a–d).

Wächst der Tumor in die V. portae vor, so zeigt sich vor und nach Kontrastmittel-Injektion eine Thrombosierung innerhalb der Portalvenen als hypodense Zone im Vergleich zur Aorta oder zur V. cava. Die V. portae ist in manchen Fällen gestaut (INAMOTO et al. 1981).

Angiographisch gelingt der direkte Nachweis des Hepatoms über die A. hepatica. V. portae und Vv. hepaticae zeigen nur indirekte Zeichen einer Raumforderung, wie Gefäßverlagerung, Gefäßkompression oder auch intravasale Thrombenbildung. In der Regel besteht ein *sehr gefäßreicher* Tumor mit dilatierten zuführenden Arterien und pathologischen Gefäßen (Abb. 74, 75). Gefäßlakunenbildungen und arterioportale Shunts sind oft nachweisbar. Diese können ein sehr großes Shuntvolumen mit retrograder Durchströmung der V. portae verursachen. Eine Kontrastierung von Pfortaderthromben ist auf diese Weise möglich (Abb. 76). Daher sollten angiographisch sowohl eine *selektive* Darstellung der A. hepatica, wie auch eine Untersuchung des portalvenösen Systems präoperativ erfolgen (HAERTEL u. TRILLER 1977).

Abb. 76a, b. 53 j.♂. Zentrales Leberkarzinom mit arterioportalen Shunts (►). Retrograde Durchströmung der dilatierten und mit Thromben ausgefüllten V. portae (→). Hepatikogramm: **a** früharterielle, **b** spätarterielle Phase

Eine *Pharmakoangiographie* (Gabe des Vasokonstriktors Epinephrin 5–10 g in die A. hepatica) führt bei zirrhotischen Veränderungen oder bei kleinen Tumoren zu einer besseren Darstellung der malignen Gefäßstrukturen. Solitäre, gefäßreiche Lebertumoren bis zu einem Lebensalter von 3 Jahren sind meist *Hepatoblastome,* welche angiographisch wie Hepatome imponieren (HAERTEL u. TRILLER 1977).

Die *Cholangiome* besitzen nur wenige oder keine pathologischen Gefäßstrukturen. Hier weisen Gefäßverlagerungen, Konturirregularitäten an den Gefäßwänden und selten auch Gefäßverschlüsse auf das Malignom hin.

5.2.2.2 Sekundäre maligne Lebergeschwülste (Metastasen). Über 90% der sekundären malignen Lebergeschwülste sind Metastasen von organfremden Tumoren, aber auch Metastasen des primären Organmalignoms selbst, welche hämatogen über die A. hepatica oder V. portae eingeschleust werden. Die lymphogene Ausbreitung von Tumorzellen über den Leberhilus (Tumoren der Gallenwege, des Magens und des Pankreas) ist selten.

Typ I   Typ II   Typ III

Typ III a   Typ III b   Typ III c

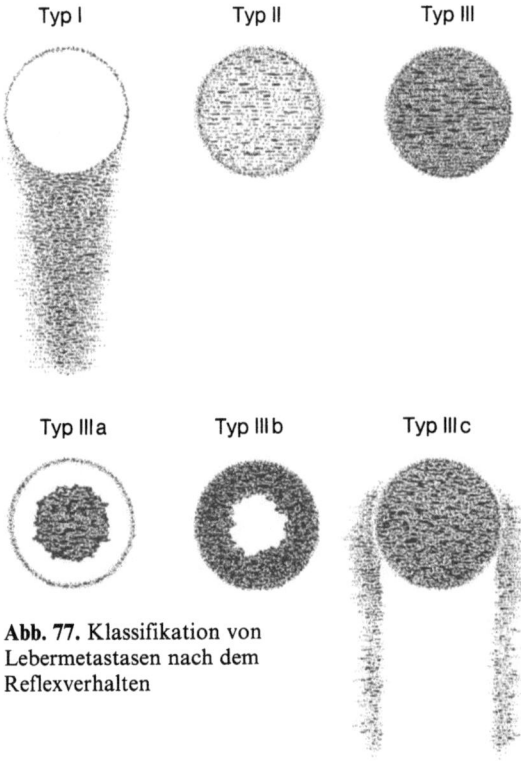

Abb. 77. Klassifikation von
Lebermetastasen nach dem
Reflexverhalten

Diagnostisch hat sich die Einteilung der Lebermetastasen nach ihrem makroskopischen Erscheinungsbild bewährt.

Die *Sonomorphologie* ist in ihrem Reflexmuster besonders reichhaltig (SCHEIBLE et al. 1977). Neben der grundlegenden Unterteilung in zirkumskripte und diffuse Tumorinfiltrationen kann eine Klassifizierung der zirkumskript wachsenden Tumoren entsprechend der gradmäßigen Zunahme ihres Reflexmusters in ca. 8 Typen vorgenommen werden (FROMMHOLD u. KOISCHWITZ 1982). Dabei wird zwischen nahezu echolosen, schwach echogebenden Tumoren, echodichten Tumoren mit stärkerem Reflexverhalten, echodichten Tumoren mit echoarmen Randsaum, echoarmen Tumoren mit echodichtem Randsaum, echodichten Tumoren mit dorsalen Schallschattenzonen und Tumoren mit gleichzeitigem Vorliegen echoarmer oder echodichter Manifestationen unterschieden (Abb. 77, 78 a–c).

Selbstverständlich führen multiple Raumforderungen auch zu Kontur- und Formveränderungen der Leber selbst. Indirekte Hinweise sind Verlagerungen und Kompressionen intrahepatischer Gefäßstrukturen.

Die diffuse, metastatische Infiltration der Leber (z.B. beim kleinzelligen Bronchialkarzinom und

malignen Melanom) führt zu einer diffusen Strukturveränderung des Organs ohne nachweisbare Einzelherde. Dieser Befund kann leicht übersehen werden (Abb. 79). Differentialdiagnostisch ist auch an das primäre Leberzellkarzinom zu denken.

Ein Zusammenhang zwischen histologischem Befund und sonographischen Erscheinungsbild läßt sich nicht mit Sicherheit konstruieren (DELMORE u. HAMMER 1982).

Computertomographisch imponieren die meisten Lebermetastasen als runde bis ovale hypodense Raumforderungen (Abb. 80). Besteht bereits ein diffuser Leberparenchymschaden (Steatosis hepatis, diffuse Lebererkrankung) können die Veränderungen isdodens mit dem umgebenden Lebergewebe sein. Bei ausgeprägten Leberparenchymschäden heben sich Metastasen als auch hyperdense Zonen vom übrigen Lebergewebe ab. Insbesondere bei länger bestehenden Metastasen finden sich oft irreguläre, disseminierte Verkalkungen, die oftmals so klein sind, daß sie lediglich mittels der Computertomographie nachgewiesen werden können (BERNARDINO 1979) (Abb. 81).

Das Strukturmuster der Lebermetastasen ist auch im Computertomogramm vielfältig. Insbesondere bei nekrotischen Veränderungen zeigt sich ein hypodenser zentraler Anteil (WOOTEN et al. 1978), umgeben von einem hyperdensen Saum, der sich nach Kontrastmittel-Injektion deutlich anfärbt (Abb. 82a, b). Besonders in der arteriellen Frühphase läßt sich nach Bolus-Injektion der *Metastasenrand* besser und schärfer vom umgebenden Lebergewebe abgrenzen.

Differentialdiagnostische Probleme bietet die Unterscheidung vom Hämangiom, vom Leberbefall bei Echinokokkose, von den intrahepatischen Abszessen und der Leberbeteiligung bei Leukosen. Neue Kontrastmittel lassen in der Differentialdiagnose gute Ergebnisse erwarten (LEWIS et al. 1982).

Angiographisch zeigen Metastasen ein unterschiedliches Bild. Sie besitzen manchmal dieselbe Gefäßarchitektur wie der Primärtumor. Je nach Vaskularisationsgrad (gefäßreich/gemischtförmig/ gefäßarm) lassen sie sich verschieden gut darstellen. Metastasen der Struma maligna, des hypernephroiden Karzinoms, des Karzinoids, des Schilddrüsenneoplasmas, des Insulinoms oder Chorionepithelioms sind meist gefäßreich, während Adenokarzinome bei relativer Gefäßarmut häufig nur an indirekten Zeichen (Defekte in der Parenchymphase, besonders im Portogramm) erkannt werden können (Abb. 83a, b; 84a, b).

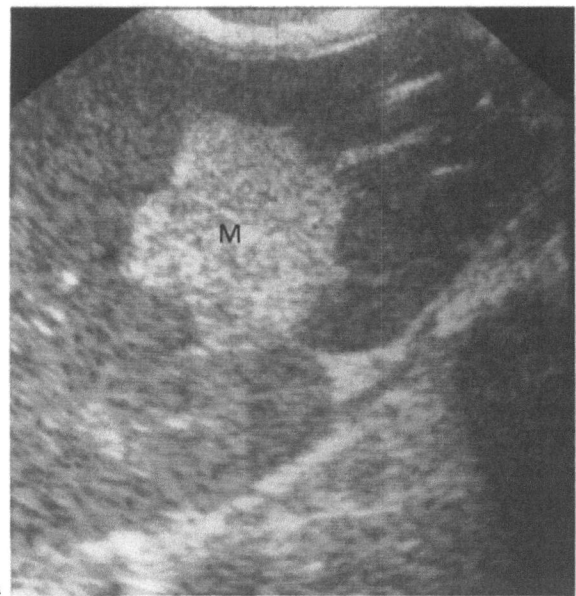
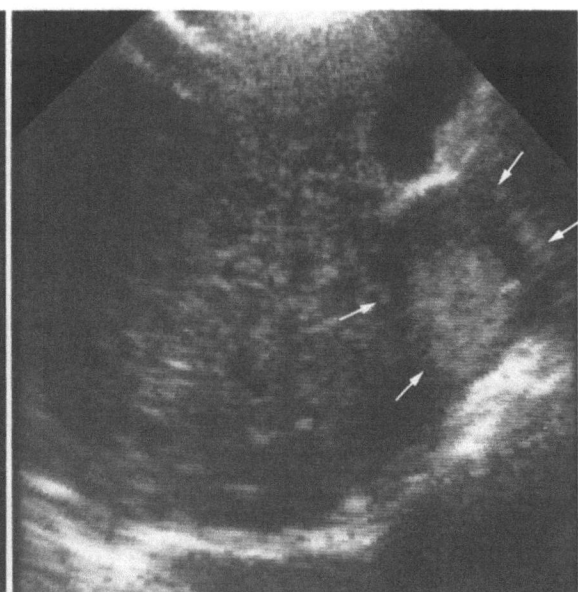

a   b

Abb. 78 a–c. Lebermetastasen. **a** Longitudinalschnitt durch
den rechten Leberlappen. Große Metastase mit homoge-
nem, kräftigen Reflexionsmuster (*M*). **b** Longitudinalschnitt
durch den rechten Leberlappen. Metastase (*Pfeile*) mit zen-
tralem Reflexionsmuster und peripheren, wenig reflektierendem Randsaum. **c** Longitudinalschnitt durch den linken Leberlappen. Multiple Metastasen mit stark reflektierendem
Randsaum und echofreien zentralen Anteilen. *Ao* = Aorta

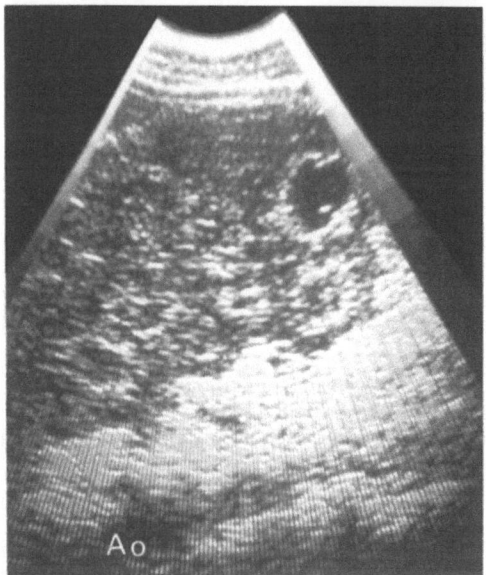

c

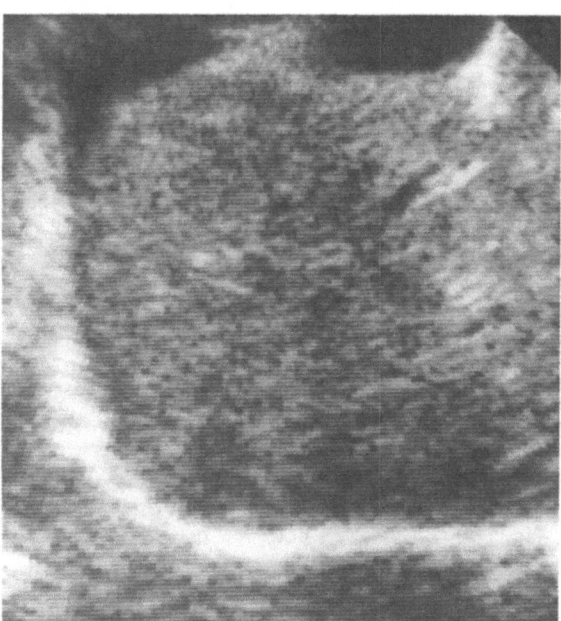

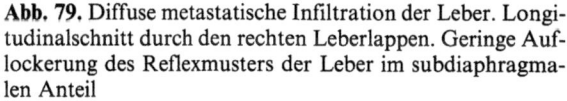

Abb. 79. Diffuse metastatische Infiltration der Leber. Longitudinalschnitt durch den rechten Leberlappen. Geringe Auf-
lockerung des Reflexmusters der Leber im subdiaphragmalen Anteil

Abb. 80. Mammakarzinom. Ausgedehnte multiple Leberme- ▶
tastasen, die sich unscharf vom normalen Lebergewebe abgrenzen

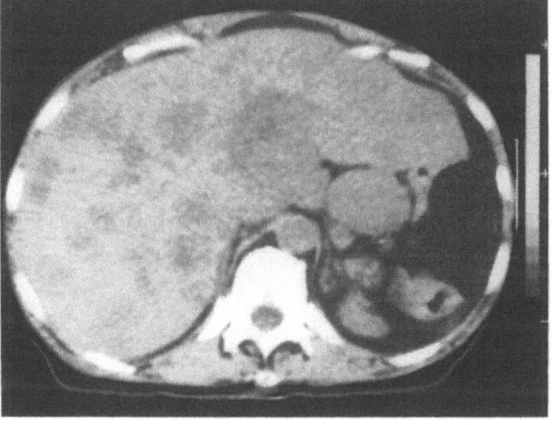

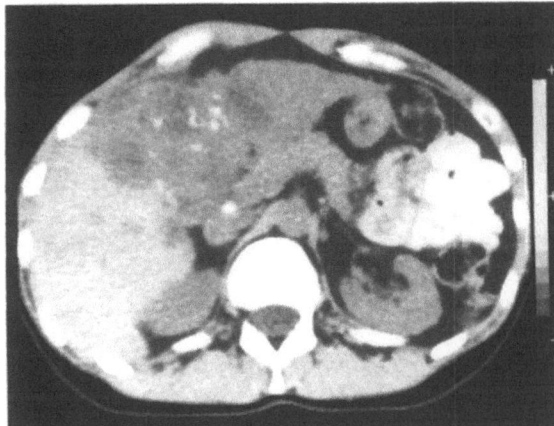

Abb. 81. Kolonkarzinom. Große, teilweise verkalkte Leber-metastase eines Adenokarzinoms des Sigma

Abb. 84a, b. 73 j.♀. Gefäßreiche Lebermetastasen eines Ade-nokarzinoms bei unbekanntem Primärtumor. Zöliako-gramm: **a** arterielle, **b** venöse Phase

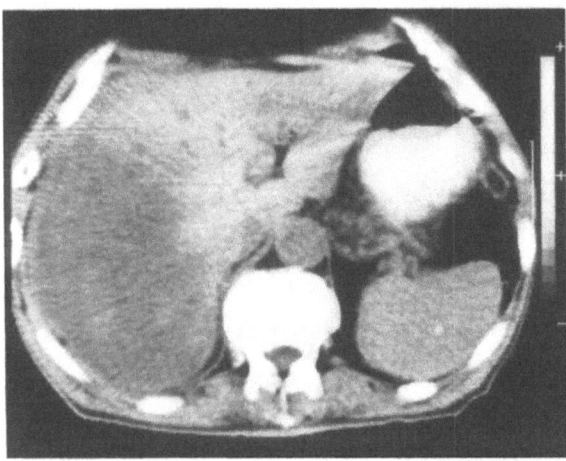
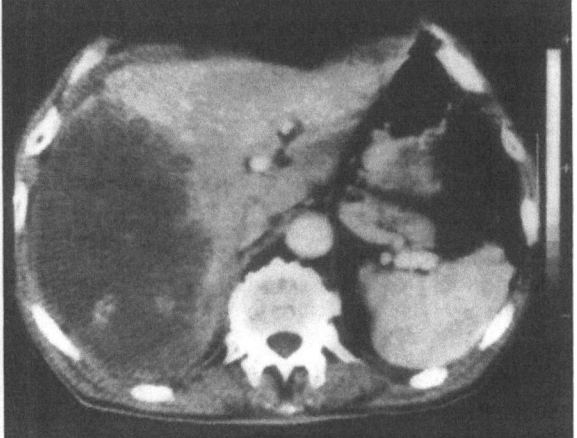

Abb. 82a, b. Kolonkarzinom. Riesige Lebermetastase mit (**a**) und ohne Kontrastmittel. Nach Kontrastmittelgabe de-markiert sich die Lebermetastase vom gesunden Leberpar-enchym wesentlich besser (**b**)

Abb. 83a, b. 56 j.♀. Gefäßarme Lebermetastase eines Adeno-karzinoms des Rektums. Bogige Verlagerung der unregel-mäßig konturierten Arterien im rechten Leberlappen kranial, teilweise verstärkte Parenchymanfärbung im Rand-bereich. Hepatikogramm: **a** arterielles, **b** venöses Bild

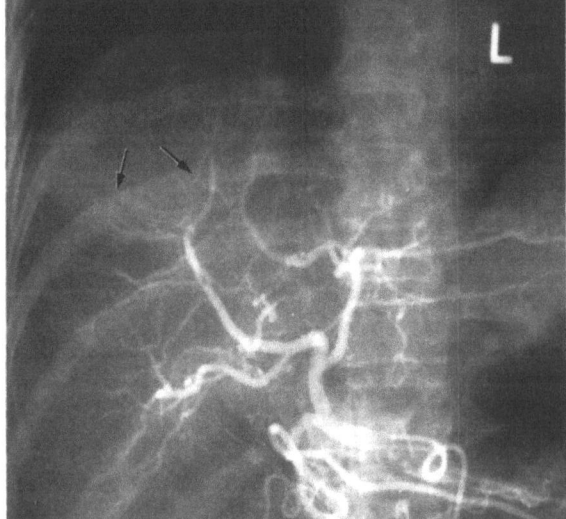
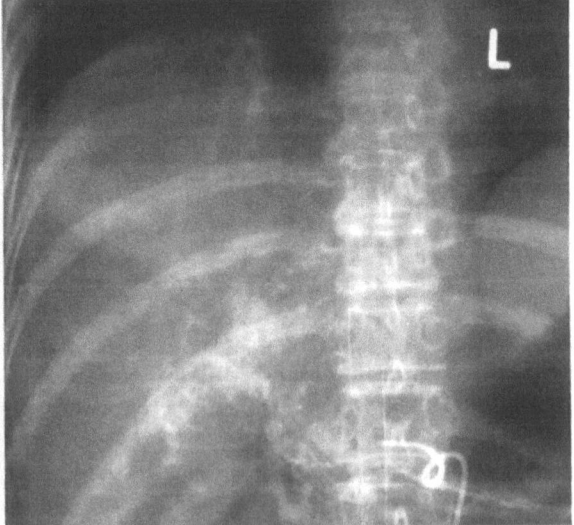

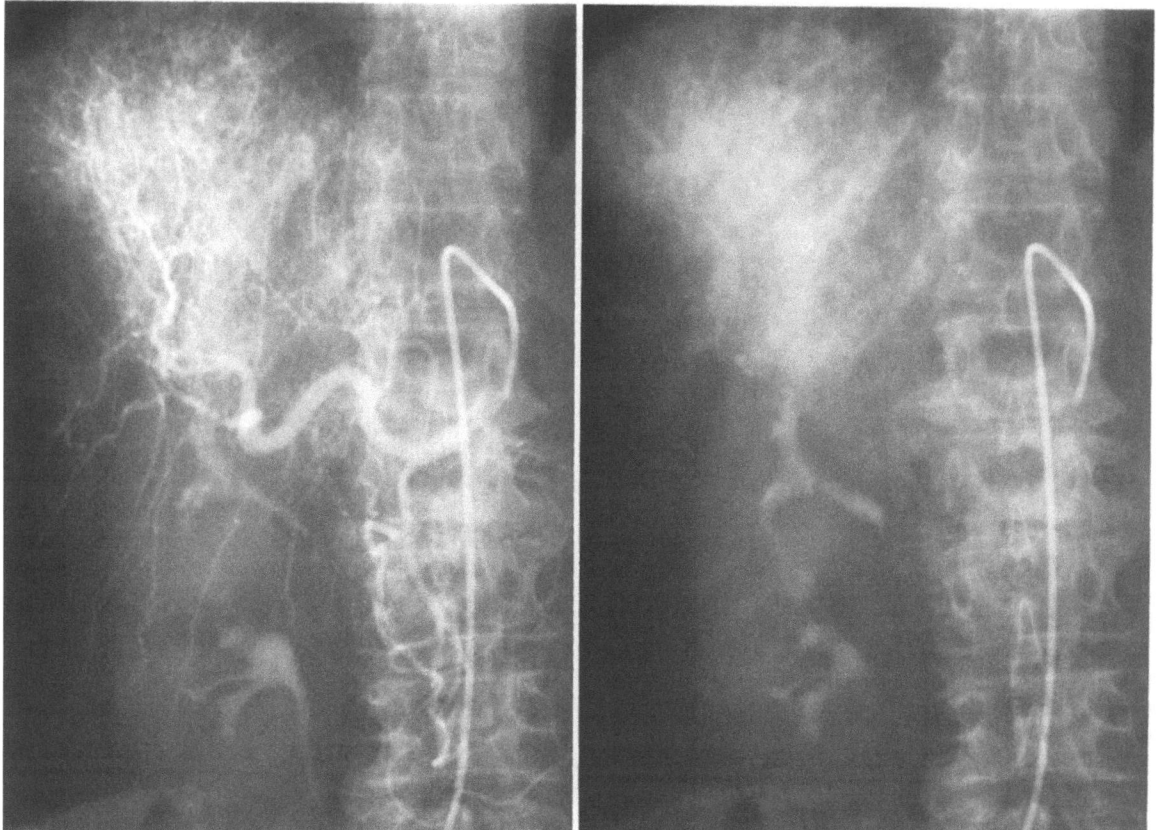

a   b

6 Diffuse Lebererkrankungen

Diffuse Lebererkrankungen führen zu Änderungen der Lebergröße und -form, sowie des Organ-
strukturmusters. Diese Veränderungen müssen ein
gewisses Ausmaß erreicht haben, um der bildgebenden Diagnostik zugänglich zu sein. Als zusätzliche Kriterien können Änderungen der extrahepatischen Parameter, wie Milzgröße, Weite der Pfortader, Ausbildung eines Umgehungskreislaufes
oder Aszites herangezogen werden.

Zu den diffusen Lebererkrankungen gehören
akute und chronische Hepatitiden, Hepatosen,
Zirrhosen, System- und Stoffwechselerkran-
kungen.

6.1 Hepatitis

Die unspezifische, reaktive Hepatitis (lymphozy-
tärplasmazelluläre Hepatitis) kommt als häufige
unspezifische Entzündung im Rahmen verschiedener infektiös toxischer Erkrankungen vor (Begleit-
hepatitis). Differentialdiagnostisch ist diese Form

besonders von der Virushepatitis (Hepatitis infec-
tiosa, Serum-Hepatitis) abzugrenzen.

Hauptsächlichstes *klinisches Kennzeichen* der
akuten bzw. subakuten Hepatitis ist die Hepatomegalie. Die chronischen Formen weisen neben
der Lebervergrößerung abhängig vom Grad der
Umbauvorgänge fibrotische bis zirrhotische Veränderungen auf.

Sonographisch lassen sich folgende Kriterien
rein visueller Charakterisierung diffuser Leberveränderungen unterscheiden (KOSSOFF et al. 1976;
GEBEL u. KUBALE 1982):

Größe und Form der Leber sowie der einzelnen
Leberlappen, Weite der Lebergefäße, Nachweis
von Aszites sowie das Verteilungsmuster der
Schallreflexionen innerhalb der Leber und die
Schallschwächungseigenschaften des untersuchten
Gewebes.

Dabei muß die Änderung des *Strukturechomu-
sters* als differentialdiagnostisches Unterschei-
dungskriterium für die verschiedenen diffusen Leberparenchymerkrankungen äußerst kritisch bewertet werden. Die klinische Bedeutung der echographischen Diagnose „diffuser Leberparenchym-

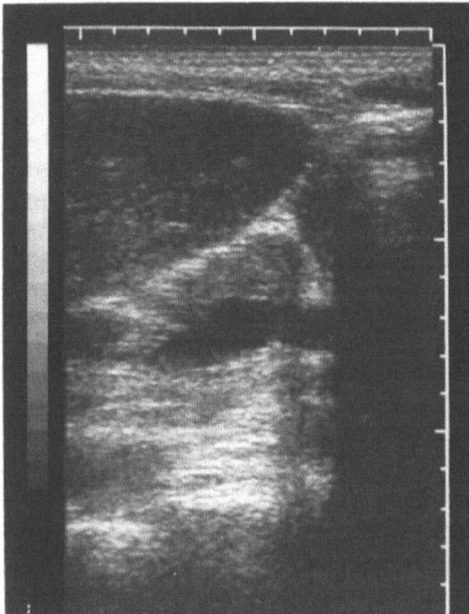

Abb. 85. Akute Hepatitis. Longitudinalschnitt durch den linken Leberlappen. Diffuse Lebervergrößerung mit Abrundung der unteren Leberkante, schütteres echoarmes Reflexmuster der Leber

schaden" auf der Basis des echomorphologischen Leitsymptoms einer erhöhten sogenannten „Reflexibilität" (RETTENMAIER 1977) ist gering.

Somit ist der sonographische Nachweis diffuser Lebererkrankungen häufig erst in einem *relativ fortgeschrittenem* Stadium möglich (LORENZ 1982). Die sonographische Beurteilung des Leberparenchyms kann durch histologische Untersuchungen nicht ersetzt werden.

Die akuten bzw. subakuten Formen der Hepatitis sind sonographisch durch eine diffuse Lebervergrößerung mit Abrundung der unteren Leberkante, sowie durch ein unauffällig schütteres und echoarmes Reflexmuster gekennzeichnet (ZEHNER et al. 1982; FROMMHOLD 1983) (Abb. 85). Auf Grund des Ödems besitzt die Leber bei Hepatitis eine gute Schalleitung.

Eine mäßige Milzvergrößerung und eine große, atonische Gallenblase werden als auxiläre Symptome beschrieben. Die verschiedenen Formen der chronischen Hepatitis zeigen eine unterschiedliche Stärke der Reflexbelegung. Eine rein visuelle Differenzierung, insbesondere die Abgrenzung zur Leberzirrhose ist schwierig, wenn nicht unmöglich.

Im *Computertomogramm* findet bei den verschiedenen Formen der Hepatitis keine signifikante Dichteverminderung statt.

Angiographisch führt die Hepatomegalie zu einer Streckung der intrahepatischen Arterien, sowie zu einem inhomogenen Hepatogramm in der Parenchymphase mit teils kontrastarmen, teils hypervaskularisierten nodulären Arealen. Das Gefäßbild bei den chronischen Formen ist vom Ausmaß der Umbauvorgänge abhängig (RÖSCH u. KELLER 1980).

6.2 Leberverfettung (Steatosis hepatis)

Die Leberverfettung ist durch eine hepatozelluläre Anreicherung von Fett unterschiedlichen Ausmaßes gekennzeichnet.

Ursächlich sind dafür Alkoholgenuß, stattgehabte Entzündungen und Intoxikationen, Diabetes melllitus, chronische Cholestase, Herzinsuffizienz, Hämochromatose, M. Wilson ein posthepatischer Block Budd-Chiari-Syndrom oder eine zytostatische Therapie verantwortlich.

Die Verfettung ist meist gleichförmig diffus verteilt, jedoch werden auch umschriebene Verfettungen beobachtet. Das markante *klinische Zeichen* ist die vergrößerte Leber.

Im *Sonogramm* findet sich erst bei höhergradiger Steatosis eine diffuse *Verstärkung* und *Vergröberung* des intrahepatischen Reflexmusters („helle Leber") (RETTENMAIER 1977) (Abb. 86). Demzufolge sind die intrahepatischen Gefäße (Pfortaderäste, Lebervenen) von dem kräftig reflektierenden Leberparenchym nur noch in der unmittelbar zentralen, hilusnahen Region differenzierbar. In fortgeschrittenen Stadien kann eine Schallschwächung in den Schallkopf-fernen Leberabschnitten regi-

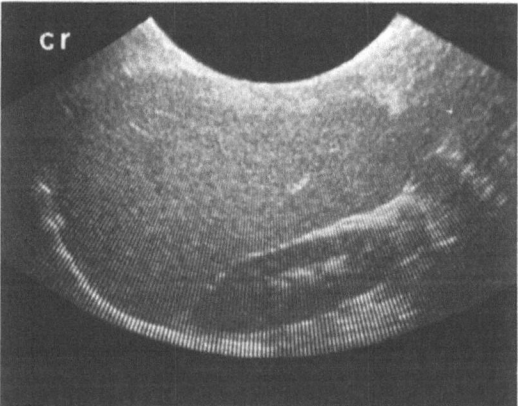

Abb. 86. Steatosis hepatis. Longitudinalschnitt durch den rechten Leberlappen. Große Leber mit diffuser Verstärkung des intrahepatischen Reflexmusters. Ausgeprägte Differenz der Reflexdichte zwischen Leber und rechter Niere

striert werden. Zusätzlich ist auch auf Konturänderungen als Kriterium der Hepatomegalie zu achten (Abb. 86).

Differentialdiagnostische Schwierigkeiten bereiten besonders die fokalen Verfettungen. Eine Abgrenzung zu anderen Parenchymerkrankungen (Fibrosen, Glykogen- und Lipoidspeicherkrankheiten, Lymphogranulomatose) ist nicht möglich. Die Wertung der Ultraschallbefunde sollte in jedem Fall unter Beachtung der entsprechenden klinischen Daten erfolgen (BECKER et al. 1982; LUTZ 1982) (Abb. 87).

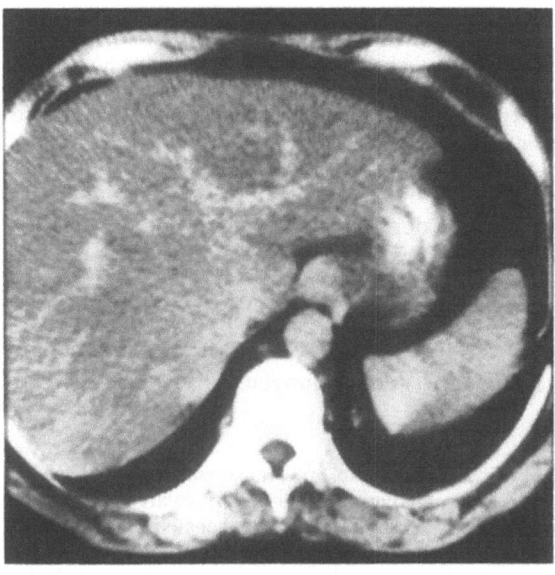

Abb. 87. Fokale Verfettung der Leber. Intrahepatisch gelegene Areale unterschiedlicher Dichte mit Durchschnittswerten um 20 HU

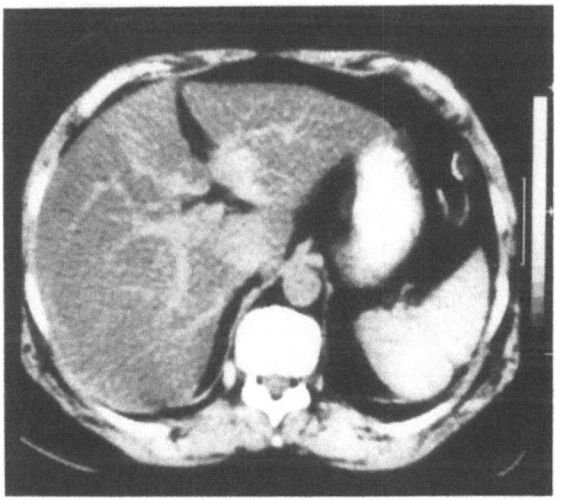

Computertomographisch ergeben sich auf Grund der diffusen Fetteinlagerungen *stark reduzierte Dichtewerte* der Leber, wobei in Extremfällen −50 bis −80 HE beobachtet werden konnten. Die intrahepatischen Gefäße stellen sich zum umgebenden Lebergewebe hyperdens dar (Abb. 88). Wahrscheinlich besteht eine fast lineare Beziehung zwischen dem Grad der Verfettung und den meßbaren Dichtewerten, wobei ein Anstieg des relativen Fettgehaltes um 10% einer Reduktion der Dichte um 17 HE entspricht (DUCOMMUN et al. 1979; HÜBENER u. SCHMITT 1979).

Angiographische Verfahren spielen bei der Diagnostik der Fettleber keine Rolle.

6.3 Leberzirrhose

Die Leberzirrhose ist eine chronische Erkrankung mit progredientem Umbau der gesamten Leberarchitektur. Durch Gefügeverschiebungen, Gewebsneubildungen, Strombahnumlagerungen und -verschlüsse, wird die normale Läppchenstruktur zerstört. Die makroskopischen Veränderungen sind mit den zur Verfügung stehenden bildgebenden Verfahren diagnostisch faßbar. Stets müssen aber zur Beurteilung der Zirrhose ätiologische und klinische Gesichtspunkte neben den morphologischen Kriterien zur Diagnosefindung herangezogen werden.

Als Ursache der Zirrhoseentstehung lassen sich chronischer Alkoholismus, chronische Entzündung, Cholestase, rezidivierende Cholangitiden, Speicherkrankheiten, hämatologische Erkrankungen, Hämosiderose, chronische Rechtsherzinsuffizienz und der M. Wilson anführen. Unter morphologischen Gesichtspunkten kann eine Unterscheidung der Zirrhoseformen in portale Zirrhose, Fettzirrhose, postnekrotische Zirrhose und biliäre Zirrhose erfolgen.

Bei den inaktiven Formen der Leberzirrhose können typische *klinische Erscheinungen* fehlen. Die Diagnose wird unter Umständen zufällig gestellt. Meist fällt die vergrößerte derbe Leber auf. Gefäßerweiterungen in der Haut, Palmarerythem und Behaarungsanomalien sind weitere Hinweise auf die Erkrankung.

In fortgeschrittenen Stadien kommt es infolge cines Pfortaderhochdruckes zu Ösophagusvarizen

Abb. 88. Zytostatikatherapie bei M. Hodgkin. Ausgedehnte Leberverfettung. Die durchschnittlichen Dichtewerte liegen um 0 HU

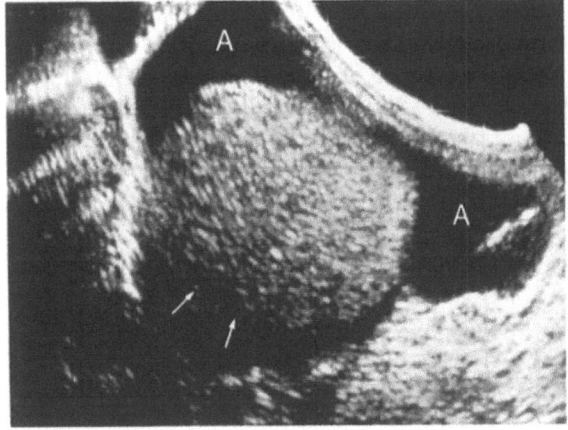 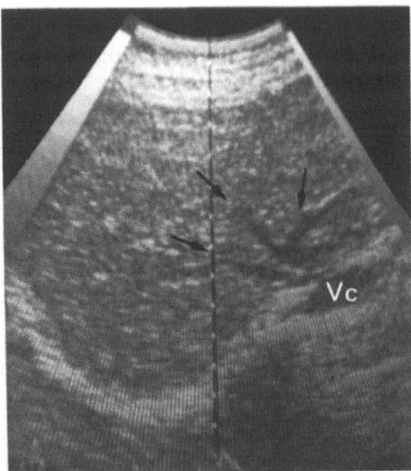

Abb. 89. Leberzirrhose mit portaler Hypertension. Longitu-dinalschnitt durch den deformierten rechten Leberlappen. Unregelmäßig verstärktes Reflexmuster der Leber mit star-ker dorsaler Schallabsorption (*Pfeile*), Abstumpfung der unteren Leberkante, Aszites (*A*)

Abb. 90. Leberzirrhose. Transversalschnitt durch den rech-ten Leberlappen. Verstärktes irreguläres Reflexmuster. Trunkulisation der V. hepaticae (*Pfeile*) im cavanahen Ab-schnitt. *Vc* = V. cava

und Aszites. Hier finden sich zusätzlich auch hämorrhagische Diathesen mit Hypersplenismus und neuropsychiatrische Symptome.

Echographisch zeigen die verschiedenen For-men der Leberzirrhose je nach Ausbildungsgrad eine Deformierung der Leber mit Abrundung der Leberkante, Konvexität der Facies visceralis, in späteren Stadien auch zunehmende Konturaltera-tionen durch unregelmäßig konfigurierte Regene-ratknoten und narbige Einziehungen (PREIM et al. 1983). Das intrahepatische Reflexmuster bietet kräftige Schallreflexionen bei starker Schallab-sorption. Demzufolge kommen die Schallkopf-fer-

nen Anteile der Leber, besonders im rechten Le-berlappen nur abgeschwächt und echoarm zur Darstellung (Abb. 89).

Zahl, Verlauf und Lumen der Gefäße sind durch die Erkrankung verändert: Die Vv. hepati-cae und ihre Verzweigungen zeigen eine Erweite-

Abb. 91a, b. Leberzirrhose. **a** Transversalschnitt. Kleine Le-ber mit unregelmäßiger Kontur und irregulärem dichten Re-flexmuster *Pfeil* = Lig. falciforme hepatis, *A* = Aszites. **b** Longitudinalschnitt durch den verkleinerten linken Leber-lappen mit Darstellung der erweiterten Lebervene (*Lv*), *A* = Aszites

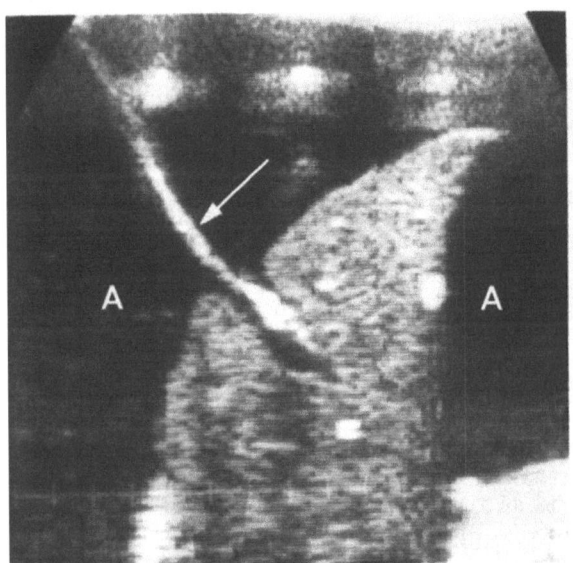 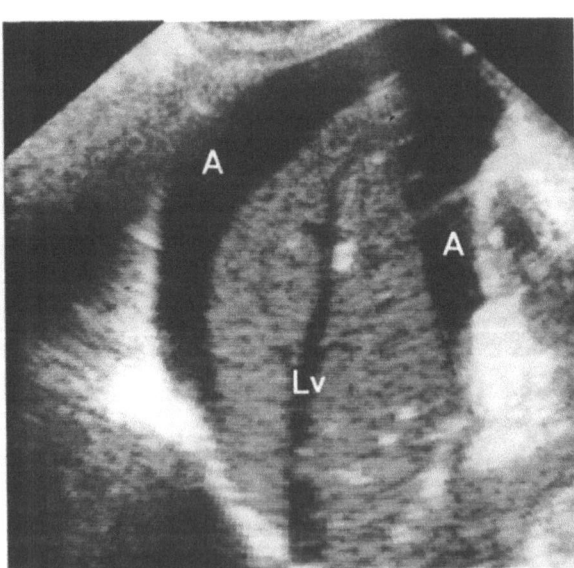

a   b

rung in den kavanahen Anteilen („Trunkulisation") (Abb. 90, 91 b). Die Portaläste sind bei
gleichzeitiger Verbreiterung der Periportalfelder
eingeengt und in der Peripherie reduziert. Mit zunehmender Leberschrumpfung werden die Gefäßstrukturen in dem dichten Reflexmuster des Parenchyms aufgehoben.

Zusätzliche Kriterien der intrahepatischen
Blockbildung durch die Leberzirrhose sind die Er-
weiterung des extrahepatischen Hauptstamms der
V. portae, die Splenomegalie, der Nachweis eines
Umgehungskreislaufes und der Aszites (Abb. 91a,
b; 92).

Die beschriebenen Kriterien der Organumfor-
mung und des veränderten Gefäßmusters, sowie
der extrahepatischen Zeichen einer Blockbildung
werden auch *computertomographisch* (BAERT et al.
1980; KÖSTER et al. 1983, 1984) gefunden. Die
Dichtewerte bei Leberzirrhosen unterscheiden sich
jedoch nur geringfügig von denen gesunder Lebern
(PULLAN et al. 1978; RITCHINGS et al. 1979)
(Abb. 92). Allerdings können Areale von verminderter Dichte auffallen, welche sich relativ scharf
vom übrigen Lebergewebe absetzen (Abb. 93).
Hier liegt eine überwiegend fettige Degeneration
vor. Die Identifikation von Lebervenen und intrahepatischen Pfortaderästen bereitet mit zunehmendem Organumbau Schwierigkeiten. Hingegen können bereits geringe Mengen von Aszites identifi-
ziert werden. Varizenbildungen im Bereich der
Magenhinterwand sind mittels Bolus-Injektion gut
darstellbar (HAVRILLA et al. 1977; MULHERN et al.
1979) (Abb. 109). Das *angiographische Bild* ist bei

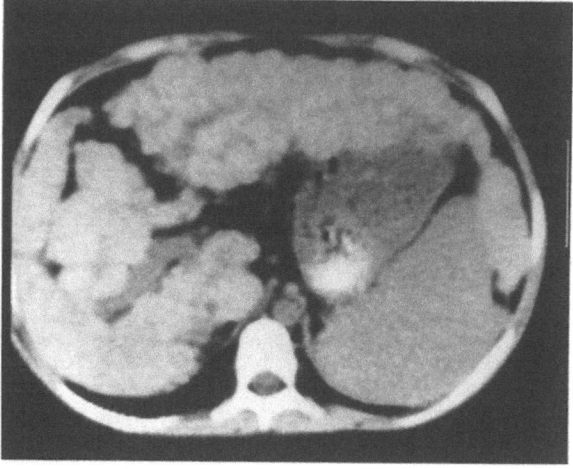

Abb. 93. Leberzirrhose auf Grund einer Mukoviszidose.

vergrößertem Organ durch elongierte und erweiterte Arterien gekennzeichnet (Hyperarterialisa-
tion) (Abb. 113). Nicht selten tritt dabei ein Steal-
phänomen aus der A. mesenterica superior über
die A. gastroduodenalis auf. Regeneratknoten führen zu einer bogenförmigen Verlagerung der Gefäße, sie sind meist avaskulär, selten hypervasku-
lär.

Mit zunehmender Atrophie werden die Leberarterien unregelmäßig geschlängelt und korkzieherartig verändert (Abb. 113). Das Leberbild
erscheint vermehrt vaskularisiert. In der Kapillarphase kann ein unregelmäßig kontrastiertes Leberparenchym beobachtet werden, wobei größere Defekte durch Regeneratknoten entstehen. Auch sind
arterioportale Anastomosen mitunter nachweisbar. Durch ein großes Shuntvolumen kommt es
gelegentlich zur retrograden Durchströmung der
Pfortader (FROMMHOLD 1974) (Abb. 116).

Die peripheren *Pfortaderäste* zeigen mit zunehmendem Stadium der Erkrankung eine rasche Ka-
liberabnahme mit Rarifizierung des Gefäßbaums
in der Peripherie. Die großen Portalvenen erwei-
tern sich mit zunehmendem portalen Druck.

Vv. hepaticae und V. cava werden mit fortschrei-
tender Zirrhose eingeengt. Die Lebervenen sind in
der Peripherie vermindert und teilweise thrombosiert (RÖSCH u. KELLER 1980).

Das arteriographische, portographische und venöse Leberbild ist unspezifisch und erlaubt keine
Rückschlüsse auf die Pathogenese des Leidens
oder die Unterscheidung zwischen Zirrhose und
anderen chronisch entzündlichen Veränderungen.

Eine Indikation zur Angiographie besteht bei
diffusen Lebererkrankungen zur Darstellung der

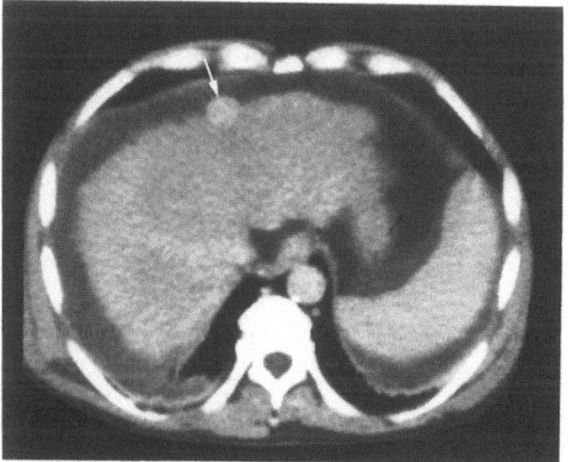

Abb. 92. Leberzirrhose. Areale hypodenser Zonen, vergrößerte Milz, rekanalisierte V. umbilicalis (*Pfeil*), Aszites

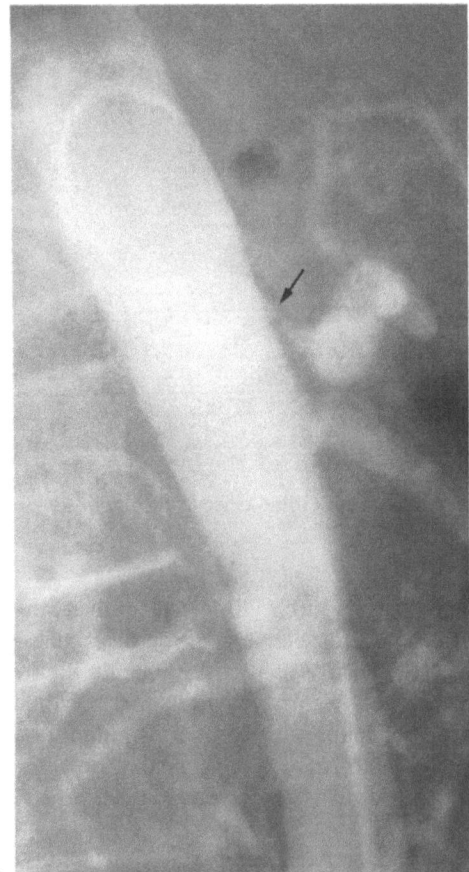

a

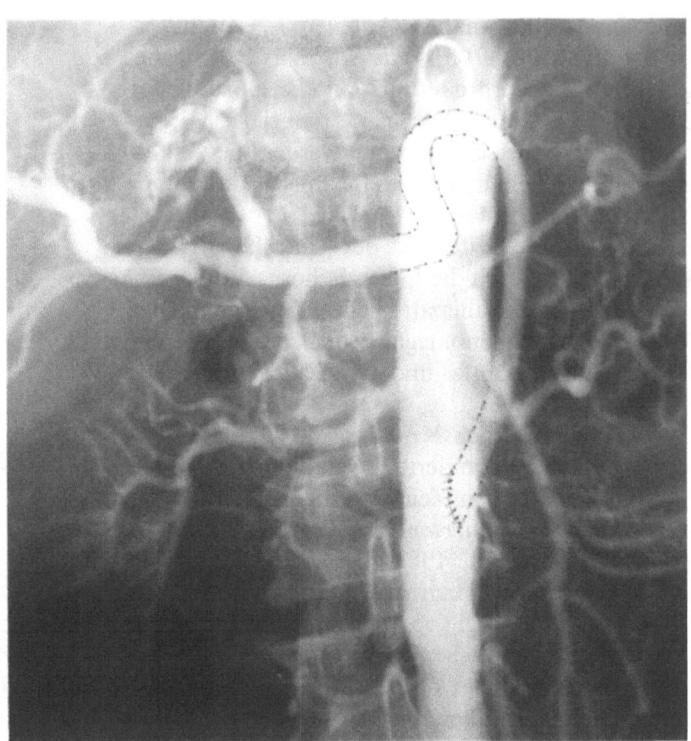

b

Abb. 94a, b. 74 j.♂. Hochgradige Abgangsstenose des Truncus coelicus (*Pfeil*). **a** seitliches Aortogramm, **b** Aortogramm in ap.-Projektion nach aortohepatischem Bypass

Gefäßanatomie vor Shuntoperationen, zur Klärung der Hämodynamik und zum Ausschluß bzw. Nachweis von Gefäßprozessen in der Differentialdiagnostik.

7 Zirkulationsstörungen der Leber

7.1 Störungen des Blutzuflusses

Hinsichtlich der arteriellen Durchblutungsstörungen haben Truncusstenosen und Gefäßverschlüsse ein vorrangige Bedeutung (Abb. 94, 95). Verschlüsse der Leberarterien entstehen durch Embolien, Thrombosen, Traumen, Tumoren (Abb. 96) und iatrogene Verletzungen (z.B. Ligaturen, Ka-

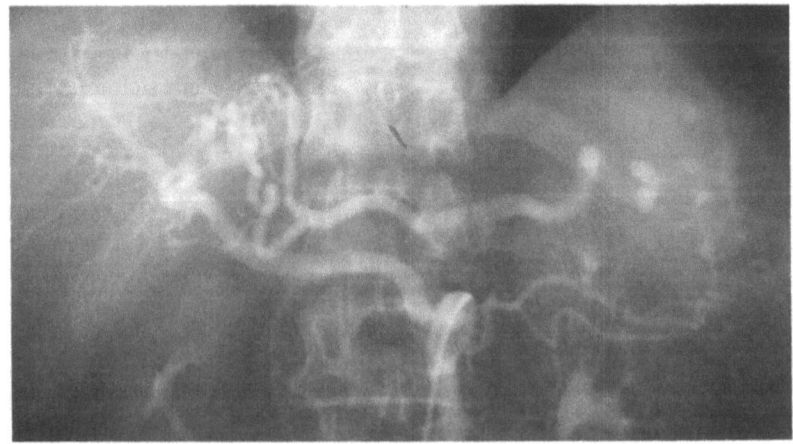

Abb. 95. 54 j.♂. Intrahepatischer Kollateralkreislauf aus der dilatierten rechten Leberarterie zur linken Leber- und Milzarterie bei Verschluß des Truncus coelicus. Stenose am Abgang der A. hepatica dextra aus der A. mesenterica superior

Abb. 96a, b. Pankreaskarzinom.
Angiographie. 33 j.♂. Verschluß
des kranialen Astes der
doppelläufigen A. hepatica (→)
bei Pankreaskarzinom.
Kollateralen aus der A. gastrica
sinistra und hilusnahe vom
Truncus coeliacus. Retrograde
Durchströmung der A.
gastroduodenalis. Kompression
der V. portae (↦) durch den
Tumor, leichte Splenomegalie.
Zöliakogramm: **a** arterielle,
b venöse Phase,
c, d Ultraschalluntersuchung.
Tumornachweis im Kopf- und
Korpusbereich mit Ausdehnung
nach dorsal zum Truncus
coeliacus (→) und zur V.
mesenterica superior (↦).
c = Longitudinalschnitt,
d = Transversalschnitt

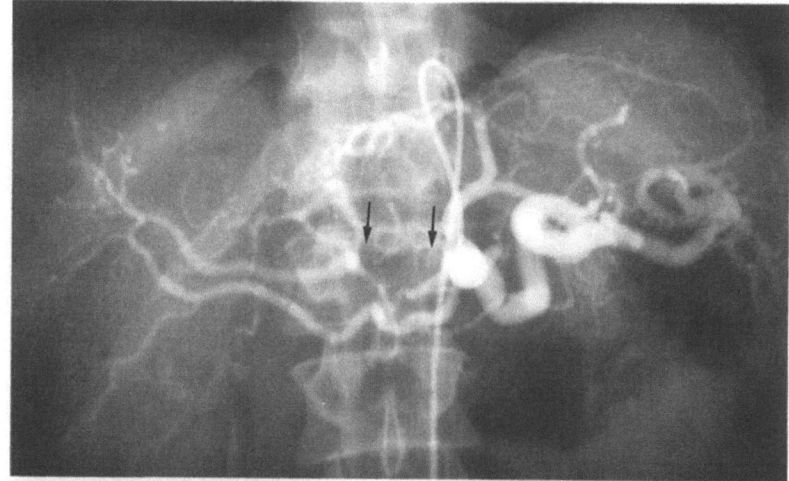

a

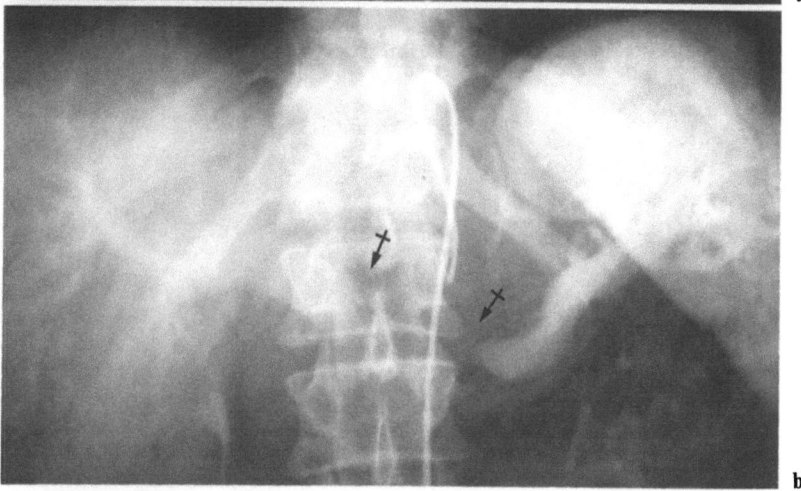

b

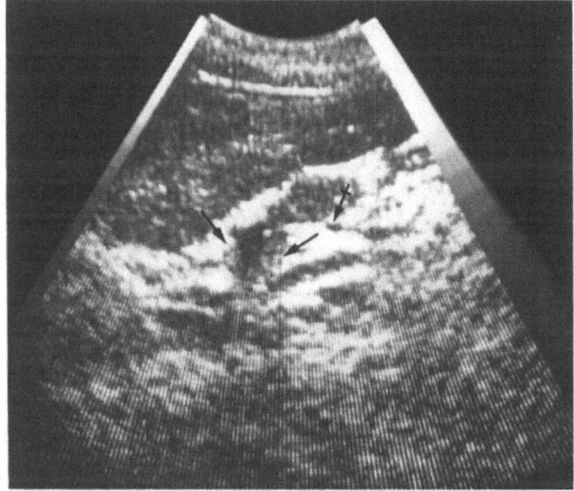

c

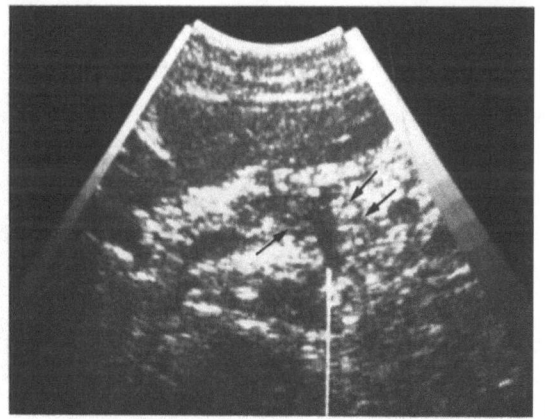

d

theterangiographie) (Abb. 97). Arteriosklerotische
oder entzündliche Gefäßerkrankungen der A. hepatica und ihrer Äste kommen kaum vor und haben praktisch keine Bedeutung. Meist besteht eine
ausreichende Kollateralzirkulation, so daß Leber-

zellnekrosen, Sequesterbildungen oder Infarkte
nur nach schweren traumatischen Organverletzungen oder bei bereits vorgeschädigter Leber (Paren-
chymschaden, Pfortaderthrombose) beobachtet
werden (GRABBE u. LANGE 1981; SOO et al. 1982).

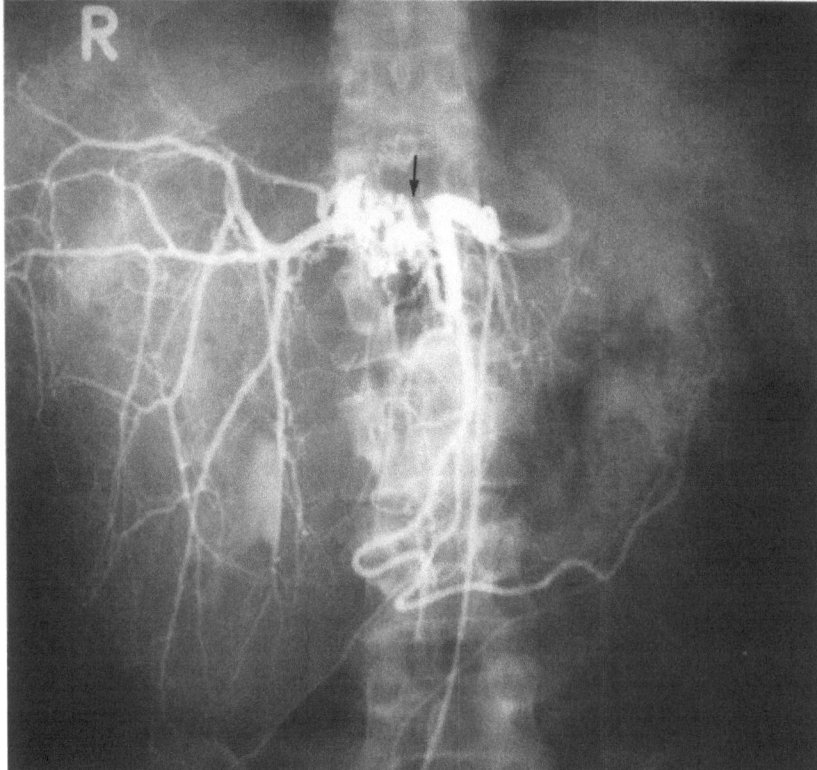

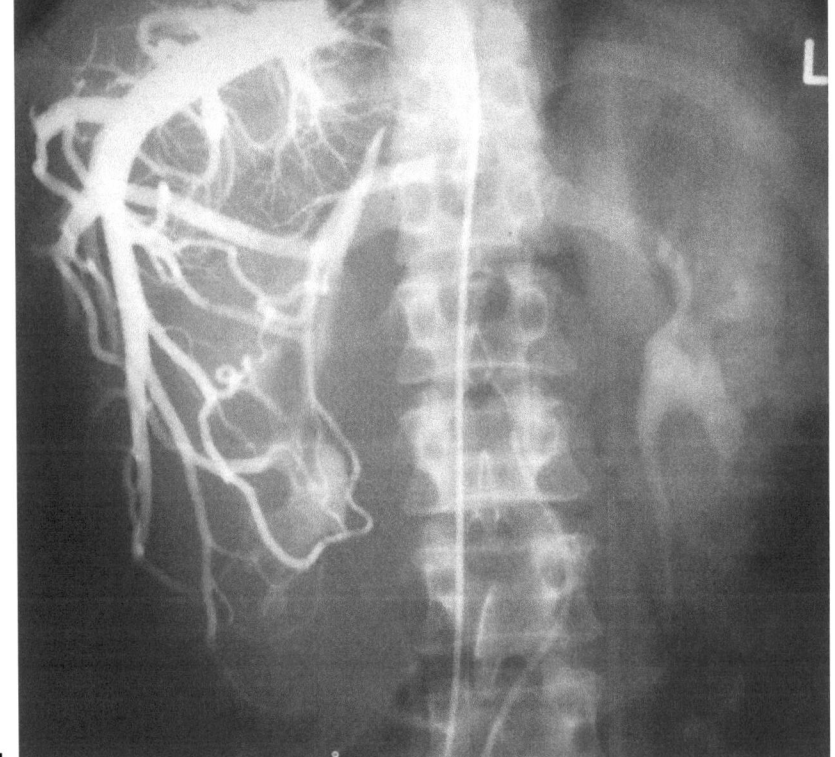

a, b. 35 j.♂.
ller Verschluß der A.
. propria (*Pfeil*) und
albildung aus der A.
iodenalis nach
lresektion wegen
occus alveolaris.
ophie des
Leberlappens.
:ogramm,
sionsphlebographie
epatica dextra

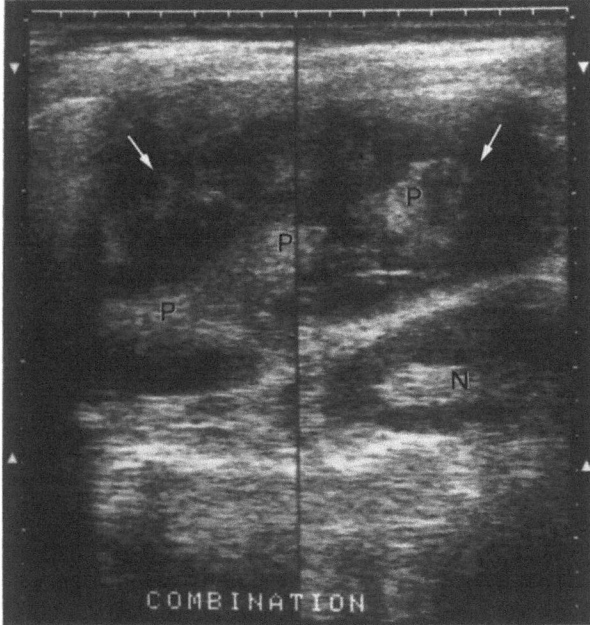

Abb. 98. Leberinfarkt. Longitudinalschnitt durch den rechten Leberlappen. Ausgedehnter hämolytischer Infarkt (*Pfeile*) bei Mitralvitium (durch Obduktion bestätigt). *P* = normales Leberparenchym, *N* = rechte Niere. (Beobachtung Prof. Koischwitz, Krefeld)

Auch der Verschluß der V. portae (Thrombose nach Infektion, Pankreatitis, Parasitenbefall, intrahepatischem Block oder Tumorinvasion) wird meist ohne Folgen toleriert. Infolge der Zirkulationsstörung entsteht eine portale Hypertension mit einem venösen Kollateralkreislauf zu Systemvenen (Abb. 96), als deren Folge Splenomegalie und Aszites resultiert.

Die Blutversorgung der Leber erfolgt dann ausschließlich über den arteriellen Schenkel (sog. Arterialisation der Leber).

Der Zufluß venösen Blutes in die Leber beim Verschluß von Systemvenen und Lymphgefäßen ist ein äußerst seltenes Ereignis.

Der direkte *sonographische Nachweis* eines arteriellen Lebergefäßverschlusses ist nur im Bereich des Truncus coeliacus, der A. hepatica communis und dem Anfangsteil der A. hepatica propria möglich, da die intrahepatischen arteriellen Gefäßanteile nicht darstellbar sind. Hingegen lassen sich echographisch indirekte Anhaltspunkte für einen Verschluß gewinnen:

Leberinfarkte (Abb. 98) heben sich als zunehmend echofreie Zonen, Leberabszesse als runde echoarme Herde gegenüber dem normalen Parenchym ab.

Selbstverständlich ist besonders bei der Wertung dieser indirekten Veränderungen die Kontrolluntersuchung und der klinische Befund wichtig. Verlaufsbeobachtungen sind auch nach therapeutischen interventionellen Eingriffen (Embolisation bzw. Ligatur der Leberarterie) indiziert.

Die echomorphologischen Befunde beim Pfortaderverschluß werden im Abschnitt 9 „Portale Hypertension", S. 57 abgehandelt.

Die *Computertomographie* ist zum direkten Nachweis eines arteriellen Gefäßverschlusses nur sehr bedingt geeignet. Die Identifikation von Luft in den Ästen der A. hepatica nach interventionellen Eingriffen gelingt selten (MARKS u. FILLY 1979). Indirekte Hinweise lassen sich aber unter Beachtung des klinischen Verlaufes, wie oben dargestellt, gewinnen. Infarzierung und Abszedierung führen zu hypodensen Arealen, welche durch ihre

Abb. 99 a, b. Lebertransplantation bei dekompensierter Leberzirrhose. **a** Scharf berandete hypodense Zone bei Verschluß eines Astes der A. hepatica. **b** Auch nach Kontrastmittelgabe keine Anfärbung dieser Region

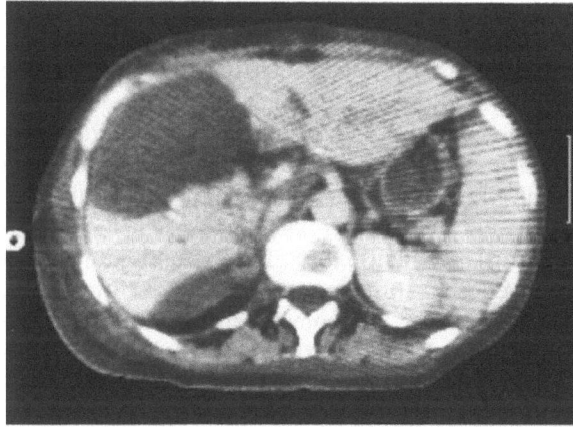

a

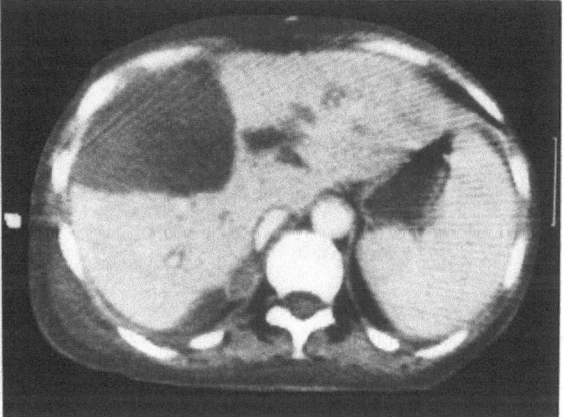

b

Form und ihr Verhalten bei Kontrastmittel-Bolusgabe voneinander unterscheidbar sind (ADLER
et al. 1984) (Abb. 99).

Das computertomographische Erscheinungsbild der Pfortaderthrombose wird im Abschnitt 9
„Portale Hypertension" (S. 57) besprochen. Mittels der Seriocomputertomographie gelingt es auch
arteriovenöse Fisteln darzustellen (GRABBE u. JEND
1982).

Angiographische Untersuchungen dienen dem
direkten Nachweis des arteriellen und portalvenösen Verschlusses. Dabei werden Hepatikographie
und indirekte Splenoporto- bzw. Portographie im
gleichen Untersuchungsgang durchgeführt (s.a.
Abschnitt 9 „Portale Hypertension", S. 57).

7.2 Störungen des Blutabflusses

Blutabflußstörungen aus dem hepatischen Venensystem werden durch Rechtsherzinsuffizienz,
durch den posthepatischen Block (Budd-Chiari-
Syndrom) (Abb. 117), durch V. cava-Kompression
(Tumoren, Regeneratknoten), durch traumatische
Veränderungen mit nachfolgenden Thrombosen
und selten durch funktionelle Abflußhindernisse
(angeborene Septen oder Stenosen der V. cava)
hervorgerufen.

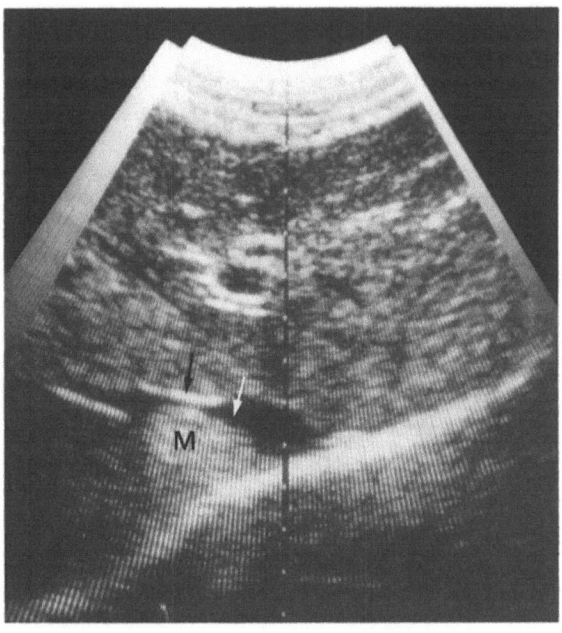

Abb. 101. Lebermetastasen. Longitudinalschnitt durch den
rechten Leberlappen. Kompression der V. cava und einer
Lebervene (*Pfeil*) durch eine Metastase (*M*)

Das *echographische Zeichen* einer kardial bedingten venösen Abflußstörung ist die Hepatomegalie mit leicht verminderter Echostruktur und guter Schalleitung des Organs. Die Lebervenen sind
erweitert und weisen bei begleitender Trikuspidal-
insuffizienz ausgeprägte Pulsationen bis in die Peripherie auf (Abb. 100). Weitere Zeichen der
Rechtsherzinsuffizienz sind die Dilatation der V.
cava ohne Kaliberschwankungen bei In- und Exspiration und ein rechtsseitiger Pleuraerguß. Gelegentlich wird auch eine Erweiterung des rechten
Vorhofes und ein Perikarderguß beobachtet.

Die normale echographische Struktur der Lebervenen wird bei partiellem oder totalem thrombotischen Verschluß dieser Gefäße aufgehoben,
während herdförmige Veränderungen um die
Strukturen der Lebervenen und die V. cava eine
Kompression von außen anzeigen (Abb. 101).

Obwohl die Vv. hepaticae *computertomographisch* sich vom umgebenden Leberparenchym
schlechter abheben als die periportalen Felder, besteht ein genügender Dichteunterschied zur diagnostischen Beurteilung. Die Befunde ähneln bei
der venösen Abflußstörung denen des Ultraschalls.
Allerdings ist der computertomographische Befund beim Budd-Chiari-Syndrom ohne Kontrastmittel-Injektion normal (BAERT et al. 1983; BEK-
KER 1983). Bei Bolus-Injektion zeigt sich eine fä-

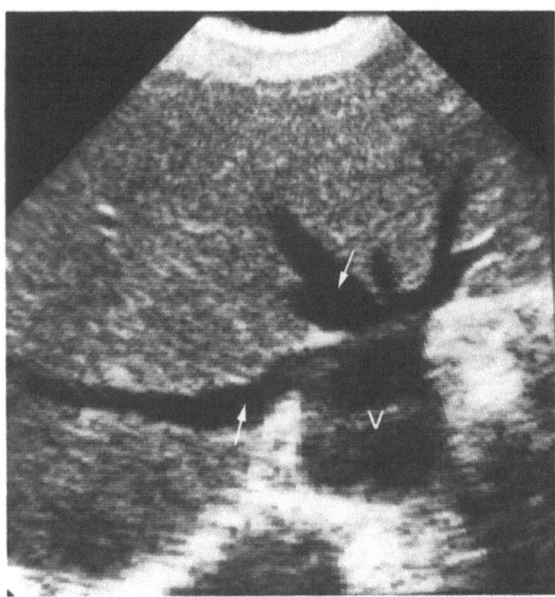

Abb. 100. Akute Stauungsleber bei Rechtsherzinsuffizienz.
Subkostalschnitt. Hepatomegalie mit leicht verminderter
Echostruktur. Deutlich erweiterte Lebervenen (*Pfeile*) und
V. cava inferior (*V*)

cherförmige Kontrastmittelanreicherung der retrohepatischen Anteile, welche im Verlauf der Serie zunimmt (Abb. 118).

Die *Lebervenographie* erbringt den direkten Nachweis der Gefäßerkrankung mit umfassender Darstellung der morphologischen Veränderungen. Wandthrombosen der V. cava inferior oder Lebervenen sind an der unregelmäßigen Wandkontur und Lumeneinengung erkennbar (Abb. 117). Extraluminale Raumforderungen bedingen glatt begrenzte, bogige und kurzstreckige Einengungen des Gefäßlumens. Sind lediglich kleine Lebervenen okkludiert, ist bei einer retrograden Injektion die Darstellung eines spinnengewebartigen Netzes von dünnen unregelmäßigen Kollateralvenen, welche sich normalerweise nicht abbilden, *beweisend für eine Lebervenenthrombose* (RENNER et al. 1974). Wird angiographisch kein Venenverschluß nachgewiesen, ist die intravasale Druckmessung durchzuführen, um eine funktionelle Abflußbehinderung auszuschließen.

8 Verletzungen der Leber

Bei Abdominaltraumen wird die Leber wegen ihrer Größe und Lage im Vergleich zu anderen Organen häufig verletzt. Nach der *Art der Gewalteinwirkung* können direkte, penetrierende Leberverletzungen (Stich-, Schußverletzung, iatrogene Läsionen, wie Leberbiopsien) von stumpfen Lebertraumen (Kontusion im Oberbauch und unterem Thoraxbereich rechts) unterschieden werden.

Nach der *Art der Verletzung* lassen sich folgende Formen voneinander trennen:

Leberkontusion ohne Nachweis morphologischer Schäden, Leberparenchymruptur ohne Kapselruptur, Leberparenchymkapselruptur oder Abriß eines Leberteils mit ausgedehnter Blutung in die Umgebung, Leberstiel-, Lebervenenverletzung außerhalb des Organs und Spätfolgen der Leberverletzung (Leberabszeß, Lebersequestrierung, arteriovenöse Fisteln, Aneurysmen, perihepatischer Abszeß, Cholaskos, Gallepseudozysten, Hämobilie).

Kombinationsverletzungen mit anderen Organen sind nicht ungewöhnlich. Daher muß sich die Diagnostik wegen der drohenden Lebensgefahr einerseits oft auf die allernotwendigsten Maßnahmen beschränken, andererseits ist eine genaue Klärung des Schweregrades der Verletzung vor einer Operation anzustreben, da intraoperativ das Ausmaß der Verletzung nicht immer überschaubar ist und Spätkomplikation eine hohe Letalität aufwei-

sen (HAERTEL 1975; HALBFASS u. FARTHMANN 1982).

Die *Röntgenaufnahme des Abdomen und Thorax* dient zur Feststellung knöcherner Verletzungen, zur Kontrolle der Zwerchfellkonturen (Zwerchfellhochstand rechts als Hinweis auf eine Zwerchfellruptur mit unregelmäßiger Berandung), zum Nachweis von Darmverlagerungen (vergrößerte Leber als unspezifisches Zeichen für eine Einblutung), zum Nachweis einer Verschattung im kleinen Becken (intraperitoneale Blutung) und zum Ausschluß eines Pleuraergusses.

Bei subhepatischen Blutungen ist die Leber nach kaudal nicht mehr abgrenzbar!

In der Diagnostik des Bauchtraumas besitzt die *Sonographie* einen hohen Stellenwert. Durch die Mobilität der Real-time-Geräte läßt sich die Untersuchung ohne besondere Belästigung für den Patienten bereits im Schockraum der Unfallambulanz nach der klinischen Inspektion durchführen. Im Vordergrund der Akutdiagnostik steht der Nachweis von Flüssigkeitsmengen in der freien Bauchhöhle, welcher mit Sicherheit ab 200 ml, gelegentlich auch noch darunter, gelingt. Besonderes Augenmerk muß dabei auf den *subhepatischen Raum* zwischen Leber und rechter Niere (Recessus hepatorenalis, Morison's pouch), auf den perisplenischen Raum, sowie auf die Excavatio rectovesicalis bzw. rectouterina gelegt werden. Hier sind kleinste Mengen freier Flüssigkeit am ehesten faß-

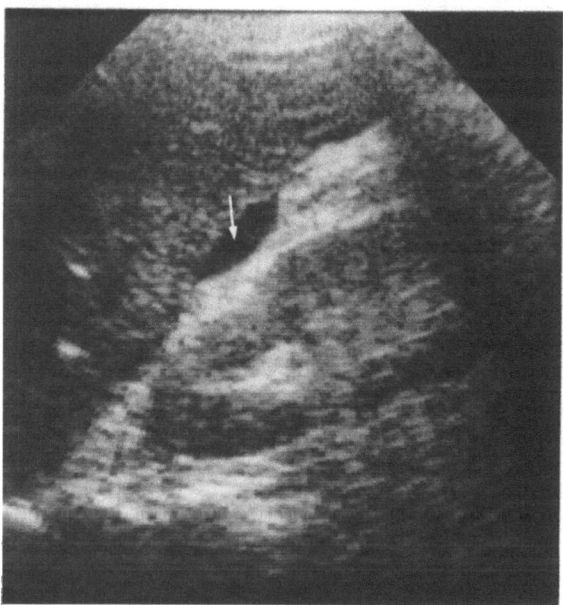

Abb. 102. Bauchtrauma. Longitudinalschnitt durch den rechten Leberlappen. Freie Flüssigkeit im Bereich des perirenalen Raumes (*Pfeil*)

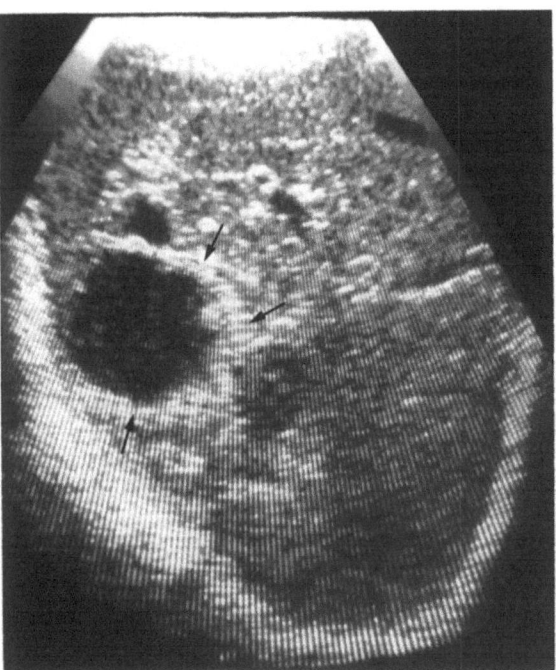

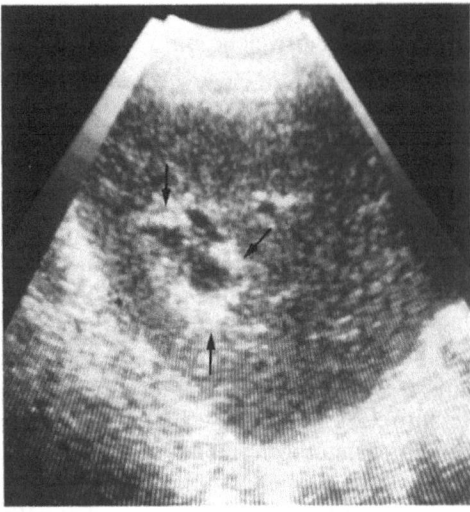

Abb. 104. Zustand nach stumpfem Bauchtrauma. Subkostalschnitt durch den rechten Leberlappen. Posttraumatische Narbenbildung mit kräftigen Reflexionsmustern (*Pfeile*)

Abb. 103. Leberruptur nach stumpfem Bauchtrauma. Subkostalschnitt durch den rechten Leberlappen. Große und kleinere liquide Strukturen mit unregelmäßiger Randung und echodichtem Saum (*Pfeile*) durch Einblutung

bar (MILLER 1981) (Abb. 102). Es zeigt sich ein akustisch homogener, gut schalleitender Raum, welcher bisweilen geringe Reflexionen enthält, die auf eine beginnende Koagulation des Blutes hinweisen. Sind diese Zeichen in den Flanken rechts und links zu erkennen, so liegen quantitativ bereits beträchtliche Blutungen vor. Die Sicherung der kleinen Flüssigkeitsansammlung kann durch eine ultraschallgezielte Feinnadelpunktion erfolgen, die früher geübte Peritoneallavage hat damit an Bedeutung verloren.

Subkapsuläre Leber- und Milzhämatome bilden streifenförmige, echofreie Zonen in der Peripherie mit glatt abgrenzbarem Rand. Eine spätere Ruptur in die freie Bauchhöhle ist möglich (Kontrolluntersuchung!).

Frische intrahepatische Hämatome entgehen zunächst dem echographischen Nachweis. Später bilden sich echofreie, unregelmäßig begrenzte Strukturen mit heterogenen Reflexionen (Abb. 103).

Die Hämatome können sich entweder zurückbilden und als Narben mit einzelnen kräftigeren Reflexmustern nachweisbar bleiben (Abb. 104), oder sich durch Verflüssigung, Glättung der Wandkonturen und Einstrom von Gallenflüssigkeit in eine *posttraumatische Leberzyste* umwandeln (Abb. 105).

Computertomographisch sind frische Blutungen durch relativ hohe Dichtewerte gekennzeichnet, welche auf Grund der Resorption des Plasmas meist über denen des zirkulierenden Blutes liegen (MOON u. FEDERLE 1983) (Abb. 106a, b). Sie lassen sich vorzugsweise an den oben beschriebenen Orten erkennen.

Abb. 105. Zustand nach stumpfem Bauchtrauma. Longitudinalschnitt durch den rechten Leberlappen. Posttraumatische Leberzyste (*Z*) subdiaphragmal dorsal, daneben narbige Veränderungen mit kräftigen Reflexionen (*Pfeil*)

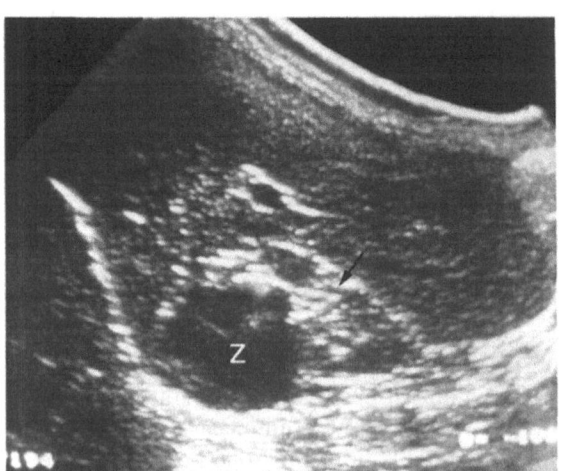

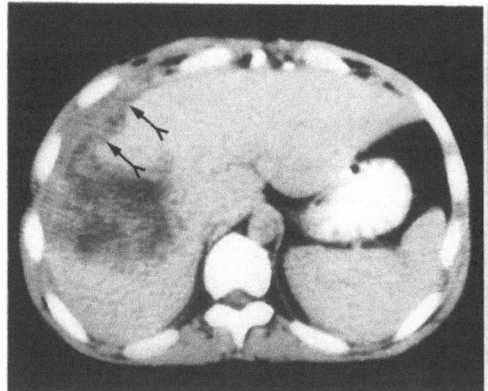
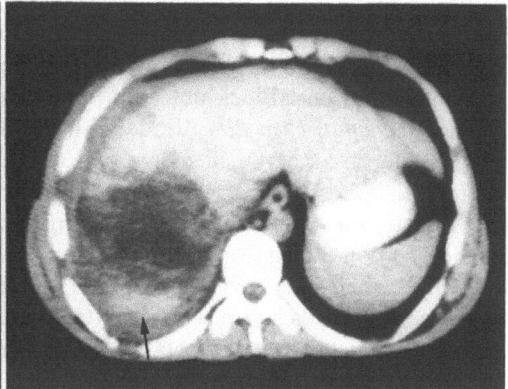

a   b

Abb. 106a, b. Traumatische Leberruptur. Ausgedehnte intrahepatische und subkapsuläre Blutung. Die hyperdensen Areale in den dorsalen Anteilen der Läsion entsprechen sedimentiertem Blut

Die bikonvexen oder plankonvexen subkapsulären Hämatome bilden sehr scharf begrenzte Areale mit unterschiedlichen Dichtewerten, welche *vom Alter der Verletzung abhängig* sind. Das Lebergewebe wird von der Kapsel abgedrängt (Abb. 47). Eine Unterscheidung zwischen Hämatom und sekundär infiziertem Gewebe kann mitunter Schwierigkeiten bereiten, da beide Veränderungen kein Kontrastmittelenhancement aufweisen.

Die intrahepatischen Hämatome stellen meist runde oder ovale Raumforderungen dar, die sich gegen das Lebergewebe gut absetzen. Die zunächst hohen Dichtewerte können im Verlauf kontinuierlich absinken, bis nahezu dem Wasser isodene Werte erreicht werden (Ausbildung einer posttraumatischen Zyste).

Bei perihepatischen Blutungen ist immer auf die nachweisbare Einrißstelle im Organ zu achten. Hier ist der Leberrand zur Umgebung eher unregelmäßig und inhomogen (HAERTEL u. FUCHS 1979; MOON u. FEDERLE 1983). Nach Kontrastmittelgabe kommt es in diesem Bezirk zu keiner Anreicherung. Gaseinlagerungen in solchen Veränderungen sprechen für eine Infektion.

Angiographisch sind direkte Kontrastmittelaustritte in die Umgebung der Leber nur bei sehr starken und noch nicht zum Stillstand gekommenen Blutungen nachweisbar. Die selektive Leberarteriographie zeigt bei einer intrahepatischen Blutung eine umschriebene avaskuläre rundliche Raumforderung mit Gefäßverlagerungen und fehlender Parenchymanfärbung. Diese Hämatome können in

der Parenchymphase auch einen dünnen Randsaum aufweisen. Bei subkapsulären Hämatomen ist das Leberparenchym konkav eingedellt, während ein Hämaskos das gesamte Organ von der lateralen Thoraxwand abdrängt. Seltene traumatische rechtsseitige Zwerchfellrupturen mit Verlagerung von Leberteilen in den Thoraxraum führen zu Bündelungen und Streckungen der Gefäße in der Zwerchfellücke (BÜCHELER 1974).

Die Hämobilie stellt eine Spätkomplikation nach stumpfem Lebertrauma dar, welche durch Gallekoliken, Ikterus und eine gastrointestinale Blutung charakterisiert ist. Es bestehen arterio-biliäre Verbindungen, die angiographisch durch den Übertritt von Kontrastmittel aus den Leberarterien in die Gallenwege oder in eine Blutungshöhle nachgewiesen werden können (WOLF et al. 1974). Selbstverständlich sind auch arteriovenöse Fistelbildungen, Aneurysmen und Leberstielverletzungen angiographisch gut erfaßbar.

Selten werden *spontane Leberrupturen* bei Eklampsie, Lebermißbildungen, Gefäßerkrankungen und Tumoren beobachtet (NYMAN 1978; SOMMER et al. 1979; MAHONY et al. 1982).

9 Portale Hypertension

Ein Anstieg des Druckes im Portalkreislauf auf über 20 cm Wassersäule (Normaldruck zwischen 5–20 cm Wassersäule) wird als portale Hypertension bezeichnet.

Ursächlich lassen sich 2 Formen voneinander unterscheiden:
a) *Volumen- oder Überfüllungshochdruck* durch vermehrten Blutzufluß zur Pfortader (bei entzündlichen Darm-, Milz- und Lebererkrankungen, oder arteriovenösen Fisteln).

b) *Widerstands- oder Stauungshochdruck* durch Einengung oder Verschluß von Gefäßen. Je nach Lage des Abflußhindernisses, kann ein prä-, intra- oder posthepatischer Block unterschieden werden.

Beim *prähepatischen Block* findet sich das Strömungshindernis in der V. lienalis oder V. portae. Ätiologisch können dafür Wandthrombosen, seltener angeborene Stenosen oder eine Kompression der Gefäße von außen durch Neoplasien, Entzündungen, Narben oder posttraumatische Veränderungen verantwortlich sein. Die Kollateralzirkulation ist überwiegend hepatopetal (sog. kavernöse Transformation) (Abb. 116). Es besteht eine ausgeprägte Splenomegalie.

Der *intrahepatische Block* zeigt eine durch chronische Umbauvorgänge hervorgerufene Obstruktion im Leberparenchym. Er kann je nach Lokalisation des Abflußhindernisses, in eine präsinusoidale und sinusoidale Form eingeteilt werden. Die Ursache des *präsinusoidalen Blockes* ist eine Fibrose im Periportalfeld der Leber (Schistosomiasis, biliäre Zirrhose, M. Hodgkin, M. Boeck, M. Wilson, chronische Cholangitis, kongenitale Leberfibrose, Myelosklerose, myeloische Leukämie, Pericarditis constrictiva).

Der *sinusoidale Block* wird durch Regeneratknoten, wie sie vor allem bei den verschiedenen Formen der Leberzirrhose auftreten, hervorgerufen.

Die Kollateralzirkulation erfolgt hepatofugal zur V. cava superior über Vv. gastricae breves und/ oder die V. gastrica sinistra (V. coronaria ventriculi) und Ösophagusvenen zur V. cava inferior über die V. mesenterica inferior, Hämorrhoidal- und Beckenvenen, oder zur linken Nierenvene über retroperitoneale Venen (Abb. 111, 112, 114). Bei einer Rekanalisation der V. umbilicalis oder Dilatation paraumbilikaler Venen im Lig. teres kommt es zur Kollateralzirkulation vom linken Pfortaderast zum Nabel und weiter über die V. epigastrica superior oder inferior nach kranial oder kaudal (Caput medusae) (Abb. 111). Ein Kollateralkreislauf über die Vv. paraumbilicalis bei primärer Leberzirrhose wird als Cruveilhier-Baumgarten-Syndrom bezeichnet.

Der *posthepatische Block* (postsinusoidale Block) ist durch ein Abflußhindernis in den Lebervenen oder der V. cava inferior gekennzeichnet (Budd-Chiari-Syndrom) (Abb. 117, 118).

Die *Bariumuntersuchung des Ösophagus und Magens* dient dem *Nachweis von Varizen* im distalen Ösophagus- und Magenfundus. Diese charakterisieren sich als geschlängelte, tubuläre, in das Lumen vorspringende Gebilde (Abb. 107). Zum

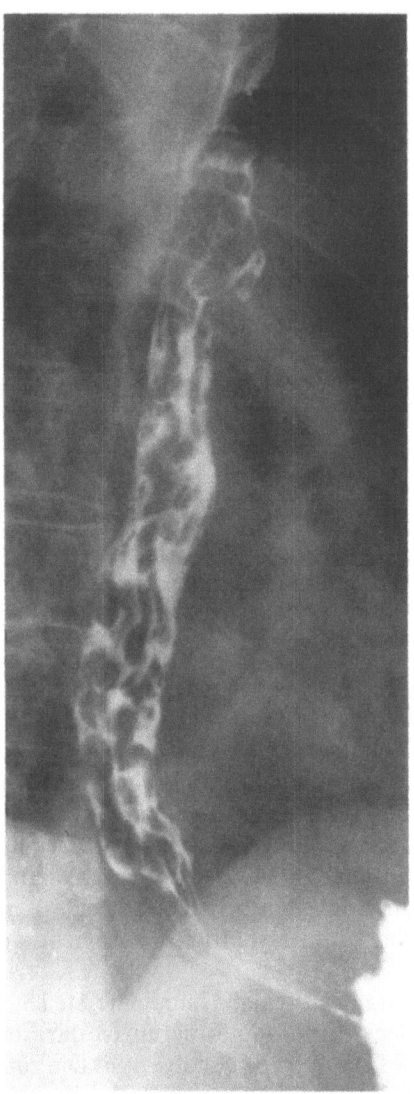

Abb. 107. 51 j.♀. Stark ausgeprägte Ösophagusvarizen bei portaler Hypertension. Ösophaguspassage mit Barium

Nachweis kleinerer Ösophagusvarizen sollte die Untersuchung in Kopftieflage mit dem Müllerschen- oder Valsalvaschen-Versuch erfolgen. Allerdings können Ösophagusvarizen beim Vorliegen einer portalen Hypertension fehlen, wenn das Blut über paraösophageale Venen drainiert wird oder nur eine Kollateralzirkulation nach kaudal vorhanden ist. Nach Venenligaturen und Verödungstherapie kann der Nachweis von Ösophagusvarizen mißlingen.

Dem *sonographischen* Verfahren kommt zur Darstellung des portalen Venensystems vermehrt Bedeutung zu, da durch die Weiterentwicklung der sonographischen Technik und der damit verbundenen Verbesserung der Bildauflösung, die Abbil-

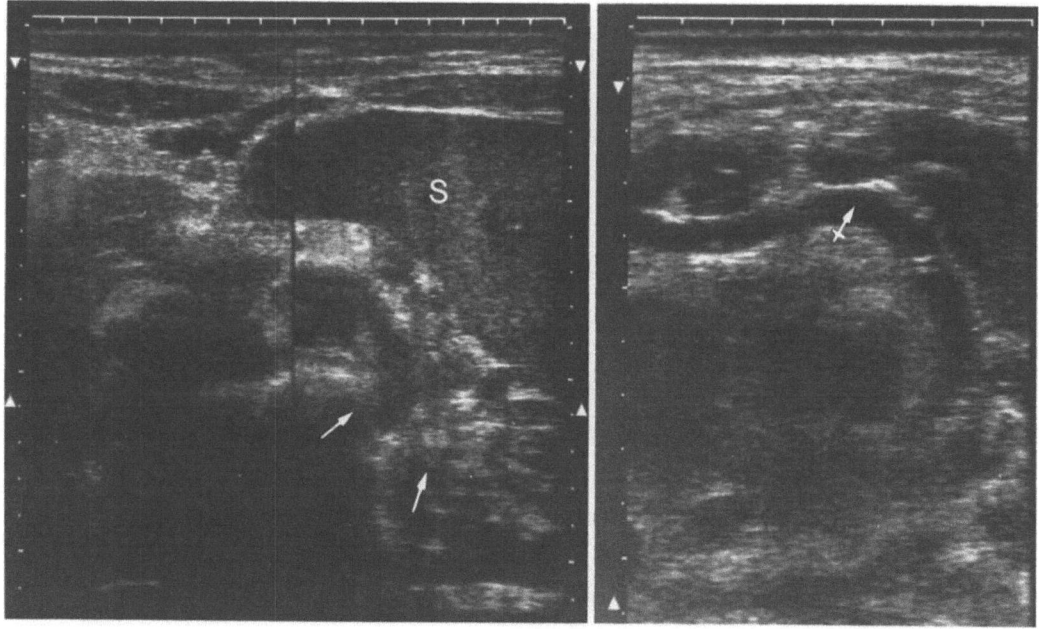

a   b

Abb. 108 a, b. Kollateralzirkulation bei intrahepatischem Block (Leberzirrhose). **a** Transversalschnitt. Splenomegalie (*S*) mit ausgedehnter Kollateralzirkulation parasplenisch und im Milzhilus (→). **b** Longitudinalschnitt im Mittel/Oberbauch. Darstellung der erweiterten V. coronaria ventriculi (*Pfeil*). (Beobachtung Prof. Koischwitz, Krefeld)

dung des lieno- und mesenterikoportalen Systems auch bei schwerkranken Patienten ohne große Belästigung gelingt. Der sonographische Nachweis einer Erweiterung des Portalgefäßsystems, eventuell mit direkter Abbildung eines Venenthrombus oder einer umschriebenen Venenstenose, ist auf Grund der gesicherten Korrelation von Druckverhältnissen und Gefäßkaliber von relevanter Bedeutung. Die mittels der Real-time-Verfahren mögliche Prüfung der Gefäßkompressibilität und des respiratorischen Verhaltens kann ebenfalls approximativ zur Beurteilung der Druckerhöhung herangezogen werden. Schließlich dient die sonographische Abbildung von Kollateralgefäßen als weitere Information zur Bestätigung einer portalen Hypertension (WEILL 1982) (Abb. 108). Besonders gut nachzuweisen sind die hepatopetalen Kollateralen in der Leberpforte bei kavernöser Transformation der Pfortader und die rekanalisierte V. umbilicalis beim intrahepatischen Block. Vv. gastricae breves und V. coronaria ventriculi lassen sich nur dann ausreichend beurteilen, wenn ein relativ großer linker Leberlappen als Transmissionsorgan benutzt werden kann und keine Störung durch

Darmgas vorliegt. Der Nachweis von Ösophagusvarizen im Bereich der Kardiaregion und des subdiaphragmalen Ösophagusanteils gelingt selten.

Somit erreicht die sonographische Lokalisation des Blocks (prä-, intra- oder posthepatisch) eine zunehmende Treffsicherheit (BROCKMANN u. GRABBE 1981; FÖRSTER et al. 1981; KANE u. KATZ 1982; KOISCHWITZ u. PAQUET 1982; PIRSCHEL 1982). Des weiteren kann ein Vorentscheid für die Möglichkeit oder Unmöglichkeit einer Shuntoperation getroffen werden. Selbstverständlich läßt die sonographische Untersuchung keine Aussagen über exakte Druckverhältnisse oder Strömungsrichtungen im lieno-, und mesenterikoportalen System zu. Als Screening-Verfahren sollte die Sonographie der angiographischen Untersuchung (indirekte Splenoportographie, indirekte Mesenterikoportographie) vorangestellt werden.

Auch *computertomographisch* gelingt der Nachweis dilatierter Kollateralvenen. Sie imponieren als traubenförmige, rundliche Strukturen im Leberhilus entlang des Lig. teres („Kavernöse Transformation" bei hepatopetaler Kollateralzirkulation), im Hiatus oesophagei (kraniale hepatofugale Kollateralzirkulation an der Magenhinterwand) oder paraumbilikal („Caput medusae" mit Kollateralzirkulation nach kranial und kaudal) (Abb. 92; 109a, b). Diese Bezirke zeigen im Nativ-CT eine gleiche Dichte wie die großen Abdominalgefäße. Bei Kontrastmittelgabe erfolgt eine Kontrastmittel-Anreicherung wie in der V. cava. Milzvenen- oder Pfortaderthromben sowie Venenkompressio-

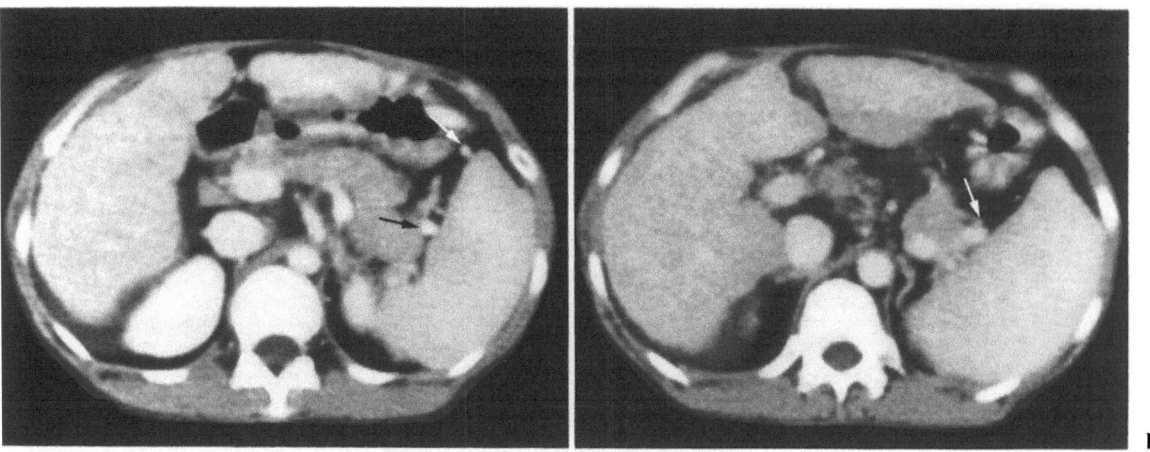

Abb. 109a, b. Leberzirrhose mit portaler Hypertension. Verbreiterte Venen (*Pfeile*) im Bereich der Magenhinterwand und im Bereich des Milzhilus bei einer ausgeprägten Leberzirrhose. NB. Aszites

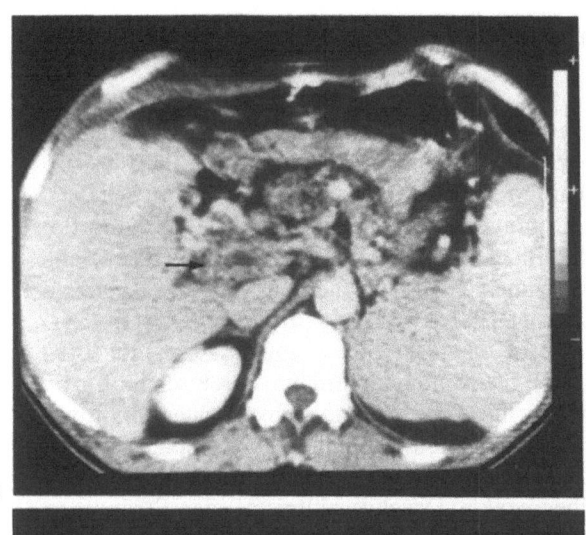

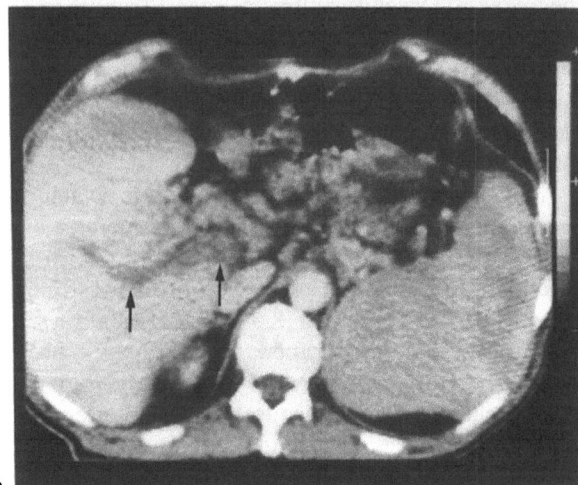

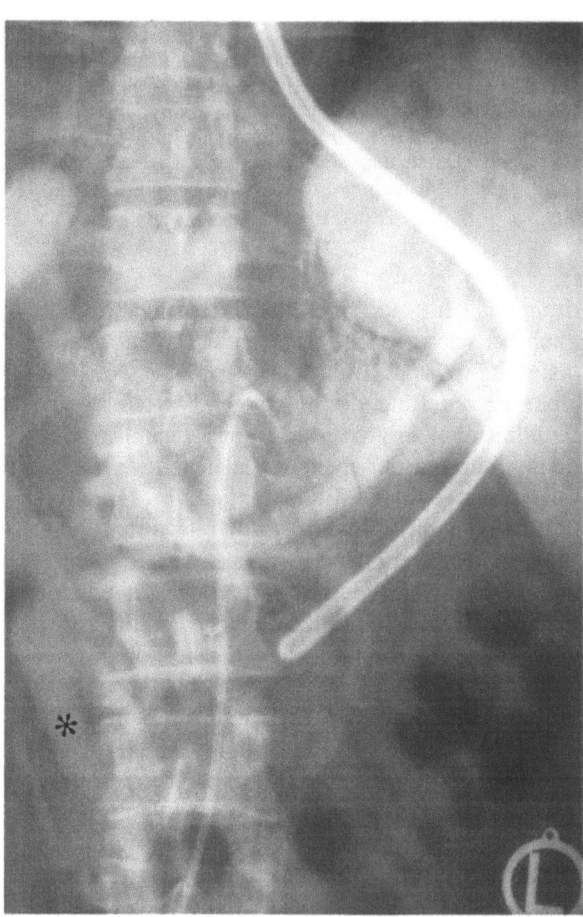

Abb. 110a, b. Pfortaderthrombose. Verschluß der V. portae durch einen ausgedehnten Thrombus (*Pfeile*)

Abb. 111. 44 j.♂. Portale Hypertension, Kollateralzirkulation über die V. umbilicalis (*) und Fundusvarizen, Splenomegalie. Indirektes Splenoportogramm (Injektion in den Truncus coeliacus)

Abb. 112 a. 56 j.♀. Portale
Hypertension mit Thrombose
der V. portae (*Pfeile*),
Magenfundus- und
Ösophagusvarizen. Verkalkte
Gallensteine. Indirekte
Portographie (Injektion in die
A. mesenterica superior). **b** 44
j.♂. Portale Hypertension bei
Leberzirrhose mit Magenfundus-
und Ösophagusvarizen.
Sogenannte kavernöse
Transformation der V. portae
bei Pfortaderverschluß.
Indirekte Portographie
(Injektion in die A. mesenterica
superior)

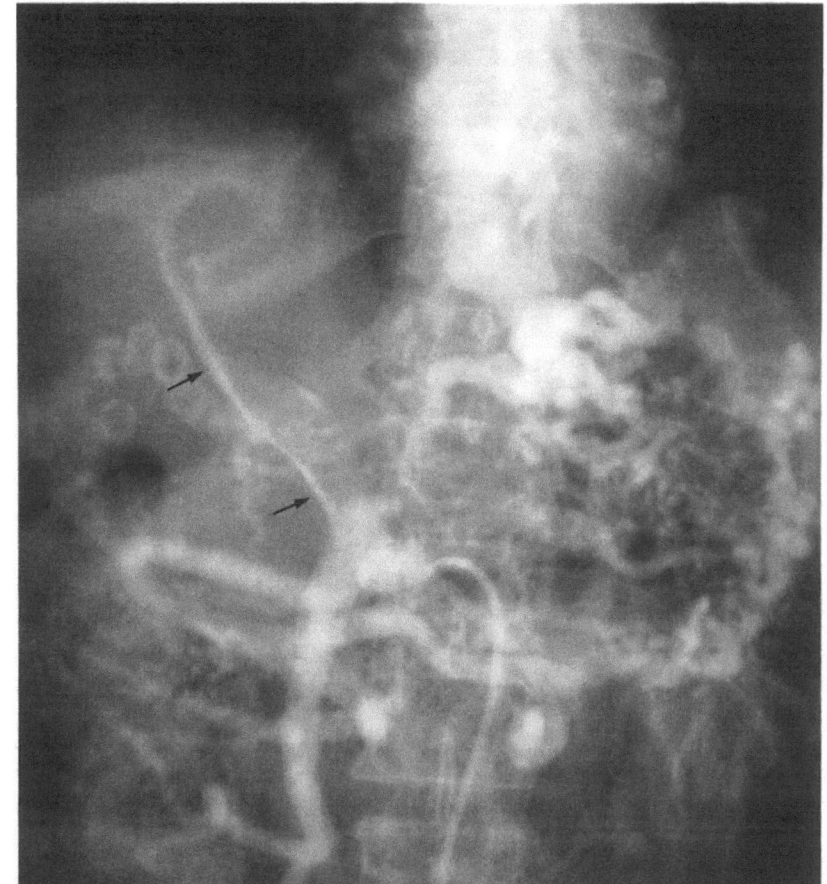

a

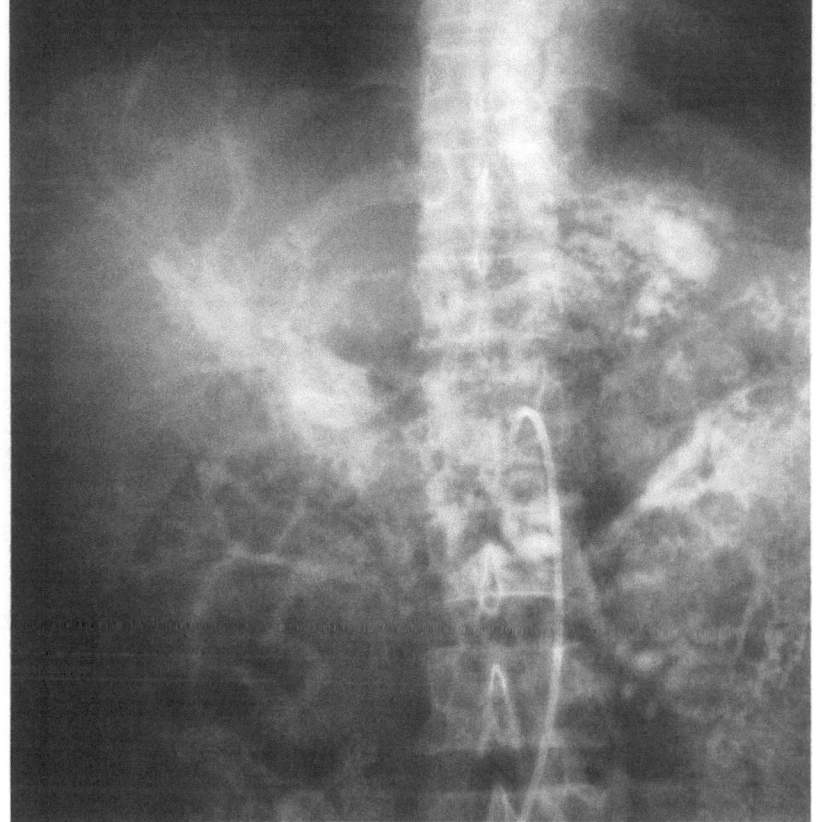

b

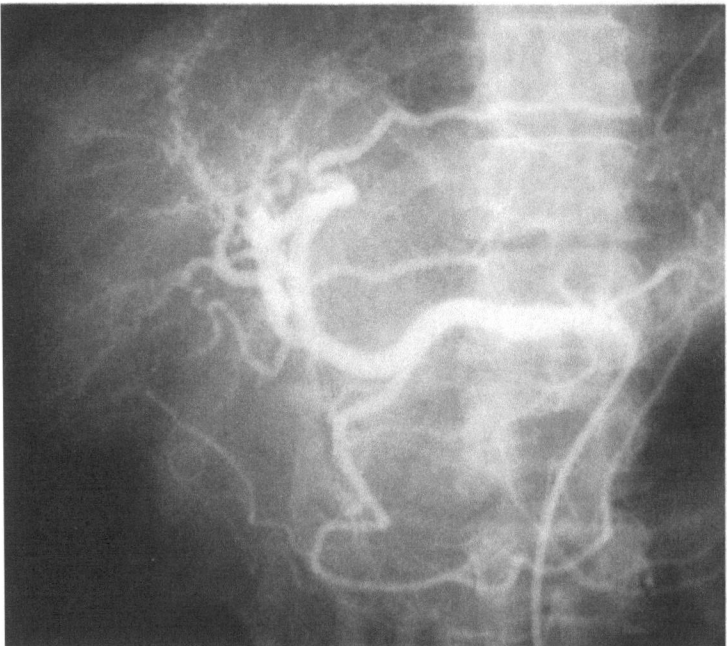

▲

Abb. 113. Leberzirrhose. Selektive Darstellung der A. hepatica, sehr starke Schrumpfung des rechten Leberlappens mit starker Schlängelung der Segment- und Subsegmentarterien

Abb. 114a, b. 4 j.♂. Portale Hypertension mit hepatofugalem Kollateralkreislauf, vorwiegend über die A. gastrica sinistra zu Ösophagusvarizen und paravertebralen Venen bei infantiler, polyzystischer Leber- und Nierenerkrankung. Hepato- und Splenomegalie. Direkte Splenoportographie: **a** während, **b** nach Kontrastmittel-Injektion

▼

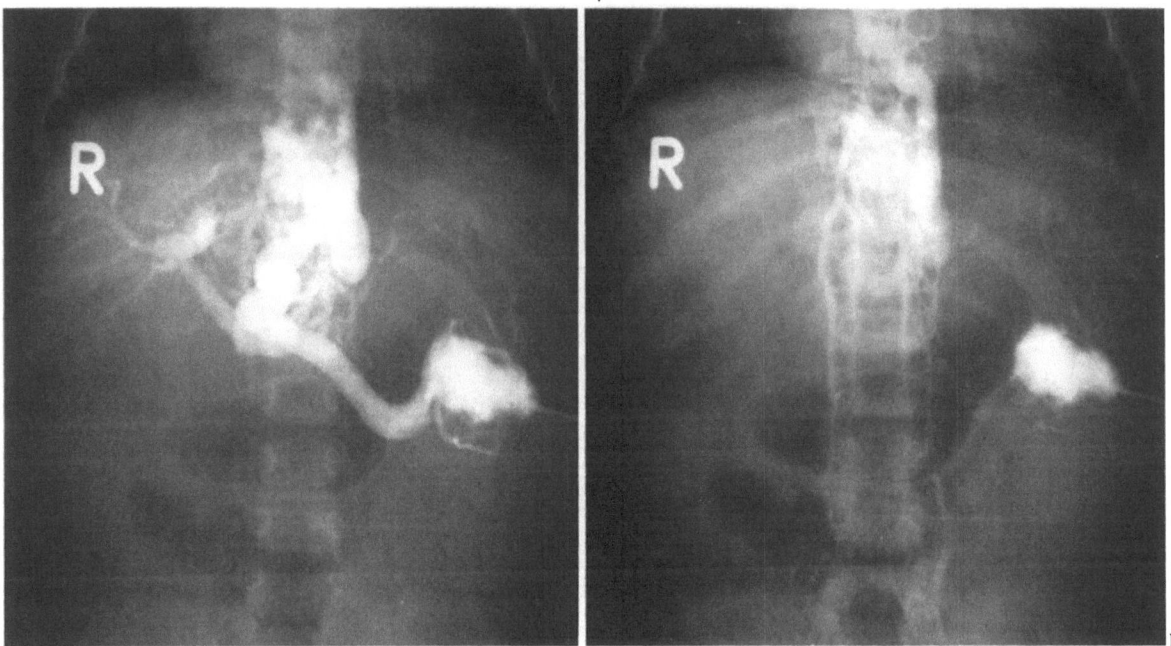

a   b

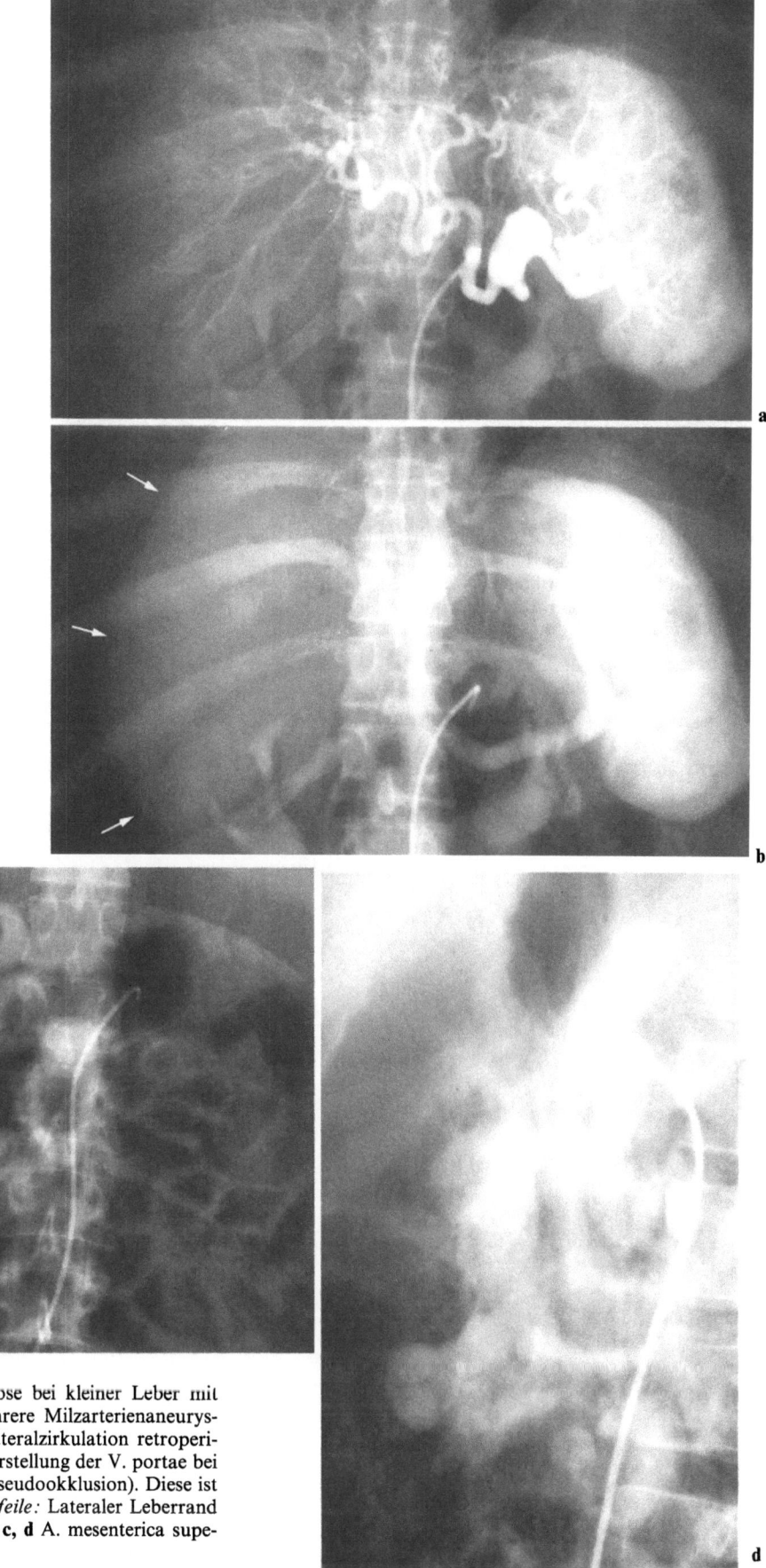

Abb. 115a–d. 43 j.♂. Leberzirrhose bei kleiner Leber mit Splenomegalie und Aszites. Mehrere Milzarterienaneurysmen. Venöse hepatofugale Kollateralzirkulation retroperitoneal nach kaudal. Fehlende Darstellung der V. portae bei stark verlangsamten Fluß (sog. Pseudookklusion). Diese ist intraoperativ frei durchgängig. *Pfeile:* Lateraler Leberrand bei Aszites. **a, b** Zöliakographie, **c, d** A. mesenterica superior-Angiographie, ap und lateral

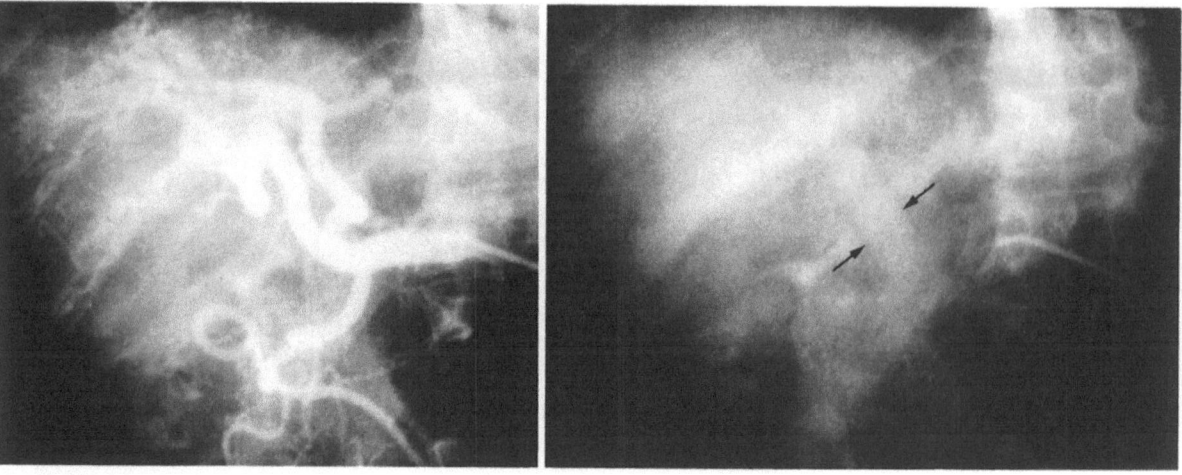

a   b

Abb. 116a, b. Leberzirrhose. **a** Selektive Darstellung der A.
hepatica. Verkleinerung der Leber mit Schlängelung der
Segment- und Subsegmentarterien. **b** Spätphase des Hepati-
kogramms. Schwache Kontrastierung der V. portae (→) bei
reverser Durchströmung

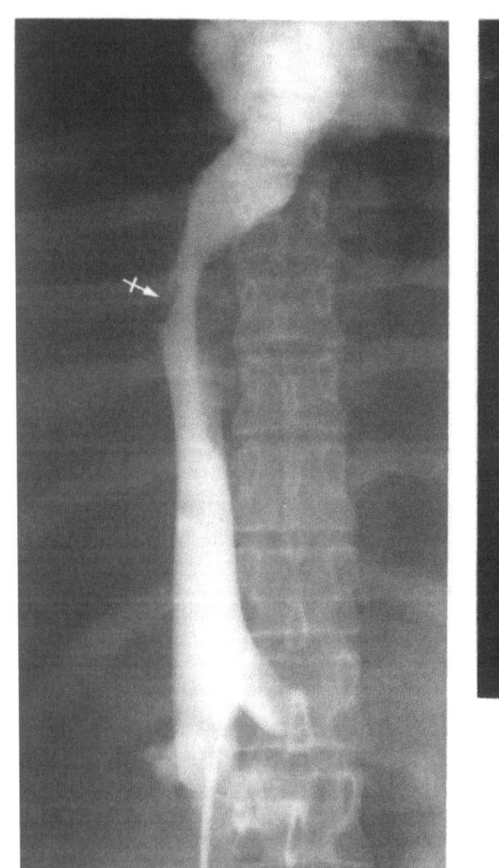

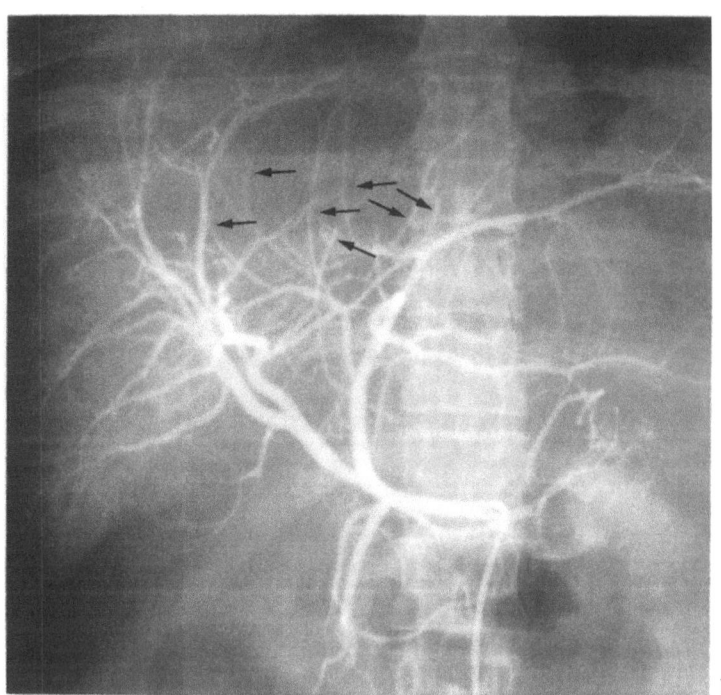

b

Abb. 117a, b. 30 j.♀. Thrombose eines Astes der V. hepatica
(Budd-Chiari-Syndrom). Der Thrombus ragt in die ein-
geengte V. cava inferior (↔). Bogige Gefäßverlagerungen
im Arteriogramm (→). **a** Cavogramm, **b** Hepatikogramm

a

nen sind mittels Bolus-Technik zu differenzieren (HARTER et al. 1982; KÖSTER et al. 1983) (Abb. 110a, b), allerdings kann die exakte Klärung der Hämodynamik nur durch die indirekte Splenoporto- und Mesenterikoportographie erfolgen.

Die *Angiographie* zur Diagnostik der portalen Hypertension besteht in *indirekter Splenoportographie* (Abb. 111), *indirekter Mesenterikoportographie* (Abb. 112) und *direkter Darstellung der A. hepatica* mit ihrem Ästen (Abb. 113, 117). Die direkte Splenoportographie (Abb. 114) ist durch die Katheterverfahren abgelöst worden. Angiographische Zeichen eines Pfortaderhochdruckes sind kontrastierte hepatopetale und/oder hepatofugale Kollateralvenen neben dem Nachweis eines verlangsamten (Abb. 115a–d) oder gar retrograden Kontrastmittelflusses in der verbreiterten V. portae oder V. lienalis (Abb. 116). Thromben bzw. Verschlüsse im lieno-portalen Stromgebiet lassen sich mit hoher Treffsicherheit identifizieren (Abb. 112, 117). Die hämodynamische Gesamtsituation ist durch die Darstellung der veränderten arteriellen und portalen Strömungsdynamik beim portalen Hochdruck einwandfrei beurteilbar. Bei Verdacht auf eine Lebervenenthrombose (Budd-Chiari-Syndrom) ist eine retrograde Sondierung der Lebervenen durchzuführen. Das arterielle Leberbild zeigt bei dieser Erkrankung eine bogige Aufspreizung normal lumiger Arterien (Abb. 118). Nach Shuntoperationen und Splenektomie dienen die Katheteruntersuchungen zur Beurteilung der

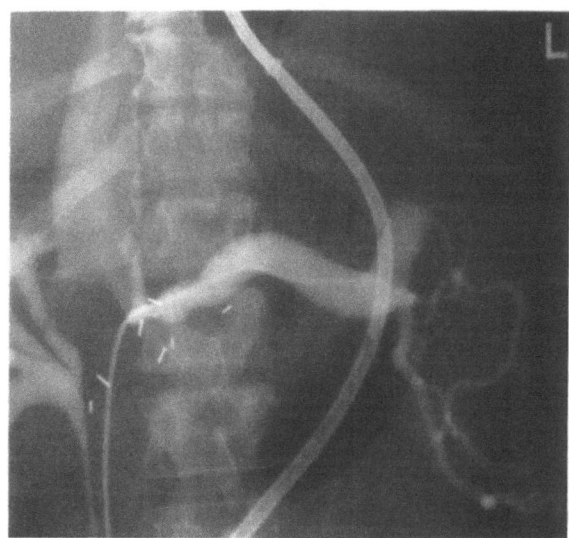

Abb. 119. 56 j.♂. Stenose einer splenorenalen Anastomose. Zustand bei intrahepatischem Block mit portaler Hypertension. Retrograde Katheterisierung der Anastomose und der V. lienalis

Pfortaderverhältnisse und der Anastomosenfunktion (BÜCHELER et al. 1973) (Abb. 119).

10 Interventionelle Radiologie

10.1 Feinnadelpunktionen

Selbst durch die Anwendung modernster Untersuchungsverfahren können diffuse und umschriebene herdförmige Erkrankungen der Leber und Milz nur makromorphologisch erfaßt werden. Die Deutung ihrer Dignität bleibt oft unsicher. Der Entscheid für eingreifendere, vor allen Dingen operative und onkologische Maßnahmen kann erst nach Sicherung der Histologie erfolgen.

10.1.1 Ultraschallgezielte Feinnadelpunktionen

Ultraschallgezielte Punktionen sind durch die Entwicklung von speziellen Schallköpfen (perforierte Sonden, Nadelführungshilfen) zu einer sicheren und risikoarmen Routinemethode geworden (CHANG 1982) (Abb. 120). Kommerziell werden eine Vielzahl von Punktionsnadeln angeboten (Chiba-Nadel, Schraubenbiopsienadel nach Nordenström, Biopsienadel nach OTTO). Die Nadeln haben üblicherweise einen Außendurchmesser von 0,6–1 mm (Abb. 121).

Als Vorbedingung zur Punktion müssen Gerinnungszeit und Thrombozytenwerte im Normbe-

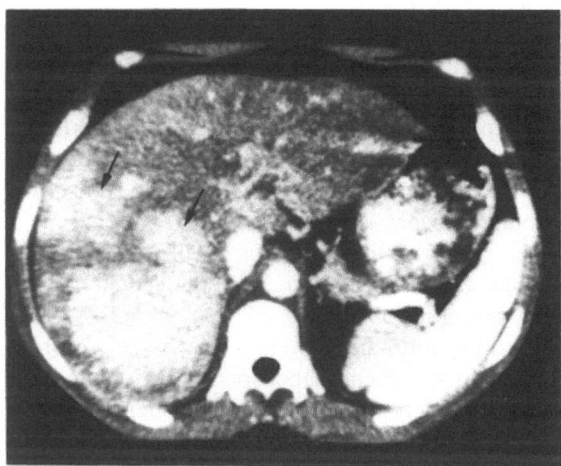

Abb. 118. Budd-Chiari-Syndrom. Areale deutlich erhöhter Dichte nach Kontrastmittel-Bolusgabe (*Pfeile*) bedingt durch nicht verschlossene Kollateralvenen. Verzögerung des Kontrastmittel-Durchflusses durch die Leber. (Die Aufnahme verdanken wir dem Medizinischen Strahleninstitut der Universität Tübingen)

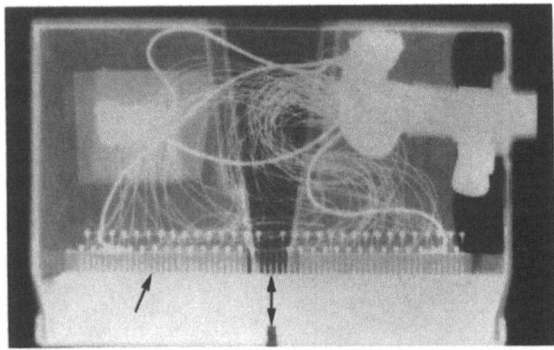

Abb. 120. Röntgenbild eines Punktionsschallkopfes. Lineares Array mit Multielementen (→) und Punktionskanal (↔)

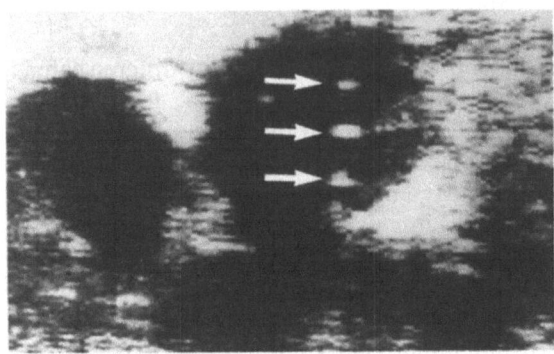

Abb. 122. Punktion einer intrahepatischen Raumforderung unter permanenter Sicht der Nadelspitze (*Pfeile*)

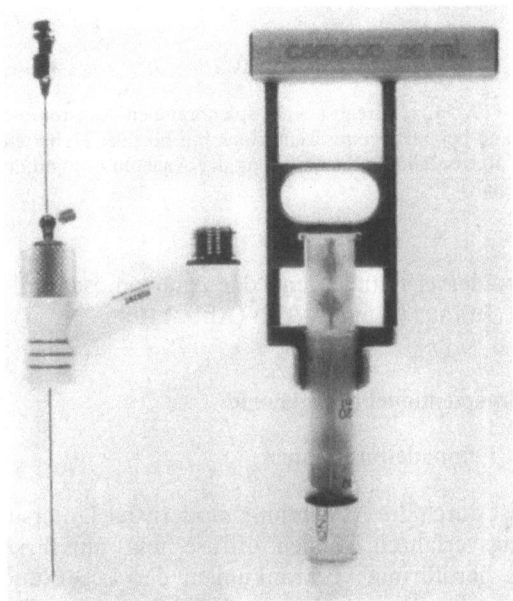

Abb. 121. Feinnadelpunktions-Besteck. Punktionsnadel im Punktionsschallkopf mit zentraler Bohrung und Aspirationsspritze

reich liegen. Nach Lokalanästhesie erfolgt die Punktion unter permanenter Sicht der Nadelspitze (Abb. 122). Nach der Punktion des verdächtigen Gewebsareals wird eine zytologische Auswertung des Aspirates, mitunter auch eine mikrobiologische oder laborchemische Analyse angeschlossen. Bei einem genügend großen Punktionszylinder, eventuell nach wiederholter Punktion sind sogar Aussagen zur Gewebshistologie möglich.

Leichte Komplikationen wie akute Schmerzen nach der Punktion sind selten und können mit einer Häufigkeit von etwa 0,49% beziffert werden. Schwerere Komplikationen, wie Cholaskos nach

Punktion einer gestauten Gallenblase, Blutungen nach Punktion eines Leberhämangioms bzw. -adenoms, anaphylaktischer Schock und Verschleppung von Hydatiten nach Punktion eines Echinokokkus, sowie Peritonitis mit Fieberanstieg bei Abszeßpunktionen, treten in einer Häufigkeit von 0,05% bei einer Letalität von 0,008% auf (Livraghi et al. 1983).

Die Aspirationsbiopsie bringt in etwa 80% der Fälle eine definitive Diagnose, wobei die Anzahl der falsch positiven Befunde bei ordnungsgemäßer Durchführung der Feinnadelpunktion und Auswertung des Punktionsmateriales durch einen erfahrenen Zytopathologen 0,2% nicht überschreitet (Klann et al. 1983).

10.1.2 Computertomographisch gesteuerte Punktionen

Die Computertomographie bietet sich als Alternative zur Sonographie in der Kontrolle der perkutanen diagnostischen und therapeutischen Punktionen an. Dabei liegen die Vorteile des Verfahrens in der Tatsache, daß die zu punktierende Läsion bei übersichtlicher Topographie nicht durch Luft oder ossäre Strukturen überlagert wird und somit eine *genaue Lokalisation der Nadelspitze* oder eines Drains gelingt (Abb. 123).

Allerdings muß die CT-Anlage gewissen Anforderungen entsprechen. Dabei spielen Durchmesser der Gantry, Lichtanzeigesystem und Genauigkeit der Tischverschiebung eine ausschlaggebende Rolle. Besondere Schwierigkeiten ergeben sich bei der perkutanen Punktion kleinerer mobiler isodenser Läsionen. Der Einsatz der Computertomographie erfolgt erst nach fehlgeschlagenem sonographisch gesteuerten Punktionsversuch.

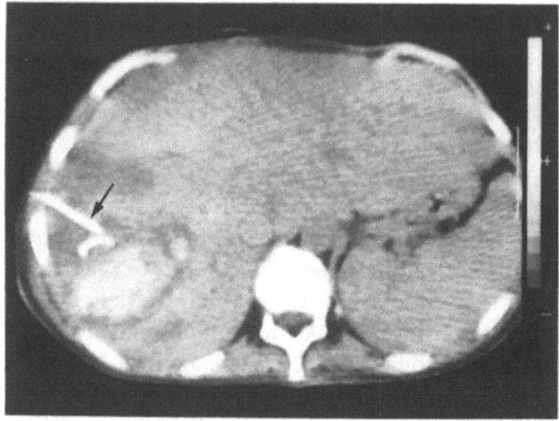

Abb. 123. Leberabszeß mit Blutung, die Lage des Drains läßt sich mit Hilfe des CT gut bestimmen (→)

10.2 Drainagen und Entlastungspunktionen

Sonographisch oder computertomographisch gesteuerte Drainagen oder Entlastungspunktionen haben einen hohen klinischen Stellenwert. Die hauptsächlichste Indikation besteht in der *Abszeß-therapie*, wobei von Fall zu Fall entschieden werden muß, ob primär chirurgisch oder primär radiologisch interventionell vorgegangen werden soll. So ist z.B. bei einem oberflächlich gelegenen, großen Abszeß im linken Leberlappen die Gefahr einer Verschleppung von infektiösem Material in die freie Bauchhöhle durch die perkutane Drainage viel größer als bei einer operativen Entlee-

Abb. 124a–c. 34 j.♂. Leberabszeß nach Cholezystektomie. Sonographische Punktion und Drainage des dorsal gelegenen Abszesses. **a** Sonogramm, Transversalschnitt im Intrakostalraum dorsal: 4 cm großer Abszeß. **b, c** Röntgenbild ap und seitlich: Kontrastmittelgefüllte Abszeßhöhle nach Katheterdrainage und Abszeßentleerung

rung. Andererseits sollte man bei einer kleinen und vor allem dorsal gelegenen Leberläsion die transkutane Methode vorziehen.

Beim Amöbenabszeß steht die Prävention einer Abszeßruptur, welche die Mortalität je nach Ausbreitungsrichtung bis auf 90% erhöht, im Vordergrund. Hier führt, besonders auch bei schlechtem Allgemeinzustand des Patienten, die schonende perkutane Entlastungspunktion und Drainage (Ring-McLean sump-Drainage-set) zu einer raschen Besserung des klinischen Bildes (Abb. 124). Kaum drainierbar sind *alte Hämatome* mit Koageln.

Methodologisch sind Leberabszesse und Abszesse im linken oberen Quadranten besser durch Ultraschall, Abszesse im Mittel-, Unterbauch und Becken eher mit CT-Hilfe zu punktieren (MUELLER u. SIMEONE 1983).

10.3 Therapeutische Angiographie

Eine partielle *Embolisation* von Lebersegmentarterien oder der Milzarterie kann bei a.v.-Fehlbildungen und beim Hypersplenismus unter Antibiotikaschutz sowie Schmerzbekämpfung durchgeführt und mehrmals wiederholt werden.

Bei *Blutungen nach Varizenverödungen* besteht eine besondere Indikation zur Embolisation von Kollateralgefäßen, wenn trotz i.v.-Infusion von Vasopressin die Blutung nicht beherrscht werden kann und ein V. portae-Verschluß bzw. arterioportale-Shunts durch ein Malignom ausgeschlossen worden sind. Die Embolisation erfolgt durch einen transhepatisch über die V. portae in die V. gastrica sinistra vorgeführten Katheter.

In Einzelfällen kann bei Lebermetastasen eine arterielle *Zytostatikaperfusion* der Leber durchgeführt werden. Als Zugangswege dienen portal-ve-

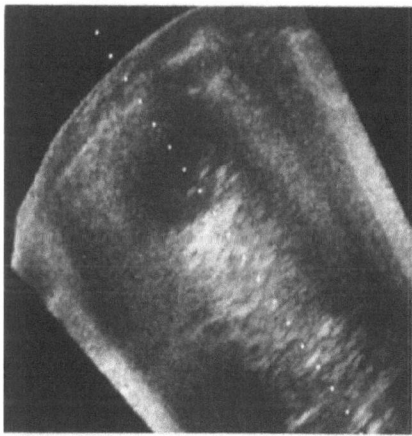
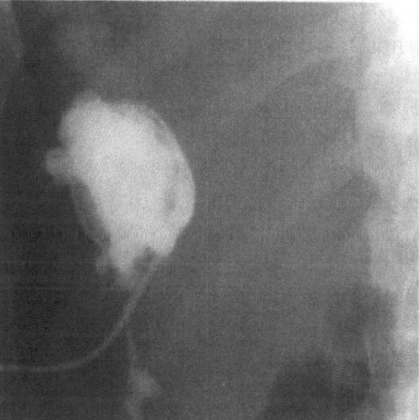
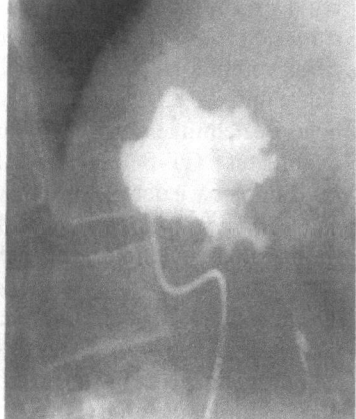

a   b   c

nös die Pfortader über eine Mesokolon-Vene oder die V. umbilicalis, sowie Seitenäste der A. hepatica, meist die A. gastroduodenalis, zur arteriellen Infusion (BRÜCKNER et al. 1984).

11 Wertigkeit der Sonographie, Computertomographie, MRI, Angiographie und Nuklearmedizin in der Diagnostik umschriebener und diffuser Läsionen der Leber

Unter den nichtinvasiven Untersuchungsmethoden besitzt die Sonographie als risikoloses, bequemes, allseits verfügbares diagnostisches Verfahren einen hohen Stellenwert.

Durch die Verbesserung der Apparatetechnik ist hinsichtlich des Nachweises umschriebener Läsionen in der Leber eine Steigerung von 65% auf ca. 92% festzustellen. Neuere Arbeiten geben eine Sensibilität von über 90%, eine Sensitivität zwischen 76 und 92%, sowie eine Spezifität von 80% an (SCHÖLMERICH et al. 1984; VATTER et al. 1984). Damit erreicht die Sonographie die Aussagekraft der Computertomographie.

11.1 Umschriebene Läsionen der Leber

Das Auflösungsvermögen des Ultraschalls für intrahepatische Raumforderungen liegt bei zystischen Läsionen unter 1 cm, bei soliden Veränderungen unter 2 cm. Vergleicht man Sonographie und Computertomographie für die falsch positiven Befunde, so ergibt sich ein Vorteil zu Gunsten der Computertomographie, welche ein Auflösungsvermögen bis zu 5 mm besitzt, vorausgesetzt die Scanzeit liegt unter 5 s und es besteht eine hohe Kontrastauflösung bei Schichtdicken zwischen 5–10 mm. Differentialdiagnostische Schwierigkeiten der Sonographie bilden umschriebene Fettinfiltrationen der Leber, Leberzirrhosen, chronisch persistierende Hepatitiden, fokal-noduläre Hyperplasie und die Sarkoidose der Leber. Obwohl mögliche Beziehungen zwischen sonographischem Reflexmuster, CT-Befund und histologischem Befund immer wieder diskutiert werden, gelingt nach wie vor eine Zuordnung der Morphologie zur Pathohistologie nicht mit ausreichender Sicherheit.

Bei herdförmigen Systemerkrankungen schließt ein negatives Sonogramm den Befall der Leber nicht aus. Bei der Fragestellung nach fokalen Veränderungen der Leber sollte aber die Sonographie als Erstuntersuchung eingesetzt werden. Ergibt

sich ein *negativer sonographischer Befund,* können Folgeuntersuchungen weitgehend unterbleiben. Ein *positiver unklarer sonographischer Befund* zwingt zur weiteren Diagnostik mittels *Computertomographie.*

Als Vorteil der *Computertomographie* erweist sich hier neben der *densidometrischen Analyse* fokaler Herde die Möglichkeit einer *zusätzlichen Kontrastmittel-Bolusinjektion.*

Bei umschriebenen Erkrankungen der Leber wirken allerdings 2 Faktoren limitierend auf die computertomographische Untersuchung:

a) wenn die Läsion nicht durch die ganze Schichtdicke erfaßt wird, resultiert ein Teilvolumeneffekt,

b) bei reduzierten Dichtewerten der Leber können umschriebene Läsionen dem Nachweis entgehen, wenn sie dem geschädigten Lebergewebe isodens sind (Notwendigkeit einer Kontrastmittel-Bolusinjektion!).

Die Kernspin-Resonanz-Verfahren können zur Differenzierung von gutartigen und bösartigen Erkrankungen des Leberparenchyms herangezogen werden. Solide Raumforderung der Leber zeigen bei Inversion-recovery-Techniken eine niedrigere Intensität als das normale Lebergewebe, während bei Gebrauch von Spin-Echo-Scans mehr als die Hälfte der Tumoren eine größere Intensität als das umgebende gesunde Parenchym besitzen. Primäre Lebertumoren haben eine lange T1-Zeit und werden mit Spin-Echo-Techniken bei Verwendung langer Repetitionszeiten oder mit Inversion-recovery-Techniken am besten dargestellt (Abb. 125). Metastasen bilden sich gegenüber dem normalen

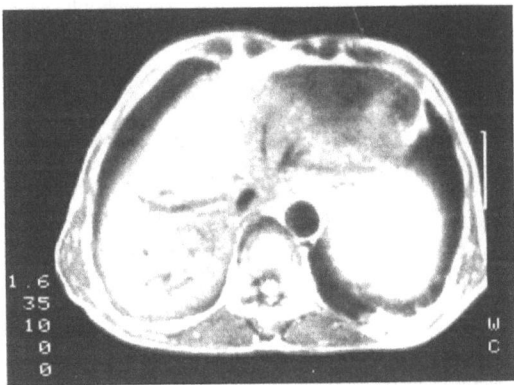

Abb. 125. Hepato-zelluläres Karzinom, histologisch gesichert. Transversales Kernspintomogramm mit langer T1-Zeit. Gute Darstellung des Tumors im rechten vorderen Leberlappen

Leberparenchym bei Verwendung von Spin-Echo-Techniken als Raumforderungen entweder höherer oder niedrigerer Intensität ab.

Zusätzliche Informationen zu den übrigen bildgebenden Verfahren sind von der Kernspin-Resonanz-Tomographie hinsichtlich der Differentialdiagnose fokale-noduläre Hyperplasie/Metastasen sowie bei der Unterscheidung herdförmige Verfettung der Leber/diffuser Tumorinfiltration (z.B. Organbefall bei Morbus-Hodgkin- oder Non-Hodgkin-Erkrankungen) zu erwarten.

11.2 Diffuse Läsionen der Leber

Auch für die diffusen Leberparenchymerkrankungen besitzt die Sonographie eine gute diagnostische Sicherheit. Hier ergibt sich eine Spezifität von 95% und eine Sensitivität von 82%. Für einzelne Leberparenchymerkrankungen werden Sensitivitäten wie folgt angegeben: Fettleber 84%, Leberzirrhose 79%, chronisch aktive Hepatitis 93% (STEINMAURER et al. 1984). Die falsch negativen Befunde variieren zwischen 5 und 20%, je nach Art der Erkrankung.

Besonders vorteilhaft erweist sich die sonographische Verlaufskontrolle einer diffusen Leberparenchymerkrankung.

Da einige der diffusen Lebererkrankungen einen normalen computertomographischen Befund aufweisen (Hepatitis, M. Hodgkin, frühe Formen der Leberzirrhose, Amyloidose, Sarkoidose) ist hier der Ultraschall der Computertomographie überlegen.

Die Durchführung einer Angiographie ist nur bei Verdacht auf pathologische Gefäßveränderungen (Aneurysmen, Verschlüsse, venöser Kollateralkreislauf) oder von großen Leberresektionen (Beurteilung der Gefäßanatomie) angezeigt. Bei Leberparenchymerkrankungen ist die Angiographie im allgemeinen nicht erforderlich, da die Beurteilung der arteriellen Strombahn nur in seltenen Fällen zusätzliche Informationen erbringt.

Die besondere Wertigkeit der nuklearmedizinischen Verfahren liegt im Methodenvergleich. Sie sind wichtige, nichtinvasive und billige Ergänzungen im Algorithmus zur Diagnostik von Lebererkrankungen und leisten bei sachkundiger Indikationsstellung wertvolle Zusatzinformationen.

Milz

1 Anatomie und Topographie der Milz

Die Milz liegt als längs ovales, annähernd faustgroßes, ca. 150–200 g schweres Organ links subdiaphragmal in der Regio hypochondriaca, meist hinter oder lateral neben dem Magen. Im allgemeinen ist sie ca. 10–12 cm lang, 6–8 cm breit, 3–4 cm dick und kann starke funktionelle Volumenschwankungen aufweisen. Innerhalb der „Milznische", deren Boden von einer derben Gekröseplatte (Ligamentum phrenicocolicum) gebildet wird, liegt das Organ mit seiner Längsachse in Verlaufsrichtung der 10. Rippe, wobei die laterale Fläche dem Zwerchfell (Facies diaphragmatica), die konkav mediale eingeweihte Fläche dem Magen (Facies gastrica) und der linken Niere (Facies renalis) anliegt. Unter normalen Verhältnissen überragt die Milz auch bei tiefer Inspiration den Rippenbogen nicht, es sei denn, daß Lageanomalien vorhanden sind. Der Milzhilus ist mit dem Zwerchfell, der Hinterwand des Peritonealraumes und mit dem Pankreas durch das Ligamentum phrenicolienale verbunden, das sich nach kaudal in das Mesocolon transversum fortsetzt. In dieses Ligament sind die Milzgefäße eingeschlossen, welche vom kranialen Rand des Pankreas zum Milzhilus ziehen. Die Bursa omentalis reicht mit ihrem Recessus lienalis bis an den Milzhilus heran.

Die Arteria lienalis verläuft als volumenstarker Ast des Truncus coeliacus von rechts nach links am oberen Rand des Pankreas und liegt im proximalen Anteil direkt hinter der dorsalen Wand der Bursa omentalis. Im Milzhilus teilt sie sich in 6 oder mehr Endarterien auf. Die Vena lienalis entsteht aus mehreren Balkenvenen und zieht im Ligamentum phrenicolienale retropankreatisch zur Pfortader.

2 Radiologische Untersuchungsmethoden

2.1 Röntgenübersichtsaufnahme des Abdomens

Im Abdomen-Übersichtsbild ist die Milz als ovale, weichteildichte Verschattung links unter dem Zwerchfell nachweisbar. Die Facies diaphragmatica läßt sich meist besser beurteilen als die Facies visceralis, welche sich durch gasgefüllte Magen- oder Darmanteile einer genaueren Diagnostik entziehen können. Immerhin ist so die Festlegung der Grunddimension des Organs möglich. Zielaufnahmen der Milz unter Durchleuchtung, tomographi-

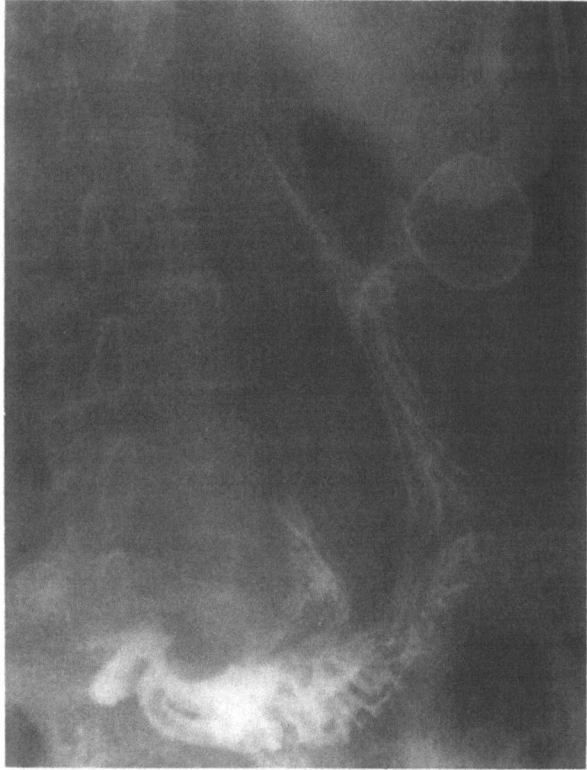

Abb. 126. 65 j.♀. Verkalkte Milzzyste, Bariumreste im Magen

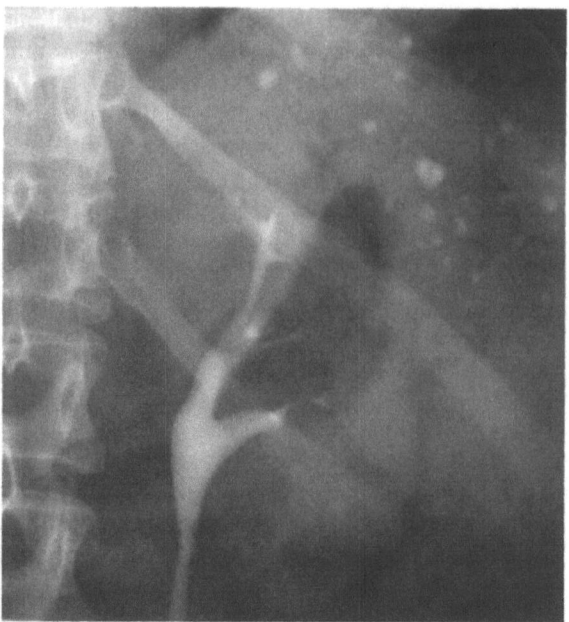

Abb. 127. 45 j.♀. Verkalkte Phlebolithen in der Milz

sche Aufnahmen und die Röntgenuntersuchung des Thorax können die Röntgendiagnostik der Milz komplettieren. Besonders ein Zwerchfellhochstand links mit einer Deformierung der Zwerchfellkontur, der Nachweis einer eingeschränkten Beweglichkeit des Diaphragma, sowie Ergußbildungen im linken Recessus phrenicocostalis können zwar unspezifische, aber indirekte Hinweise auf eine Milzerkrankung sein.

Die Splenomegalie führt zur Abdrängung des luftgefüllten Magens und Dünndarms nach rechts und kaudal. Auch kann die linke Kolonflexur und die linke Niere nach unten verlagert sein.

Milzverkalkungen sind durch die Röntgenaufnahme gut erfaßbar. Schalige Anordnungen weisen auf Zysten oder verkalkte Aneurysmen im Milzhilus hin (Abb. 126). Phlebolithen sind ovalär oder rundlich gestaltet und von wechselnder Größe (Abb. 127). Irreguläre Verkalkungsbezirke werden beim Hämangiom, beim Milzinfarkt, selten nach Malaria, Miliartuberkulose oder bei syphilitischen Gummen gefunden.

Die gesamte Kontrastierung einer geschrumpften Milz bei Thorotrastose wird heute nur noch selten beobachtet (Abb. 10, 128).

2.2 Sonographie

Die *sonographische Darstellung* der Milz kann durch eine Diät (Nahrung ohne blähende Bestandteile) am Tage vor der Untersuchung, sowie durch Gabe eines Polysiloxanpräparates erleichtert werden.

Eine Organexploration erfolgt mit Vorteil in Rechtsseitenlage oder Rechtsschräglage des Patienten, wobei der linke Arm über den Kopf geführt wird (FROMMHOLD u. KOISCHWITZ 1982). Die Abbildung der Milz geschieht durch longitudinale, transversale und interkostale Schnittrichtungen am besten mit Real-time-Geräten unter Verwendung kleiner beweglicher Schallköpfe (KELLER u. BROCKMANN 1983).

Ein transversaler Flankenschnitt wird zwischen Rippenbogenrand und Beckenkamm bei leicht nach kranial gekipptem Schallkopf durchgeführt (Abb. 129). Durch Longitudinalschnitte in mittlerer Axillarlinie läßt sich die Milz in ihrer gesamten Längsausdehnung erfassen. Desweiteren kann der Schallkopf auch im 9. und 10. Interkostalraum aufgesetzt und in Verlaufsrichtung dieser Rippen von kranial nach kaudal geführt werden (Abb. 129). So wird die Milz in Schrägrichtung ohne störende Schallschattenzonen der Rippen abgebildet (WEILL 1982).

Bei dynamischer Untersuchung in tiefer In- und Exspiration läßt sich das Milzparenchym echogra-

Abb. 128. Thorotrastose. Übersichtsaufnahme des oberen Abdomens mit Ablagerung des Thorotrast in Leber und Milz sowie in den hepato-lienalen Lymphknoten

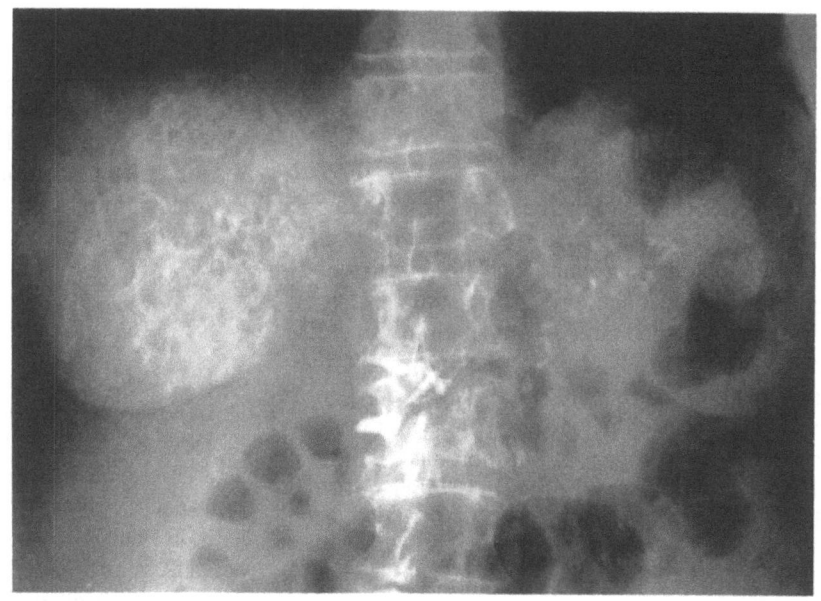

Abb. 129a–d. Skizzen. Wichtige Schnittführungen zur Ultraschalluntersuchung der Milz. **a** Position des Schallkopfes in linksseitiger, mittlerer Axillarlinie zur Darstellung der Milz im Longitudinalschnitt. **b** Im 10. ICR. **c** Im Transversalschnitt. **d** Von subkostal

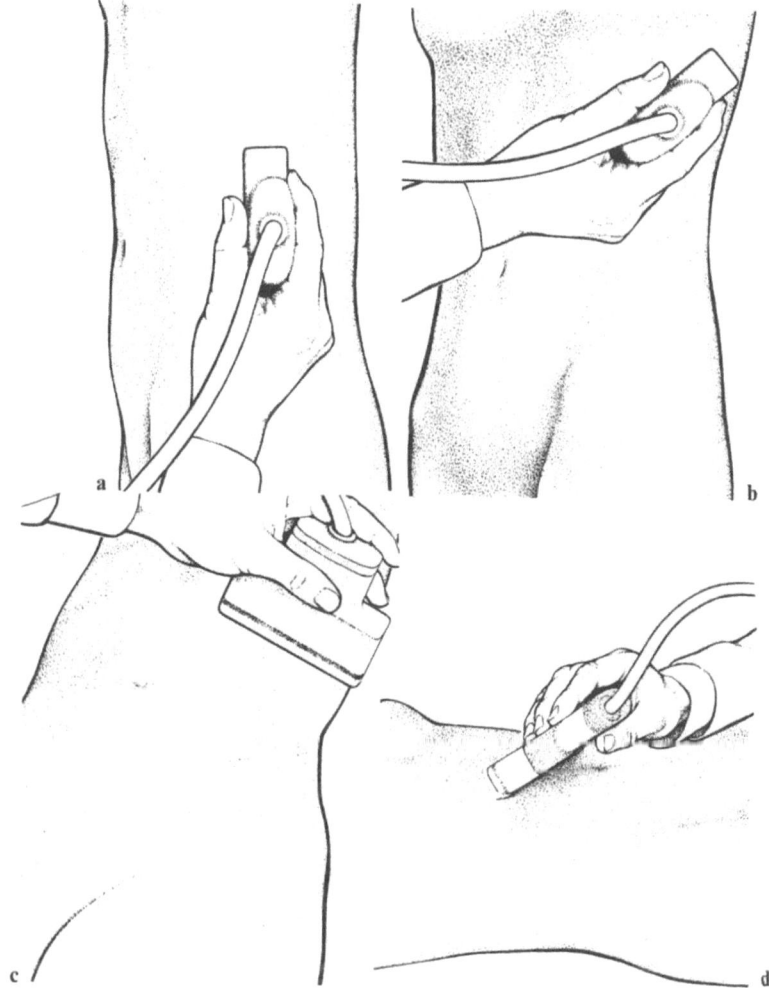

phisch gut durchmustern und somit vollständig beurteilen.

2.3 Computertomographie

Untersuchungstechnisch bestehen zwischen der computertomographischen Abbildung von Milz und Leber keine entscheidende Unterschiede. Es bedarf keiner besonderen Vorbereitung des Patienten, welcher wegen einer späteren Bolus-Injektion von Kontrastmittel lediglich nüchtern zur Untersuchung kommen sollte. Die Wahl der ersten Schicht richtet sich nach dem Topogramm, wobei sich Schnittrichtungen von kranial nach kaudal in Abständen von 8–10 mm bewährt haben. Für den Einsatz von Kontrastmitteln gelten die gleichen Überlegungen wie bei der Leber. Im Kontrastmittel-CT färbt sich die Milz sehr unterschiedlich in der frühaterteriellen Phase an (Abb. 130). Erst nach ca. 1 min ist das Parenchym nach Kontrastmittelgabe wieder homogen (HÜBENER 1978). In naher Zukunft wird ein neues fettlösliches Kontrastmittel, welches speziell vom RES der Milz aufgenommen wird, zur Diagnostik von diffusen Milzerkrankungen eingesetzt werden und neue Erkenntnisse bieten (ALFIDI u. LAVAL-JEANTET 1976; VERMESS et al. 1977; LAMARQUE et al. 1979; HAVRON et al. 1981).

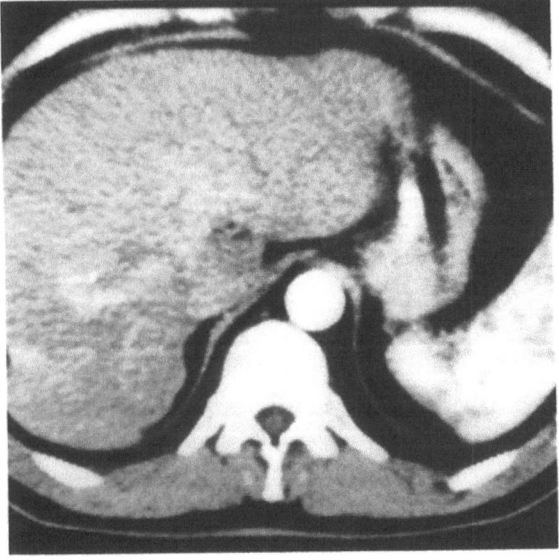

Abb. 130. Milz, Bolusgabe. Inhomogene Anfärbung der Milz in der Anflutungsphase des Kontrastmittels

2.4 Kernspintomographie

Untersuchungstechnisch bestehen zwischen der Darstellung von Leber und Milz keine wesentlichen Unterschiede. Die verwendeten Meßverfahren sind gleich, sie können deshalb im Abschnitt 2 „Untersuchungsmethodik der Leber" (s.S. 8) nachgelesen werden.

2.5 Angiographie

Die Darstellung der *A. lienalis* erfolgt in ähnlicher Weise wie die der A. hepatica communis über den *Truncus coeliacus* oder über die selektive Sondierung des Gefäßes, wobei die Katheterspitze möglichst weit in Richtung Milzhilus vorgeführt werden soll. Das angefertigte Serienangiogramm zeigt nach der arteriellen Darstellung eine Kontrastmittel-Füllung der V. lienalis und V. portae (indirekte Splenoportographie).

Die indirekte Darstellung des lieno-portalen Systems hat die direkte Splenoportographie abgelöst (FROMMHOLD 1974, 1975).

2.6 Nuklearmedizinische Untersuchungen

Von den vielfältigen Funktionen der Milz wird zur nuklearmedizinischen Untersuchung besonders die Fähigkeit der Phagozytose von Partikeln im RES und der Abbau von Erythrozyten in der roten Milzpulpa ausgenützt. So reichert sich ca. 5–10% des ^{99m}Tc Sc, welches für eine Routineuntersuchung der Leber appliziert worden ist, in der Milz an und kann zur Organdarstellung ausgenutzt werden. Eine stärkere Akkumulation dieses Nuklids in der Milz erfolgt bei einer progressiven hepatozellulären Schädigung, bei portaler Hypertension und bei Splenomegalien anderer Ursache. Die Milz kann aber auch isoliert durch wärmegeschädigte radionuklidmarkierte Erythrozyten (^{51}Cr-Na-Chromat, ^{99m}Tc) dargestellt werden.

Als Indikationen für eine nuklearmedizinische Untersuchung des Organs kann gelten:

Bestimmung der Milzgröße, Nachweis von Nebenmilzen, Nachweis einer Asplenie (Agenesie, funktionelle Asplenie), Milzinfarkt, intrasplenische Raumforderungen, Differentialdiagnostik von Raumforderungen im oberen linken Quadranten des Abdomen (subphrenischer Abszeß, Hämatome), Differentialdiagnostik der Polyglobulie/Polyzythaemia vera.

Trotz hoher diagnostischer Aussagekraft (90–95% mit 7–8% falsch-positiven und 1–2% falsch-negativen Resultaten) L. STADALNIK 1982), haben die nuklearmedizinischen Untersuchungsmethoden durch die Einführung von Ultraschall, Computertomographie und MRI an Bedeutung verloren, so daß heute vorwiegend die radiopharmakologische Funktionsdiagnostik im Vordergrund steht (Erythropathien, Diagnostik der portalen Hypertension).

3 Radiologische Anatomie der normalen Milz

3.1 Sonographie

Sonographisch wird die Milz in Abhängigkeit von der Schnittführung quer-ovalär, keilförmig oder sichelförmig abgebildet. Sie ist glattrandig und besitzt ein mittelstarkes homogenes Echomuster (Abb. 131). Zur Größenbestimmung des Organs hat sich die Echographie gut bewährt. Hinsichtlich der Durchmesser werden Grenzwerte in ventrodorsaler Richtung von 12 cm, im mittleren Transversaldurchmesser von 4–8 cm und in kraniokaudaler Länge von 14 cm angegeben (LUTZ u. MEUDT 1981; WEILL 1982; KELLER u. BROCKMANN 1983; FRANK et al. 1984).

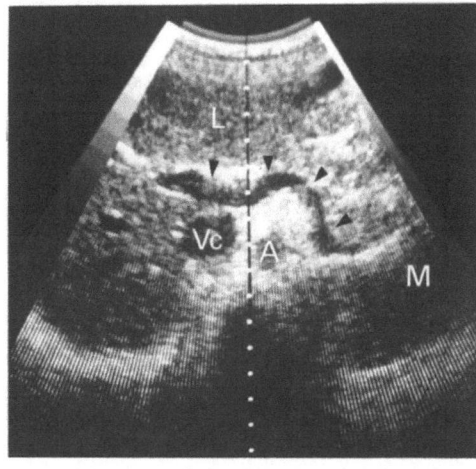

Abb. 132. Normale Milz. Transversalschnitt. Darstellung der V. lienalis im gesamten Verlauf (*Pfeile*) bis zur Einmündung in die Pfortader. *M* = Milz, *A* = Aorta, *L* = linker Leberlappen, *Vc* = V. cava

Die A. lienalis läßt sich bei Anwendung des dynamischen Real-time-Verfahrens von ihrem Ursprung aus dem Truncus coelicus bis zum Milzhilus kontinuierlich verfolgen. Die V. lienalis zieht vom Milzhilus, wo sie aus der Vereinigung mehrerer Venen entsteht, hinter der Cauda und dem Corpus pancreatis zur Pfortader (Abb. 132). Das Gefäß kann im gesamten Verlauf abgebildet werden, und dient besonders in der sonographischen Pankreasdiagnostik als Leitschiene zur Identifikation des Pankreas. Da die Milz hinsichtlich Lage, Größe und Form mit ausreichender Genauigkeit echographisch auch dann darstellbar ist, wenn sie den Rippenbogen noch nicht überragt, ist die Sonographie zur Diagnostik und Differentialdiagnostik frühzeitig heranzuziehen.

3.2 Computertomographie

Computertomographisch imponiert die Milz als ein homogenes Organ, dessen Dichtewerte nur gering unter jenen des Leberparenchyms (ca. 50, 46 ± 12 HE) liegt. Sie besitzt eine zarte Kapsel, das Parenchym ist gut vom benachbarten Fett abgesetzt. Im Nativ-Scan sind A. und V. lienalis in dem antero-medial gerichteten Hilus erkennbar. Nach Kontrastmittelgabe lassen sich Vene und Arterie in ganzer Ausdehnung darstellen, allerdings liegt die Milzarterie auf Grund ihres gewundenen Verlaufes selten in der gleichen Schicht-Ebene (Abb. 133). Sie wird in den verschiedenen Schnittebenen portionsweise abgebildet. Zur Gewebsdif-

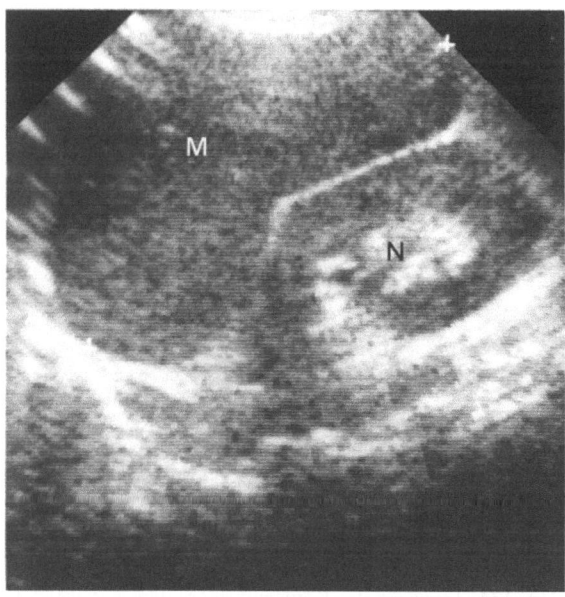

Abb. 131. Normale Milz. Longitudinalschnitt mit Abbildung des glattrandigen Organs (*M*), mittelstarkes, homogenes Echomuster der Milz, linke Niere (*N*)

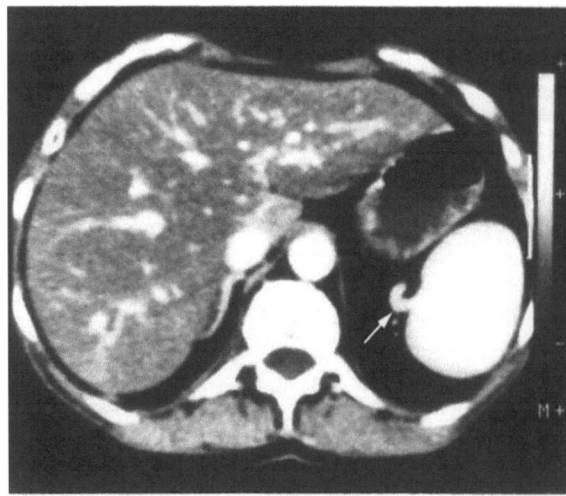
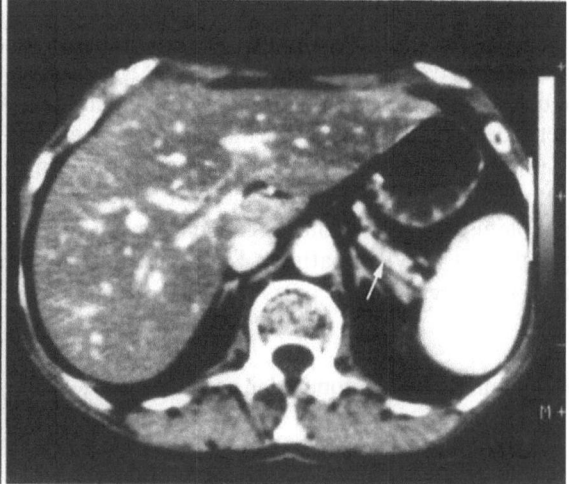

a   b

Abb. 133a, b. Darstellung der Milzarterie (*Pfeil*) in ihrem unterschiedlichen Verlauf nach Kontrastmittel-Bolusgabe

ferenzierung in der hilären und retropankreatischen Region sollte die Bolustechnik eingesetzt werden. So lassen sich Pankreas und linke Nebenniere von der normalen lienalen Gefäßanordnung differenzieren (Abb. 133a, b).

Bei der computertomographischen Größen- und Volumenbestimmung der Milz entstehen ähnliche Probleme wie bei der Leber (HENDERSON et al. 1981). Die in jeder Schicht etwas wechselnde Atemlage, kann die Volumetrie stark beeinflussen. Daher wird nicht selten der sog. „Milzindex" (Produkt aus Länge, Breite und Dicke) zur Größenabschätzung herangezogen.

3.3 Kernspintomographie

Die Milz läßt sich kernspintomographisch gegenüber den Nachbarschaftsstrukturen sehr gut abgrenzen und zeigt eine homogene Parenchymstruktur. Die arteriellen und venösen Milzgefäße sind in verschiedenen Abbildungsebenen leicht zu identifizieren (Abb. 134). Hinsichtlich der Meßsequenzen gelten die gleichen Bedingungen wie bei der Darstellung der Leber. Auf Grund des ausreichend vorhandenen Fettgewebes der Umgebung lassen sich Veränderungen an den Nachbarschaftsstrukturen (Nebennieren, Pankreasschwanz, retroperitoneale Strukturen) mühelos differenzieren. So werden besonders Anomalien, Form- und Lagevarianten gut erkannt.

3.4 Angiographie

Die *angiographischen Verfahren* dienen der direkten Darstellung von Milzarterie und Milzvene. Die Parenchymphase des normalen Organs zeigt eine homogene Kontrastmittelanreicherung (HAERTEL u. BEUSCH 1974). Eine noduläre Kontrastmittelanreicherung, vor allem zu Beginn der Parenchymphase, wird nur in 4% der Fälle gefunden.

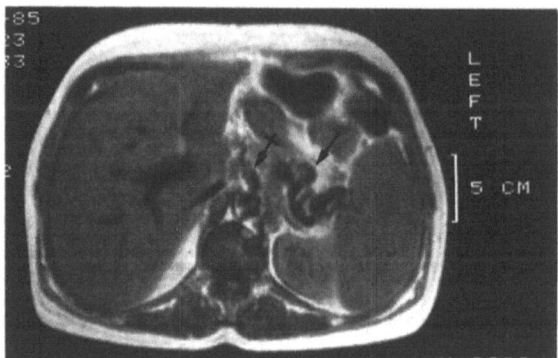

Abb. 134. Transversales Kernspintomogramm mit Darstellung der Milzgefäße, T1-gewichtet. A. lienalis (→), Truncus coeliacus (↔)

4 Anomalien, Form- und Lagevarianten der Milz

Milzanomalien sind mit Ausnahme der Nebenmilzen (akzessorische Milzen) selten.

Die Milzaplasie (Asplenie) ist meist mit anderen Anomalien (Herz- und Gefäßmißbildungen, Situsanomalien) kombiniert. Kann eine Milz nicht an typischer Stelle nachgewiesen werden, ist zudem an einen Zustand nach Splenektomie zu denken (Inspektion, Anamnese!).

Bei den Milzdystopien ist das Organ nicht weit von der üblichen Position entfernt (Verlagerung nach kranial, kaudal oder medial), kann aber in Einzelfällen auch intrathorakal und intrapelvin gelegen sein (Wandermilz) (BOSNIAK u. BYCK 1960; MILLER 1975).

Kleine *atrophische Milzen* bei Involution, Kachexie, multiplen Infarkten und schließlich Fibrosierungen werden häufiger beobachtet als angeborene Hypoplasien.

Die *Nebenmilzen* als separate Inseln von Milzgewebe mit Durchmessern zwischen 1–5 cm befinden sich meist in der Nähe des Milzhilus, seltener innerhalb des Pankreasschwanzes, können aber auch ohne Beziehung zur Hauptmilz an *beliebiger Stelle im Körper* angetroffen werden (DEMBNER u. TAYLOR 1978). Diese Veränderungen müssen einerseits vom Vorkommen mehrerer Milzen beim Polyspleniesyndrom (traumatische Milzzerreißung, artefizielle Milzgewebeversprengung), andererseits aber von echten Neubildungen (Lymphknotenvergrößerungen oder Tumoren im Milzhilus) differentialdiagnostisch abgegrenzt werden (ZACH et al. 1977).

Als Formvariante hat die *gelappte Milz* (Lien lobatus) insofern Bedeutung (GOODING 1978), als Fehldeutungen von Tumoren im Bereich der linken Niere oder Nebenniere sowie des Pankreasschwanzes möglich sind (Abb. 135).

Das *Abdomen-Übersichtsbild* hat für die Diagnostik der Milzveränderungen nur eine geringe Bedeutung. Eine Verlagerung der linken Kolonflexur nach kranial und des Magens nach links deutet auf eine, allerdings seltene, *Aplasie der Milz* hin, soweit kein Zustand nach Splenektomie vorliegt. Dystopische Veränderungen führen zu sekundären Zeichen am Zwerchfell oder am Magen (Vorwölbung des Diaphragma, Impressionen des luftgefüllten Magens). Andere Milzanomalien sind im Abdomen-Leerbild nur bei ausgeprägten Verkalkungen, wie z.B. nach Miliartuberkulose oder Thorostrastose zu diagnostizieren.

Im *Sonogramm* werden Fehldiagnosen vermieden, wenn man differentialdiagnostisch an die oben aufgeführten Anomalien, Form- und Lagevarianten denkt. Die Darstellung der Milzvene in ihrer ganzen Ausdehnung unter Real-time-Bedingungen ist für die korrekte Diagnostik wichtig. Gegenüber anderen Organstrukturen kann die Milz ferner anhand ihres homogenen, fast granulären Reflexmusters differenziert werden. Die akzessorischen Milzen imponieren in der Regel als kugelige, glatt berandete Gebilde im Milzhilus (SYM-

Abb. 135a, b. Lagevariante der Milz. **a** Milzbuckel, der im Nativ-Scan von einem Nierentumor nicht sicher unterschieden werden kann (→). **b** Nach Kontrastmittelgabe isodense Anfärbung dieses Areales mit dem übrigen Milzgewebe

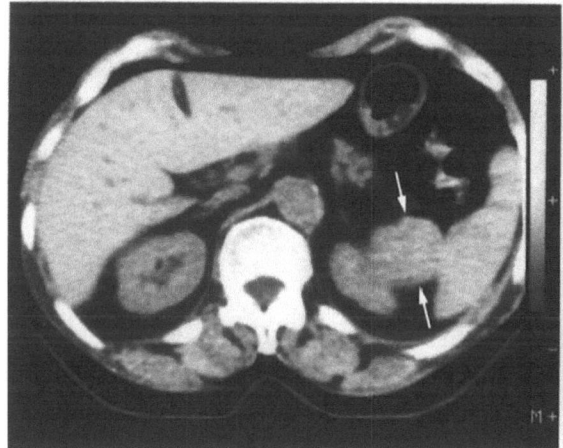
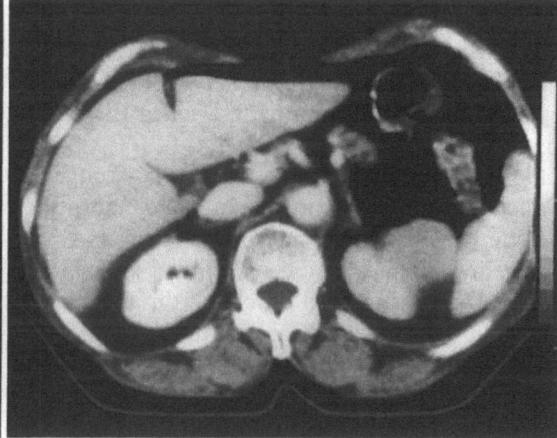

a   b

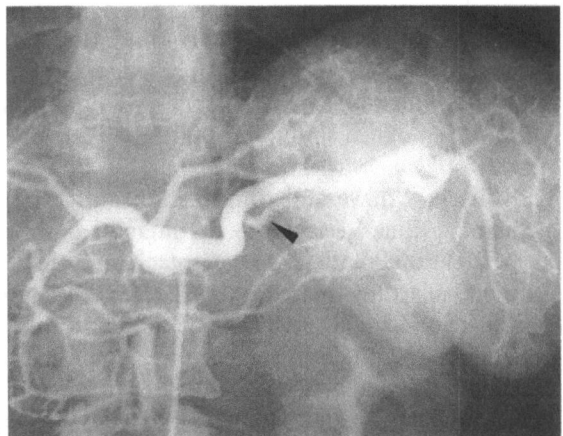

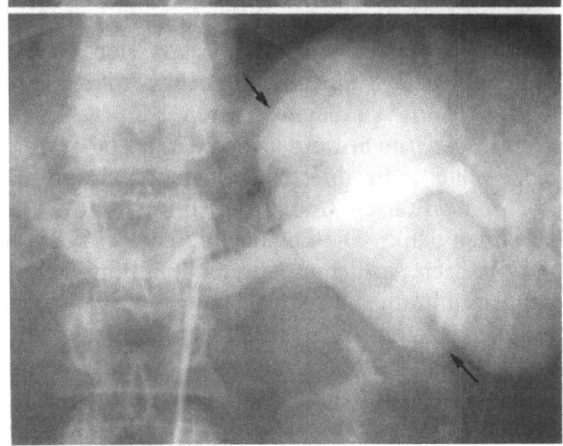

Abb. 136a, b. 34 j.♂. Große Nebenmilz (*Pfeile*) im Milzhilus. A. lienalis accessoria (*Pfeilspitze*). Zöliakogramm: **a** arterielles, **b** venöses Bild

5 Umschriebene Milzerkrankungen

5.1 Zystische Veränderungen

Anlagebedingte dysontogenetische (echte) Milzzysten bilden eine Rarität und treten meist solitär auf. Sie sind ungekammert, dünnwandig und liegen häufig subkapsulär in den kranialen Milzanteilen.

Erworbene Pseudozysten als Folge einer Milzbeteiligung beim abdominellen Trauma sind nur im Stadium der unvollständigen Resorption nach der Hämorrhagie von den echten Zysten zu unterscheiden.

Die zystische Echinokokkose ist die häufigste zystische Erkrankung der Milz und wird in ca. 5% aller Echinococcus cysticus-Infektionen angetroffen. Die uni- und multilokulären Läsionen können an der Innenwand Tochterzysten aufweisen, im Stadium der Degeneration auch schalige Wandverkalkungen bilden, welche als differentialdiagnostische Merkmale bedeutungsvoll sind. Gelegentlich ist aber auch hier die Abgrenzung zu verflüssigten Milzinfarkten, gereinigten Abszessen und nekrotischen Tumoren schwierig.

Der Echinococcus alveolaris verändert das Organ wie bei einer malignen Neoplasie.

Sonographisch ist der Nachweis zystischer Milzveränderungen problemlos. Sie dokumentieren sich als mehr oder minder große, akustisch homogene Areale mit scharfer Begrenzung und relativer Schallverstärkung in Schallstrahlrichtung. Die

MERS 1978). Auch hier gelingt oft eine Darstellung der Gefäßverbindung zum Hauptorgan, womit die Diagnose gesichert ist. Die Diagnostik ist nur dann erschwert, wenn nach Splenektomie die Nebenmilzen hyperplastisch verändert sind.

Grundsätzlich sind die genannten Veränderungen der Milz auch *computertomographisch* erfaßbar. Die differential-diagnostischen Probleme sind die gleichen wie bei der sonographischen Exploration.

Angiographisch sind dystope Verlagerungen, wie auch Nebenmilzen, am Abgang der versorgenden Arterien aus dem Truncus coeliacus und an den regelrechten intralienalen Gefäßen zu erkennen. Die Diagnostik wird durch die direkte Kontrastierung über einen Milzhilus mit zu- und abführenden Organgefäßen, sowie durch die Parenchymkontrastierung im Serienangiogramm erleichtert (RÖSCH 1973) (Abb. 136).

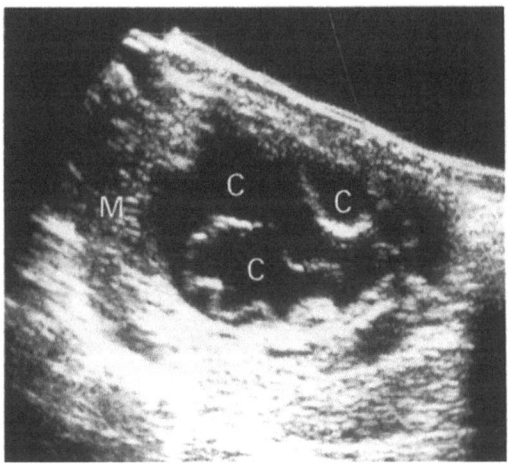

Abb. 137. E. cysticus-Befall der Milz. Schrägschnitt im 10. ICR. Multiple, teils facettenförmige zystische Hohlräume (*C*), *M* = normales Milzparenchym

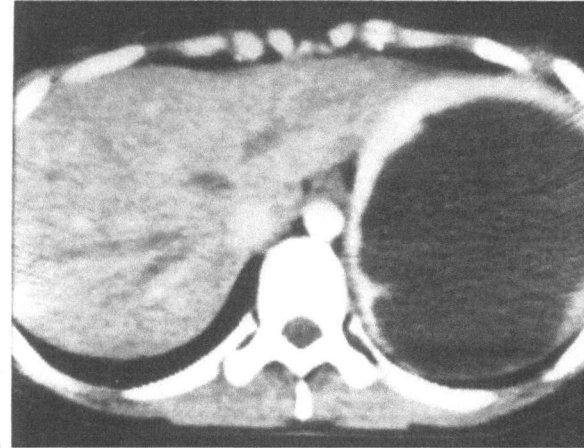
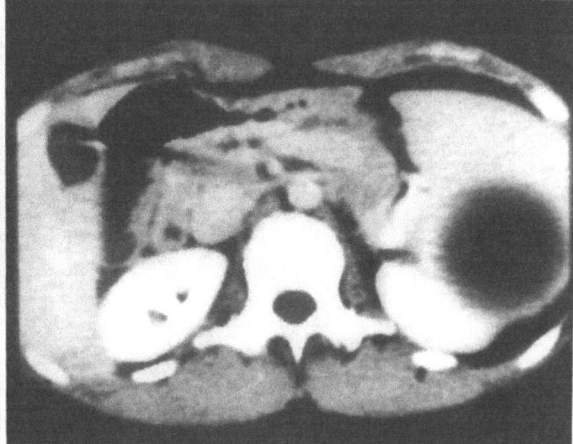

a   b

normalen Parenchymanteile der Milz können mitunter komprimiert und verlagert werden. So führt
oft eine zufällig entdeckte asymptomatische Splenomegalie zur Untersuchung. Die differentialdiagnostische Abgrenzung eines parasitären Milzbefalls gegenüber uni- oder multilokulären zystischen
Veränderungen anderer Dignität bietet die gleichen Probleme wie in der Leber und ist dort dargestellt. Erkennt man in der vergrößerten Milz multiple, teils facettenförmige, zystische Hohlräume
(Abb. 137), so sollten auch Leber und Pankreas
unter dem Verdacht eines *Echinokokkus-Befalls*
untersucht werden (WEILL 1978).

Milzabszesse zeigen eine echodichtere, unscharfe Begrenzung, sowohl zum Milzparenchym
als auch zur Abszeßhöhle, welche sonographisch
je nach Grad der Nekrotisierung oder Verflüssigung des Abszeßmaterials eine unterschiedliche
Reflexibilität aufweist (PAWAR et al. 1982; KELLER
u. BROCKMANN 1983).

Computertomographisch zeigen Zysten mit ihrem wässrigen Inhalt Dichtewerte um 0 Hounsfield-Einheiten. Die Diagnostik bietet auf Grund
des typischen Erscheinungsbildes keine Schwierigkeiten (Abb. 138).

Die *parasitären Zysten* ähneln den angeborenen
oder erworbenen zystischen Veränderungen, liegen
aber eher peripher und weisen je nach Vorhandensein von Tochterzysten unterschiedliche Dichtewerte auf. Häufig sind schalenförmige Verkalkungen im Bereich der Zystenwand erkennbar (SYM-
MERS 1978) (Abb. 139).

Der *Echinococcus alveolaris* manifestiert sich als
ein unscharf begrenztes, hypodenses Areal mit
fleckigen oder scholligen Verkalkungen. Der
gleichzeitige Befall der Leber ist obligat.

Abb. 138a, b. Milzzyste. Große Milzzyste nach Kontrastmittelgabe, in den kranialen Schnitten ist nur noch ein kleiner Saum normalen Milzgewebes zu erkennen

Intralienale Hämatome, aber auch subkapsuläre
Blutungen zeigen am Beginn relativ hohe Dichtewerte zwischen 50–70 HE (Abb. 140), welche innerhalb der folgenden Tage unter die Dichte des
normalen Milzparenchym absinken, so daß die Läsionen schließlich als hypodense Areale imponieren, die von anderen zystischen Veränderungen
nicht mehr unterscheidbar sind.

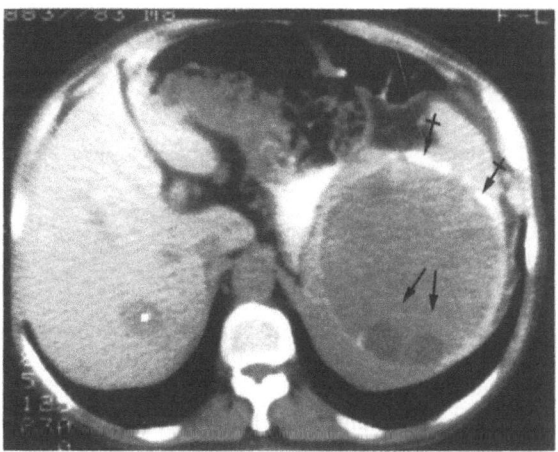

Abb. 139. Echinokokkus der Milz (histologisch gesichert).
Innerhalb einer großen zystischen Raumforderung im Bereich der Milz zwei kleine scharf berandete, rundliche, stark
hypodense Areale (→), die Tochterzellen entsprechen.
Schalige Kapselverkalkungen (↦)

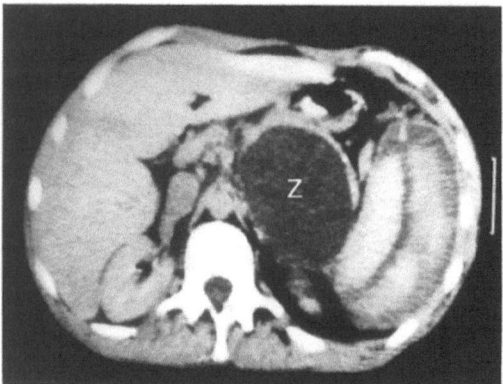

Abb. 140. Pankreatitis. Ausgedehnte intralienale Blutung bei einem akuten Schub einer chronischen Pankreatitis NB. große Pankreaszyste (*Z*)

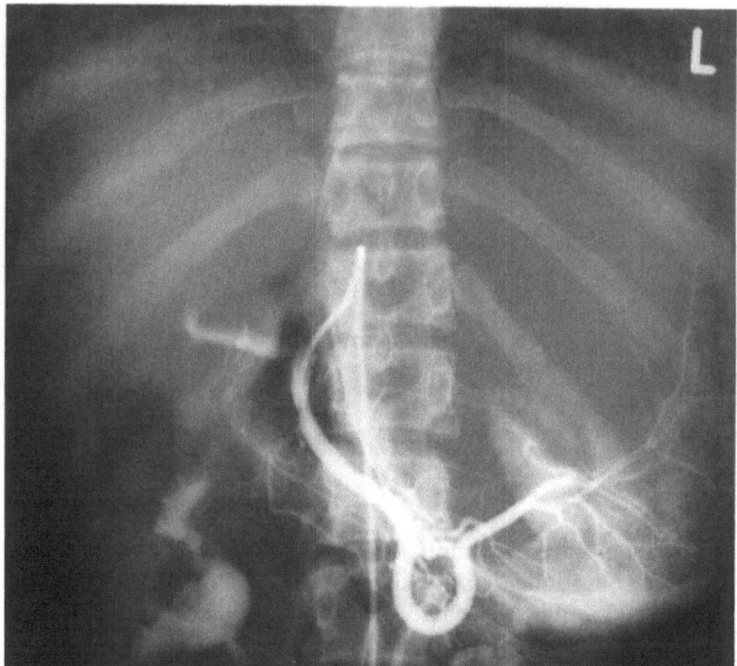

a

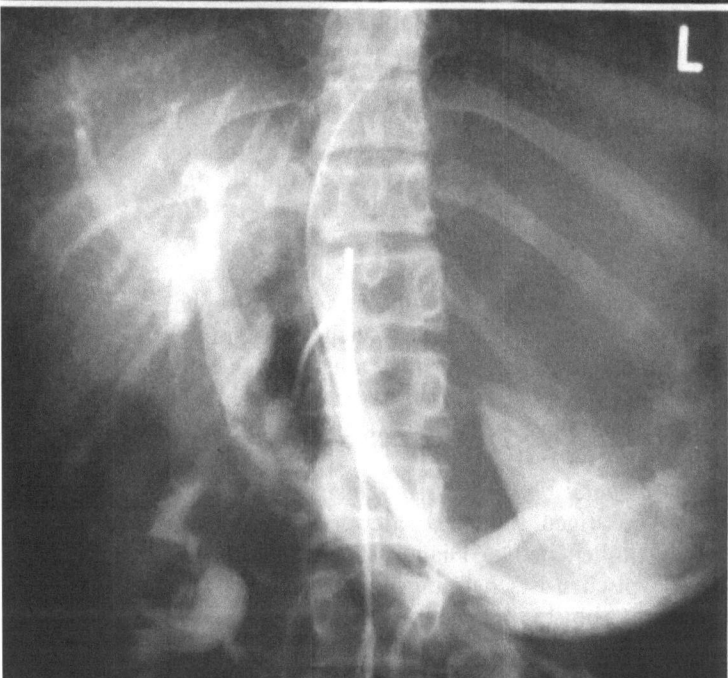

Abb. 141a, b. 25 j.♀. Große Milzzyste mit Verlagerung der Nachbarorgane, offene V. lienalis. Lienalis-Angiogramm: **a** arterielles, **b** venöses Bild

b

Die Abgrenzung eines flüssigkeitsgefüllten Magenfundus gegenüber Zysten gelingt leicht durch Gabe von Kontrastmittel.

Im *Angiogramm* zeigen Zysten einen avaskulären, scharf begrenzten Bezirk mit bogigem Randsaum und dünnen Gefäßverlagerungen wie bei Leberzysten bereits beschrieben (Abb. 141a, b).

Auch sind die arteriographischen Unterscheidungskriterien zwischen zystischer und alveolärer Echinokokkose die gleichen wie beim Leberbefall. Die zystischen Läsionen müssen differentialdiagnostisch gegen Zysten im Pankreas, der Niere und Nebenniere abgegrenzt werden (Shanser et al. 1973).

Abszesse besitzen einen breiteren, manchmal höckrigen Wandsaum. Durch das Fehlen von Kontrastmittelseen, arteriovenösen Shunts und der vorzeitigen Venenfüllung lassen sie sich von malignen Veränderungen abgrenzen.

5.2 Solide Veränderungen

Die seltenen *benignen Milztumoren* werden wegen ihrer Symptomlosigkeit in der Regel zufällig erkannt. Pathologisch-anatomisch handelt es sich hauptsächlich um *knotige Hyperplasien* (Splenome, Hamartome) und kapilläre bzw. kavernöse *Hämangiome.*

Außergewöhnlich sind auch primär maligne Tumoren der Milz wie Endotheliome oder Hämangiosarkome. Häufiger ist hingegen der Milzbefall in Form *nodulärer Manifestationen bei Hodgkin- und Non-Hodgkin-Lymphomen,* sowie der *metastatische Milzbefall.* Mitunter können auch benachbarte Malignome auf die Milz übergreifen.

Sonographisch stellen sich solide umschriebene Raumforderungen der Milz, ähnlich wie Lebertumoren als Zonen unterschiedlicher Reflexmuster dar, welche vom normalen Milzparenchym differenzierbar sind. *Hamartome* zeigen eine gemischte, stärker reflektierende Struktur, kapilläre Häman-

giome kennzeichnen sich als rundliche echoarme Bezirke, kavernöse Hämangiome als reflexreiche, fast gestanzte Defekte (SILER et al. 1980).

Beim Nachweis multipler solider, teils weniger, teils stark reflektierender runder, gut begrenzter Raumforderungen innerhalb einer vergrößerten und eventuell unregelmäßig deformierten Milz, ist an einen metastatischen Befall des Organs zu denken (MURPHY u. BERNARDINO 1975) (Abb. 142). Dabei weist ein echoarmer ringförmiger Randsaum (Kokarde) um die Läsionen auf ein schnelles Wachstum hin und ist ein Ausdruck der Malignität. Liegen innerhalb der Tumoren Einschmelzungen bzw. Blutungen vor, so fällt je nach Ausprägungsgrad die Abgrenzung zu Zysten und Abszessen schwer. Bei multilokulären nodulären hyporeflexiblen Zonen sind maligne Systemerkrankungen in die Diagnostik einzubeziehen. Jedoch ist eine vorsichtige Interpretation des sonographischen Befundes angezeigt.

Die ultraschallgezielte Feinnadelbiopsie mit anschließender zytologischer Aufarbeitung des Punktionsmaterials bietet sich hier als Methode der Wahl in der weiteren Untersuchungsabfolge an.

Computertomographisch sind die diagnostischen Erfahrungen mit benignen (Abb. 143) und primär malignen Milztumoren auf Grund deren Seltenheit gering (SYMMERS 1978). Hingegen wird die Sensiti-

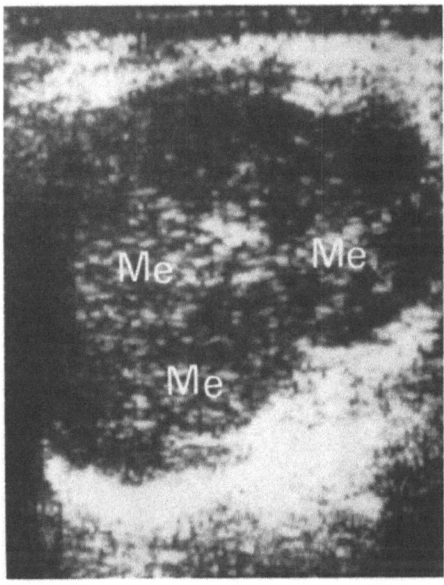

Abb. 142. Metastasen der Milz bei Ovarialkarzinom. Transversalschnitt im 10. ICR. Vergrößertes und deformiertes Organ mit unregelmäßiger Reflexbelegung. *Me* = Metastase

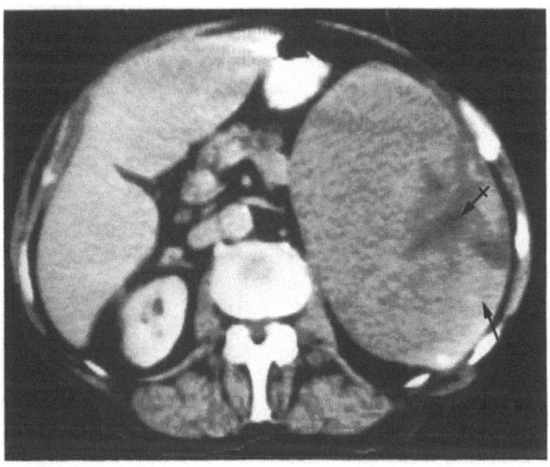

Abb. 143. Kavernöses Hämangiom der Milz. Nur noch geringes Restparenchym der Milz (→). Großes kavernöses Hämangiom mit mehreren thrombosierten Arealen in seinen lateralen Anteilen (↦)

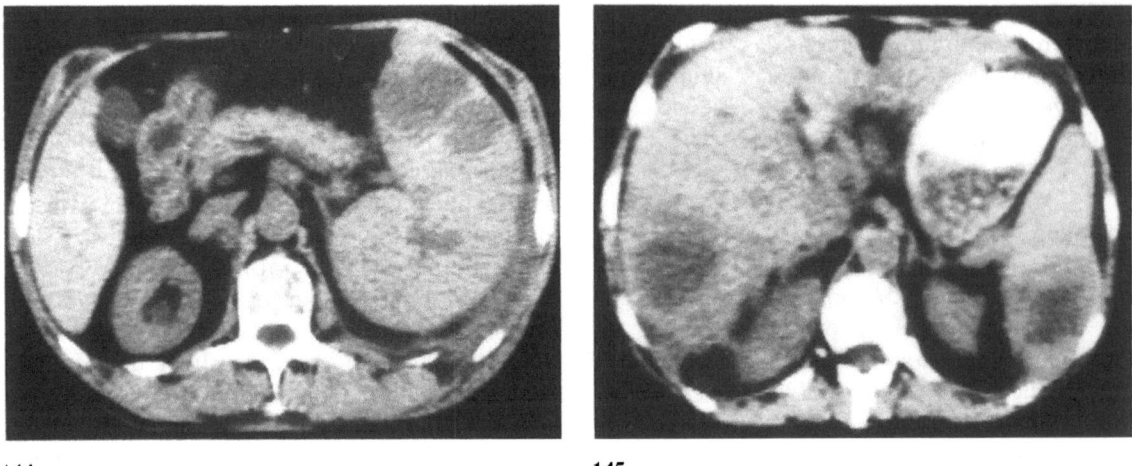

144   145

146 a–d

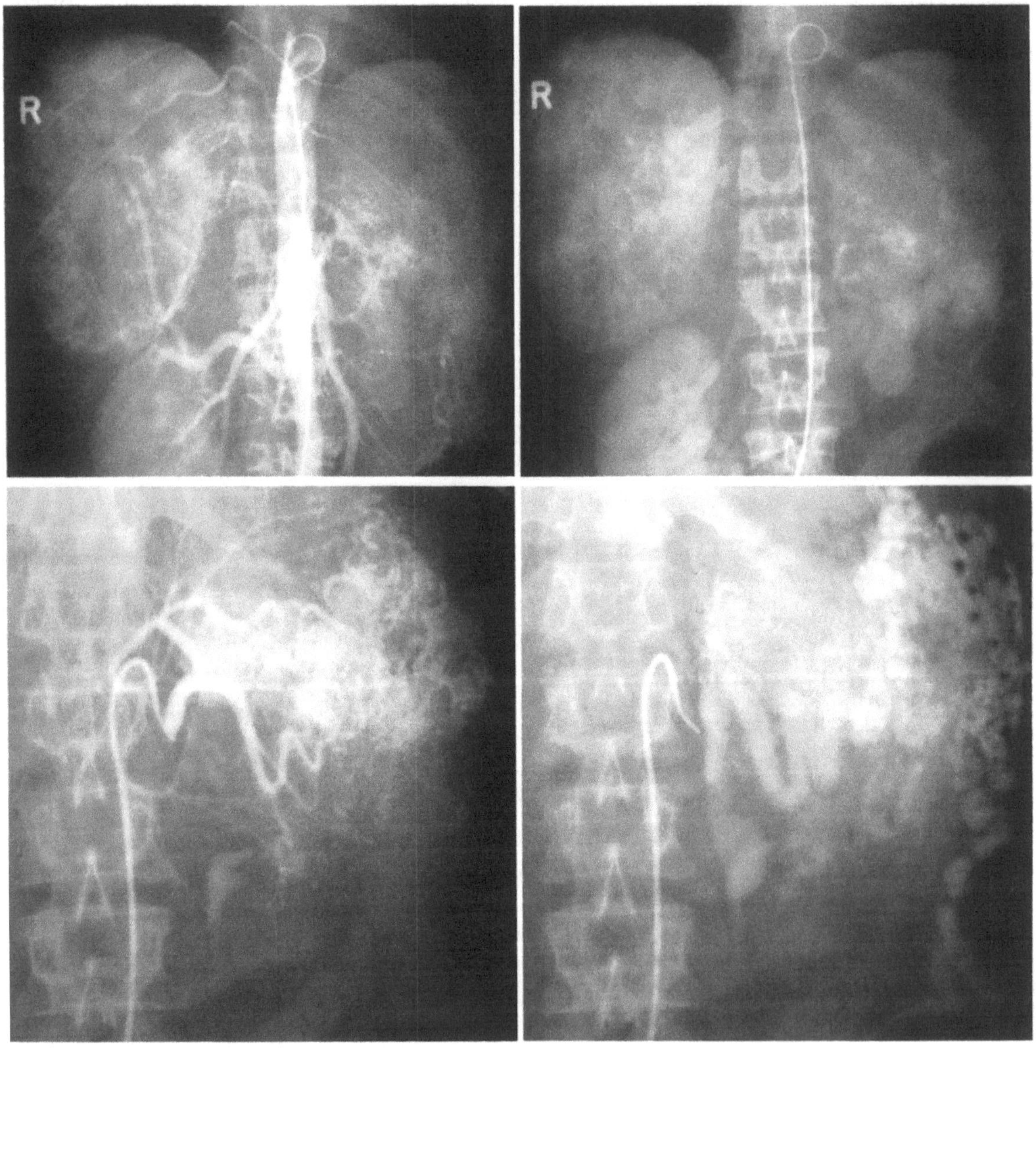

Abb. 144. Non-Hodgkin-Lymphome. Zwei relativ scharf berandete hypodense Zonen in den vorderen Anteilen der deutlich vergrößerten Milz

Abb. 145. Sigmakarzinom. Relativ große unscharf berandete hypodense Zone in den unteren Anteilen der Milz (Metastasen) NB. Intrahepatische Metastasen

Abb. 146a–d. 58 j.♀. Milz- und Leberhämangiome mit Spleno-, Hepatomegalie. Portale Hypertension durch Kompression der V. portae. Dilatation der versorgenden Milz-, Leber- und Interkostalarterien. Schrumpfniere links. Verlagerung der rechten Niere nach kaudal. **a, b** Aortogramm, **c, d** selektive Darstellung der A. lienalis

◀——————————————————————————

vität für die Erkennung eines diffusen und nodulären Milzbefalls bei Systemerkrankungen mit 50–90% geschätzt. Im allgemeinen besitzen fokale Herdbildungen bei den *Non-Hodgkin- und Hodgkin-Erkrankungen* eine niedrige Densität, besonders beim histiozytärem Typ des Befalls (Abb. 144). Beim metastatischen Befall der Milz steht die hämatogene Ausbreitung des *Melanoms* vor anderen malignen Neoplasien prozentual im Vordergrund (Abb. 145). In den meisten Fällen besteht eine Isodensität zum Milzgewebe, was die Diagnostik erschwert. Einfacher lassen sich Tumoreinschmelzungen mit nekrotischen oder verflüssigten Gewebsanteilen erkennen, die sich nach

Kontrastmittelgabe gut zur Umgebung kontrastieren und eine zerklüftete Innenkontur aufweisen (SCHERTEL 1980).

Die *Angiographie* kann besonders zur Diagnostik von gefäßreichen umschriebenen Milzveränderungen beitragen. So besitzen *Hamartome* und *Hämangiome* unregelmäßig geschlängelte Gefäße (Abb. 146). Auch werden kleine Aneurysmen, Kontrastmittelseen und arterio-venöse Fisteln beobachtet. Die Unterscheidung zu den malignen gefäßreichen Hämangiosarkomen bereitet Schwierigkeiten. Lediglich die stärkere Kontrastmittelanfärbung in der spätarteriellen und frühvenösen Phase kann auf eine Malignität hinweisen, da pathologische Gefäße fehlen können.

Der noduläre Befall bei Systemerkrankungen ist ebenfalls durchwegs avaskulär. Er ähnelt dem angiographischen Bild bei Milzmetastasen, während hypervaskularisierte Filiae eine verstärkte Kontrastmittelanreicherung gegenüber dem normalen Milzparenchym aufweisen (KISHIKAWA et al. 1978).

Abb. 147a, b. 56 j.♀. Malignes Histiozytom der Milz mit unregelmäßig konturierten und verlagerten Arterien. Speicherdefekt im Milzparenchym (*Pfeile*), Splenomegalie. Zuweisung zur Zöliakographie wegen okkulter Magen-/Darmblutungen. Zöliakogramm: **a** arterielle, **b** venöse Phase

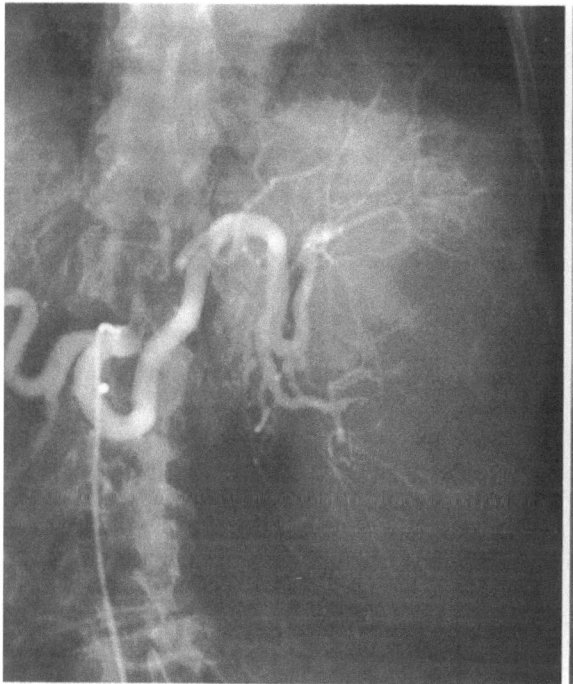

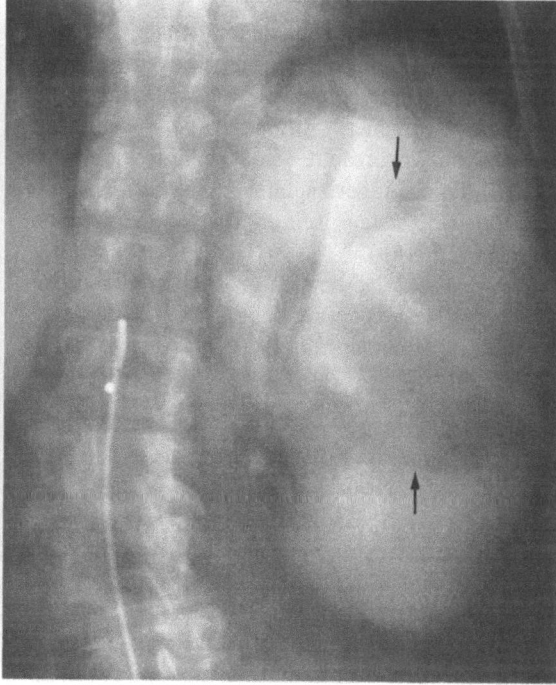

a   b

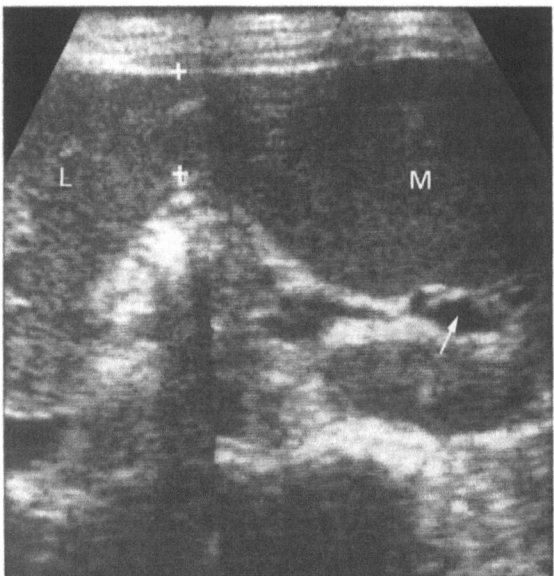

Abb. 148. Hepato-Splenomegalie bei Pfortaderhochdruck. Transversalschnitt. Große Leber und Milz mit lockerem, homogenen Reflexionsmuster. *M* = Milz, *L* = Leber, Milzhilus (*Pfeil*)

6 Diffuse Milzerkrankungen

Milzerkrankungen, welche das gesamte Parenchym befallen, führen meist zu einer *Splenomegalie,* die auch als klinisches Symptom im Vordergrund steht. Nur ausnahmsweise bleibt eine normale Milzgröße erhalten.

Splenomegalien verschiedenen Ausmaßes werden durch akute und chronische Infektionskrankheiten, Erkrankungen des RES sowie durch die bereits beschriebenen primären und sekundären Milztumoren verursacht. Sie können aber auch Ausdruck einer längerbestehenden *Druckerhöhung im portalen Kreislauf* sein (Zirrhose der Leber) (Abb. 91, 111, 148).

Echographisch lassen sich grobschematisch drei Formen der Reflexgebung bei *diffusen Milzerkrankungen* unterscheiden (FROMMHOLD u. KOISCHWITZ 1982):

a) eine wenig reflexgebende Form, welche bei malignen Ursachen einer Splenomegalie gefunden wird (Hodgkin- und Non-Hodgkin-Lymphome, chronisch lymphatische Leukämie),
b) die mittelgradig reflexgebende Form, welche bei benignen Erkrankungen wie Myelofibrose und Pfortaderhochdruck auftritt und
c) eine stark reflexogene Form, welche auf nicht maligne chronische Entzündungsursachen (Tuber-

kulose, Sarkoidose, Lipoidspeichererkrankungen) hinweist.

Von dieser etwas formalen Gliederung bestehen sicherlich abweichend fließende Übergänge, besonders bei hämatologischen Erkrankungen und Infektionskrankheiten. Trotz Entwicklung quantitativer Methoden zur Erfassung des Reflexionsverhaltens parenchymatöser Organe, wird die Dignität auch gerade bei den diffusen Erkrankungen der Milz durch eine Feinnadelbiopsie geklärt werden müssen. Wertvoll ist jedoch die Vergleichsuntersuchung anhand von Krankheitsverläufen, um progressiv pathologische Veränderungen frühzeitig zu diagnostizieren.

Computertomographisch ist es sehr oft schwierig, einen diffusen Milzbefall im Rahmen der Grunderkrankung nachzuweisen, da die Splenomegalie einerseits zu unspezifisch ist (Abb. 149), andererseits normal große Milzen einen Befall im Rahmen eines malignen Lymphoms haben können (BEST et al. 1978; JONES et al. 1978; FEUERBACH et al. 1979; SCHERTEL 1980).

Erhöhte Dichtewerte der Milz finden sich bei der Hämochromatose oder als Sekundärfolgen von hämolytischen Anämien. Lipoidspeichererkrankungen (M. Gaucher, M. Niemann-Pick) zeigen ein inhomogenes Parenchymmuster. Nach Kontrastmittelgabe bleiben in dem massiv vergrößerten Organ zahlreiche Areale verminderter Kontrastierung erhalten.

Die *angiographischen Verfahren* sind für die Diagnostik von diffusen Milzerkrankungen wenig geeignet.

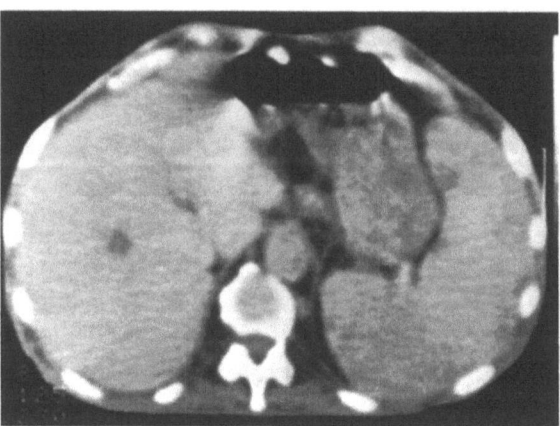

Abb. 149. Organbefall bei Non-Hodgkin-Lymphom (operativ gesichert). Deutlich vergrößerte Milz mit diffuser, inhomogener Strukturierung, bedingt durch ausgedehnte lymphatische Infiltrate

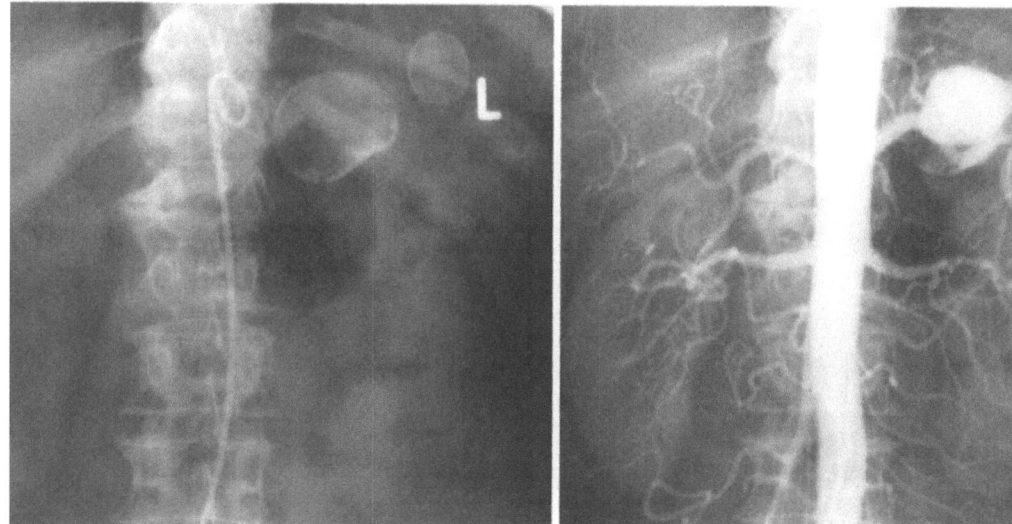

a   b

7 Gefäßbedingte Milzerkrankungen

Aneurysmen der A. lienalis sind relativ häufig. Sie kommen entweder solitär, meist nahe dem Milzhilus oder multipel an Gefäßaufzweigungen bzw. intralienal vor und können bisweilen eine beachtliche Größe erreichen. Thrombosen im Aneurysma und ausgedehnte Verkalkungen kommen vor (Abb. 150a, b).

Bei anhaltender portaler Hypertension mit Splenomegalie werden häufig extreme Dilatationen und Schlängelungen der A. lienalis mit *Wandverkalkungen* und *Aneurysmen* gefunden

Abb. 150a, b. 59 j.♀. Teilthrombosiertes und vollständig thrombosiertes, verkalktes Milzarterienaneurysma. **a** Nativbild, **b** Aortogramm

Abb. 151. 29 j.♂. Multiple Aneurysmen der A. gastrica sinistra und A. lienalis bei lange bestehender portaler Hypertension, Splenomegalie. Juvenile, posthepatitische, grobknotige Leberzirrhose mit Aszites (*Pfeile*). Ursprung der A. hepatica sinistra aus der A. gastrica sinistra (*Pfeilspitze*). Ursprung der A. hepatica dextra aus der A. mesenterica superior (nicht abgebildet)

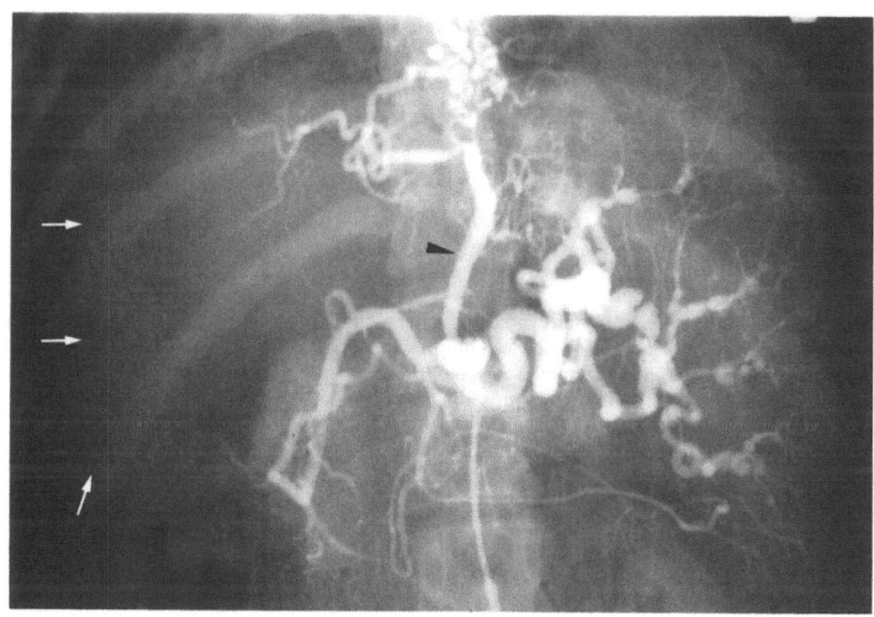

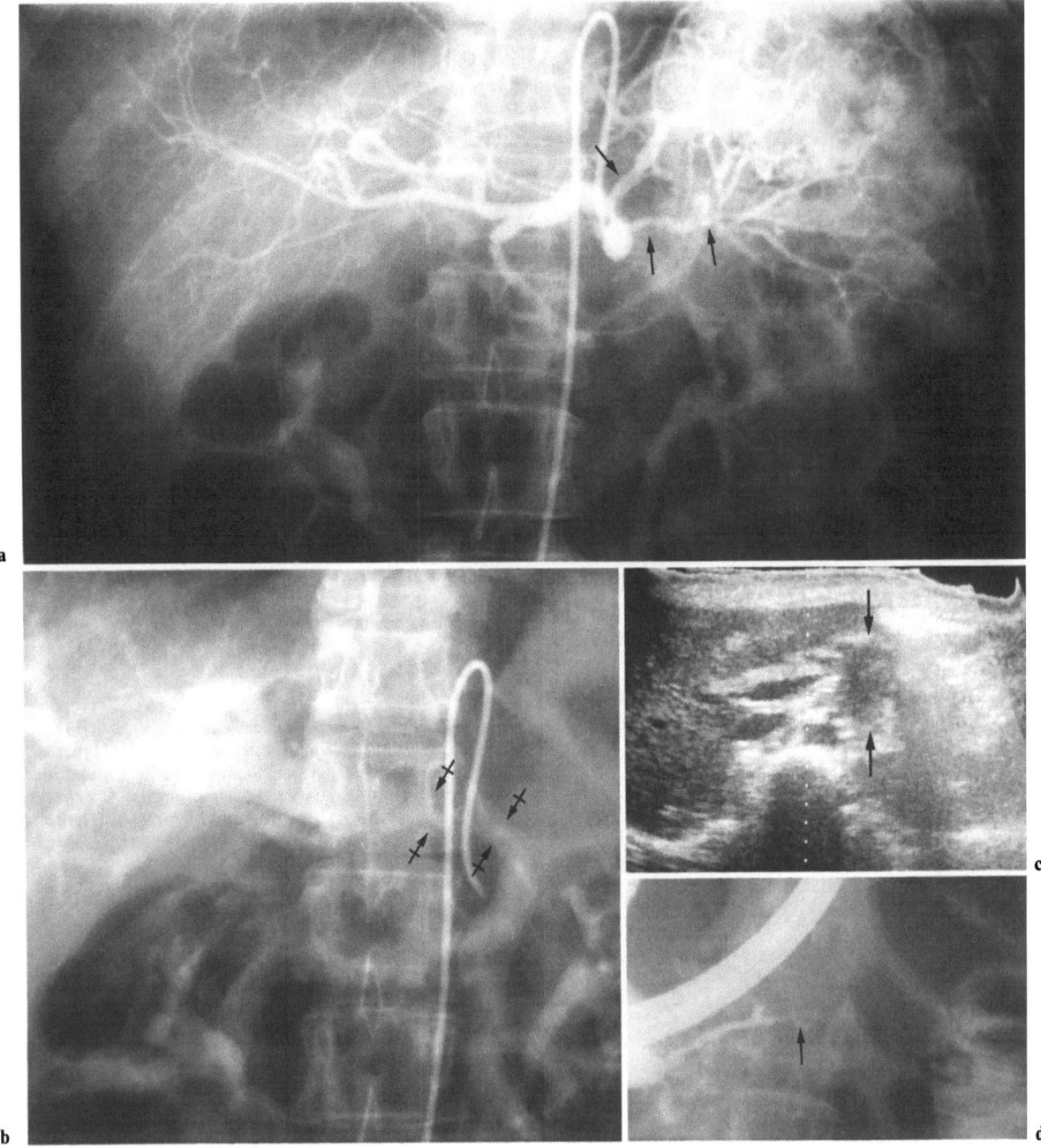

Abb. 152a–d. 59 j.♀. Einengung und Infiltration der A. lienalis und A. gastrica sinistra (→), sowie Kompression der V. portae (↦) bei Pankreaskarzinom. **a** Zöliakogramm, arterielle Phase, **b** Mesenterikogramm, venöse Phase **c** Sonographie, transversal: Tumor (→) des Corpus pancreatis, **d** retrograde Pankreatikographie: Kontrastmittelstopp im D. pancreaticus (→)

(Abb. 151). Die Aneurysmen können rupturieren und damit zu lebensbedrohlichen Situationen führen.

Die Tumorinfiltrationen und die fibromuskuläre Dysplasie sind hingegen selten und müssen von der Arteriosklerose des Gefäßes differentialdiagnostisch abgegrenzt werden (Abb. 152a–d).

Akute oder chronische Verschlüsse der Milzarterienäste führen zu *Infarkten*, welche in der Regel keilförmig zur Milzoberfläche hin ausgebildet

sind. Ein embolischer Verschluß der A. lienalis
kann zur Organnekrose führen.

An Komplikationen nach einer Infarzierung
sind Abszeß- und Zystenbildungen sowie narbige
Einziehungen der Milzoberfläche mit adhärenten
Veränderungen oder Verkalkungen bekannt.

Die V. lienalis entwickelt bei langanhaltendem
portalen Hochdruck Sklerosierungserscheinungen
mit Wandverkalkungen. Verschlüsse und *Wandthrombosen der Milzvene* entstehen durch Kompression oder Infiltration der Gefäßwand infolge
benachbarter Raumforderungen oder beim Hochdruck im lieno-portalen System (Abb. 152). Hier
führt die venöse Abflußhinderung zum *prähepatischen Block* mit seiner typischen Kollateralenbil-
dung und Splenomegalie (s. auch Abschnitt 9
„Portale Hypertension", S. 57).

Das *Abdomenübersichtsbild* zeigt bei arterio-
sklerotischen Veränderungen der Gefäßwand im
arteriellen oder venösen Schenkel der Milz, bei
Thrombosierungen, Aneurysmen oder Phlebolithen typische schalige oder sichelförmige Verkal-
kungsfiguren im Bereich des linken Oberbauchs.
Die Zuordnung dieser Manifestationen ist jedoch
problematisch.

Sonographisch sind Veränderungen an den
Milzgefäßen diagnostizierbar, wenn eine sorgfältige Durchmusterung der arteriellen bzw. venösen
Strukturen vom Truncus coeliacus bis zum Milzhilus oder vom Milzhilus bis zum Konfluens von
V. lienalis und V. mesenterica superior vorgenommen wird. Gefäßabbrüche weisen auf Verschlüsse,
umschriebene Gefäßerweiterungen auf Aneurysmen hin.

Flottierende Thromben werden besonders in der
breiten V. lienalis durch einen zarten echofreien
Saum zwischen Thrombus und Gefäßwand erkannt.

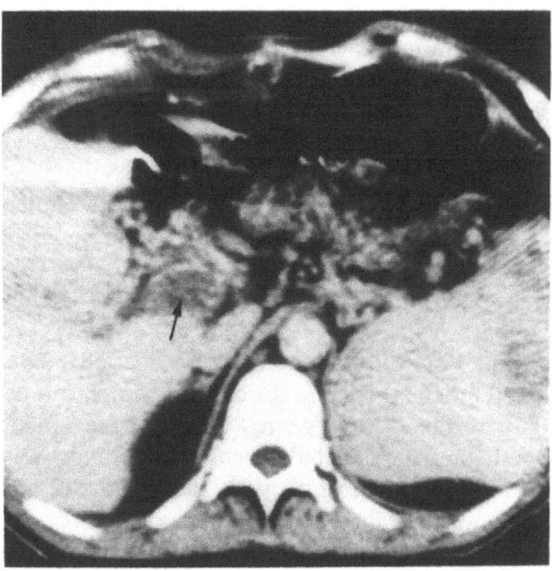

Abb. 153. Thrombotischer Verschluß der V. lienalis und
V. porta (*Pfeil*)

Kleinere *Milzinfarkte* entgehen gewöhnlich
dem sonographischen Nachweis. Bei größeren Infarkten gelingt eine ausreichende Darstellung
meist im Longitudinalschnitt in mittlerer Axillarlinie bei rechter Schräglage des Patienten. Der frische Milzinfarkt imponiert als unregelmäßig begrenzte, angedeutet keilförmige Zone mit reduzier-
ter Echogebung (SHKOLNIK 1981; LORENZ et al.
1983). Später stellen sich die infarzierten, fibrotisch umgewandelten Anteile der Milz als stark re-

Abb. 154a, b. Milzinfarkt. Annähernd keilförmige hypodense Zone zwischen Milzhilus **a** und den unteren Anteilen
des Organs **b** mit scharfer Abgrenzung gegenüber dem normalen Milzgewebe

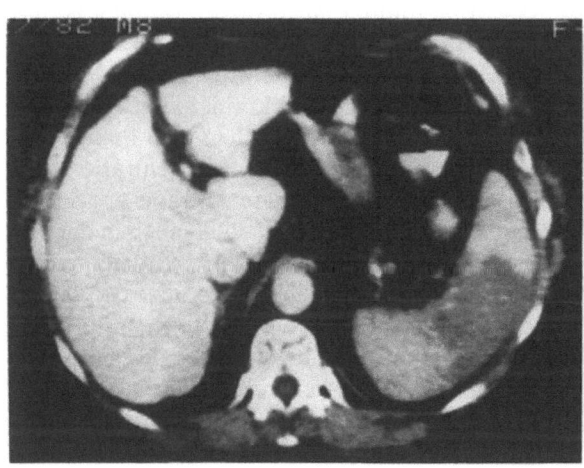

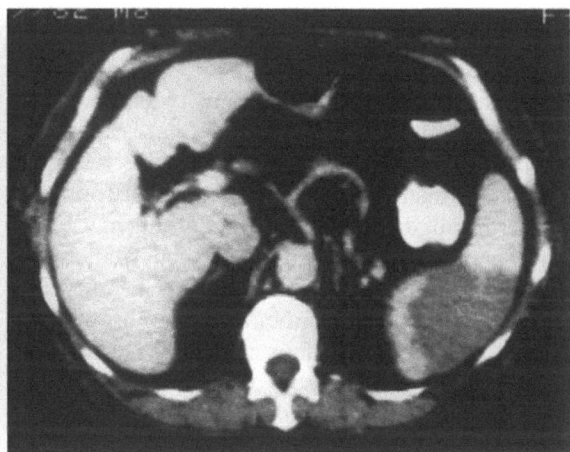

a

b

flektierende Bezirke mit ungeordneten kräftigen Echomustern dar. Hier ergeben sich Schwierigkeiten in der Abgrenzung gegen Milzfurchungen und Nebenmilzen.

Computertomographisch sind Verkalkungen an entsprechender Stelle in der jeweiligen Schicht erkennbar. Sie weisen je nach Ursprung eine unterschiedliche Form auf. Aneurysmen imponieren als rundliche Raumforderungen oberhalb des Pankreas oder im Milzhilus mit inhomogenen Dichtewerten.

Eine Verschlußsymptomatik im arteriellen oder venösen Schenkel kann durch Bolus-Injektion geklärt werden. Damit gelingt entweder die direkte Darstellung des Gefäßabbruchs oder der Nachweis einer Thrombosierung durch die Kontrolle der Dichtewerte während des Untersuchungsvorganges, wobei das fließende Blut ansteigende Dichtewerte aufweist (Abb. 153).

Milzinfarkte kennzeichnen sich durch unregelmäßig konfigurierte Areale mit erniedrigten Dichtewerten, welche nach Kontrastmittelinjektion keine Anreicherung zeigen (MAIER 1982) (Abb. 154).

Durch die *Angiographie* können Veränderungen an den Gefäßen der Milz direkt nachgewiesen werden. Dies trifft besonders für die Verschlußsymptomatik zu, welche mit den indirekten Methoden manchmal nicht einwandfrei geklärt werden kann.

Charakteristisch für den Milzinfarkt ist der fehlende arterielle Kontrastmitteldurchfluß bzw. die fehlende Parenchymanreicherung eines Milzanteils im Serienangiogramm.

Der Nachweis einer venösen Zirkulationsstörung erfolgt durch die arterielle indirekte Splenoportographie.

8 Verletzungen der Milz

Die Milz ist bei der stumpfen Bauchverletzung das am häufigsten alterierte parenchymatöse Organ. Nach stattgehabtem Trauma steht die Klärung einer einzeitigen bzw. zweizeitigen Milzruptur im Vordergrund diagnostischer Bemühungen. Während Schmerzen im linken Oberbauch, manchmal mit Ausstrahlung in die linke Schulter bei der einzeitigen Ruptur früh auf die Milzläsion hinweisen, bereitet das Erkennen einer zweizeitigen Milzruptur infolge Kapselrisses nach Milzhämatom Schwierigkeiten, zumal eine eindeutige klinische Symptomatik fehlt.

Nach der Art der Kontusionsfolgen können unterschieden werden (HAERTEL 1975; FISHER et al. 1981):

a) die Milzkontusion ohne nachweisbare Verletzung,
b) die Milzparenchymruptur ohne Kapselläsion,
c) die Milzparenchym-Kapsel-Ruptur bzw. der Ausriß eines Organanteils mit Blutung in die Peritonealhöhle,
d) die Milzgefäß- oder Milzhilusverletzung mit Gefäßwandläsion, Gefäßverschluß oder Gefäßabriß,
e) die Spätfolge einer Milzverletzung mit Entwicklung eines Infarktes, einer Milzzyste oder der zweizeitigen Milzruptur.

Auf dem *Übersichtsbild des Abdomens* lassen sich in einem hohen Prozentsatz Zeichen der Milzverletzung erkennen (Splenomegalie, Verlust der Milzkontur, Nachweis freier Flüssigkeit, Verlagerung benachbarter Organe, Zwerchfellhochstand links eventuell mit Pleuraerguß, Dilatation des Magens).

An Begleitverletzungen sind linksseitige Rippenfrakturen oder Beckenfrakturen nicht selten.

Sonographisch stellt sich das *Milzhämatom* als unterschiedlich konfigurierte, intralienale oder die Milz teilweise umfassende echofreie bis echoarme, verstärkt schalleitende Zone dar (FROMMHOLD u. KOISCHWITZ 1982).

Kleinere kranial gelegene subkapsuläre Hämatome können unerkannt bleiben, wenn die kraniale subdiaphragmale Milzkontur nicht überlagerungsfrei abgebildet werden kann. Besteht der klinische Verdacht auf ein echographisch nicht faßbares *subkapsuläres Hämatom*, so sollten Kontrolluntersuchungen ca. 5–6 Std nach dem Trauma oder je nach Änderung des klinischen Zustandsbildes erfolgen (ASHER et al. 1976; JASCHKE u. VAN KAICK 1978).

Bei Milzrupturen mit profuser Blutung ist das Hämatom meist gut erfaßbar (TRILLER u. FUCHS 1980) (Abb. 155). Die Milz wird in der Mehrzahl der Fälle nach dorsal und kranial vom Hämatom verdrängt, welches sich zwischen dem linken oberen Nierenpol und der Milz nach ventral entwickelt. Ansammlungen kleinerer intraperitoneal gelegener Flüssigkeitsmengen sollten auch in der Excavatio rectovesicalis bzw. in der Excavatio rectouterina, der tiefsten Stelle des Abdomens, gesucht werden. Beim Nachweis des häufigen, perilienalen Hämatoms kann ein Lagewechsel des Patienten während der Untersuchung hilfreich sein. Die Rupturstelle der Kapsel ist normalerweise nicht direkt erkennbar.

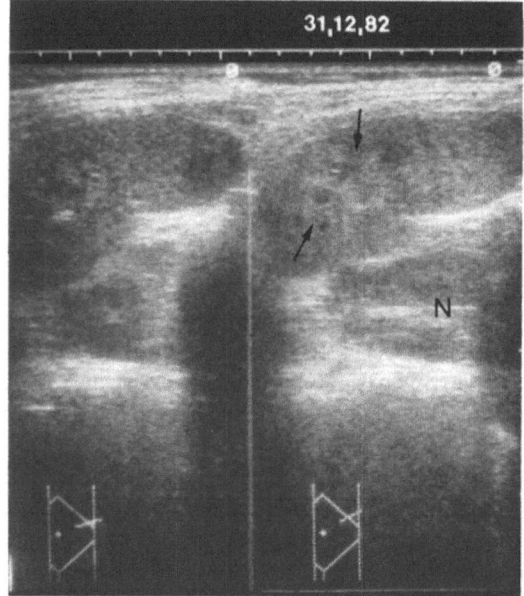

Abb. 155. Milzruptur. Schnittführung entlang des 10. ICR. Einblutungen in das Milzparenchym (*Pfeile*). *N* = linke Niere

Der Nachweis subkapsulärer, intra- und perilienaler Hämatome gelingt *computertomographisch* ohne Schwierigkeiten (JEFFREY et al. 1981). Daher ist die computertomographische Untersuchung zum Ausschluß bzw. Nachweis der *Milzruptur besonders in der postakuten Phase* des Traumas *wichtig*.

Das frische Hämatom zeigt gegenüber dem Milzparenchym niedrige Dichtewerte. Nach etwa 1–2 Tagen werden die Werte von Milz und Hämatom isodens. Danach kann entweder ein erneuter Dichteabfall (Verflüssigung von Gewebe) oder ein weiterer Dichteanstieg (Organisation des Gewebes) stattfinden. Ist die Unterscheidung zwischen traumatisiertem und normalem Gewebe schwierig, sollte eine Kontrastmittel-Injektion erfolgen. Hier zeigen die traumatisch verletzten Anteile des Organs keine Kontrastanreicherung.

Indikationen zur Computertomographie ergeben sich bei stumpfen Bauchtraumen nach Splenektomie, da vergrößerte akzessorische Milzen und deren Verletzungen leicht nachgewiesen werden können.

Angiographisch finden sich nach der Häufigkeit geordnet Parenchymdefekte durch arterielle Ok-

Differentialdiagnostische Schwierigkeiten ergeben sich im Verlaufe der *in Organisation begriffenen Milzhämatome*. Hier treten atypische Reflexstrukturen mit teils irregulären Mustern auf, die von suprarenalen Tumoren und retroperitonealen Lymphomen abzugrenzen sind.

Abb. 156a, b. 16 j. ♂. Parenchym- und Kapselruptur der Milz nach stumpfen Abdominaltrauma. Unterbruch der Milzkontur und Kontrastmittel-Extravasate in der Milz, Zöliakogramm: **a** arterielles, **b** venöses Bild

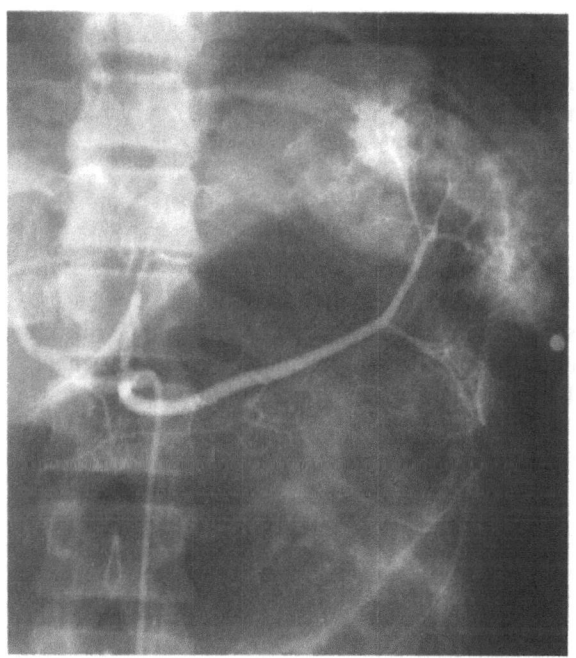

a

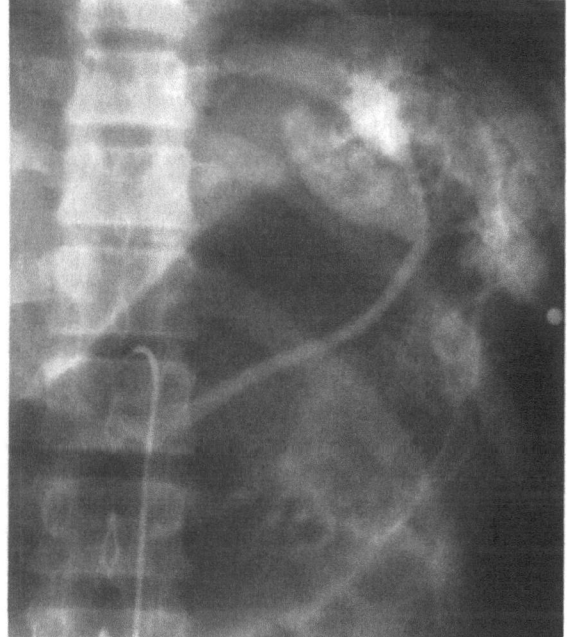

b

klusion, Parenchymkompressionen durch ein Hämatom oder Kontrastmittelextravasate mit zahlreichen intraparenchymatösen nodulären Kontrastmittelakkumulationen bzw. Kontrastmittelaustritte in die freie Bauchhöhle. Aber auch Gefäßverschlüsse, arteriovenöse Fisteln, Organ- oder Fragmentdislokationen und Gefäßverlagerungen sind Traumafolgen (WENZ et al. 1976). Die Angiographie stellt für den Patienten, besonders in der Phase des Kreislaufschocks, eine Belastung dar und erfordert mehr Zeit als Sonographie und Computertomographie. Obwohl hinsichtlich der Läsion eine *hohe Treffsicherheit* erreicht wird (Abb. 156), besitzt die Arteriographie beim Milztrauma daher eine untergeordnete Bedeutung.

Allerdings kann bei einer akuten Blutung als therapeutische Maßnahme die A. lienalis distal *embolisiert* oder mit einem *Ballonkatheter okkludiert* werden.

9 Interventionelle Radiologie

Ultraschallgezielte oder computertomographisch gesteuerte *Feinnadelpunktionen* der Milz werden im weit geringeren Umfang durchgeführt als Leberpunktionen. Sie dienen meist der Diagnostik umschriebener Läsionen (nodulärer Milzbefall bei Systemerkrankungen, Metastasen, Differentialdiagnostik semisolider Veränderungen). Entlastungspunktionen von Milzzysten lassen sich problemlos durchführen, besonders dann, wenn sie hilusnah liegen und Beschwerden verursachen.

Die *Komplikationsrate* (Blutungen, Parenchymläsionen) ist bei dem vulnerablen Organ allerdings höher zu veranschlagen als bei der Leber. Daher wird man sich häufiger zu einer explorativen Laparatomie entschließen, um die Diagnose zu klären.

Angiographisch kann eine *Embolisation* der A. lienalis oder eine Teilembolisation ihrer peripheren Äste erfolgen. Ein direkter Verschluß der A. lienalis durch einen Ballonkatheter wird prä-/intraoperativ zur Resektion von Aneurysmen der Milzarterie eingesetzt. *Stumpfblutungen* der A. lienalis nach Splenektomie lassen sich durch Embolisation mit Fremdmaterial beherrschen (ATHANASOULIS u. MROZ 1982). Embolisationen der Milzarterienäste werden bei *Hypersplenismus* bzw. Splenomegalie (portale Hypertension, Hypersplenismus nach Organtransplantationen) als therapeutische Maßnahmen beschrieben (DEDRICK et al. 1982). Voraussetzung für die interventionellen Eingriffe sind Antibiotikaschutz und eine ausreichend Gabe von Analgetika.

10 Wertigkeit der Sonographie, Computertomographie, MRI, Angiographie und Nuklearmedizin in der Diagnostik umschriebener und diffuser Läsionen der Milz

Die Sonographie ist wegen ihrer leichten Verfügbarkeit und Wirtschaftlichkeit die Standarduntersuchung zur Bestimmung von Lage, Form, Größe und Volumen der Milz. Auch die Binnenstrukturen können sowohl primär diagnostisch als auch im Krankheitsverlauf mit ausreichender Genauigkeit geklärt werden. Bei kleiner Milz ist der obere Milzpol infolge der Überlagerung durch Rippen und des lufthaltigen Sinus phrenicocostalis der Ultraschalluntersuchung schlecht zugänglich. Fokale Läsionen oder subphrenische bzw. paralienale Veränderungen können in diesem Bereich daher dem echographischen Nachweis entgehen. Computertomographie und Echographie besitzen für die Diagnostik umschriebener Veränderungen den *gleichen Stellenwert*. Eine Differenzierung nach der Dignität der Läsionen ist allerdings nur selten möglich. Die Nachweisgrenze von Herden liegt bei 0,5–1 cm.

Beim diffusen Befall der Milz aufgrund von lymphatischen Systemerkrankungen oder einer mikronodulären Metastasierung schließt ein negativer sonographischer oder computertomographischer Befund den Organbefall nicht aus. Möglicherweise sind gegenüber Ultraschall und Computertomographie weitergehende Aussagen durch die Kernspin-Resonanz-Tomographie zu erwarten.

Die Angiographie spielt in der Diagnostik fokaler und diffuser Veränderungen der Milz nur eine nachgeordnete Rolle. Sie bietet diagnostische Vorteile bei der Differenzierung von Aneurysmen der A. lienalis und bei der Diagnostik der Milzvenenthrombose.

Im übrigen gelten für alle drei Methoden hinsichtlich der Wertigkeit (Spezifität, Sensitivität) die gleichen Aussagen wie bei der Leber.

Die Nuklearmedizin hat für die Diagnostik umschriebener und diffuser Läsionen der Milz nur eine geringe Bedeutung und beschränkt sich auf Untersuchungen zur Organfunktion.

Literatur

Adler, D.D., G.M. Glazer, T.M. Silver (1984) Computed Tomography of Liver Infarction. Amer. J. Roentgenol. 142:315

Alfidi, R.J., M. Laval-Jeantet (1976) AG 60.99: a promising contrast agent for computed tomography of the liver and spleen. Radiology 121:491

Alfidi, R.J., J.R. Haaga, Th.R. Havrilla, R.G. Pepe, S.A. Cook (1976) Computed tomography of the liver. Amer. J. Roentgenol. 127:69

Aronberg, D.J., R.J. Stanley, R.G. Levitt, St.S. Sagel (1978) Evaluation of abdominal abscess with computed tomography. J. Comput. assist. Tomogr. 2:384

Asher, W.M., St. Parvin, R.W. Virgilio, K. Haber (1976) Echographic evaluation of splenic injury after blunt trauma. Radiology 118:411

Athanasoulis, Ch.A., F.M. Mroz (1982) Arterial Embolization in the Liver, Spleen, Pancreas, and Genitourinary Tract and Occlusion of Aortic and Iliac Aneurysms. In: Ch.A. Athanasoulis, R.E. Greene, R.C. Pfister, G.H. Roberson (eds) Interventionel Radiology. W.B. Saunders, Philadelphia, p. 157

Baert, A.L., G. Wilms, G. Marchal, F. de Sommer, P. de Maeyer, E. Ponette (1980) Die Aussage der Computer-Tomographie bei der Leberzirrhose. Radiologe 20:343

Baert, A.L., J. Fevery, G. Marchal, P. Goddeeris, G. Wilms, E. Ponette, J. De Groote (1983) Early diagnosis of Budd-Chiari Syndrome by computed tomography and ultrasonography: report of five cases. Gastroenterology 84:587

Becker, H.D., H. Weiss, W. Keller (1982) Zur Aussagefähigkeit der Ultraschall-Untersuchung bei diffusen Strukturveränderungen der Leber. In: A. Kratochwil, E. Reinold (Hrsg) Ultraschalldiagnostik 81. Thieme, Stuttgart, S. 122

Becker, W.W. (1983) Budd-Chiari-Syndrom: CT-Darstellung. Computertomographie, Sonographie 3(3):128

Belton, R.L., T.F. van Zandt (1983) Congenital absence of the left lobe of the liver: a radiologic diagnosis. Radiology 147:184

Berland, L.L., T.L. Lawson, W.D. Foley, B.L. Melrose, K.N. Chintapalli, A.J. Taylor (1982) Comparison of pre- and postcontrast CT in hepatic masses. Amer. J. Roentgenol. 138:853

Bernardino, M.E. (1979) Computed tomography of calcified liver metastases. J. Comput. assist. Tomogr. 3:32

Best, J.J.K., G. Blackledge, W.St.C. Forbes, I.D.H. Todd, B. Eddleton, D. Crowther, I. Isherwood (1978) Computed tomography of abdomen in staging and clinical management of lymphoma. Brit. med. J. 1978/II:1675

Beyer, D., D.J. Schulze (1983) Leber, Untersuchungstechnik. In: E. Bücheler, G. Friedmann, M. Thelen (Hrsg) Real-time-Sonographie des Körpers. Thieme, Stuttgart, S. 120

Birnholz, J.C. (1979) Ultrasound evaluation of diffuse liver disease. In: K.J.W. Taylor (ed) Diagnostic ultrasound in gastrointestinal disease. Churchill Livingstone, New York Edinburgh London, p. 23

Böhlke, E., H. Hollstein, U. Schmidt, K.-F. Pochhammer (1982) Sonographische Diagnostik von malignen Neoplasien der Leber. In: A. Kratochwill, E. Reinold (Hrsg.) Ultraschalldiagnostik 81. Thieme, Stuttgart, S. 142

Börner, N., B. Braun (1982) Stellenwert der Sonographie in der Diagnostik benigner Lebertumore. In: A.

Kratochwil, E. Reinold (Hrsg) Ultraschalldiagnostik 81. Thieme, Stuttgart, S. 117

Bosniak, M., W. Byck (1960) Wandering spleen diagnosed preoperatively by intra-venous aortography. Amer. J. Roentgenol. 84:898

Bosnjakovic, S., V. Barth, F. Heuck (1980) Radiologische Befunde bei seltenen Lebertumoren. Radiologie 20:355

Bree, R.L., R.E. Schwab, H.L. Neimann (1983) Solitary echogenic spot in the liver: is it diagnostic of a hemangioma? Amer. J. Roentgenol. 140:41

Brockmann, W.P., E. Grabbe (1981) Sonographischer Nachweis pathologischer Veränderungen der V. portae. Ultraschall 2:83

Brown, R.E. (1975) Diagnostic ultrasound and liver disease. Sem. in Roentgen. 10:223

Brückner, R., M. Rothmund, R. Hinterberger (1984) Lokale Infusionstherapie bei Lebermetastasen kolorektaler Karzinome. Dtsch. med. Wschr. 109:523

Bryan, P.J., W.M. Dinn, Z.D. Grossmann, B.W. Wistow, J.G. McAfee, St.A. Kieffer (1977) Correlation of computed tomography, gray scale ultrasonography, and radionuclide imaging of the liver in detecting space-occupying processes. Radiology 124:387

Bücheler, E. (1974) Angiographische Differentialdiagnose rechtsseitiger transdiaphragmaler Zwerchfellbrüche mit Leberprolaps. Forschr. Röntgenstr. 121:296

Bücheler, E., H. Frommhold, D. Schulz (1973) Die angiographische Kontrolle der peripheren splenorenalen Anastomose bei portaler Hypertension. Fortschr. Röntgenstr. 119:1

Caroli, J. (1978) La maladie de Caroli. Méd. et Hyg. (Genève) 36:29

Casarella, W.J., D.M. Knowles, M. Wolff, Ph.M. Johnson (1978) Focal Nodular Hyperplasia and Liver Cell. Adenoma: Radiologic and Pathologic Differentiation. Amer. J. Roentgenol. 131:393

Chang, R. (1982) Ultrasonic puncture techniques. A practical guide. In: R.C. Sanders (ed.) Ultrasound Annual 1982. Ravens Press, New York, p. 241

Couinand, C. (1954) Distribution de l'artére hépatique dans le foie. Acta anat. (Basal) 22:17

Dalla Palma, L., F. Stacul, M. Maffessanti, R. Pozzi-Mucelli (1983) Intraarterial digital angiography of the liver. Preliminary results. Europ. J. Radiol. 3:202

Dedrick, C.G., R.R. Olson, Ch.A. Athanasoulis (1982) Transcatheter Embolization of the Spleen. In: Ch.A. Athanasoulis, R.E. Greene, R.C. Pfister, G.H. Roberson (eds) Interventional Radiology. W.B. Saunders, Philadelphia, p. 223

Delmore, G., B. Hammer (1982) Sonographische Hinweise auf dem Primärtumor bei Lebermetastasen. In: A. Kratochwil, E. Reinold (Hrsg.) Ultraschalldiagnostik 81. Thieme, Stuttgart, S. 138

Dembner, A.G., K.J.W. Taylor (1978) Gray scale sonographic diagnosis: multiple congenital splenic cysts. J. clin. Ultrasound 6:173

Doust, B.D., F. Quiroz, J.M. Stewart (1977) Ultrasonic distinction of abscesses from other intraabdominal fluid collections. Radiology 125:213

Dubbins, P.A., D. O'Riordan, W.M. Melia (1981) Ultrasound in hepatoma – can a specific diagnosis be made? Br. Journ. Radiol. 54:640

Ducommun, J.-C., H.I. Goldberg, M. Korobkin, A.A. Moss, H.Y. Kressel (1979) The relation of liver fat to computed tomography numbers: a preliminary experimental study in rabbits. Radiology 130:511

Fawcitt, R.A., W.St.C. Forbes, I. Isherwood, A.L. Morris, M.N. Marsh, L.A. Turnberg (1978) Computed tomographic scanning in liver diseases. Clin. Radiol. 29:251

Feuerbach, St., N. Rupp, W. Rossmann, H.H. Keller, G. Rothenberger, R. Tauber, G. Schmidt (1979) Lymphknotenmetastasen-Diagnostik durch Lymphographie und CT. Fortschr. Röntgenstr. 130:323

Fisher, R.G., K. Foucar, R. Estrada, Y. Ben-Menachem (1981) Splenic rupture in blunt trauma. Correlation of angiographic and pathologic records. Radiol. Clinics of North-America 19:141

Fishmann, E.K., E. Farmlett, S. Kadir, St.S. Siegelmann (1982) Computed tomography of benign hepatic tumors. J. Comput. assist. Tomogr. 6:472

Förster, H., H.J. Wedershoven, R.M. Jungblut, H. Olejnik, W.D. Schoppe, M. Wienbeck (1981) Sonographischer Nachweis einer Pfortaderthrombose. Ultraschall 2:87

Foley, W.D., E.T. Stewart, J.R. Milbrath, M. San Dretto, M. Milde (1983) Digital substraction angiography of the portal venous system. Amer. J. Roentgenol. 140:497

Frank, K., P. Linhart, U. Bettendorf, H.-L. Christl (1984) Sonographische Milzgrößenbestimmung und Milzgewichtsschätzung. Ultraschall 5:104

Freeny, P.C., Th.R. Vimont, D.C. Barnett (1979) Cavernous hemangioma of the liver: ultrasonography, arteriography, and computed tomography. Radiology 132:143

Frentzel-Beyme, B. (1980) Das sonographische Bild von Leberangiomen. Ultraschall 1:48

Frick, M.P., L.C. Knight, S.B. Feinberg, M.K. Loken, E. Gedgaudas (1979) Computertomography, radionuclide imaging and ultrasonography in hepatic mass lesions. J. Comput. assist. Tomogr. 3:49

Friedmann, M.L., F.L. Esposito, B.J. Ostrum, R.E. Cantor, B.P. Sherman (1978) Computerized tomography and radionuclide scanning in hepatic disease: a retrospective study. Clin. nucl. Med. 3:318

Frommhold, H. (1974) Das indirekte (arterielle) Splenoporto- und Portogramm bei prähepatischen Block. Fortschr. Röntgenstr. 120:662

Frommhold, H. (1983) Ultrasonographic evaluation of diffuse and localized liver diseases. In: FHW. Heuck, MW. Donner (eds) Radiology Today 2. Springer, Berlin Heidelberg New York, p. 22

Frommhold, H. (1975) Das indirekte (arterielle) Splenoporto- und Portogramm beim intrahepatischen Block. Fortschr. Röntgenstr. 123:255

Frommhold, H., D. Koischwitz (Hrsg) (1982) Leber, Untersuchungstechnik. In: Sonographie des Abdomens. Röntgen Wie? Wann?, Bd VII. Thieme, Stuttgart, S. 21

Frommhold, H., D. Koischwitz (Hrsg) (1982) Milz, Untersuchungstechnik. In: Sonographie des Abdomens. Röntgen Wie? Wann?, Bd VII. Thieme, Stuttgart, S. 105

Frommhold, H., D. Koischwitz (Hrsg) (1982) Milz, Splenomegalie. In: Sonographie des Abdomens. Röntgen Wie? Wann?, Bd VII. Thieme, Stuttgart, S. 109

Frommhold, H., D. Koischwitz (Hrsg) (1982) Milz, Milzruptur. In: Sonographie des Abdomens. Röntgen Wie? Wann?, Bd VII. Thieme, Stuttgart, S. 111

Frommhold, H., E. Bücheler, I. Boldt (1974) Das arterielle Leberbild bei portaler Hypertension. Fortschr. Röntgenstr. 121:728

Fuchs, W.A., P. Vock, M. Haertel (1979) Pharmakokinetik intravasaler Kontrastmittel bei der Computer-Tomographie. Radiologe 19:90

Gebel, M., R. Kubale (1982) Neue Möglichkeiten zur Klassifizierung diffuser Lebererkrankungen. In: A. Kratoch-wil, E. Reinhold (Hrsg) Ultraschalldiagnostik 81. Thieme, Stuttgart, S. 119

Gerhardt, P., Kaick, G. van (1977) Die Computer-Tomographie der Leber und des Pankreas. In: W. Frommhold, P. Gerhardt (Hrsg) Klinisch-radiologisches Seminar, Bd 7: Erkrankungen der Organe des rechten Oberbauches. Thieme, Stuttgart, S. 144

Gonzalez, L.R., J. Marcos, M. Illanas, M. Hernandez-Mora, F. Pena, J.P. Picouto, J.A. Cienfuegos, J.L.R. Alvarez (1979) Radiologic aspects of hepatic echinococcosis. Value of the intravenous viscerogram and computed tomography. Radiology 130:21

Gooding, G.A.W. (1978) The ultrasonic and computed tomographic appearance of splenic lobulations: a consideration in the ultrasonic differential of masses adjacent to the left kidney. Radiology 126:719

Grabbe, E., H.H. Jend (1982) Arteriovenöse Fisteln in der Leber. Computertomographische Diagnostik. Fortschr. Röntgenstr. 136:386

Grabbe, E., G. Lange (1981) Angiographische Darstellung von Anastomosen im Leberhilus. Radiologe 21:337

Haertel, M. (1975) Röntgendiagnostik viszeraler Verletzungen nach stumpfen Abdominaltrauma. Thieme, Stuttgart

Haertel, M., H.R. Beusch (1974) Die angiographische Normalanatomie der Milz. Fortschr. Röntgenstr. 120:653

Haertel, M., W.A. Fuchs (1979) Computertomographie nach stumpfem Abdominaltrauma. Fortschr. Röntgenstr. 131:487

Haertel, M., J. Triller (1977) Angiographie und Differentialdiagnose maligner Leberzelltumoren. Fortschr. Röntgenstr. 127:9

Haertel, M., P. Vock, B. Hofer, A. Jonutis, J. Triller (1978) Zur radiologischen Diagnostik der Leberechinokokkose. Fortschr. Röntgenstr. 128:446

Halbfass, H.J., E.H. Farthmann (1982) Das stumpfe Bauchtrauma. Radiologe 22:99

Harter, L.P., B.H. Gross, J.S. Hilaire, R.A. Filly, H.I. Goldberg (1982) CT and sonographic appearence of hepatic vein obstruction. Amer. J. Roentgenol. 139:176

Havrilla, Th.R., J.R. Haaga, R.J. Alfidi, N.E. Reich (1977) Computed tomography and obstructive biliary disease. Amer. J. Roentgenol. 128:765

Havron, A., St.E. Seltzer, M.A. Davis, P. Shulkin (1981) Radiopaque liposomes: a promising new contrast material for computed tomography of the spleen. Radiology 140:507

Henderson, J.M., S.B. Heymsfield, J. Horowitz, M.H. Kutner (1981) Measurement of liver and spleen volume by computed tomography: assessment of reproducibility and changes found following a selective distal splenorenal shunt. Radiology 141:525

Heymsfield, St.B., T. Fulenwider, B. Nordlinger, R. Barlow, P. Sones, M. Kutner (1979) Accurate measurement of liver, kidney, and spleen volume and mass by computerized axial tomography. Ann. inter. Med. 90:185

Hollstein, H., E. Böhlke, K.-F. Pochhammer (1981) Sonographisch gezielte, perkutane Leberbiopsie. Ultraschall 2:151

Hübener, K.-H. (1978) Computertomographische Densitometrie von Leber, Milz und Nieren bei intravenös verabreichten lebergängigen Kontrastmitteln in Bolusform. Fortschr. Röntgenstr. 129:289

Hübener, K.-H., W.G.H. Schmitt (1979) Die computertomographische Diagnostik von Abszeßbildungen. Fortschr. Röntgenstr. 130:53

Inamoto, K., K. Sugiki, H. Yamasaki, T. Miura (1981) CT of hepatoma: effects of portal vein obstruction. Amer. J. Roentgenol. 136:349

Itai, Y., K. Othomo, T. Araki, S. Furui, M. Iio, Y. Atomi (1983) Computed tomography and sonography of cavernous hemangioma of the liver. Amer. J. Roentgenol. 141:315

Janson, R., K. Lackner, K.J. Paquet, M. Thelen, P. Thurn (1980) Computertomographische und angiographische Synopsis histologisch gesicherter intrahepatischer Raumforderungen. Fortschr. Röntgenstr. 132:658

Jaschke, W., G. van Kaick (1978) Echographische Diagnostik des subkapsulären Milzhämatoms. Fortschr. Röntgenstr. 129:435

Jeffrey, R.B., F.C. Laing, M.P. Federle, P.C. Goodman (1981) Computed tomography of splenic trauma. Radiology 141:729

Jensen, F., J.F. Pedersen (1974) The value of ultrasonic scanning in the diagnosis of intra-abdominal abscesses and hematomas. Surg. Gynecol. Obstet. 139:326

Johnson, C.M., P.F. Sheedy II, A.W. Stanson, D.H. Stephens, R.R. Haltery, M.A. Adson (1981) Computed tomography and angiography of cavernous hemangiomas of the liver. Radiology 138:115

Jones, St.E., D.A. Tobias, R.S. Waldmann (1978) Computed tomographic scanning in patients with lymphoma. Cancer (Philad.) 41:480

Justig, E., W.D. Sager, R. Votter, D. zur Nedden (1980) Kontrastverstärkung des Leberparenchyms im Computertomogramm durch Anwendung intravenöser und peroraler biliärer Kontrastmittel. Röntgen-Bl. 33:226

Kane, R.A., S.G. Katz (1982) The spectrum of sonographic findings in portal hypertension: a subject review and new observations. Radiology 142:453

Keller, G., W.P. Brockmann (1983) Milz, Untersuchungstechnik. In: E. Bücheler, G. Friedmann, M. Thelen (Hrsg) Real-time-Sonographie des Körpers. Thieme, Stuttgart, S. 231

Keller, G., W.B. Brockmann (1983) Milz, Milzabszeß. In: E. Bücheler, G. Friedmann, M. Thelen (Hrsg) Real-time-Sonographie des Körpers. Thieme, Stuttgart, S. 238

Keller, G., W.P. Brockmann (1983) Milz, Milzverletzung. In: E. Bücheler, G. Friedmann, M. Thelen (Hrsg) Real-time-Sonographie des Körpers. Thieme, Stuttgart New York, S. 239

Kern, P., M. Hazay, M.G. Hartmann (1982) Amöbenleberabszeß: Sonographie und klinische Verlaufsbeobachtung bei 20 Patienten. Ultraschall 3:7

King, D.L. (1973) Ultrasonography of echinococcal cysts. J. Clin. Ultrasound 1:64

Kishikawa, T., Y. Numaguchi, K. Watanabe, K. Matsuura (1978) Aniographic diagnosis of benign and malignant splenic tumors. Amer. J. Roentgenol. 130:339

Klann, H., A. Waldthaler, C. Voeth, R. Ottenjann (1983) Perkutane, ultraschallgezielte Feinnadelpunktion (Leber, Pankreas und Darm) und ultraschallgezielte Pankreasgangpunktionen. Dtsch. med. Wschr. 108:1503

Kober, B., A. Gamroth, H.J. Hermann, K. zum Winkel, U. Mende, B. Kimming (1983) Angio-CT: Eine Erweiterung der Diagnostik maligner Leberprozesse. Fortschr. Röntgenstr. 139:260

Koch, W., K.H. Gerhardt (1983) Differentialdiagnose umschriebener echodichter Leberveränderungen. In: R.Ch. Otto, F.X. Jann (Hrsg) Ultraschalldiagnostik 82. Thieme, Stuttgart, S. 204

Köster, O., R. Kunz, P. Fischer, K. Lackner, D. Koischwitz (1983) Computertomographische Befunde bei portaler Hypertension infolge Leberzirrhose. Teil 1: Morphologische Veränderungen – qualitative und quantifizierbare Parameter. Fortschr. Röntgenstr. 138:689

Köster, O., W.K. Lelbach, N. Leipner, W. Distelmaier (1983) Maligne mesenchymale Lebertumoren im Computertomogramm. Fortschr. Röntgenstr. 139:394

Köster, O., P. Fischer, K.D. Lindecken, K. Lackner (1984) Computertomographische Befunde bei portaler Hypertension infolge Leberzirrhose. Teil 3: Hämodynamische Veränderungen – Angio-CT. Fortschr. Röntgenstr. 140:308

Koischwitz, D. (1979) Sonographische Lebervolumenbestimmung. Problematik, Methodik und praktische Bedeutung der Quantifizierung des Lebervolumens. Fortschr. Röntgenstr. 131:243

Koischwitz, D., H.-J. Paquet (1982) Wertigkeit und Grenzen der sonographischen Diagnostik bei der portalen Hypertension. In: A. Kratochwil, E. Reinold (Hrsg) Ultraschalldiagnostik 81. Thieme, Stuttgart, S. 126

Kossoff, G., W.J. Garrett, D.A. Carpenter, J.Jellins, M.J. Dadd (1976) Principles and classification of soft tissues by grey scale echography. Ultrasound Med. Biol. 2:89

Kremer, H., M. Mikyska, W. Dobrinski (1981) Truncus coeliacus: sonographischer Nachweis anatomischer Varianten. Ultraschall 2:90

Kübler, M. (1983) Sonographische Diagnostik liquider oder verkalkender Prozesse der Leber. Ultraschall 4:42

Kuligowska, E., S.K. Comors, J.H. Shapiro (1982) Liver abscess: sonography in diagnosis and treatment. Amer. J. Roentgenol. 138:253

Lamarque, J.L. (1974) Arteriographie hepatique. Masson, Paris

Lamarque, J.L., J.M. Bruel, R. Dondelinger, B. Vendrell, O. Pelissier, J.P. Rouanet, J.L. Michel, P. Boulet (1979) The use of iodolipids in hepatosplenic computed tomography. J. Comput. assist. Tomogr. 3:21

Lefleur, R.S., M.A. Ambos, M. Rothberg, J. Benjamin (1978) Angiographic demonstration of gas and thrombus in the portal vein. Amer. J. Roentgenol. 130:1171

Lewis, E., J.F. AufderHeide, M.E. Bernardino, P.A. Barnes, J.L. Thomas (1982) CT detection of hepatic metastases with ethiodized oil emulsion 13. J. Comput. assist. Tomogr. 6:1108

Livraghi, T., B. Damascelli, C. Lombardi, I. Spagnoli (1983) Risk in fine-needle abdominal biopsy. J. clin. Ultrasound 11:77

Löffler, W., H. Kremer, R. Hehlmann, H. Dörfler, N. Zöllner (1980) Sonographische Befunde von hormoninduzierten Lebertumoren. Ultraschall 1:52

Lorenz, R., D. Beyer, U. Mödder (1983) Sonographische und computertomographische Diagnostik fokaler Milzläsionen – Indikation und diagnostische Wertigkeit im Vergleich. In: R.Ch. Otto, F.X. Jann (Hrsg) Ultraschalldiagnostik 82. Thieme, Stuttgart, S. 65

Lorenz, W.J. (1982) Computerunterstützte echographische Gewebsdifferenzierung. In: A. Kratochwil, E. Reinold (Hrsg) Ultraschalldiagnostik 81. Thieme, Stuttgart, S. 7

Lusza, G. (1972) Röntgenanatomie des Gefäßsystems. Barth, Frankfurt

Lutz, H. (1982) Ultraschalldiagnostik bei Lebererkrankungen. In: A. Kratochwil, E. Reinold (Hrsg) Ultraschalldiagnostik 81. Thieme, Stuttgart, S. 110

Lutz, H., R. Meudt (1981) Milz, Normalbefund. In: H.

Lutz (Hrsg) Ultraschallfibel. Springer, Berlin Heidelberg New York, S. 77

Mahony, B., R.B. Jeffrey, M.P. Federle (1982) Spontaneous rupture of hepatic and splenic angiosarcoma demonstrated by CT. Amer. J. Roentgenol. 138:965

Maier W. (1982) Computed tomography in the diagnosis of splenic infarction. Europ. J. Radiol. 2:202

Majewski, A., M. Gebel, Ph. Hendrickx (1983) Die Wertigkeit der Sonographie zur Diagnose der fokalen nodulären Hyperplasie der Leber. In: R.Ch. Otto, F.X. Jann (Hrsg) Ultraschalldiagnostik 82. Thieme, Stuttgart, S. 208

Mall, K., G. Schwarz (1977) Verkalkte Thrombose im portalen Gefäßsystem. Fortschr. Röntgenstr. 127:385

Marks, W.M., R.A. Filly (1979) Computed tomographic demonstration of intraarterial air following hepatic artery ligation. Radiology 132:665

Mategrano, V.C., J. Petasnick, L. Clark, A.Ch. Bin, R. Weinstein (1977) Attenuation values in computed tomography of the abdomen. Radiology 125:135

Matsui, O., M. Kadoya, M. Suzuki, K. Inoue, H. Itoh, M. Ida, T. Takashima (1983) Dynamic sequential computed tomography during arterial portography in the detection of hepatic neoplasms. Radiology 146:721

McNulty, J.G. (1977) Radiology of the liver. Saunders, Philadelphia London Toronto

Michels, N.A. (1955) Blood supply and anatomy of the upper abdominal organs. Lippincott, Philadelphia

Miller, E.J. (1975) Wandering spleen and pregnancy, case report. J. clin. Ultrasound 3:281

Miller, J.H. (1981) Fluid collections in the abdomen. Blood. In: J.O. Haller, A. Shkolnik (eds) Ultrasound in Pediatrics. Churchill Livingstone, New York Edinburgh London, p. 197

Moon, K.L., M.P. Federle (1983) Computed tomography in hepatic trauma. Amer. J. Roentgenol. 141:309

Morgan, C.L., W.S. Trought, R.H. Daffner (1978) The use of CT scanning in resolving "pseudo" lesions of the liver. J. Comput. assist. Tomogr. 2:295

Mueller, P.R., J.F. Simeone (1983) Intraabdominal Abscesses: Diagnosis by Sonography and Computed Tomography. Radiologic Clinics of North America 21:425

Mulhern, Ch.B., P.H. Arger, B.G. Coleman, G.N. Stein (1979) Nonuniform attenuation in computed tomography study of the cirrhotic liver. Radiology 132:399

Murphy, J.F., N.E. Bernardino (1975) The sonographic findings of splenic metastasis. J. Clin. Ultrasound 7:195

Nymann, U. (1978) Hemoperitoneum from spontaneous rupture of the liver, the value of angiographic diagnosis. Fortschr. Röntgenstr. 128:237

Osteaux, M., Y. Coenen, J. Struyven, G. Marchal, R. Huvenne, L. Jeanmart, A. Baert (1977) Étude du foie en tomographie computée: Bilan d'un an d'expérience groupant 1480 investigations. J. Radio. Électrol. 58:765

Otto, R.Ch. (1983) Indikationen zur ultraschallgezielten Feinnadelpunktion unter permanenter Sicht. 1. Diagnostische Punktionen. Ultraschall 4:72

Otto, R.Ch. (1983) Indikationen für ultraschallgezielte Eingriffe unter permanenter Sicht. 2. Therapeutische Punktionen. Ultraschall 4:77

Pawar, S., C.J. Kay, R. Gonzalez, K.J.W. Taylor, A.T. Rosenfield (1982) Sonography of splenic abscess. Amer. J. Roentgenol. 138:259

Petasnick, J.P., P. Ram, D.A. Turner, E.W. Fordham (1979) The relationship of computed tomography, gray-scale ultrasonography and radionuclide imaging in the evaluation of hepatic masses. Semin. nucl. Med. 9:8

Pietri, H., M. Roussille, C. Duquesnel (1976) Les kystes hydatiques du foie en échographie. J. Radiol. Électrol. 57:606

Pirschel, J. (1982) Sonographische Befunde beim Curveilhier-von-Baumgarten-Syndrom. Fortschr. Röntgenstr. 137:22

Preim, D., E. Stallkamp, W. Hust, E. Dadrich, H.D. Bundschu (1983) Sonographische Kriterien der Leberzirrhose. In: R.Ch. Otto, F.X. Jann (Hrsg) Ultraschalldiagnostik 82. Thieme, Stuttgart, S. 201

Preisig, R., J.G. Rankin, J. Sweeting, S.E. Bradley (1966) Hepatic hemodynamics during viral hepatitis in man. Circulation. Circulation 34:188

Pullan, B.R., R.A. Fawcitt, I. Isherwood (1978) Tissue characterization by an analysis of the distribution of attenuation values in computed tomography scans: a preliminary report. J. Comput. assist. Tomogr. 2:49

Raab, K. (1983) Leber, Untersuchungstechnik. In: Atlas der Allgemeinen Ultraschalltomographie. VEB Thieme, Leipzig, S. 24

Räth, U., P. Johnson, R. Williams (1982) Sonographische Diagnostik beim hepatocellulären Carcinom. In: A. Kratochwil, E. Reinold (Hrsg) Ultraschalldiagnostik 81. Thieme, Stuttgart, S. 140

Renner, M., J. Schof, E. Böttger, R. Hartmann (1974) Angiographische Untersuchung zur Klärung des Budd-Chiari-Syndroms. Fortschr. Röntgenstr. 120:541

Rettenmaier, G. (1976) Sonographischer Oberbauchstatus. Internist 17:549

Rettenmaier, G. (1977) Lebersonographie. Quantitative Auswertung bei diffuser Leberkrankheit. Thieme, Stuttgart

Ritchings, R.T., B.R. Pullan, S.B. Lucas, R.A. Fawcitt, J.J.K. Best, I. Isherwood, A.I. Morris (1979) An analysis of the spatial distribution of attenuation values in computed tomographic scans of liver and spleen. J. Comput. assist. Tomogr. 3:36

Roemer, C.E., J.T. Ferrucci, P.R. Müller, J.F. Simeone, E. van Sonnenberg, J. Wittenberg (1981) Hepatic cysts: diagnosis and therapy by sonographic needle aspiration. Amer. J. Roentgenol. 136:1065

Rösch, J. (1973) Röntgendiagnostik der Milz. In: 2 L. Diethelm, F. Heuck, O. Olsson, K. Ranninger, F. Strnad, H. Vieten, A. Zuppinger (Hrsg) Röntgendiagnostik des Pankreas und der Milz (Redg. von Strnad F) Springer, Berlin Heidelberg New York (Handbuch der medizinischen Radiologie, Bd. XII, Teil 2, S. 187)

Rösch, J., F.S. Keller (1980) Angiography in diagnosis and therapy of diffuse hepatocellular disease. Radiologe 20:334

Rogers, J.V., L.A. Mack, P.C. Freeny, M.L. Johnson, P.J. Sones (1981) Hepatic focal nodular hyperplasis: angiography, CT, sonography and scintigraphy. Amer. J. Roentgenol. 137:983

Scheible, W., B.B. Gosink, G.R. Leopold (1977) Gray scale echographic patterns of hepatic metastatic disease. Amer. J. Roentgen. 129:83

Scherer, U., R. Rothe, J. Eisenberg, F.-W. Schildberg, P. Meister, J. Lissner (1978) Diagnostic accuracy of CT in circumscript liver disease. Amer. J. Roentgenol. 130:711

Scherer, U., M. Weinzierl, R. Sturm, F.-W. Schildberg, M. Zrenner, J. Lissner (1978) Computed tomography in hydatid disease of the liver: a report on 13 cases. J. Comput. assist. Tomogr. 2:612

Scherer, U., M. Santos, J. Lissner (1979) CT studies of the liver in vitro: a report on 82 cases with pathological correlation. J. Comput. assist. Tomogr. 3:589

Schertel, L. (1980) Computertomographie der Milz. Röntgen-Bl. 33:91

Schölmerich, J., B.A. Volk, C. Neuner, J. Fröhlich, W. Gerok (1984) Aussagefähigkeit der Sonographie bei Lebermetastasen. Dtsch. med. Wschr. 109:326

Schulze, K., H. Treugut, B. Mahnke, V. Barth (1980) Angiographische Diagnostik der Leberechinokokkose. Radiologe 20:365

Seitz, K. (1982) Zirkumskripte solide Leberläsionen bei Patienten ohne klinischen Tumorverdacht. In: A. Kratochwil, E. Reinold (Hrsg) Ultraschalldiagnostik 81. Thieme, Stuttgart, S. 114

Shanser, J.D., A.A. Moss, R.E. Clark, A.J. Palubinskas (1973) Angiographic evolution of cystic lesions of the spleen. Amer. J. Roentgenol. 119:166

Sheedy II, P.F., D.H. Stephens, R.R. Hattery, J.R. Muhm, G.W. Hartman (1976) Computed tomography of the body: initial clinical trial with the EMI prototype. Amer. J. Roentgenol. 127:23

Sheinfeld, A.M., A.E. Steiner, L.B. Rivkin, R.H. Dermer, O.N. Shemesh, M.S. Dolberg (1982) Transcutaneous drainage of abscesses of the liver guided by computed tomography scan. Surg. Gynecol. Obstet. 155:662

Shkolnik, M.L. (1981) Pathology: Spleen. In: M.L. Shkolnik (ed) Real-time-ultrasound imaging in the abdomen. Springer, Berlin Heidelberg New York, p. 108

Siler, J., T.B. Hunter, J. Weiss, H. Haber (1980) Increased echogenicity of the spleen in benign and malignant disease. Amer. J. Roentgenol. 134:1011

Sommer, D.G., G.D. Greenway, J.J. Bookstein, M.J. Orloff (1979) Hepatic rupture with toxemia of pregnancy: angiographic diagnosis. Amer. J. Roentgenol. 132:455

Sonnenberg, E. van, J.T. Ferrucci, P.R. Mueller, J. Wittenberg, J.F. Simeone (1982) Percutaneous drainage of abscesses and fluid collections: technique, results and applications. Radiology 142:1

Soo, C.S., S. Wallace, V.P. Chuang, C. Charnsangavej, T.A. Bowers (1982) Injury of the intima of the hepatic artery. Radiology 143:373

Stadalnik, R. (1982) Gastrointestinal Procedures. In: Greenfield, L.D., J.M. Uszler (eds) Nuclear Medicine in Clinical Practice. Selective Correlation with Ultrasound and Computerized Tomography. Verlag Chemie, International Deerfield Beach, Florida, p. 21

Standertskjöld-Nordenstam, C.G., K. Somer, L. Kivisaari (1983) Lobar liver anatomy definition by CT. Europ. J. Radiol. 3:234

Stanley, R.J., St.S. Sagel, R.G. Levitt (1977) Computed tomography of the liver. Radiol. Clin. N. Amer. 15:331

Steinmaurer, H.J., P. Jirak, J. Walchshofer, P.H. Clodi (1984) Treffsicherheit der Sonographie bei der Diagnose diffuser Leberparenchymerkrankungen – Vergleich zwischen Sonographie und Leberhistologie. Ultraschall 5:98

Stephens, D.H., P.F. Sheedy II, R.R. Hattery, R.L. MacCarty (1977) Computed tomography of the liver. Amer. J. Roentgenol. 128:579

Sty, J.R., R.J. Starshak (1983) Comparative imaging in the evaluation of hepatic abscesses in immunocompromised children. J. Clin Ultrasound 11:11

Subramanyam, B.R., E.J. Balthasar, B.N. Raghavendra,

S.C. Horii, S. Hilton, D.P. Naidich (1983) Ultrasound analysis of solid appearing abscesses. Radiology 146:487

Symmers, W.St.C. (1978) The lymphoreticular system. In: W.St.C. Symmers (ed) Systemic Pathology, 2nd edn. vol II. Churchill Livingstone, Edinburgh, p. 504

Taboury, J., J.-M. Tubiana (1977) Étude échotomographique des vaisseaux du foie et de voies biliaires. J. Radiol. Électrol. 58:773

Taenzer, V., R. Sörensen, J. Pohl (1977) Angiographische Befunde bei benignen Lebertumoren. Fortschr. Röntgenstr. 127:16

Taylor, K.J.W. (1978) Atlas of gray scale ultrasonography. Churchill Livingstone, New York Edinburgh London, p. 24

Triller, J., W.A. Fuchs (1980) Untersuchungstechnik, Untersuchungsablauf. In: J. Triller, W.A. Fuchs (Hrsg) Abdominale Sonographie. Thieme, Stuttgart, S. 9

Triller, J., W.A. Fuchs (1980) Leber, Untersuchungstechnik. In: J. Triller, W.A. Fuchs (Hrsg) Abdominale Sonographie. Thieme, Stuttgart, S. 19

Triller, J., W.A. Fuchs (1980) Milz, Hämatom. In: J. Triller, W.A. Fuchs (Hrsg) Abdominale Sonographie. Thieme, Stuttgart, S. 67

Uhlig, W., E. Leidig, K.H. Rink (1981) Sonographische Darstellung einer Leberhämangiomatose beim Säugling. Ultraschall 2:199

Vatter, J., G. Brecht, Th. Franken, Th. Harder (1984) Die Wertigkeit der Ultraschalluntersuchung beim Screening von Lebermetastasen und von einer Leberbeteiligung bei malignen Systemerkrankungen. Fortschr. Röntgenstr. 140:162

Vermess, M., J.L. Doppman (1983) CT of the liver with intravenous lipoid contrast material: review of the current status. SR 18:102

Vermess, M., R.H. Adamson, J.L. Doppman, M. Girton (1977) Computed tomographic demonstration of hepatic tumor with the aid of intravenous iodinated fat emulsion. An experimental study. Radiology 125:711

Vermess, M., D.C. Chatterji, J.L. Doppman, G. Grimes, R.H. Adamson (1979) Development and experimental evaluation of a contrast medium for computed tomographic examination of the liver and spleen. J. Comput. assist. Tomogr. 3:25

Vermess, M., J.L. Doppman, D.C. Chatterji, G. Grimes (1979) Early clinical results with an intravenous liposoluble contrast material for CT examination of the liver and spleen. Presented on the International Symposium and Course on Computed Tomography, Las Vegas/Nevada 1979. Symposium abstracts in: J. Comput. assist. Tomogr. 3:558

Weill, F.S. (1978) Splenic cysts. In: F.S. Weill (ed) Ultrasonography of gastrointestinal diseases. Mosby, St. Louis, p. 458

Weill, F.S. (1982) Leber, Untersuchungstechnik. In: F.S. Weill (Hrsg) Ultraschalldiagnostik in der Gastroenterologie. Springer, Berlin Heidelberg New York, S. 75

Weill, F.S. (1982) Die alveoläre Echinokokkose. In: F.S. Weill (Hrsg) Ultraschalldiagnostik in der Gastroenterologie. Springer, Berlin Heidelberg New York, S. 177

Weill, F.S. (1982) Die perihepatischen, insbesondere die subphrenischen Abszesse. In: F.S. Weill (Hrsg) Ultraschalldiagnostik in der Gastroenterologie. Springer, Berlin Heidelberg New York, S. 198

Weill, F.S. (1982) Milz, Untersuchungstechnik. In: F.S. Weill (Hrsg) Ultraschalldiagnostik in der Gastroenterologie. Springer, Berlin Heidelberg New York, S. 491

Weill, F.S., J.R. Kraehenbuhl, A. Bourgoin, J.P. Miguet, M. Gillet (1975) Aspects échotomographique de l'echinococcose alveolaire. Méd. Chir. Dig. 4:36

Wenz, W., U. Goerttler, R. Kirschner (1976) Röntgendiagnostik der Milzverletzung. Radiologe 16:144

Wenzel, E., W. Erbe (1979) Computertomographische Untersuchungen bei zystischen Leberveränderungen. Röntgen-Bl. 32:401

Whalen, J.P. (1976) Radiology of the abdomen. Lea & Febiger, Philadelphia

Wolff, K.J., G. Bulle, W. Schenk (1974) Präoperative Angiographie bei der traumatischen Hämobilie. Fortschr. Röntgenstr. 120:488

Wooten, W.B., M.E. Bernardino, H.M. Goldstein (1978) Computed tomography of necrotic hepatic metastases. Amer. J. Roentgenol. 131:839

Zach, M., A. Beitzke, G. Gypser, W. Sager (1977) Das Polyspleniesyndrom. Fortschr. Röntgenstr. 126:454

Zehner, J., F. Moriabadi, U. Rhode (1982) Sonographische Kennzeichen von akut entzündlichen Lebererkrankungen. In: A. Kratochwil, E. Reinold (Hrsg) Ultraschalldiagnostik 81. Thieme, Stuttgart, S. 121

Gallesystem

G. KAUFFMANN und G. NÖLDGE

INHALT

1 Allgemeiner Teil

1.1 Anatomie

Die interlobulären Gänge vereinigen sich zu den intrahepatischen Hauptästen, die ihrerseits den linken und den rechten Ductus hepaticus sowie einen retrokranialen Ast rechts bilden. Aus der Vereinigung dieser drei Äste entsteht der Ductus hepaticus communis (3–4 cm). Der Ductus cysticus mit seinem 3–4 cm langen siphonartigen Verlauf kreuzt den Ductus hepaticus von lateral nach medial und verläuft häufig wenige Zentimeter an der medialen Seite des Ductus hepaticus entlang, bevor er in diesen einmündet. Danach wird dieser externe Gallengang als Ductus choledochus bezeichnet, dessen durchschnittliche Strecke bis zur Papille ca. 7 cm beträgt (Abb. 1).

Die *Weite* des *Ductus choledochus* kann ohne krankhafte Bedeutung stark variieren. Als Orientierungshilfe seien folgende ungefähre Meßdaten genannt: 3–6 mm normal, 8–11 mm Normgrenzbereich, über 12 mm Dilatation.

Die *Einmündung* an der *Papilla Vateri* liegt in 6% der Fälle im proximalen Duodenum, in 33% in der Pars descendens, in 39% am Übergang Pars descendens/Pars horizontalis und in 21% im Beginn der Pars horizontalis [36] (Abb. 2).

Die *Gallenblase* liegt im medianen Teil des rechten Leberlappens an ihrem Unterrand. Der Fundus befindet sich mehr oder weniger beweglich kaudal des rechten Leberlappens.

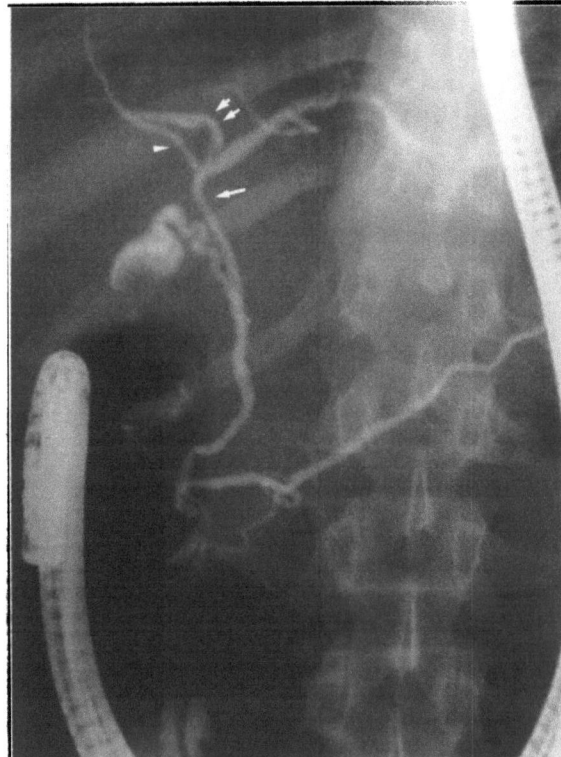

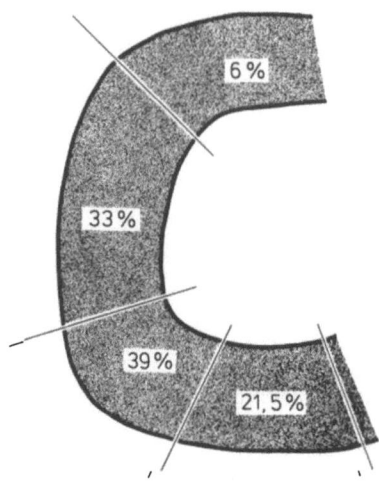

Abb. 2. Schematische Darstellung der Variationen der Einmündung des Ductus choledochus am Duodenum nach Delorme [36]

Abb. 1. Endoskopische retrograde Cholangiopankreatikographie: Darstellung der normalen Gallengänge: Linker Ductus hepaticus, rechter Ductus hepaticus (*Pfeil*), retrokranialer Ast rechts (*Doppelpfeil*), Ductus hepaticus communis (*langer Pfeil*). Füllung des Ductus cysticus und der geschrumpften Gallenblase mit Stein. Gleichzeitige Kontrastierung der Pankreasgänge

1.2 Untersuchungstechniken

Seit der Entdeckung der Cholegraphie 1924 durch GRAHAM und COLE ist die Gallendiagnostik durch Einführung immer neuer Verfahren erweitert worden. Neben der alt bewährten *oralen Cholegraphie* mit Tomographie [9, 107, 126], der *Infusionscholegraphie* mit Tomographie, und der *endoskopischen retrograden Cholangiopankreatikographie* [26, 97] haben völlig neue bildgebende Verfahren wie die *Sonographie* [29, 30, 84, 119, 127, 134, 138] oder *Computertomographie* [105] die Pallette der diagnostischen Möglichkeiten bereichert; die Rolle der Kernspintomographie, deren Entwicklung noch nicht abgeschlossen ist, bleibt abzuwarten. Dabei ist sowohl in der Häufigkeit der Untersuchungen als auch in ihrem Stellenwert eine wesentliche Verschiebung zugunsten der Sonographie als Screening-Verfahren zu verzeichnen (Abb. 3).

Abb. 3. Gallendiagnostik im Wandel der Zeit: Verschiebung der röntgenologischen Untersuchungstechniken zugunsten des Ultraschalls als Screening-Methode, jedoch gleichzeitig Zunahme der perkutanen transhepatischen Cholangiographie. Abnahme der intravenösen Gallendarstellungen [72]

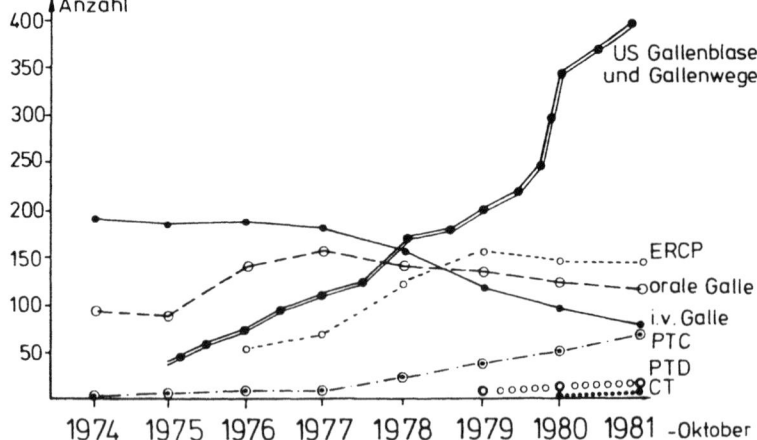

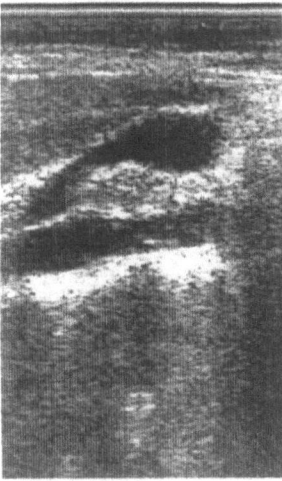
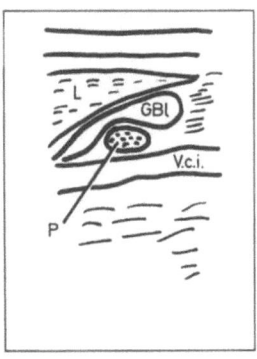
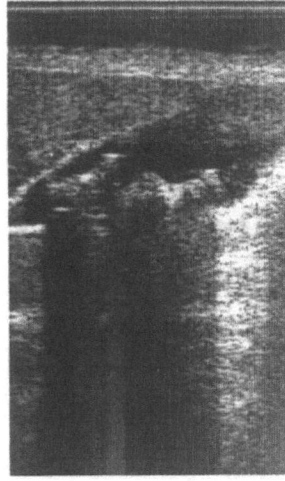
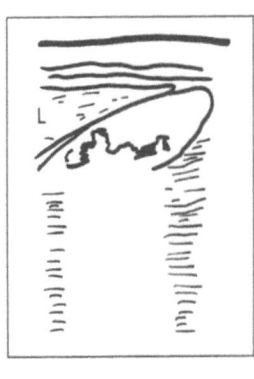

Abb. 4. Oberbauchsonographie mit sogenanntem „real time scanner", Längsschnitt kraniokaudal. Leberunterrand (*L*), Gallenblase (*GBl*), Pankreas (*P*) und Vena cava inferior (*Vci*). Normalbefund

Abb. 6. Oberbauchsonographie Sagittalschnitt kraniokaudal: Leberunterrand (*L*), multiple Aussparungen in der Gallenblase mit breitem Schallschatten. Cholezystolithiasis, multiple Konkremente

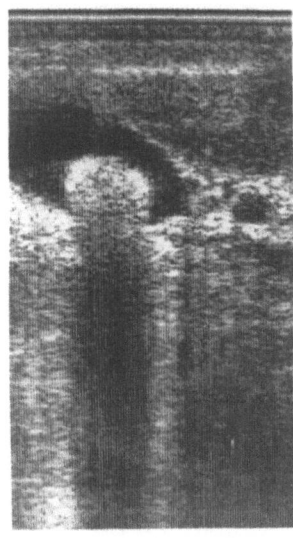
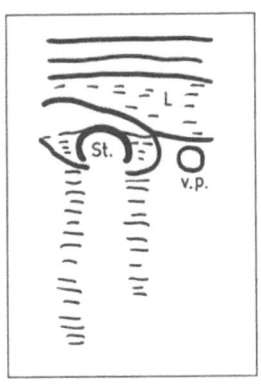

Abb. 5. Sonographie, Sagittalschnitt kraniokaudal. Leberunterrand (*L*), rundliche Aussparung in der Gallenblase (*St*) mit dahinter gelegenem breiten Schallschatten (Schallauslöschphenomen) und daneben gelegener Pfortader (*Vp*). Cholezystolithiasis (Solitärstein)

1.2.1 Nichtinvasive Methoden

1.2.1.1 Sonographie. Die sog. "*Compound Scanner*" sind wegen ihres relativ langsamen und subjektiv stark beeinflußbaren Bildaufbaus durch die sog. "*Real Time Scanner*" abgelöst worden. Ihr wesentlicher Nachteil, der relativ kleine Bildausschnitt, wird durch den raschen Bildaufbau, der auch Bewegungsabläufe erkennen läßt und durch

eine erheblich verbesserte Abbildungsqualität ausgeglichen (Abb. 4). Die Beurteilung der *Gallenblase* bei Hydrops, Steinen (Abb. 5, 6), Adenomen, sowie der intrahepatischen Gallengänge mit Erweiterung und Erkennung von Restkonkrementen ist besonders gut. Größere Schwierigkeiten bestehen jedoch, die *extrahepatischen Gallengänge* von Darmgasüberlagerungen frei zu projizieren. Die Untersuchung erfolgt am nüchternen Patienten; eine spezielle Vorbereitung ist nicht erforderlich. Starker Meteorismus führt jedoch zu Schallreflexionen, die die sonographische Untersuchung sehr erschweren.

1.2.1.2 Röntgenuntersuchungen (allgemein). Anfertigung aller Aufnahmen in Bauchschräglage (Abb. 7) mit leicht angehobener linker Seite bei relativ hohem mAS-Produkt und *niedrigen* KV-Werten (Durchschnittswerte 70 KV, 130 mAS).

1.2.1.3 Nativaufnahme. Die Nativaufnahme ist für den Nachweis röntgenpositiver Konkremente von großem Wert. Sie gibt Auskunft über Verkalkungsmuster, Form und Größe der röntgendichten Gallensteine. Die Kenntnis dieser Parameter ist besonders für die Entscheidung zu einer chemischen Litholyse von Bedeutung [85].

Ausbeute der Abdomennativaufnahme: Röntgenpositive Konkremente (25% aller Konkremente) [102], Kalkmilchgalle, Porzellangallenblase (Abb. 8) sowie die Aerobilie bei emphysematöser Cholezystitis oder biliodigestiver Fistel (Abb. 9,

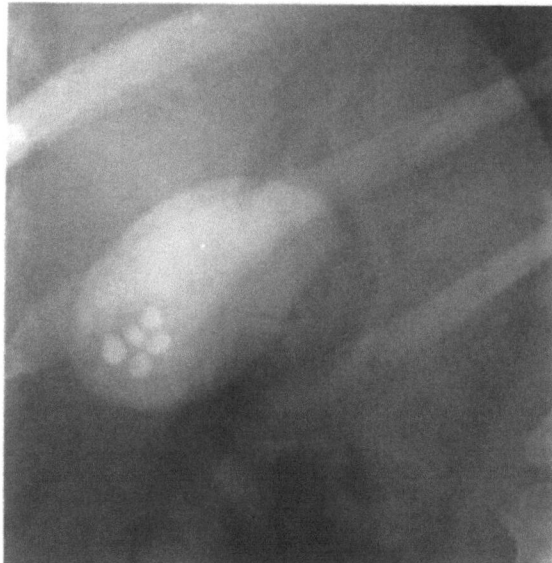

Abb. 7. Infusionscholangiocholezystographie. Aufnahmen in Bauchschräglage. Cholezystolithiasis

26), Erweiterung von Dünndarmschlingen des rechten Oberbauches als unspezifische Begleiterscheinung bei Cholezystitis.

1.2.1.4 Cholegraphie. Vorbereitung: Normale bzw., falls keine starke Fettunverträglichkeit besteht, mäßig fetthaltige Diät vor der Untersuchung, am Vorabend fettfreie Mahlzeit, am Morgen der Untersuchung muß der Patient nüchtern bleiben.

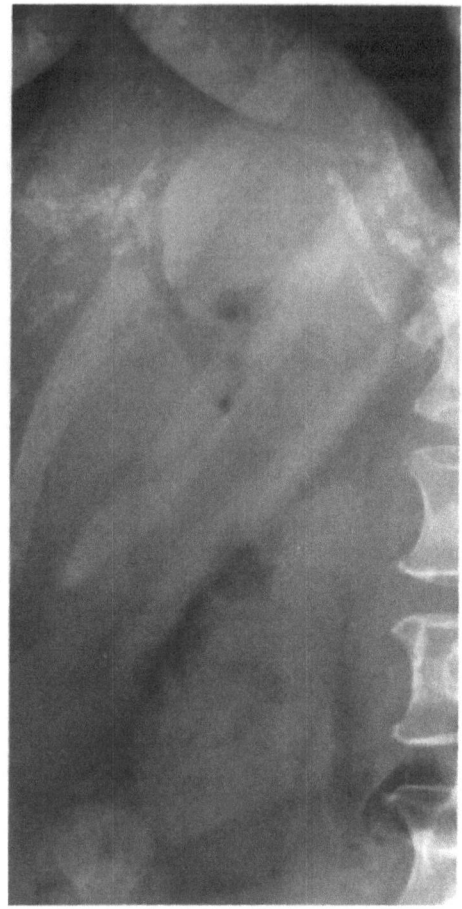

Abb. 9. Abdomenleeraufnahme. Gallengänge durch Luft kontrastiert: Aerobilie bei biliodigestiver Fistel

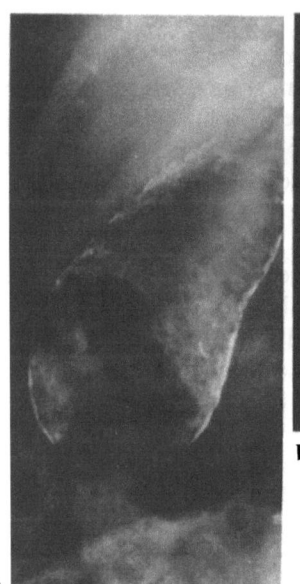

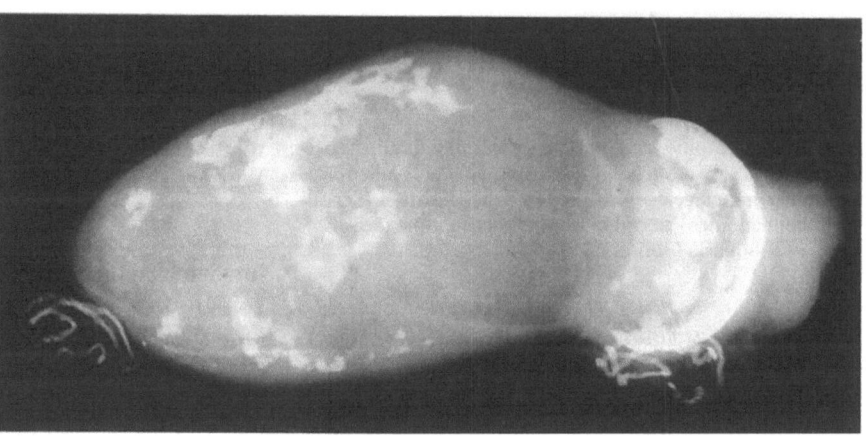

Abb. 8a, b. Infusionscholezystocholangiographie: **a** Unauffällige Gallengänge. Verkalkungen im Bereich der Gallenblasenwand, Öffnung Richtung Infundibulum. **b** Daneben Operationspräparat in Weichteiltechnik. Porzellangallenblase

Kontrastmittel zur oralen Cholegraphie: Am Vorabend der Untersuchung Gabe einer Jod-Phenolphthaleïn-Verbindung, z.B. 3 g Biloptin (Schering) oder 3 g Bilimiro (Byk Gulden). Eine zweite Gabe des oralen Kontrastmittels am Morgen des Untersuchungstages hat sich nicht als vorteilhaft, sondern eher als störend herausgestellt (Abb. 10). Unverträglichkeiten werden selten beschrieben [2, 46, 131].

Anfertigung einer Aufnahme im Liegen, einer weiteren im Stehen zum Ausschluß von *Schwebesteinen.* Die Bilder müssen unbedingt vom Radiologen beurteilt werden, solange der Patient auf dem Untersuchungstisch liegt, um sofort die Indikation zu Zielaufnahmen unter Durchleuchtung oder zur Tomographie zu stellen (Abb. 11). Die *Reizmahlzeit* führt zur Kontraktion der Gallenblase und stellt eine Möglichkeit der Kontrastanhebung bei flauer Darstellung im Rahmen der Steindiagnostik oder bei Cholezystosen dar [116]. Luftüberlagerungen lassen sich durch Zielaufnahmen von röntgennegativen Steinen unterscheiden (Abb. 12). Kleine Gallensteine im Gallenblasenhals, Cholesterolpolypen sowie die Adenomyomatose (Abb. 13), der Ductus cysticus und Ductus choledochus können hingegen kaum beurteilt werden.

Gründe für die *Nichtsichtbarmachung* der *Gal-*

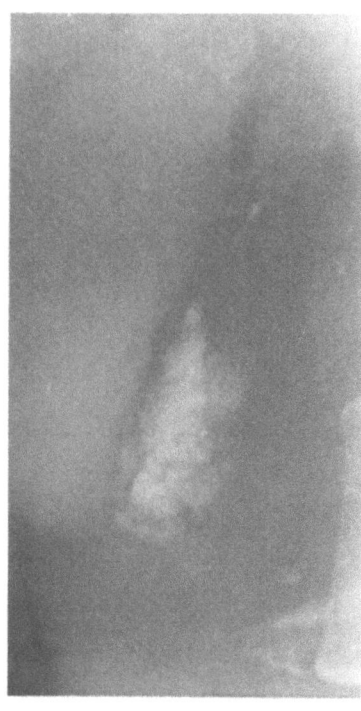

Abb. 10. Orale Cholegraphie mit Kontrastmittelgabe am Abend und am Morgen der Untersuchung: Kontrastmittelgefüllte Gallenblase und Reste des oral applizierten gallengängigen Kontrastmittels im Bereich des Duodenums nach fraktionierter Gabe des Kontrastmittels. Kein Steinnachweis

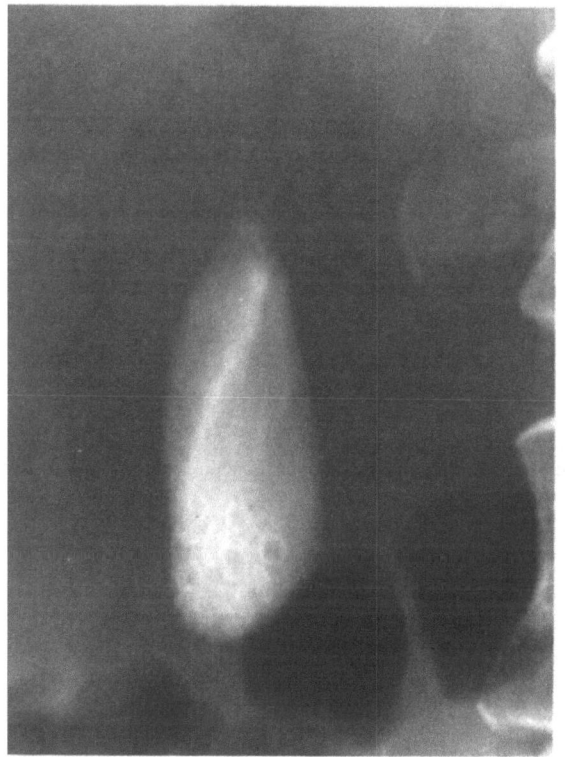

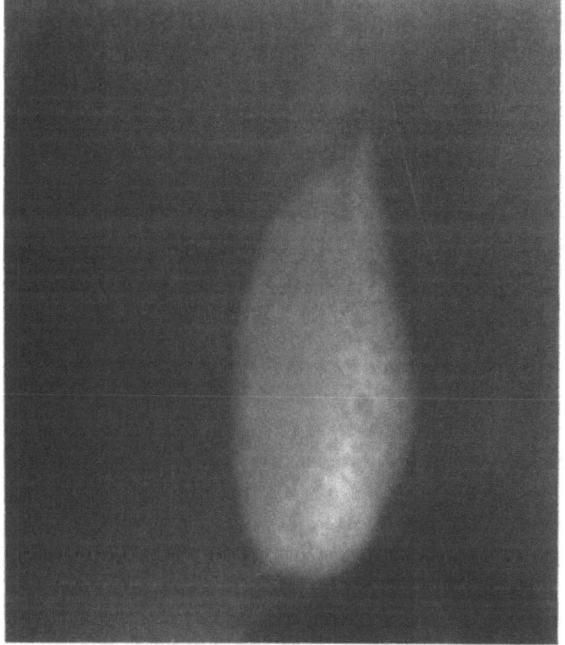

b

Abb. 11a, b. Orale Cholegraphie. Multiple bis 4 mm große Aussparungen mit Kalkmantel (Cholesterin-Pigment-Kalksteine). Zielaufnahmen in **a** Stehen **b** Liegen

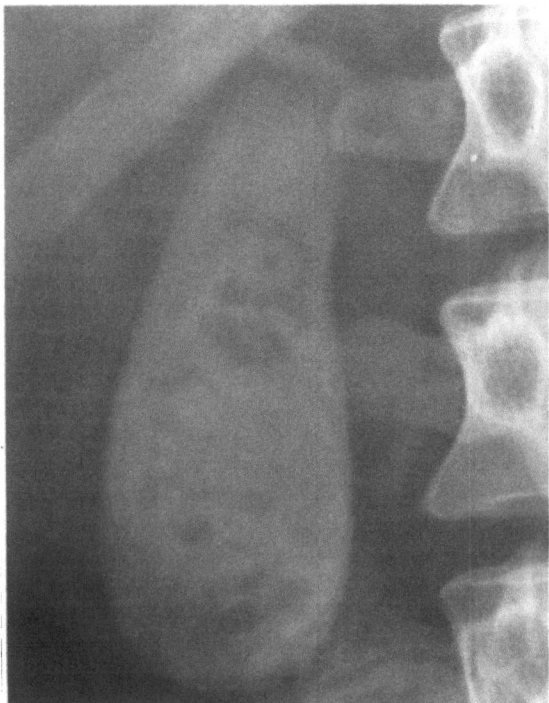

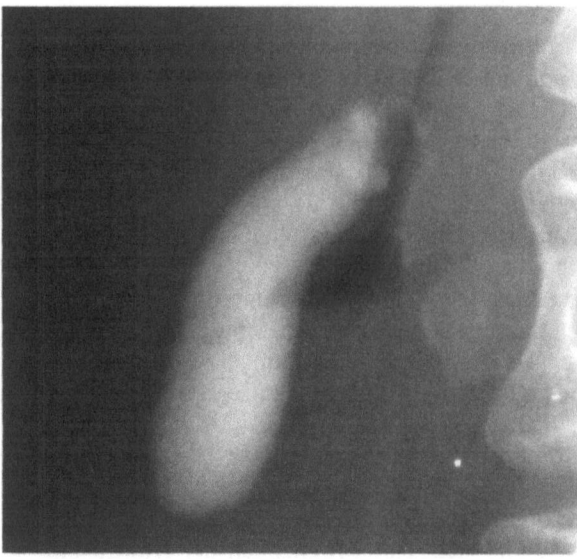

Abb. 12. Orale Cholezystographie: Zielaufnahmen vor und nach Reizmahlzeit. Kontrastmittelaussparungen durch Luftüberlagerungen (Duodenum) bedingt. Nach Reizmahlzeit Kontraktion der Gallenblase mit Kontrastanhebung. Kein Steinnachweis

lenblase sind in erster Linie der Zystikus-Stein, extrabiliäre Ursachen müssen jedoch beachtet werden: Sie reichen vom anhaltenden Fasten über das Erbrechen der Tabletten und der Retention der Tabletten im Magen-Darm-Trakt bis hin zu Resorptionsstörungen z.B. im Rahmen des Morbus Crohn. Falsch negative Cholezystogramme, die in bis zu 7% der Untersuchungen vorkommen können [40], sollten durch die Kombination der Untersuchung mit Ultraschall [127] erheblich seltener zu fehlerhaften Interpretationen führen.

Die Treffsicherheit des sonographischen Nachweises von Gallenblasensteinen schwankt zwischen 90% und 95% [137], die Treffsicherheit der intravenösen Cholegraphie liegt bei 87% [141].

Exakte Zahlen über falsch positive Ergebnisse sind schwer zu erhalten; hier dürfte auch die Kombination mit Ultraschall nicht immer zu einer Verbesserung der Diagnose beitragen, da geringe Binnenechos durch hochvisköse Galle, Cholesterol, Eiter oder abnormale Schleimeinlagerungen von kleinen, nicht schattengebenden Steinen unter Umständen kaum zu differenzieren sind [29].

Infusionscholegraphie. Aufgrund des erhöhten Kontrastmittelrisikos ist sie heute nur noch als präoperative diagnostische Maßnahme für die Cholezystektomie und vor Litholyse indiziert. Infusion des Kontrastmittels über 20–30 min. Zusätzlich sind Schichtaufnahmen erforderlich, um

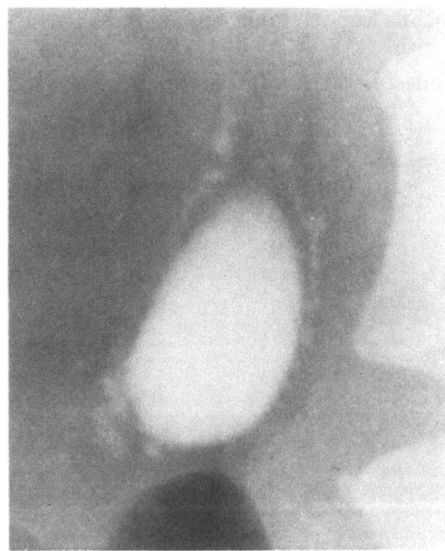

Abb. 13. Orale Cholegraphie: Nach Reizmahlzeit kräftig sichtbare Zähnelung der Gallenblasenkontur: Adenomyomatose

die diagnostische Ausbeute des Verfahrens zu optimieren (Schichttiefe etwa 6–8 cm) (Abb. 14). Sind Gallenwege und Gallenblase sicher beurteilbar, erfolgt die Applikation der Reizmahlzeit. Die 30 min später angefertigte Aufnahme der Gallenblase gibt Auskunft über ihre Größenabnahme (Reaktion

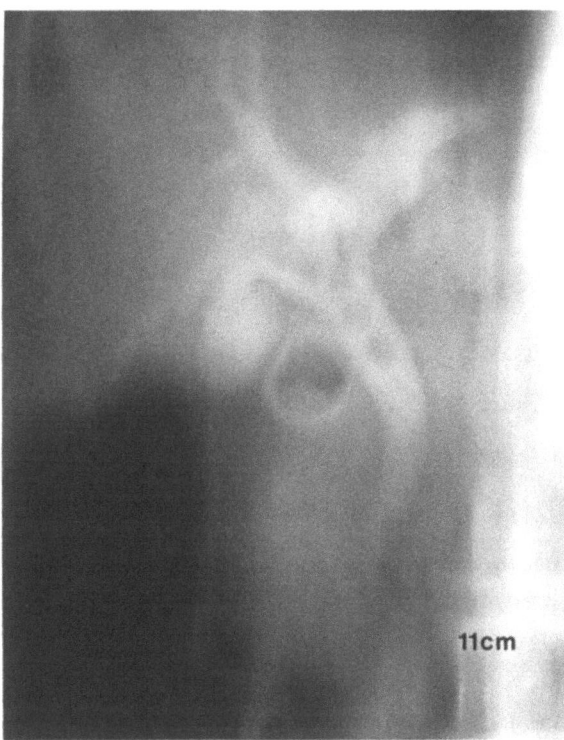

Abb. 14. Infusionscholegraphie mit Tomographie (11 cm). Darstellung der intra- und extrahepatischen Gallengänge mit geschrumpfter Gallenblase. Dilatation des Ductus choledochus mit 3 Konkrementen. Choledocholithiasis

auf Reizmahlzeit – Cholezystokinin) und kleine röntgennegative Konkremente lassen sich in der kontrahierten Gallenblase in vielen Fällen besser diagnostizieren. *Die Unverträglichkeitsrate* wird mit einer Mortalität von 1:60000 und einer Morbidität von 5% angegeben [3, 93]. Moderne gallengängige Kontrastmittel versprechen eine niedrigere Komplikationsrate [91], sodaß die i.v. Cholegraphie ihren diagnostischen Stellenwert entgegen vieler negativer Prognosen behaupten wird: Geht man nämlich von einer etwa gleichen Komplikationsrate (1–3%) für die intravenöse Cholegraphie und ERCP, und einer 5 mal höheren Mortalität bei der diagnostischen ERCP (0,1–0,2%) im Vergleich zur intravenösen Cholegraphie aus [9a, 26a, 52a, 106a], ist die Einordnung nach steigenden Komplikationen von – i.v. Cholegraphie, – ERCP, – PTC, – (5,6%) eindeutig. Als Screening-Methode für die Abklärung unklarer Oberbauchbeschwerden wird die Reihenfolge Sonographie, Cholegraphie durchzuführen sein. Die orale Cholegraphie wird zweckmäßigerweise am selben Untersuchungstag gemeinsam mit der Magen-Darm-Passage vorgenommen. Die intravenöse Chol-

angiographie mit Tomographie ist der Sonographie in der Feststellung von Gallengangssteinen weit überlegen. Daher ist sie auch die Methode der Wahl vor der beabsichtigten Litholyse. Bei *bekannter Allergie* empfiehlt sich 10–20 min vor dem diagnostischen Eingriff die Kurzinfusion mit 0,1 mg/kg Körpergewicht Dimetinden (Fenistil) und 5 mg/kg Körpergewicht Cimetidin (Tagamet) [89].

Die Gallengänge sind nur bis zu einem Bilirubin von 2 bis höchstens 3 mg% darstellbar [70]. Bei Verdacht auf Gallenwegserkrankungen mit nicht konklusivem sonographischem Befund, kann die *biliäre Sequenzszintigraphie* durchgeführt werden. Sie liefert bis zu einem Bilirubin von 10 mg% Informationen und kann zwischen hepatozellulärem Ikterus, komplettem Gallengangsverschluß und Stenose unterscheiden [47, 77], ist jedoch zum Steinnachweis ungeeignet.

1.2.1.5 Computertomographie. Haben sich durch Sonographie oder PTC und ERCP Raumforderungen nachweisen lassen, so bietet die Computertomographie die Möglichkeit, dreidimensional Abgrenzung und Lagebeziehung raumfordernder Prozesse der Leber und des Gallesystems exakt darzustellen.

Bei Dilatation der Gallengänge kann gleichzeitig eine Aussage über die Lagebeziehung von Raumforderungen zu den Gängen gemacht werden insbesondere, wenn intravenöse Kontrastmittelstudien durchgeführt werden. Darüber hinaus ist die Computertomographie besonders bei schwierigen Differentialdiagnosen, die nach oraler Cholegraphie und Ultraschall offen bleiben, eine weiterführende diagnostische Möglichkeit: Konkremente der Gallenblase sowie Erweiterung und Verlagerung der intrahepatischen Gallengänge sind zu diagnostizieren (Abb. 15, 16). Allerdings entzieht sich das kalkfreie, insbesondere cholesterinhaltige Konkrement dem Nachweis völlig. Trotz einer 90%igen *Treffsicherheit* [142] gestattet die Kostenintensität nicht den Einsatz der Computertomographie als Screening-Verfahren. Werden vor und während der Computertomographie alle klinischen Informationen und bildgebenden Daten mit einbezogen, kommt ihr jedoch bei Pankreaserkrankungen zweifelsohne eine Schlüsselposition bei den *nichtinvasiven Techniken* zu [142].

Schwierigkeiten bestehen bei der Verfolgung des extrahepatischen Gallengangssystems, wobei auch Schnitte im 2-mm-Abstand wegen der Atemexkursionen nicht immer reproduzierbare kontinuierliche Schnittebenen ergeben, so daß auf zusätzliche Kontrastmittelgabe nicht verzichtet wer-

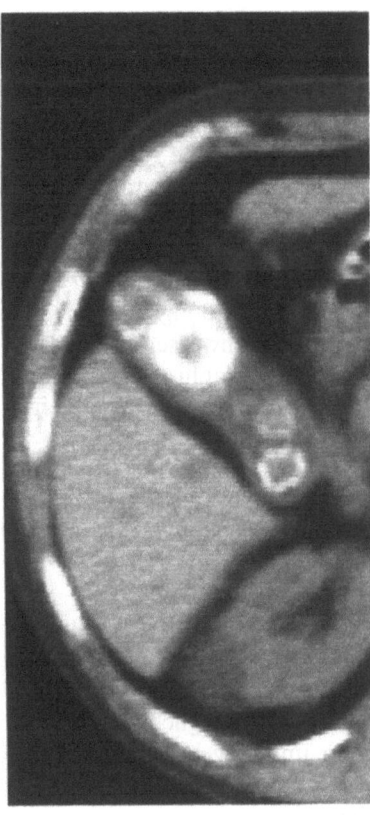

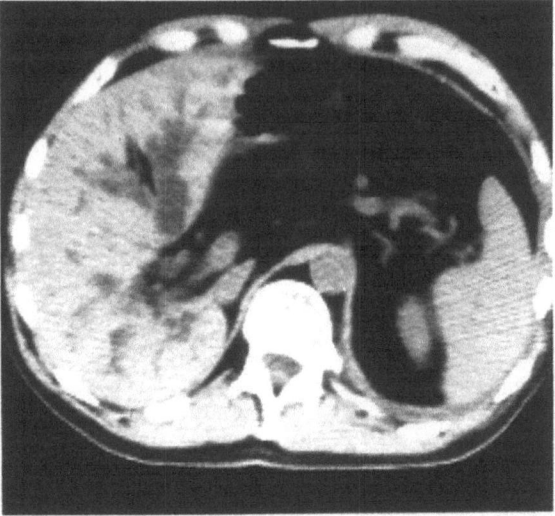

Abb. 16. Computertomographie des Abdomens. Erweiterung der intrahepatischen Gallengänge bei Choledocholithiasis

◄ **Abb. 15.** Computertomographie des Abdomens: Leberunterrand, ventral gelegene Gallenblase mit multiplen kalkdichten Konkrementen. Solitärzyste der rechten Niere. Cholezystolithiasis

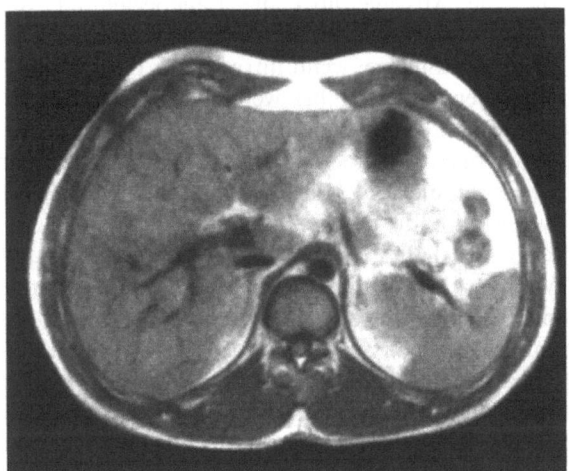

a

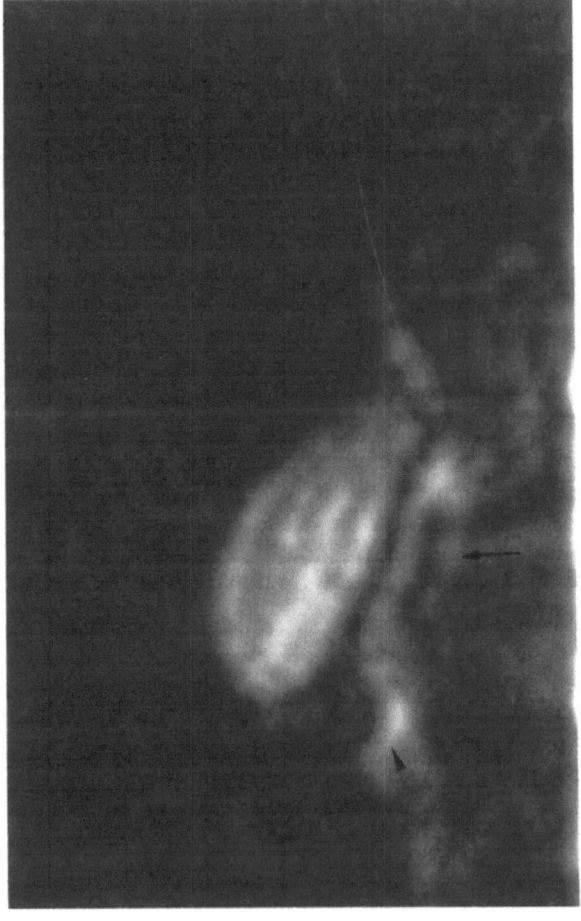

b

Abb. 17a, b. Kernspintomographie (Magnetresonanz) der Gallenblase einer gesunden erwachsenen Person (Transversalschnitt). **a** T_1-gewichtetes Bild: Leber und Milz grau, intraabdominelles Fett weiß und Gefäße (z.B. Pfortader) schwarz. Aufnahmen mit Widerstandsmagnet mit integrierter Eisenabschirmung 0,23 Tesla; Bruker Medizinaltechnik. **b** 5 Sekunden Aufnahme der Gallenblase bei einem gesunden Erwachsenen: Summationsbild in der Coronalebene mit Darstellung in a.p. Projektion von Gallenblase, Ductus choledochus (*langer Pfeil*) und Duodenum (*dicker Pfeil*) (ohne jodhaltiges oder paramagnetisches Kontrastmittel; siehe auch 1.2.1.6)

den kann. Hilfreich ist hier die Injektion über eine liegende transhepatische biliäre Drainage. Die Möglichkeit, die Dichte der abgebildeten Strukturen exakt zu messen (HE = Houndsfield-Einheit), erlaubt zwischen Gallenstein, Abszeß oder Tumor in vielen Fällen zu unterscheiden.

1.2.1.6 Kernspintomographie. Die Kernspintomographie (Magnetresonanz: MR) steht mitten in ihrer technischen Entwicklung. In vitro-Studien weisen darauf hin, daß die Mehrheit der Gallensteine (83%) keine Signale auslösen, der Rest der Steine sich nur durch schwach meßbare Signale bemerkar macht. Die Übertragung dieser Ergebnisse auf in vivo-Studien bleibt abzuwarten [99], insbesondere auch in Bezug auf Funktionsanalysen [65].

Bisher angewandte M.R.-Techniken erlauben zwar die Darstellung des Gallengangsystems und der Gallenblase sowie die Differenzierung der Leberhilusstrukturen (Abb. 16a); der diagnostische Gewinn steht jedoch in der Regel in keinem Verhältnis zum zeitlichen Aufwand. Neuere Entwicklungen [54, 63] weisen darauf hin, daß die Cholezysto- und Cholangiographie mit Magnetresonanz (MR-Cholegraphie) im Sekundenbereich möglich ist und auch Momentaufnahmen (Abb. 17a) zuläßt, die Summationsbildern im ap-Strahlengang entsprechen (Abb. 17b).

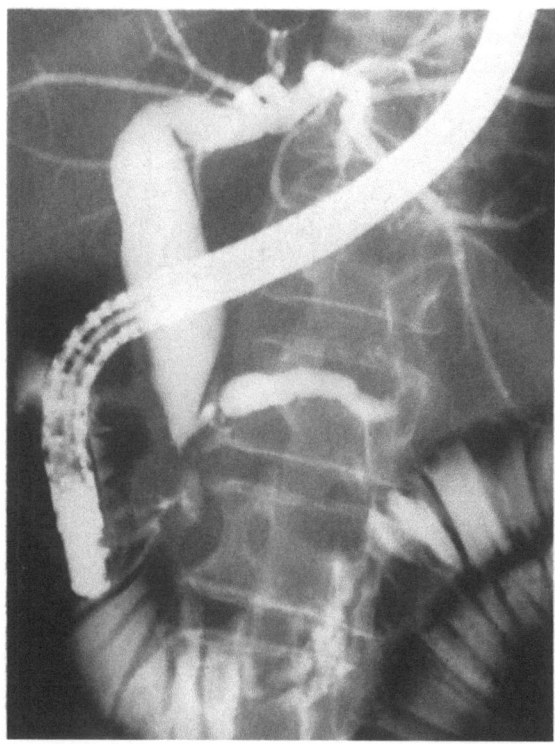

Abb. 18. Endoskopische retrograde Cholangiographie: Hochgradige Stenose des distalen Ductus choledochus mit prästenotischer Dilatation. Karzinom der Papilla Vateri ohne endoskopische Inspektion nicht zu unterscheiden von kleinem iuxtapapillärem Karzinom.

1.2.2 Invasive Methoden

1.2.2.1 Endoskopische retrograde Cholangiopankreatikographie (ERCP). Nach endoskopischer Sondierung der Papilla duodeni maior – mit der Möglichkeit der Inspektion – Kontrastmittelinjektion in den Ductus choledochus bzw. Ductus pancreaticus und Lagewechsel des Patienten (Kopftief-, Linksseitenlage und aufrechte Position). Anschließend Anfertigung von Zielaufnahmen. *Kontraindikation* sind das Vorhandensein einer *Pankreaspseudozyste* sowie die akute *Pankreatitis.* Komplikationen sind *Cholangitis* und *Pankreatitis* in bis zu 1% der Fälle [72]. Die ERCP ist bei folgenden Situationen indiziert: Verschlußikterus oder postoperative Gelbsucht, röntgenologischer Hinweis für Erweiterung des Ductus choledochus, Zustand nach Choledocho-Duodenostomie, Postcholezystektomiesyndrom, Allergie gegen Gallekontrastmittel bei Patienten mit Verdacht auf Gallenerkrankungen, Verdacht auf Papillenstenose, Pankreaskarzinom und chronische Pankreatitis, chronisch-entzündliche Darmerkrankungen bei er-

höhter alkalischer Phosphatase (Abb. 18, 19). Die ERCP hat im Vergleich zur PTC als diagnostische Maßnahme an Bedeutung gewonnen, da dieses Verfahren als weniger invasiv gilt (Abb. 3).

Die gleichzeitige Kontrastierung von Ductus pancreaticus und choledochus bringt Vorteile, insbesondere bei Diagnose und Differentialdiagnose von Gallengangs- und Pankreaskopftumoren. An dieser Stelle sind weitere therapeutische Möglichkeiten zu erwähnen, die sich aus der ERCP entwickelt haben, wie die Papillotomie, die Extraktion von Steinen aus den Gallenwegen, die vorübergehende Gallendrainage mit der nasobiliären Sonde und die sogenannte Endoprothese [17, 101, 37].

1.2.2.2 Perkutane transhepatische Cholangiographie (PTC). Die PTC, in den letzten Jahren durch die ERCP bzw. ERC in den Hintergrund gedrängt, gewinnt heute wieder an Bedeutung durch ihre *Kombinationsmöglichkeit* mit transhepatischer *interner biliärer Drainage* (Abb. 20). Eine Reduzierung der Komplikationsmöglichkeiten (s.a. 2.11.2)

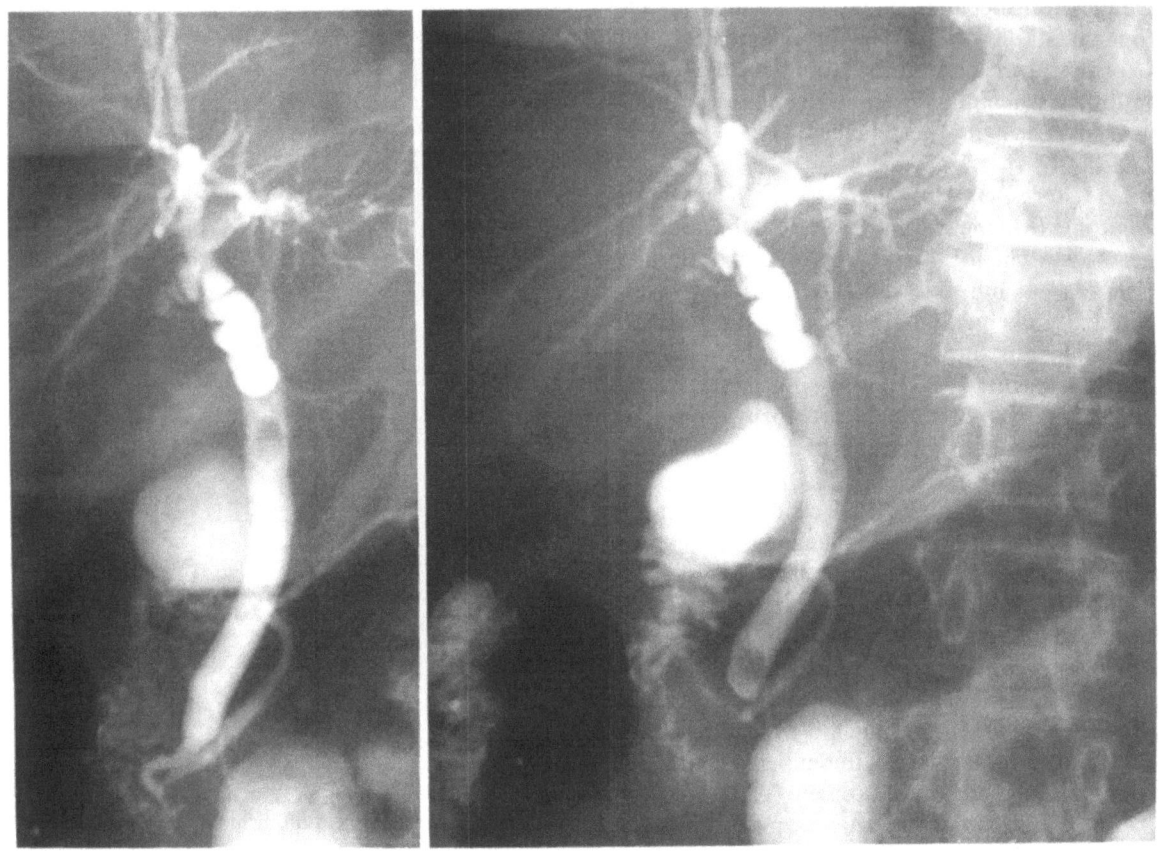

Abb. 19 ▲

Abb. 20 a–c ▼

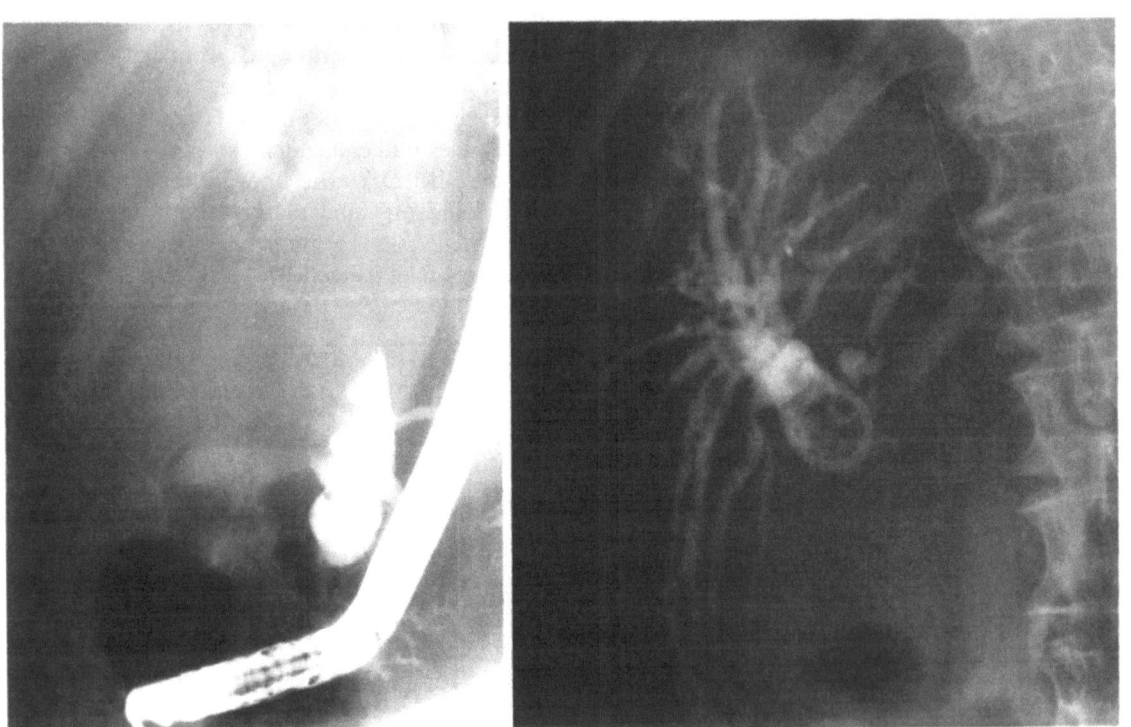

ist durch die *ultraschallgezielte Punktion* mittels perforiertem Schallkopf zu erreichen [143]. Wenn eine Punktion über den perforierten Schallkopf nicht möglich ist, sollte zumindestens die Planung des günstigsten Zugangsweges nach einer orientierenden Ultraschalluntersuchung erfolgen.

Technische Durchführung: Planung des Zugangsweges mit Ultraschall (Vermeidung einer versehentlichen Passage durch den Sinus phrenicocostalis, die Gallenblase, intrahepatische Raumfor-

derung (Abszesse, Echinokokkus, Tumoren). Wird die Rekanalisation einer Tumorstrecke im Sinne einer internen biliären Drainage geplant, sollte eine möglichst hohe Punktion in der vorderen Axillarlinie angestrebt werden. Ist voraussichtlich nur eine externe biliäre Drainage möglich, sollte zweckmäßigerweise die Drainageeinlegung von der hinteren Axillarlinie aus nahe dem Leberunterrand erfolgen. *Komplikationen* der PTC ohne Ableitung sind die gallige Peritonitis (0,2%) [38], die Hämobilie (0,2%) sowie seltene arteriovenöse Fisteln [104]. Bei einer Gesamtzahl von 570 eigenen Fällen ergibt sich im eigenen Krankengut eine Komplikationsrate von 2,6%, bei Sammelstatistiken jedoch von 5,6% [75].

Abb. 19. Endoskopische retrograde Cholangiopankreatikographie: Aufnahmen im Stehen und Kopftieflage: Konkrementverdächtige Aussparung wandert entsprechend der Schwerkraft im Stehen nach kaudal (Ausschluß von Luftblasen). Partielle Füllung des Ductus cysticus. Gallenblase mit 2 Kalksteinen. Gallensteine und flottierender Stein im Ductus choledochus

Abb. 20a–c. Kombination von ERCP und PTC. **a** Endoskopische retrograde Cholangiopankreatikographie mit Kontrastmittelabbruch des distalen Ductus choledochus und geringer Anfärbung einzelner intrahepatischer Gallengänge. **b** Perkutane transhepatische Cholangiographie mit Drainage und Abbruch des Kontrastmittels im Leberpfortenbereich. **c** Status nach interner biliärer Drainage mit multiplen Aussparungen des Ductus hepaticus und Ductus choledochus. Katheterspitze im Duodenum. Choledocholithiasis, Zustand nach Cholezystektomie

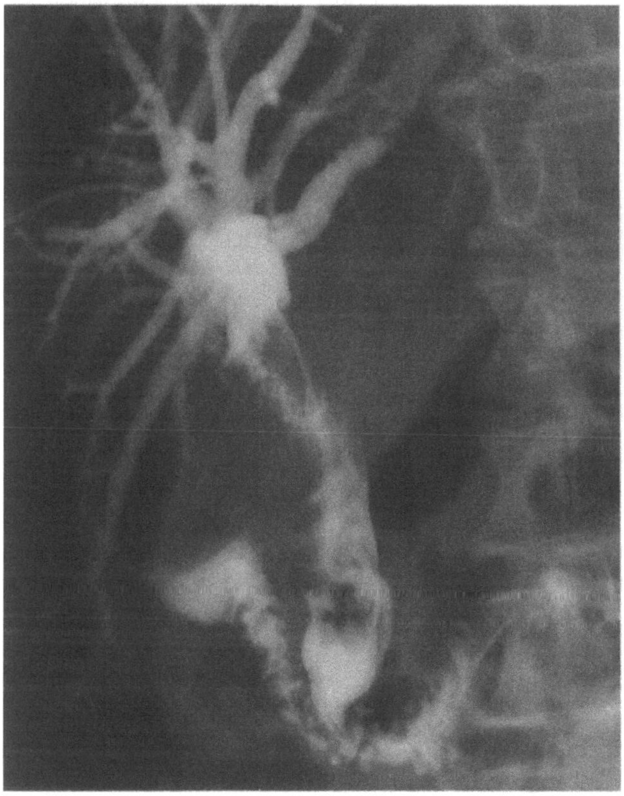

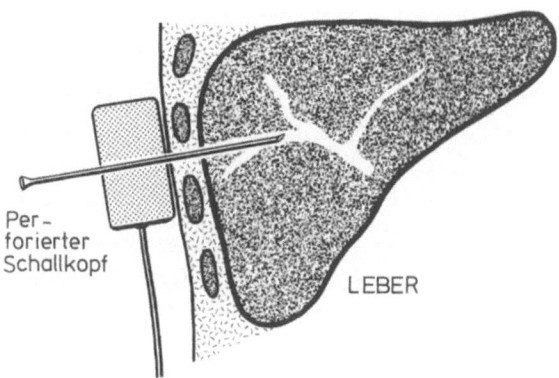

Abb. 21. Schematische Darstellung der ultraschallgezielten Punktion der Gallengänge

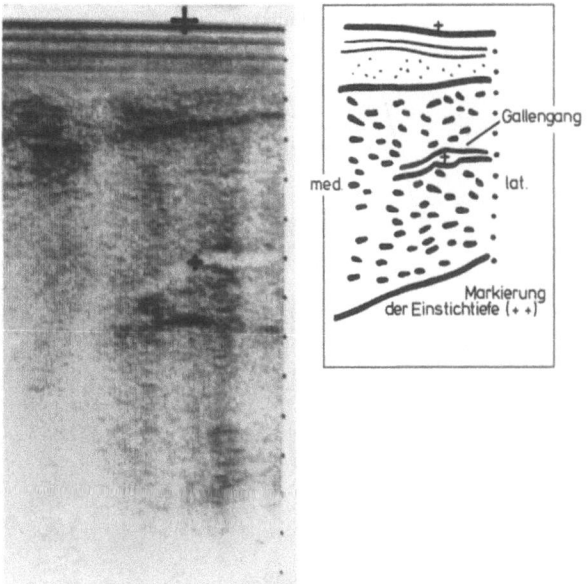

Abb. 22. Sonographie: Querschnitt durch den linken Leberlappen. Darstellung der erweiterten Gallengänge und Markierung von Stichrichtung und Stichtiefe zur PTC

c

Die Punktion mit perforiertem Schallkopf ermöglicht nicht nur die Bestimmung des günstigsten Zuganges und Stichwinkels, sondern auch der Punktionstiefe. Gleichzeitig wird durch den Stichkanal im perforierten Schallkopf die Richtung der Punktion fixiert (Abb. 21, 22). Entscheidend sind eine ausreichende Sedierung des Patienten und eine gute Lokalanästhesie, da Atembewegungen zu starken Verschiebungen im Zielgebiet der Leber

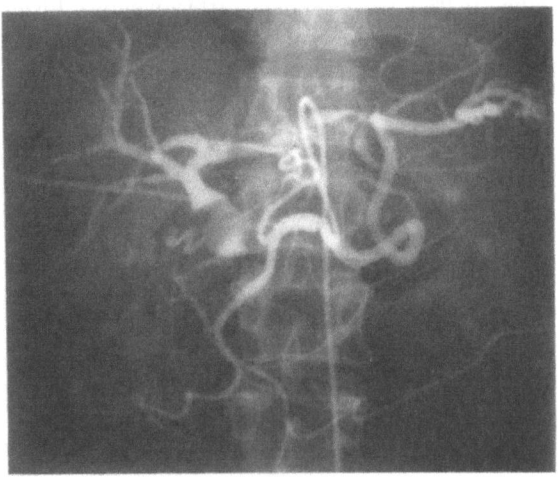

Abb. 23. Selektive Arteriographie (Katheter in der Arteria gastroduodenalis) mit gleichzeitiger Kontrastierung der Arteria hepatica sinistra, Arteria gastroduodenalis und Arteria lienalis. Zustand nach externer biliärer Drainage bei Verschluß des Ductus choledochus unter der Verdachtsdiagnose „Gallengangskarzinom". Gefäßreicher Tumor. Die Variationen der Gefäßabgänge sind wichtig für das operative Vorgehen. Intraoperativ: Pankreaskopfkarzinom

führen. Jede *Fehlpunktion* ergibt nach orientierender Kontrastmittelinjektion Informationen für eine Korrektur des Stichwinkels bei der nächsten Punktion: Wird z.B. ausschließlich die Pfortader kontrastiert, muß gemäß der anatomischen Lage ventraler punktiert werden. Die Zahl der Punktionsversuche richtet sich nach den möglicherweise verletzten Strukturen und beträgt im Mittel 5 + / − 2. Je nach Dilatationsgrad der Gallenwege werden 10–20 ml 30%iges wasserlösliches Kontrastmittel injiziert (s. auch Abschnitt 2.11).

1.2.2.3 Angiographie. Die Angiographie ist zur Planung größerer operativer Eingriffe und vor arterieller Chemoperfusion indiziert, um die versorgenden arteriellen Gefäße und ihre Abgangsvariationen bzw. das Pfortadersystem abzubilden (Abb. 23). Weitere *Indikationen* bestehen zur Abklärung der *Hämobilie*, z.B. durch akzidentelle Punktion von *Aneurysmen* oder *a.v.-Malformationen* [104, 139] hervorgerufen, und Erkennung von *cholangiozellulären Karzinomen* und *Gallenblasenkarzinomen* (Abb. 24, 53), die relativ gefäßreich sind [139, 141] (Abb. 24). Die Reihenfolge der einzelnen diagnostischen Schritte ist der Abbildung 25 zu entnehmen.

Abb. 24. Arteriographie des Truncus coeliacus: *Links:* Arterielle Phase mit kräftiger Arteria cystica fellea sowie parasitären Tumorgefäßen aus dem rechten Leberlappen. *Rechts:* Spätphase mit Anfärbung eines gefäßreichen Tumors mit gleichzeitiger Kontrastierung von Vena lienalis Vena portae. Gallenblasenkarzinom mit ausgedehnter Infiltration in den rechten Leberlappen
▼

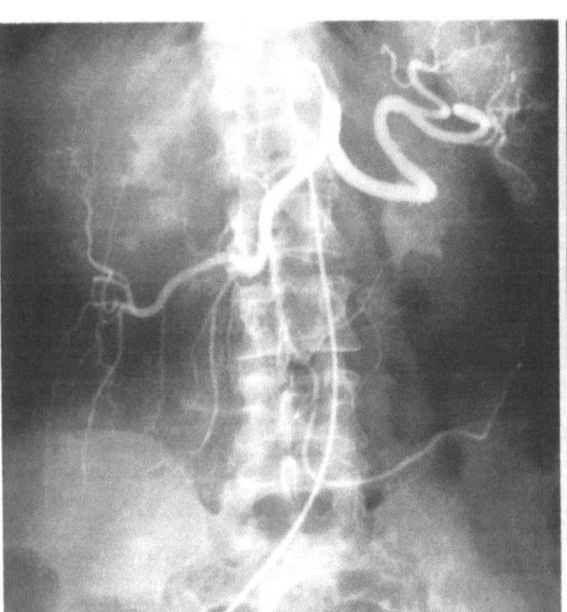

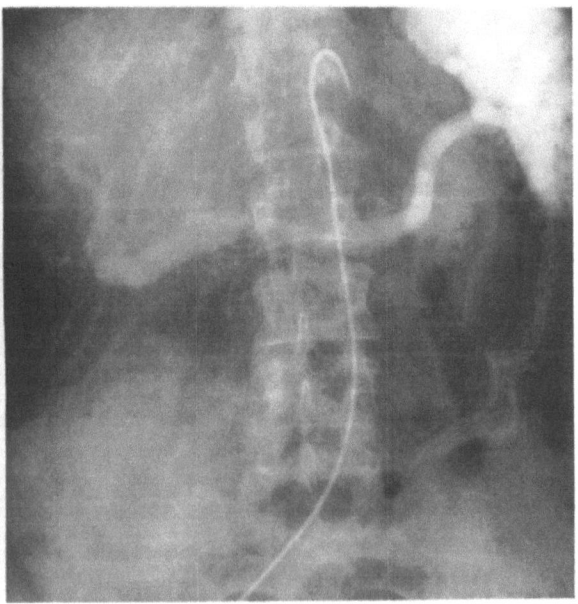

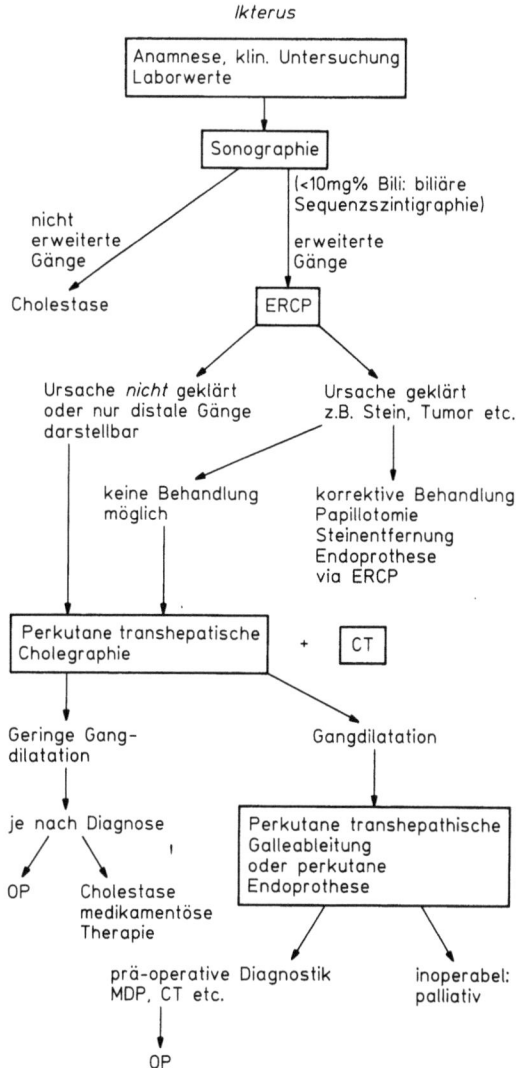

Ikterus

Anamnese, klin. Untersuchung
Laborwerte

Sonographie

(<10mg% Bili: biliäre
Sequenzszintigraphie)

nicht
erweiterte
Gänge

erweiterte
Gänge

Cholestase

ERCP

Ursache *nicht* geklärt
oder nur distale Gänge
darstellbar

Ursache geklärt
z.B. Stein, Tumor etc.

keine Behandlung
möglich

korrektive Behandlung
Papillotomie
Steinentfernung
Endoprothese
via ERCP

Perkutane transhepatische
Cholegraphie

+

CT

Geringe Gang-
dilatation

Gangdilatation

je nach Diagnose

OP

Cholestase
medikamentöse
Therapie

Perkutane transhepathische
Galleableitung
oder perkutane
Endoprothese

prä-operative Diagnostik
MDP, CT etc.

inoperabel:
palliativ

OP

Abb. 25. *Bildgebende* Diagnostik beim Verschlußikterus mit Einsatz therapeutischer *endoskopischer* und *radiologischer* Verfahren

1.2.3 Magen-Darm-Passage.

Die Magen-Darm-Passage wird am Duodenum Impressionen in der Nachbarschaft der Papilla duodeni maior als Hinweis für Steine, Tumoren der Papille (Abb. 26) und Erweiterung der Gallengänge [49] sowie Impressionen des Pankreaskopfes zeigen. Eine Differenzierung der verschiedenen Raumforderungen, z.B. von Pankreatitis, Pankreaszyste oder Pankreaskopftumor ist in der Regel jedoch nicht möglich. Impressionen einer lateralen duodenalen Begrenzung sind häufig bei Gallenblasenaffektionen zu beobachten. Ferner besteht die Möglichkeit der Darstellung von biliodigestiven Fisteln am Duodenum bzw. biliodigestiven Anastomosen mit hochgezogenen Jejunalschlingen (Abb. 27).

Abb. 26. *Links*: Magen-Darm-Passage mit umschriebener Impression an der duodenalen C-Schlinge von medial her. *Rechts*: Korrespondierendes Cholangiogramm (PTC) mit unregelmäßig begrenztem Abbruch von Ductus choledochus und pancreaticus: Karzinom der Papilla Vateri

▼

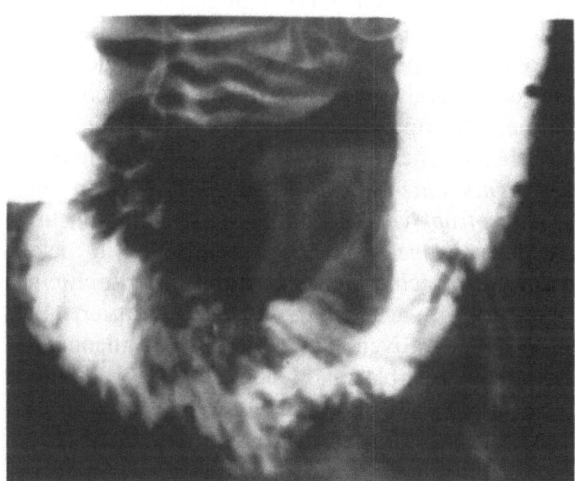
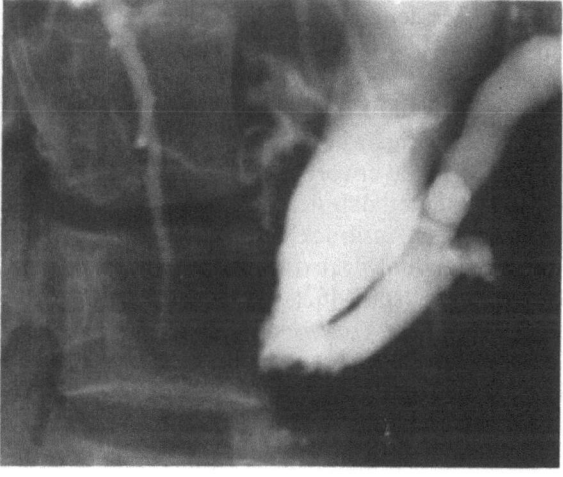

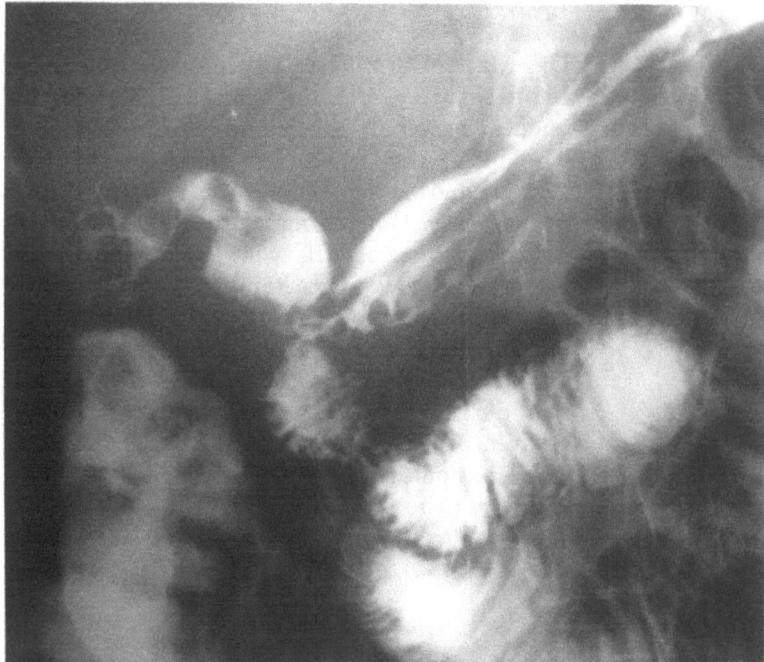

Abb. 27. Magen-Darm-Passage mit Kontrastierung von Magen und Dünndarm. Ausgehend vom Duodenum Darstellung der Gallenblase mit Kontrastmittelaussparungen. Biliodigestive Fistel zwischen Gallenblase und Duodenum bei Cholelithiasis

2 Spezieller Teil

2.1 Anomalien

2.1.1 Schwere Mißbildungen (Erkrankungsalter: Säugling)

Die schwersten Mißbildungen werden sich in der Regel in der Neugeborenenperiode manifestieren. Klinisches Leitsymptom ist der *neonatale Ikterus.* Während sich die physiologische Gelbsucht in der Regel nach 2 Wochen bessert, wird bei einer Reihe von Erkrankungen der Ikterus persistieren: z.B. bei der Erythroblastose des Neugeborenen, der Toxoplasmose und kongenitalen Lues, aber auch beim Kretinismus, dem Gilbertschen Syndrom (Morbus Meulengracht), der zystischen Fibrose und Retikuloendotheliose. Davon zu differenzieren ist die sog. „biliäre Atresie" mit einer Häufigkeit von 3–15/100 000 [7]. Es ist unklar, ob es sich hier um eine primär kongenitale Mißbildung oder um eine perinatal erworbene Erkrankung handelt: Es wird vermutet, daß sich die biliäre Atresie nach der Geburt als Ausdruck einer akuten oder subakuten Entzündung der extra- und intrahepatischen Gallengänge abspielt [62]. Histologisch soll in erster Linie eine *sklerosierende Cholangitis* [10] im Vordergrund stehen, wobei vermutet wird, daß diese Cholangitis eine Sonderverlaufsform einer neonatalen Hepatitis darstellt. Befallen werden in erster Linie die extrahepatischen Gallengänge mit

unterschiedlichem Befallsmuster [70], in dem auch ein intrahepatischer Gallengangsbefall möglich ist.

Ein Verschlußikterus bei Säuglingen ist eine extreme Seltenheit [70] und wird in 75% der Fälle durch eine Atresie der Gallengänge verursacht. Klinisch imponiert die progrediente Bilirubinerhöhung nach der ersten Lebenswoche. Die Sonographie wird selten in der Lage sein, die Kalibersprünge mit Engstellung der Gallengänge nachzuweisen. Entscheidende diagnostische Maßnahme ist entweder die diagnostische *Laparoskopie, Punktion der Gallenblase* und darüber Darstellung der Gallengänge unter Sicht des Auges oder die perkutane transhepatische Cholangiographie. Gelegentlich wird die Diagnose erst durch die operative Cholangiographie mit Einlage einer Kanüle in die freigelegte Gallenblase dokumentiert. Wichtig ist es hier, die operablen Typen der in erster Linie extrahepatischen Gangatresien zu differenzieren. *Differentialdiagnostisch* kommen neben dem sog. „Gallenpfropfsyndrom" [70] seltene Tumoren und Steine in Frage. Ersteres ist vermutlich in vielen Fällen durch eine Hepatitis [110] oder durch eine mildere Form der biliären Atresie induziert. Bei der intraoperativen Darstellung der Gallengänge über die Gallenblase läßt sich nach Überwindung eines gewissen Widerstandes eingedickte Galle aus den engen Gängen herausspülen und so ein freier Abfluß erzeugen. Beim sog. „*MacMahon-Tann-*

häuser-Syndrom" [92] fehlen die intralobulären Gallengänge in Kombination mit Ausbildung ausgedehnter Hautxanthome. Eine differentialdiagnostische Abgrenzung ist durch die Leberbiopsie möglich.

Seltenere Mißbildungen des Säuglingsalters sind die sog. *„kongenitale bronchobiliäre Fistel"*, bei der eine Verbindung zwischen Carina und dem linken Ductus hepaticus beschrieben ist [41] sowie die Kombination von Duodenalatresien mit Gallengangsanomalien [69], die sich auf Einzelfälle beschränken.

2.1.2 Mittelschwere Mißbildungen (Erkrankungsalter: Kinder und junge Erwachsene)

Intrahepatische Gallengangsanomalien: Ausgesprochene Raritäten sind die *polyzystische Leber* (nicht kommunizierende intrahepatische Zysten mit Deformierungen der intrahepatischen Gallengänge), die *Fibroangioadenomatose,* bei der es zur Vermehrung und Dilatation intralobulärer Gallengänge kommt und die *Carolische Erkrankung* [95, 96, 121]: Auch hier handelt es sich um eine seltene Erkrankung mit ca. 40 Fällen in der Weltliteratur. Klinisch bestehen rezidivierende Oberbauchbeschwerden mit Cholangitis bis zur Entwicklung von Leberabszessen und Sepsis als häufigster To-

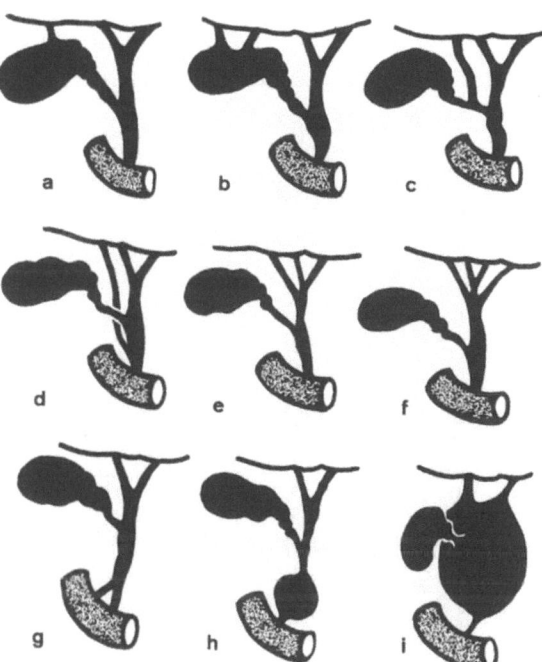

Abb. 28. Schematische Darstellung von Anomalien der extrahepatischen Gallengänge (nach Kourias, 80)

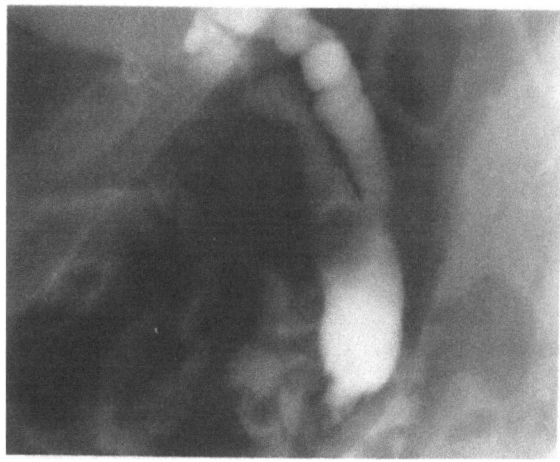

Abb. 29. ERCP bei Choledocholithiasis. Paralleler Verlauf von Ductus choledochus und Ductus cysticus mit tiefer Zystikuseinmündung

desursache. Seltener ist das Entstehen eines cholangiozellulären Karzinoms. Die Diagnose ist in der Regel erst durch eines der Verfahren der direkten Cholangiographie möglich.

2.1.2.1 Anomalien der extrahepatischen Gallengänge.
Die segmentalen und subsegmentalen Gallengänge zeigen eine hohe Variabilität. Eine Häufigkeit bis zu knapp 50% [61] wird beschrieben. Ihre Bedeutung liegt weniger in einem besonderen klinischen Krankheitsbild als in den Folgen für das operative Vorgehen, um akzidentelle Gangverletzungen zu vermeiden. Diagnostisch wichtig für das Erkennen von Ganganomalien ist das intraoperative Cholangiogramm. Die wichtigsten Variationstypen sind in Abb. 28 beschrieben [80]. Der doppelte Ductus choledochus ist dagegen eine Rarität und wird häufig mit dem parallel medial verlaufenden und tief einmündenden Ductus cysticus verwechselt (Abb. 29). Ausgesprochen selten sind ektopische Einmündungen der Gallengänge in die Gallenblase, den Magen, den Ductus pancreaticus oder in ein Duodenaldivertikel (s. auch Abb. 33).

2.1.2.2 Zystische Erweiterungen der Gallengänge.
Zystische Erweiterungen der Gallengänge sind ebenfalls Raritäten, die auf wenige hundert Fälle beschränkt sind. Unterschieden werden die sog. *„Choledochuszyste"* [6, 57, 147] mit umschriebener Erweiterung des Ductus choledochus, die *Divertikelzyste* mit einer divertikelartigen Ausstülpung des Ductus choledochus [42], die *Choledochocele,* bei der die Erweiterung den intramuralen Anteil

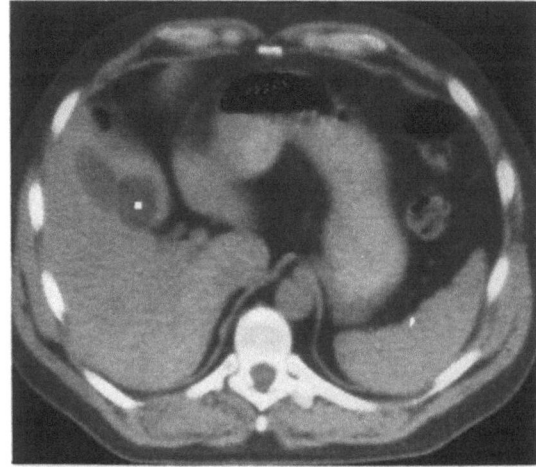
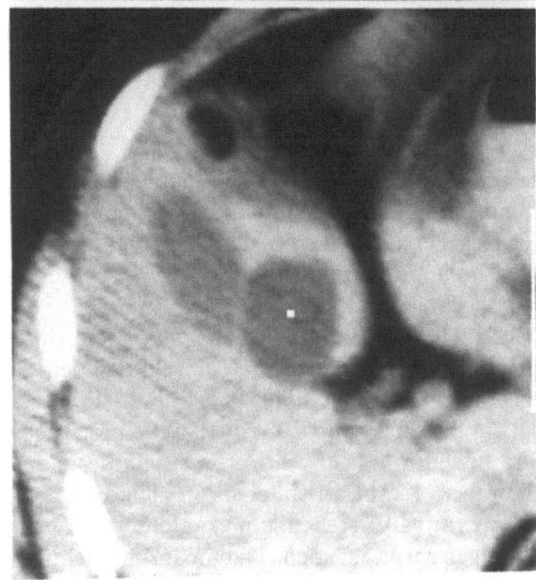

Abb. 30. Computertomographie des Abdomens: Zufallsbefund mit zystischem Prozeß im rechten Leberlappen (HE 8): Choledochuszyste

des Ductus choledochus im Bereich des Duodenums betrifft [120] mit oder ohne gemeinsame Mündung von Ductus pancreaticus und choledochus und verschiedene Variationen dieser Typen. Das *klinische Bild* ist geprägt von Oberbauchschmerzen, einem palpablen Tumor und gelegentlich von einem Verschlußikterus. Die zystischen Erweiterungen der Gallengänge sollten *sonographisch* erkennbar sein. Sie sind jedoch bei ihrer häufigen Nachbarschaft zum Duodenum in vielen Fällen von Luft überlagert. Sie können sich bei der *Computertomographie* als *Zufallsbefund* darstellen (Abb. 30). Zur Diagnose wird die Infusionscholegraphie oder eines der Verfahren der direkten Cholangiographie führen [101]. *Differentialdia-*

gnostisch davon abzugrenzen sind die *Gallengangszysten* nach *Leberinfarkt*, die mit *Polyarteritis nodosa* vergesellschaftet sein können [39].

2.1.3 Form- und Lagevariationen

Form- und Lageanomalien der Gallenblase mit einer Links- oder Medianlage sind seltene Mißbildungen. Ihre Medianlage ist mit dem Aspleniesyndrom vergesellschaftet. Solche Lageanomalien wie auch die intrahepatische Lage und die Pendelgallenblase werden sich mit der Oberbauchsonographie diagnostizieren lassen. Die *phrygische Mütze* (Formanomalie der Gallenblase) ist häufig mit einer Cholelithiasis vergesellschaftet (Abb. 31).

Variation der Zahl der Gallenblase: Die zweifache Gallenblase (und noch seltener die Dreifachgallenblase) [122] sind beschrieben, wobei bei Doppelbildungen eine Prädisposition zur Steinbildung besteht. Es handelt sich hier um eine Rarität, die nur bei 3‰ des Sektionsgutes gefunden wird. Häufig sind Fehldiagnosen, die durch Duodenaldivertikel und Lageanomalien des Duodenums bedingt sind [114].

Auch das *Fehlen* der Gallenblase ist als Rarität zu bezeichnen [60]. Die Patienten sind meist asymptomatisch oder haben Symptome wie bei einer Cholezystitis [100]. Die Diagnose ist präope-

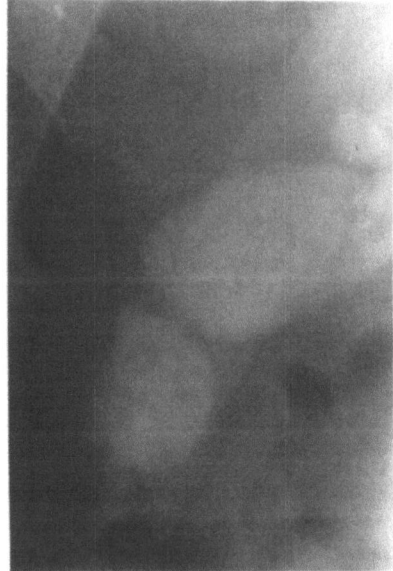

Abb. 31. Orale Cholezystographie: Septierung der Gallenblase im Fundus. Angedeutete Zähnelung der Gallenblasenspitze. Septierte Gallenblase mit Adenomyomatose

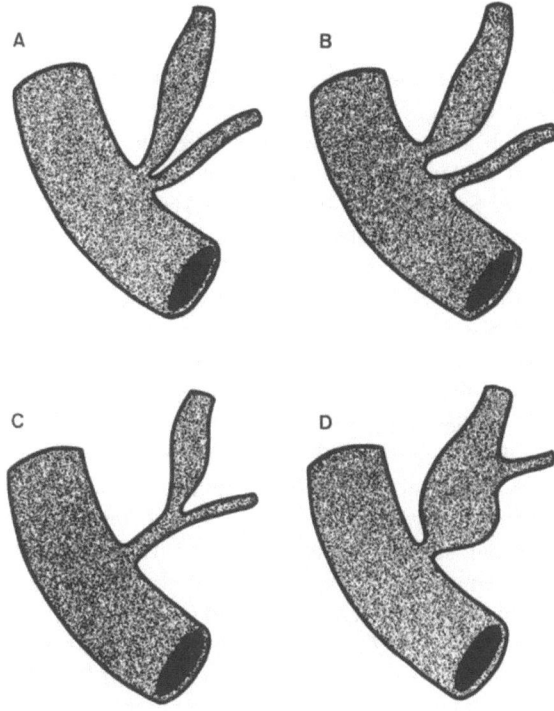

Abb. 32. Schematische Darstellung von atypischen Einmündungen des Ductus choledochus [80]

Abb. 33. *Links:* Magen-Darm-Passage mit Darstellung eines Duodenaldivertikels als häufiger Zufallsbefund. *Rechts:* T-Drain-Darstellung postoperativ nach Cholezystektomie. Einmündung von Ductus choledochus und Ductus pancreaticus seitlich in das Duodenaldivertikel. Nebenbefund: Nach distal dislozierte Kehrsche T-Drainage

▼

rativ durch die Sonographie oder Computertomographie zu stellen.

Atypische Einmündungen des *Ductus choledochus* (Abb. 32) stellen die Variationen der Einmündung des Ductus choledochus und pancreaticus, z.B. mit einer Dilatation als sog. *„Vatersches Divertikel"* dar (Abb. 33). Duodenaldivertikel werden bei der Magen-Darm-Passage in 3–5% beobachtet und haben selten krankhaften Wert. Sie können jedoch Beschwerden verursachen, wenn eine atypische Einmündung des ableitenden Gallengangsystems vorliegt.

2.2 Steine

Große Statistiken geben für verschiedene Staaten und Bevölkerungsgruppen ein Vorkommen zwischen 6–32% [12] an. Ca. 50% der Gallensteinträger bleiben Zeit ihres Lebens asymptomatisch [68]. Ätiologisch sprechen erbliche, rassische, klimatische, hormonelle (Schwangerschaft), metabolische, diätetische Faktoren eine Rolle [11]. Frauen erkranken doppelt so häufig als Männer. Das Risiko, Gallensteine zu entwickeln, verdoppelt sich, wenn das durchschnittliche Körpergewicht um 20% überschritten wird [56]. Die *Zahl* der Konkremente bzw. Steinträger steigt mit *zunehmendem Alter*. Der Häufigkeitsgipfel liegt zwischen dem 4.–6. Lebensjahrzehnt.

Die Gallensteine weisen in vielen Fällen eine aus mehreren Komponenten bestehende Zusam-

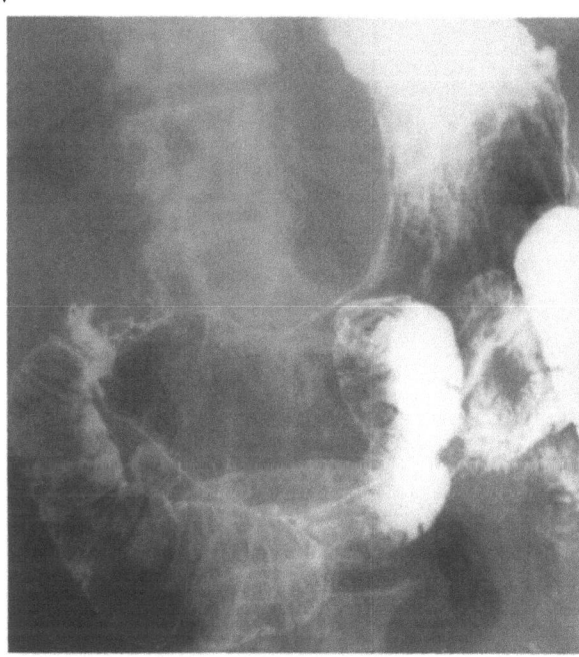

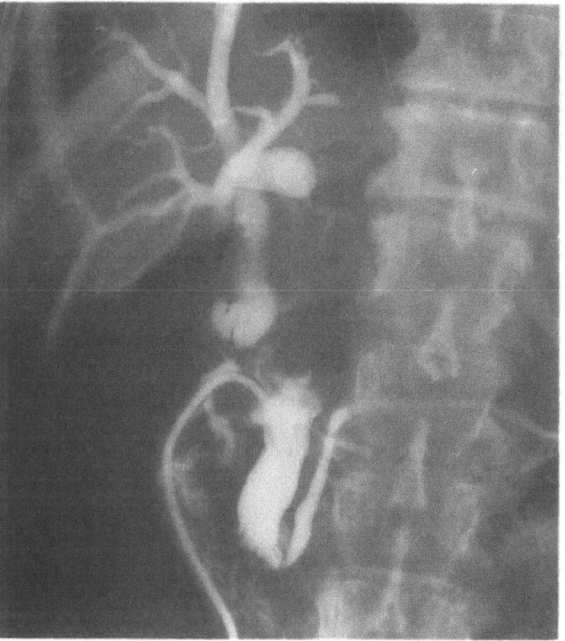

mensetzung auf. Man findet vorwiegend Cholesterolsteine mit Bilirubin oder reine Bilirubinsteine. Beide Steinsorten können verkalken. Reine *Cholesterolsteine* sind meist Solitärsteine; *reine Bilirubinsteine* sind meist kleiner als 0,5 cm. *Kohlenstoffphosphorkalksteine* enthalten gelegentlich Hohlräume, beobachtet werden aber auch Flüssigkeiten innerhalb der Steine oder Gasansammlungen (Abb. 34).

Abb. 34. *Links oben*: Infusionscholegraphie: Unauffällige Gallengänge, tonnenförmiges Konkrement in der Gallenblase. Zusätzliches kleineres Konkrement im Infundibulum. (Cholesterinstein) *Links unten*: Infusionscholegraphie mit mäßiger Erweiterung der Gallengänge, präpapilläre konkrementverdächtige Aussparung an der Einmündung des Ductus cysticus. Multiple Konkremente mit Kalkmantel (Cholesterinpigmentkalksteine). *Rechts*: Orale Cholegraphie mit polygonalen Kontrastmittelaussparungen (Cholesterinpigmentsteine)

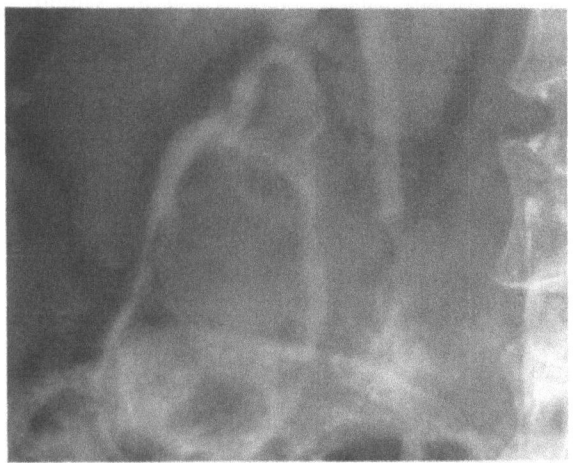

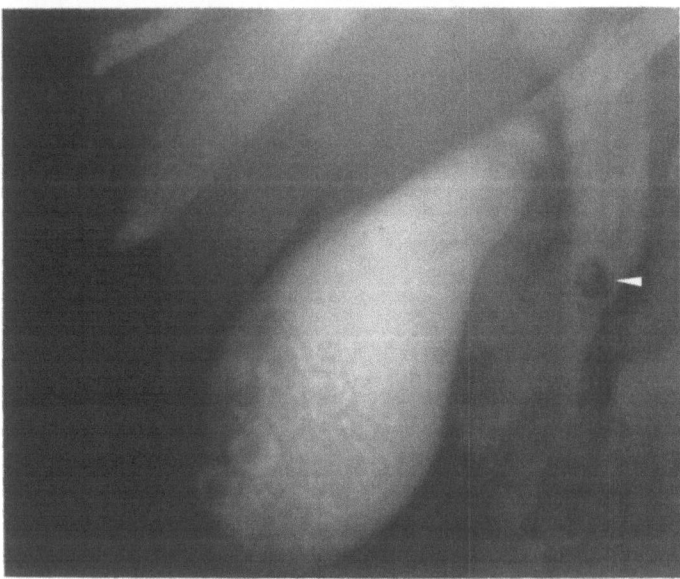

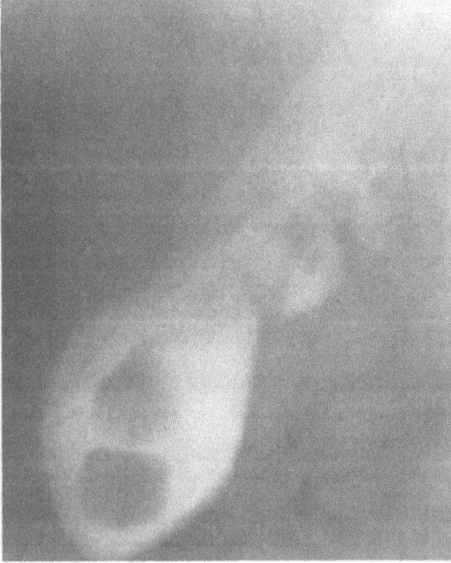

2.2.1 Gallenblasensteine

Die Verbreitung moderner sonographischer Techniken ermöglicht es, Gallenblasensteinträger wesentlich früher als bisher zu entdecken. Nur 50% dieser Patienten entwickeln jedoch im Laufe ihres Lebens Symptome. Die *klinische Symptomatik* besteht aus rechtsseitigen Oberbauchbeschwerden bis hin zur Kolik mit Ausstrahlung in die rechte Schulter. Die Leberenzyme müssen nicht immer nennenswert erhöht sein. Wichtig ist jedoch der Anstieg der alkalischen Phosphatase. Die Diagnose sollte in erster Linie *sonographisch* möglich sein, wobei kräftige helle Reflexe mit distalen Schallschatten (Auslöschphänomenen) charakteristisch sind. Bei sehr kleinen Steinen können Auslöschphänomene fehlen. Die *orale Cholegraphie* zeigt die schwach oder nicht schattengebenden Konkremente als Aussparungen bzw. Aufhellungen in der mit Kontrastmittel gefüllten Gallenblase (Abb. 35). Zur Verbesserung des Kontrastes wird eine Kontraktion durch *Reizmahlzeit* hervorgerufen oder es werden Schichtuntersuchungen angefertigt, die jedoch heute wegen der guten diagnostischen Aussagekraft der Sonographie immer seltener durchgeführt werden [72, 127, 134]. Gilt es jedoch Steine im Ductus choledochus – oder Hepaticus zu diagnostizieren, ist die intravenöse Cholegraphie mit Tomographie die Methode der Wahl, um mit großer Detailerkennbarkeit diese Situation darzustellen.

Die Röntgendiagnostik von Steinen auf *Nativaufnahmen* ist nur dann möglich, wenn es zu Kalk-

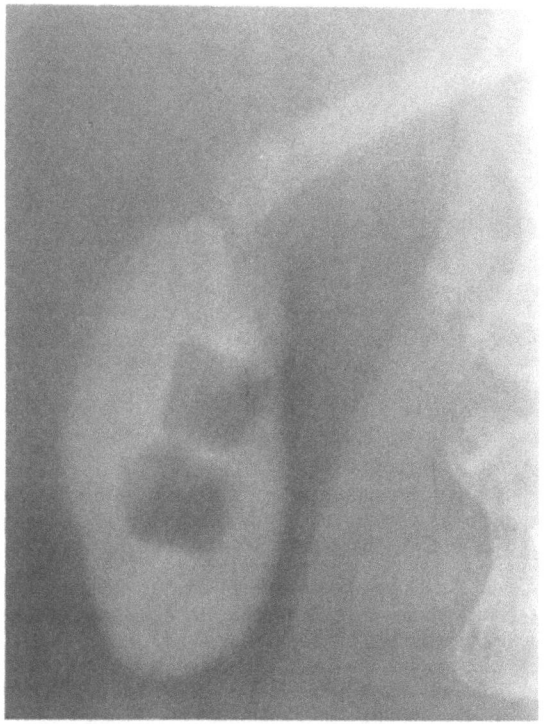

Abb. 35. Orale Cholegraphie: Kontrastmittelaussparung im Gallenblasenfundus. Röntgennegative Gallenblasenkonkremente

einlagerungen in den Konkrementen gekommen ist. Man spricht dann von röntgenpositiven Konkrementen. Bei röntgennegativen Kontrastmittelaussparungen ist *differentialdiagnostisch* an Gallenblasenadenome zu denken. Sonographisch rufen *Gallenblasenadenome* wandständige, bei Lagewechsel nicht mobilisierbare rundliche Reflexe hervor, die im Gegensatz zum Konkrement aufgrund ihrer Weichteilbinnenstruktur keinen hellen Reflex produzieren. Ähnliche Bilder können aber auch von Gallenblasenschlamm und eingedickter Galle hervorgerufen werden [72]. Mit Hilfe der Sonographie und Cholegraphie kann man nach Lagewechsel des Patienten zwischen nicht inkrustiertem Gallenstein und Adenom aufgrund der Positionsänderung des Gallenblasenkonkrementes eindeutig differenzieren. Bei der Frage nach der Möglichkeit der Litholyse ist die Nativdiagnostik mit der intravenösen Cholangiographie für Indikationsstellung und Verlaufskontrollen wichtig.

2.2.2 Zystikusstein

Über 90% der klinischen Beschwerden durch Gallensteine sind durch Verschlüsse des Ductus cysti-

cus bedingt. Rechtsseitige Oberbauchkoliken und eine unspezifische Labordiagnostik treten, ähnlich wie bei den Gallenblasensteinen, auf. Bei der oralen Cholegraphie kommt es nicht zur Darstellung der Gallenblase: *Negatives Cholezystogramm.* Wegen der zahlreichen differentialdiagnostischen Fehleinschätzungen kommt auch hier der Sonographie eine Schlüsselrolle zu. Der typische Konkrementnachweis im Bereich des Gallenblaseninfundibulums oder, wenn abgrenzbar, im Bereich des Ductus cysticus ist diagnostisch relevant. Zusätzlich werden Größe der Gallenblase und Wandverdickungen Aufschluß über eine evtl. bestehende Begleitcholezystitis geben. Diagnostisch wichtig ist die intravenöse Cholangiographie, bei der viele Zystikus-Steine tomographisch gleichzeitig mit eventuell vorhandenen Konkrementen im Ductus choledodus nachweisbar sind.

2.2.3 Cholezystitis

Die Cholezystitis ist in 90% der Fälle durch Verlegung des Ductus cysticus im Rahmen eines Steinleidens bedingt. In 3–10% der Patienten mit Gallensteinen kann es bei einem Verschluß des Ductus choledochus durch einen Stein zur Cholezystitis durch bakterielle Infektion kommen [82]. Die sog. „steinlose" Cholezystitis (10%) [64] hat eine vielfältige Ätiologie wie systemische Infektionen, z.B. nach chirurgischem Eingriff oder Trauma [86, 113], bei Diabetes mellitus (siehe auch: emphysematöse Cholezystitis), Blutzirkulationsstörungen, Polyarteriitis nodosa [87] oder in seltenen Fällen auch bei Sarkoidose [145]. Bei Kindern kann es durch Streptokokken-Infektion zur Cholezystitis kommen [32].

Die *klinische Diagnose* ist durch die typischen Schmerzen des rechten Oberbauches mit Koliken, Übelkeit und Erbrechen sowie einer lokalen Resistenz bis Abwehrspannung und Druckschmerz in der Regel gekennzeichnet. Zusätzliche Informationen ergeben die Laborwerte mit erhöhter Blutkörperchensenkungsgeschwindigkeit, Leukozytose und Leberenzymerhöhungen. Diagnostisch wertvoll ist die *Sonographie,* die im Bereich der Druckdolenz eine vergrößerte Gallenblase mit Wandverdickung zeigt. Die Wandverdickung bei chronischer Entzündung ist in Einzelfällen von verschiedenen Kontraktionszuständen jedoch nicht zu differenzieren. Richtungsweisendes Zeichen bei der akuten Cholezystitis ist allein der pericholezystische – meist zwischen Leber und Gallenblase gelegene – Flüssigkeitssaum. Davon abzugrenzen

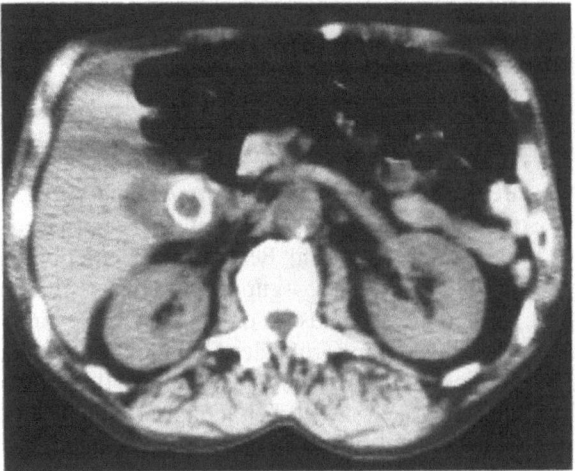

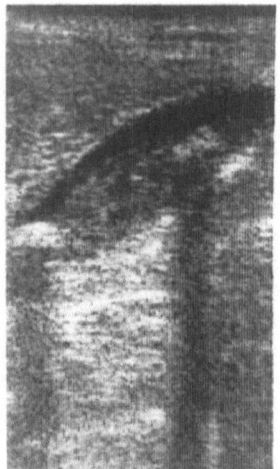

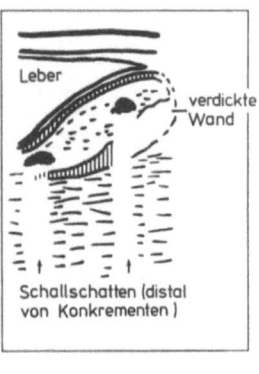

Abb. 36. Computertomographie des Abdomens. Ringförmige Verdichtung im Gallenblasenlager: Cholelithiasis. Hypodense Gewebsstrukturen in der Umgebung. Operativ: Gallenblasenempyem bei Cholelithiasis

Abb. 37. Sonographie der Gallenblase: Aufhellung im Bereich der Gallenblase: Cholezystolithiasis. Schallarmer Bezirk im Gallenblasenbett: Wandödem

Abb. 38. Kolonkontrasteinlauf bei rechtsseitigen Oberbauchschmerzen: Weichteildichte Verschattung oberhalb des Querkolons mit Impression von kranial. Zähnelung der Schleimhaut. Gallenblasenhydrops mit Cholezystitis und Beteiligung des Kolons. *Rechts oben:* Computertomographie mit Darstellung der druckdolenten und palpablen Gallenblase zum Ausschluß eines Malignoms. Zirkuläre nicht umschriebene Wandverdickung. *Rechts unten:* Gallenblasenfundus mit tangential angeschnittenem Kolon und Darstellung der entzündlichen Verwachsungen. Steinlose Cholezystitis bei Gallenblasenhydrops

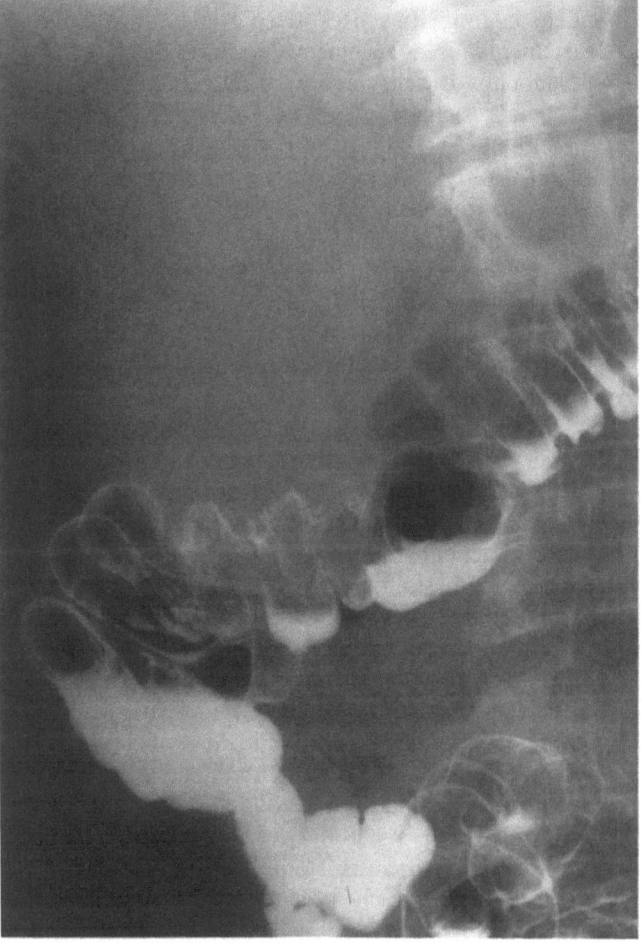

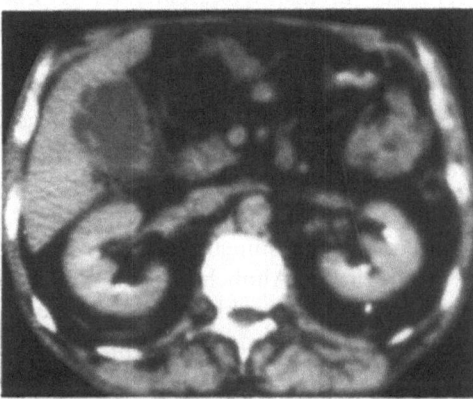

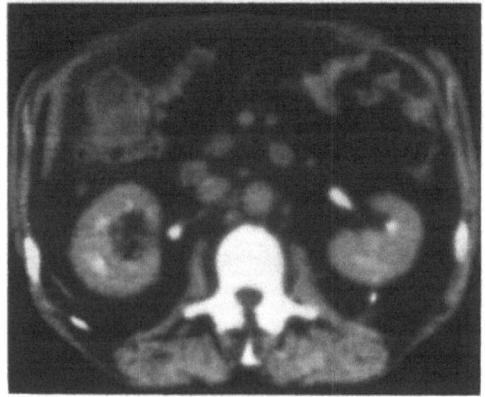

ist die durch septische Temperaturen und eine heftigere klinische Symptomatik gekennzeichnete Eiteransammlung in der Blase bei Druckdolenz: Das *Gallenblasenempyem* (Abb. 36). Sonographisch finden sich auch beim Gallenblasenempyem Zeichen der Vergrößerung mit Wandverdickung (Abb. 37), wobei jedoch diffus verteilte, meist feinfleckige Binnenechos im Lumen durch den teilweise eingedickten Eiter hervorgerufen werden. Im Gegensatz dazu ist der *reine Gallenblasenhydrops* durch eine weniger stürmische Klinik charakterisiert. Sonographisch besteht eine diffuse *gleichmäßige Minderung* der *Schalleitfähigkeit*. Röntgenologisch ist die Diagnostik von Gallenblasenhydrops und -empyem auf den Nachweis eines Weichteilschattens im Bereich des rechten Oberbauchs angewiesen. Zusätzlich läßt sich die oft palpable Resistenz auch durch Impressionen am Dünn- oder Dickdarm abgrenzen (Abb. 38). Unspezifische Hinweise sind bei einer Gallenblasenentzündung durch einzelne stehende Dünndarmschlingen des rechten Oberbauches zu erwarten.

2.2.4 Perforation

Die *Häufigkeit* von Perforationen schwankt zwischen 1–11% der Patienten mit Steinleiden und Cholezystitis [56]. Perforationen nach außen im Sinne einer *biliokutanen Fistel* (Abb. 39) sind heute

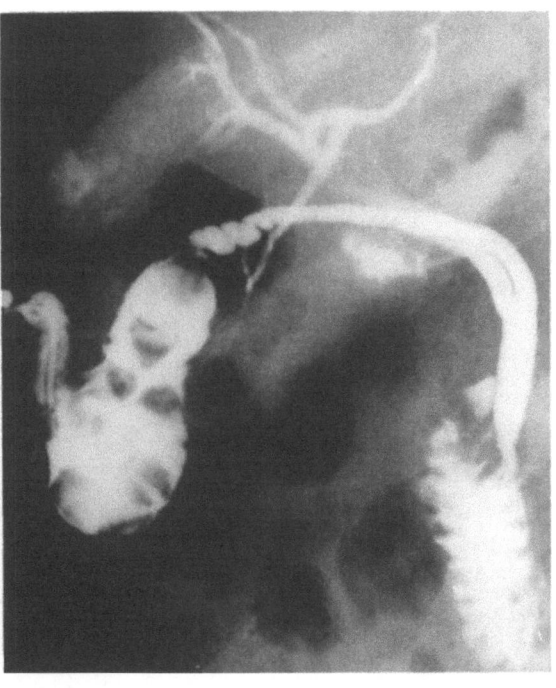

Abb. 39. Fistelfüllung mit Darstellung einer biliokutanen Fistel: Konkremente in der Gallenblase. Darstellung der zarten Gallengänge

Abb. 40. Magen-Darm-Passage: Füllung der Gallenblase vom oberen Duodenalknie aus. *Rechts oben:* Über den Ductus cysticus Darstellung des Ductus hepaticus. *Rechts unten:* seitliche Zielaufnahme. Status nach Steinperforation mit biliodigestiver Fistel

▼

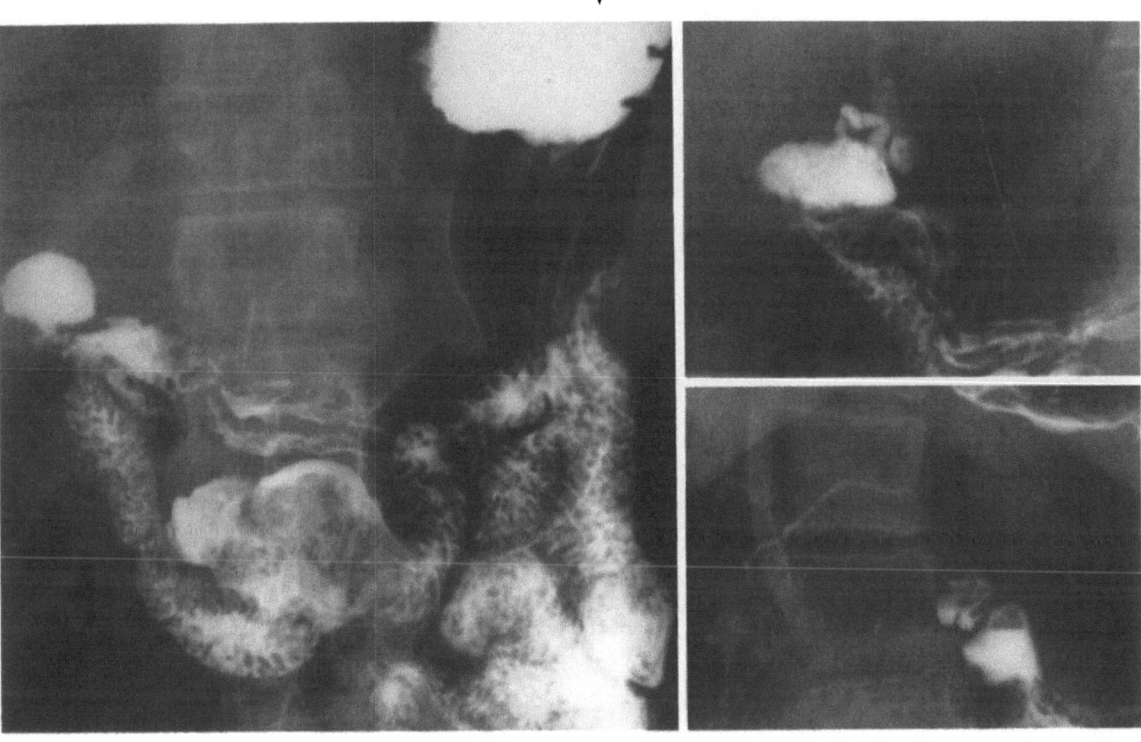

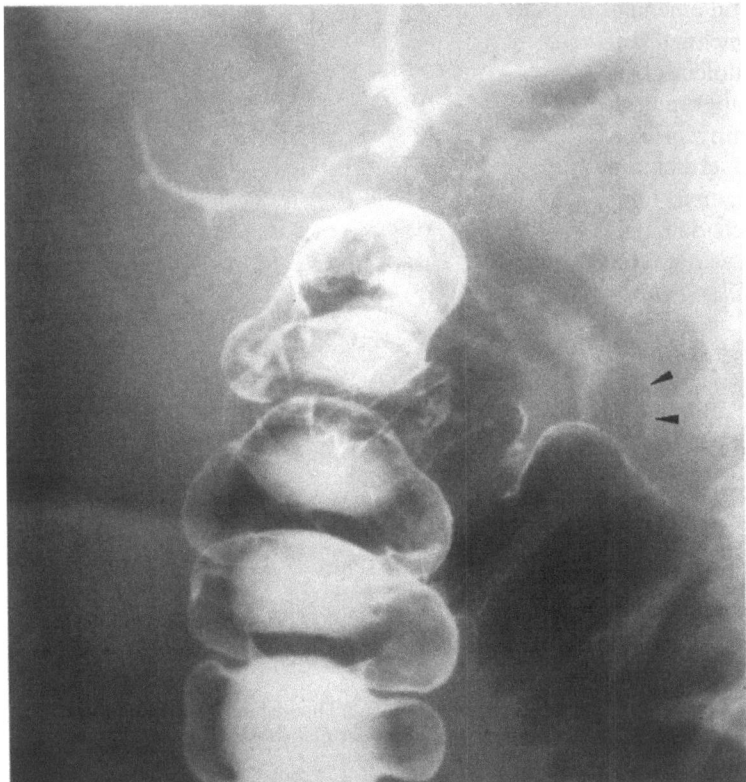

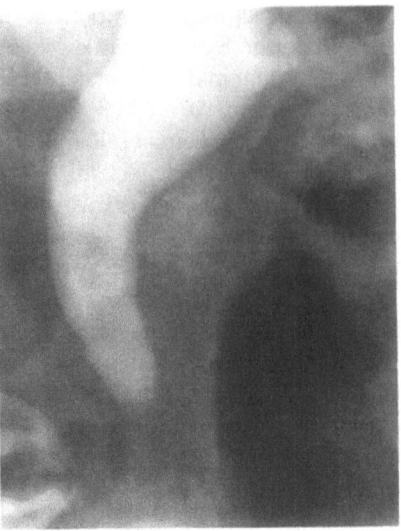

Abb. 41. *Links*: Kolon-Kontrastein-
lauf (Dr. G. Wiegandt, Freiburg). Füllung der Gallenblase von der rechten
Kolonflexur mit Luftcholangiogramm
und Bariumsulfat in den Gallengängen. Präpapilläres Konkrement
(*Pfeile*). *Rechts* ERCP: Erweiterte
Gallengänge mit 2 Konkrementen

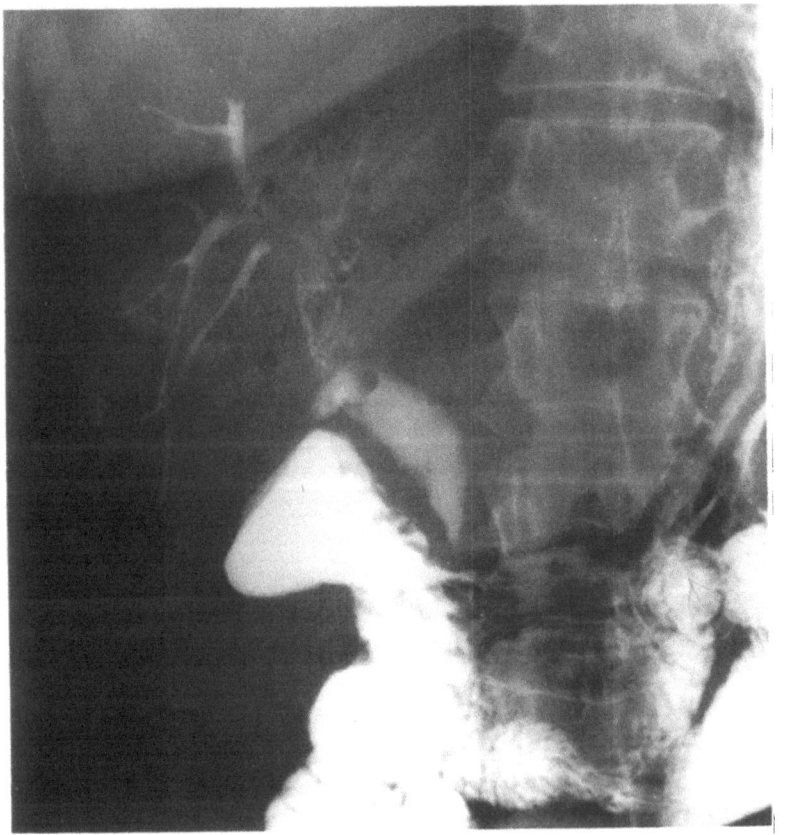

Abb. 42. Magen-Darm-Passage mit
Darstellung einer biliodigestiven Fistel aus dem Duodenum als Zufallsbefund. Bariumsulfat vermischt mit
Luft in den intra- und extrahepatischen Gallengängen. Erweiterung
des Ductus choledochus

eine Rarität [103, 109]. Häufiger sind die Perforationen in nahe gelegene Darmanteile, in erster Linie in das Duodenum (Abb. 40), seltener das Kolon (Abb. 41) oder den Magen. Vergesellschaftet
ist diese Erkrankung nicht selten mit dem sog.
„Gallensteinileus", der bis zu 2% aller Ileusfälle
ausmacht.

Die Diagnose wird in erster Linie *klinisch* gestellt, wobei das Zusammentreffen von einem bekannten Gallensteinleiden bei Cholezystitis, Oberbauchschmerzen mit *plötzlich* unerklärlicher *Verschlechterung* des Allgemeinzustandes bis hin zum
körperlichen Verfall auf die akute Komplikation
der Perforation hinweist. Mit Hilfe der Sonographie und der Abdomennativaufnahme ist ein sog.
„Luftcholangiogramm" als Ausdruck einer biliodigestiven Fistel nachweisbar. Ist der Stein rönt-
genpositiv, läßt er sich auf der Abdomennativaufnahme erkennen. Erfolgt die Perforation jedoch nicht in den Darm, wird die radiologische
Diagnostik sehr erschwert sein und nur unspezifische lokale Paralysezeichen des Dünndarms zeigen. *Differentialdiagnostisch* kommt bei der biliodigestiven Fistel auch die Perforation eines Ulkus
in die Gallengänge, vor allem in den Ductus choledochus, in Frage.

Biliodigestive Fisteln können *Zufallsbefunde*
sein, (Abb. 42) da nicht immer eine heftige klinische Symptomatik die Patienten zum Arzt führt.
In solchen Fällen kommt dem Radiologen der
Nachweis der Fistel zur präoperativen Planung zu.
60% der Fisteln sind zwischen Gallenblase und
Duodenum, 13% zwischen Gallenblase und Kolon, 13% zwischen Ductus choledochus und Duodenum sowie 7% zwischen Gallenblase und Duodenum im Krankengut von COLCOCK (1963) [27]
beschrieben.

2.2.5 Mirizzi-Syndrom

Das Mirizzi-Syndrom stellt eine diagnostische Rarität mit Einzelfällen dar. Bei diesem Krankheitsbild verbirgt sich hinter der klinischen Symptomatik eines schmerzlosen Verschlußikterus die Komplikation eines biliären Steinleidens [73, 78, 98].
Ein Stein des Ductus cysticus engt durch seine
Größe und entzündliche Adhäsion den Ductus hepaticus communis von außen her ein (Abb. 43).
Wegen der unübersichtlichen intraoperativen
Situation beim Mirizzi-Syndrom kann der Ductus
hepaticus leicht anstelle des Ductus cysticus durch-
trennt werden, insbesondere, wenn eine klare präoperative Darstellung des Gallengangsystems

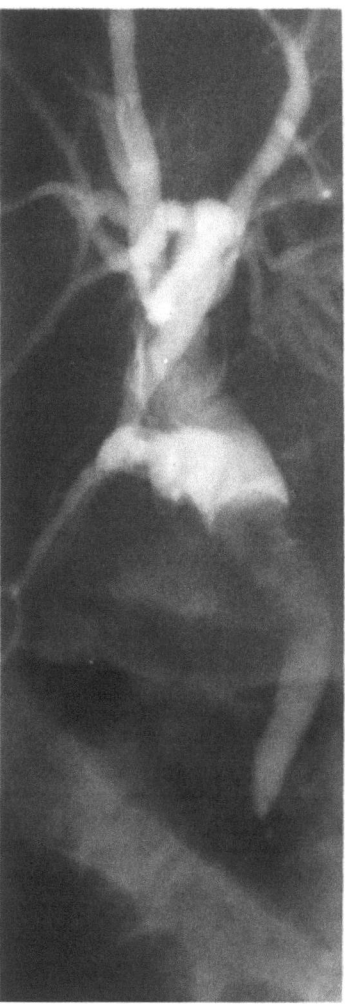

Abb. 43. PTC nach vorangegangener ERCP: Der distale D.
choledochus ist von der ERCP noch kontrastschwach dargestellt. Die erweiterten intrahepatischen Gänge sind nach
PTC kontraststark dargestellt. Kontrastmittelaussparung
an der Einmündung des D. cysticus ohne distale Passage.
Zum Teil im Ductus cysticus befindliches Konkrement mit
Verlegung des Ductus choledochus: Mirizzi-Syndrom

nicht erfolgt ist. *Die Sonographie* wird die medi-
anverlagerte Gallenblase mit Stein und evtl. Erweiterung des gestauten Ductus hepaticus communis
nachweisen. Pericholezystische Verwachsungen
können als Wandverdickungen imponieren. Die
Diagnose kann entweder mit Hilfe der Infusions-
cholangiographie oder der ERCP gestellt werden [73].

Differentialdiagnostisch muß die Perforation
des Konkrementes in den Ductus choledochus in
Betracht gezogen werden (Abb. 44), wobei sich
grundsätzlich ähnliche therapeutische Konsequen-
zen ergeben. Ein Gallenblasenkarzinom mit Stein

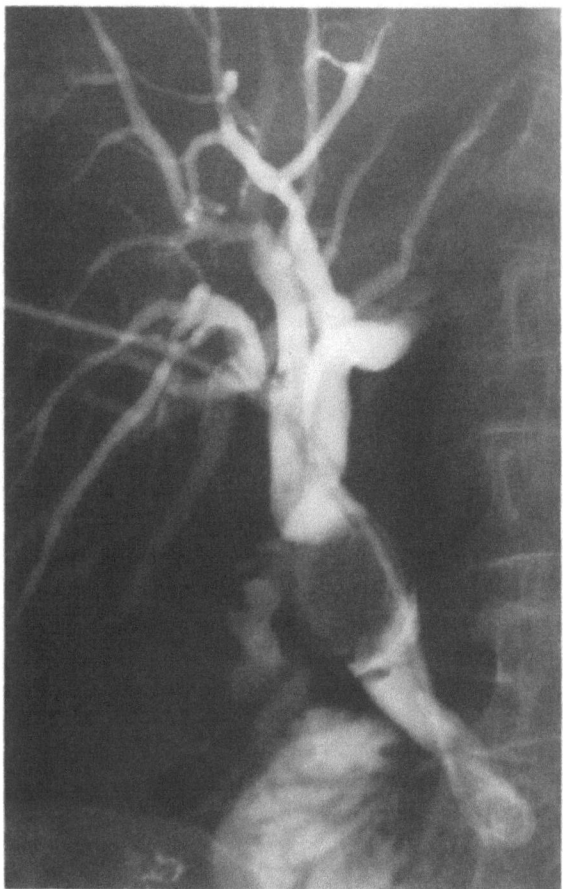

Abb. 44. Transhepatische interne biliäre Drainage bei schmerzlosem Verschlußikterus: Mäßig erweiterte intrahepatische Gallengänge, Aussparung an der Einmündungsstelle des Ductus cysticus. Präoperative Diagnose: Mirizzi-Syndrom. Operativ: Konkrement in den Ductus choledochus aus der Gallenblase perforiert

kann durch Schrumpfung des Tumorstromas ein ähnliches Bild hervorrufen [73, 78].

2.2.6 Choledocholithiasis

Steine der Gallengänge treten in der Regel in Kombination mit Steinen der Gallenblase auf. 67% werden im Bereich des Ductus choledochus, 5% im Bereich der Papilla duodeni major lokalisiert sein.

Klinisches Leitsymptom ist die rechtsseitige Oberbauchkolik, in vielen Fällen mit Ikterus vergesellschaftet. Laborchemisch gibt die Erhöhung der alkalischen Phosphatase und des Bilirubinspiegels einen Hinweis auf den Charakter der Gallenwegsobstruktion. Je nach Schwere des Leberzell-

schadens werden auch andere Leberenzyme ansteigen.

Sonographisch ist der Nachweis des Steins im Bereich des Ductus choledochus eine Rarität, während die Erkennung der Erweiterung intrahepatischer Gallengänge sonographisch relativ früh möglich ist.

Die *Computertomographie* ist in der Lage, intra- und extrahepatische Gallengangserweiterungen ebenfalls nachzuweisen, wenn auch die Differenzierung von Leberpfortentumoren in Einzelfällen große Schwierigkeiten bereiten kann. Bei der oralen Cholegraphie ist der Ductus choledochus selten abgebildet, erst durch Zielaufnahmen nach Applikation der Reizmahlzeit gelingt es durch Abfluß des Kontrastmittels aus der Gallenblase den Ductus cysticus darzustellen.

Aussagekräftiger ist die *Infusionscholegraphie* bis zu einem Bilirubinspiegel von ca. 3 mg%. Bei

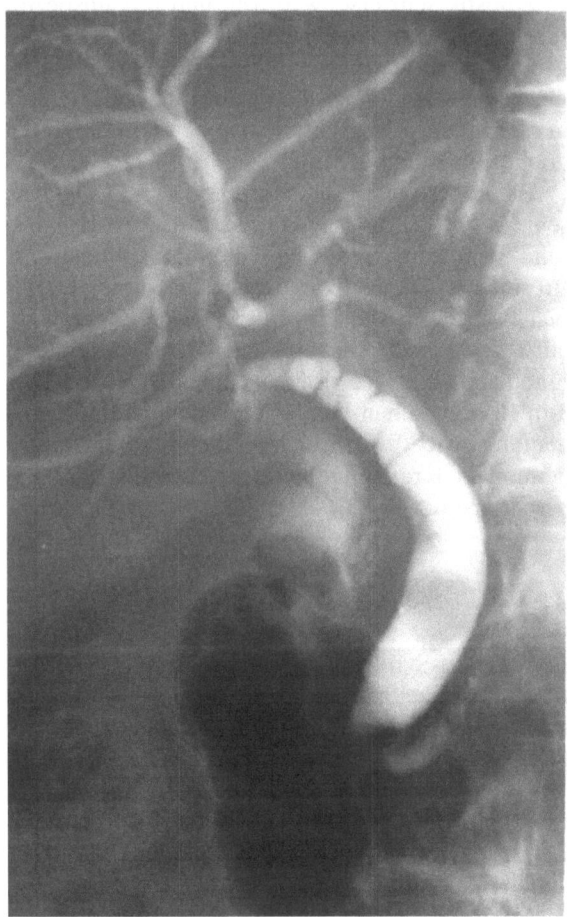

Abb. 45. ERCP: Rechtsseitige Oberbauchkoliken, Fettunverträglichkeit, Bilirubinerhöhung. Dilatation des Ductus choledochus mit röntgennegativen Konkrementen. Choledocholithiasis

höherem Bilirubinspiegel werden die biliäre Sequenzszintigraphie und die ERC als weiterführende Maßnahme zu empfehlen sein (Abb. 45, 25). Die PTC bleibt den Fällen vorbehalten, bei denen die ERCP (Abb. 46) nicht zum Erfolg führt.

Röntgenkriterien für einen Choledochusstein sind die Kontrastmittelaussparungen im meist erweiterten Ductus choledochus bzw. beim Verschluß der nach kaudal konvexbogig begrenzte Kontrastmittelabbruch. Bei Patienten mit hohem Bilirubinspiegel, insbesondere in der präoperativen Phase, wird die PTC zur genauen Lokalisation des Stops durchgeführt, wobei sich die Gallendrainage bei zusätzlicher schwerer Infektion anschließen sollte.

Differentialdiagnostisch ist bei konvexbogigen, insbesondere unregelmäßig begrenzten präpapillären Kontrastmittelabbrüchen im Bereich des Ductus choledochus an Papillentumoren zu denken.

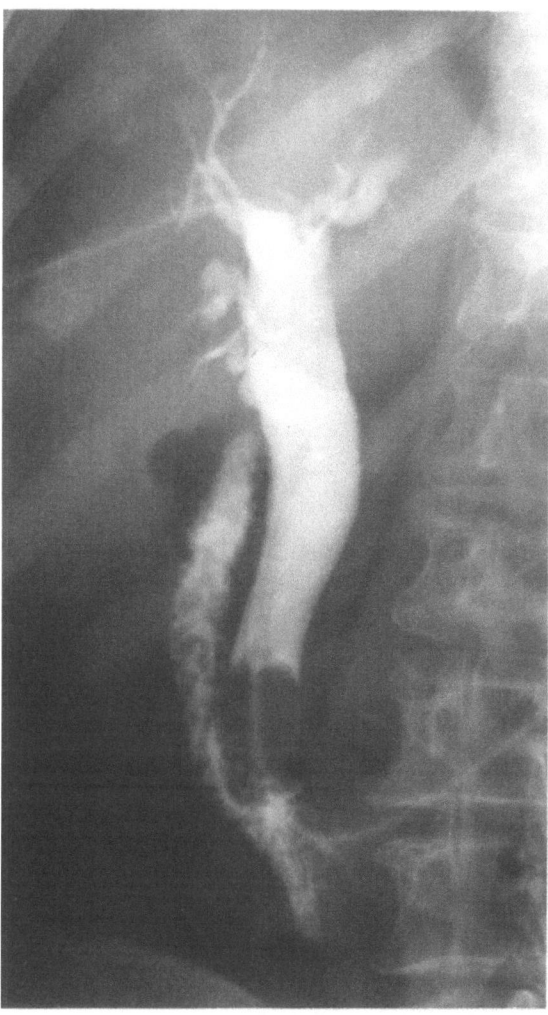

Abb. 47. Transhepatische biliäre Drainage bei präpapillärer Kontrastmittelaussparung durch Stein. Endoskopisch zusätzlich Papillenkarzinom (histologisch gesichert)

Darüber hinaus ist die Möglichkeit einer Kombination von Tumor und Steinleiden gegeben. Oberhalb einer Tumorstenose kann ein Stein sitzen, der durch seine konkavbogige glatte Begrenzung die eigentliche Diagnose Tumor maskiert (Abb. 47).

2.3 Entzündungen

2.3.1 Gallenblase

Entzündungen der Gallenblase sind durch *Zystikus-Steine* (90%) mit aufsteigender Infektion verursacht. Zu den typischen Oberbauchbeschwerden kommen febrile Temperaturen. Diagnostisch entscheidend ist die Oberbauchsonographie, die gleichzeitig das in der Regel die Entzündung aus-

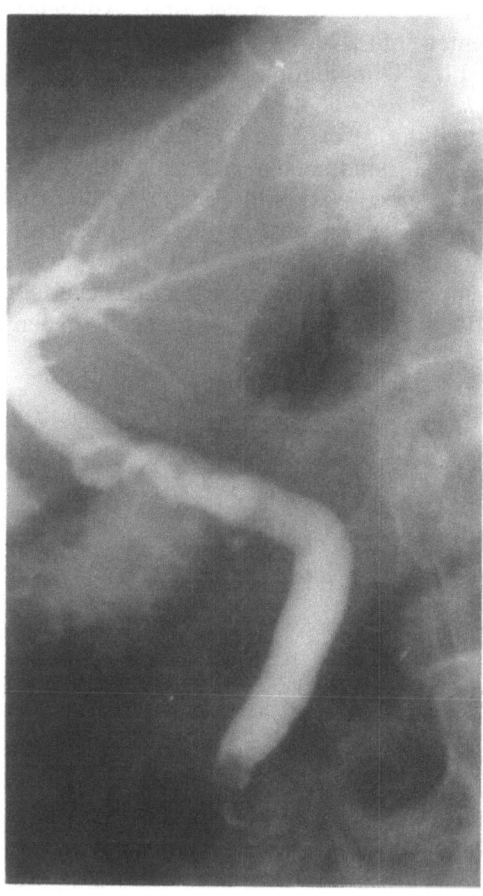

Abb. 46. PTC bei Oberbauchkoliken rechts mit Bilirubin 4,2 mg%. Nur mäßige Dilatation der Gallengänge bei präpapillärem röntgennegativem Konkrement. Zusätzlich multiple Aussparung der Gallenblase. Cholezystocholedocholithiasis

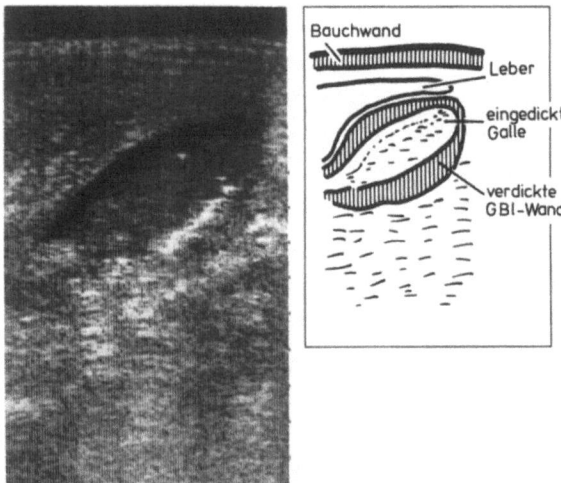

Abb. 48. Sonographie mit Darstellung der Gallenblase und ödematöser Wandverdickung: Sog. „Steinlose Cholezystitis"

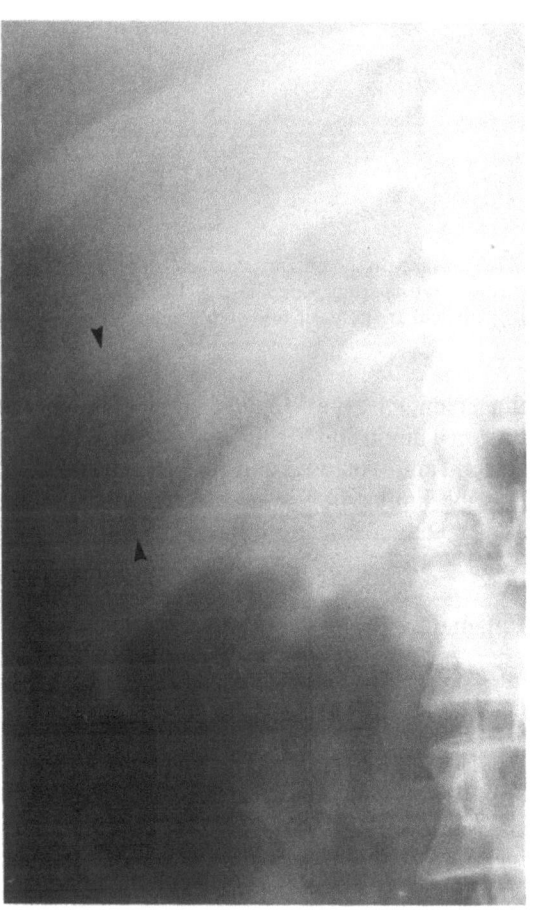

lösende Konkrement und die Verdickung der Wand bei druckdolenter Gallenblase nachweist (s.a. 2.2.3). Die Cholegraphie wird in der Regel negativ sein, so daß die Kombination von Oberbauchbeschwerden, Fieber, negativem Cholezystogramm und sonographischem Nachweis von Gallenblasenwandverdickung (Abb. 48) die Diagnose Cholezystitis nahelegen. *Differentialdiagnostisch* sollte bei der Wandverdickung an die Möglichkeit eines *Gallenblasenkarzinoms* gedacht werden, das allerdings vielfach eine diskontinuierliche Wandverdickung aufweist.

Emphysematöse Cholezystitis: Es handelt sich um eine seltene Entzündung der Gallenblase, durch gasbildende Bakterien hervorgerufen. Verantwortlich sind entweder Anaerobier (z.B. Clostridium perfringens) oder Aerobier (z.B. Klebsiellen oder E. coli bzw. nicht hämolysierende Streptokokken) und andere Bakteriengruppen [55, 70, 108, 133]. Die genaue Pathogenese dieser Erkrankung ist nicht bekannt. Ein gehäuftes Auftreten bei Patienten mit Diabetes mellitus ist auffallend [70]. Eine Kombination von Cholezystitis mit *ischämischer Wandschädigung* als Ursache für die Gasansammlung ist denkbar, wobei größere submuköse Gasansammlungen auf eine bevorstehende Nekrose der Wand mit *Perforation* hindeuten (Abb. 49). Die Diagnose wird in der Regel bei der Abdomenübersichtsaufnahme gestellt. Typisch sind intramurale Luftansammlungen bei gleichzeitiger Luft in der Gallenblase, evtl. auch in den

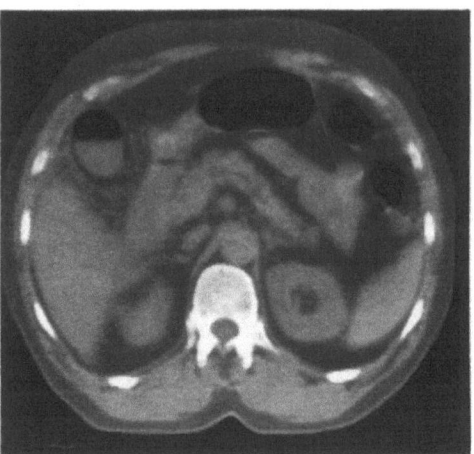

Abb. 49. Abdomenübersicht im Liegen, bei Patienten mit Druckdolenz im rechten Oberbauch, Schmerzen und Fieber: Luftansammlung in Projektion auf den rechten Leberlappen. *Rechts*: Computertomographie des Abdomens: Gas in der Gallenblase und Gallenblasenwand. Emphysematöse Cholezystitis

Gallengängen. Die akute emphysematöse Cholezystitis imponiert *sonographisch* als totale Schallreflexion in der Gallenblasenwand je nach Ausmaß der Luftansammlung [106]. *Differenziert* werden muß dieses Krankheitsbild von der biliodigestiven Fistel, bei der die Luftansammlung mehr in den Gallengängen, seltener in der Gallenblase und nie in der Gallenblasenwand zu finden ist. Bei portaler Luftansammlung, wie sie gelegentlich bei Darmwandgangrän zu beobachten ist, ist die Luft im Unterschied zur Aerobilie weiter peripher verteilt.

2.3.2 *Gallengänge*

Die Cholangitis ist eine Begleiterkrankung des Gallensteinleidens. Röntgenologisch gibt es keine direkten Nachweiszeichen einer akuten Gallengangsentzündung. Die chronische Entzündung der Gallengänge kann jedoch Wandunregelmäßigkeiten verursachen.

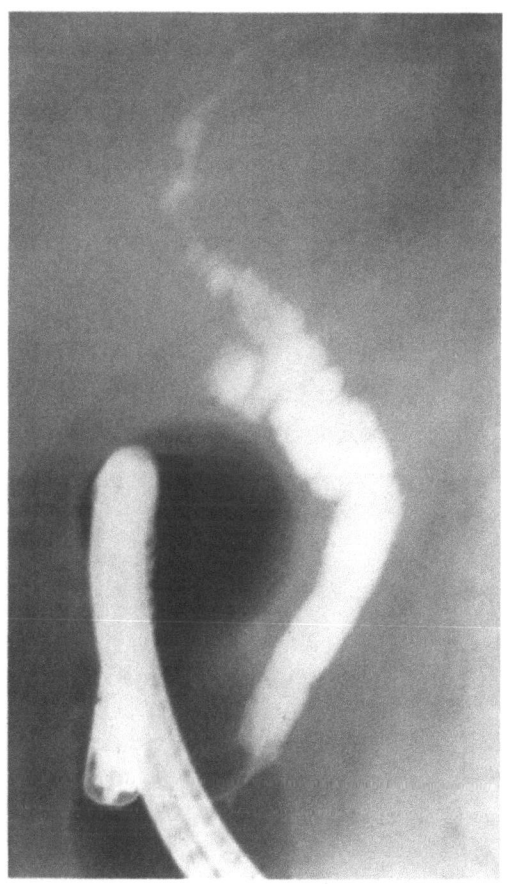

Abb. 50. ERCP: Kaliberschwankungen der Gallengänge im Leberpfortenbereich und intrahepatisch mit Konturzähnelung. Bild wie bei sklerosierender Cholangitis

Davon abzugrenzen ist die *primär sklerosierende Cholangitis* [79], die eine seltene Erkrankung darstellt. Charakteristisch sind multiple Strikturen der intra- und extrahepatischen Gallengänge und das Vorkommen meist bei chronisch entzündlichen Darmerkrankungen jüngerer Männer [97]. Besteht der Verdacht auf eine primär sklerosierende Cholangitis, müssen andere Erkrankungen *ausgeschlossen* werden, wie z. B. iatrogene postoperative Veränderungen, Gallensteine oder Gallengangskarzinome. Typisch ist die langsame Zunahme des Verschlußikterus. Röntgenologisch sind die Strikturen präoperativ durch die ERCP (Abb. 50) oder die PTC bzw. postoperativ bei der T-Drainagedarstellung zu erkennen (histologische Sicherung selbstverständlich erforderlich). Die *sekundär sklerosierende Cholangitis* ist nicht ganz selten nach operativ bedingtem Gallenleck zu beobachten: chronische Entzündung im Bereich des Bilioms führt zur narbigen Schrumpfung mit Gallengangsstenosen. Die *cholangiolitische Hepatitis* stellt eine chronische Erkrankung der intrahepatischen Gallengänge dar. Röntgenologisch wird die Erkrankung erst bei der T-Drainagendarstellung erkannt, wobei das Charakteristikum die fehlende Darstellung der intrahepatischen Gallengänge ist.

Die *stenosierende Papillitis* ist häufig (bis zu 25%) vergesellschaftet mit einer Choledocholithiasis. Die klinischen Symptome entsprechen denen der Choledocholithiasis. Diagnostisch aussagekräftig sind in erster Linie die Infusionscholegraphie und die ERCP (Abb. 51), evtl. die PTC oder die postoperative Cholangiographie.

2.4 Tumoren

2.4.1 *Maligne Gallenblasentumoren*

Die Mortalität durch *bösartige* Tumoren der Gallenblase beträgt 3 pro 100000 [1]. Frauen sind wesentlich häufiger betroffen als Männer. Das Leiden ist in über $^3/_4$ der Fälle mit Steinen vergesellschaftet, wobei die älteren Bevölkerungsgruppen bevorzugt sind.

Die *klinischen Symptome* wie dyspeptische Beschwerden, Druckschmerz, Ikterus oder palpabler Tumor sind unspezifisch, so daß die Erkrankung meist erst im Spätstadium mit ausgedehnter Infiltration in die Nachbarschaft erkannt wird. Möglicherweise kann hier die *Oberbauchsonographie* in der Zukunft eine wichtige diagnostische Frühinformation bieten [34, 146]. Die Computertomo-

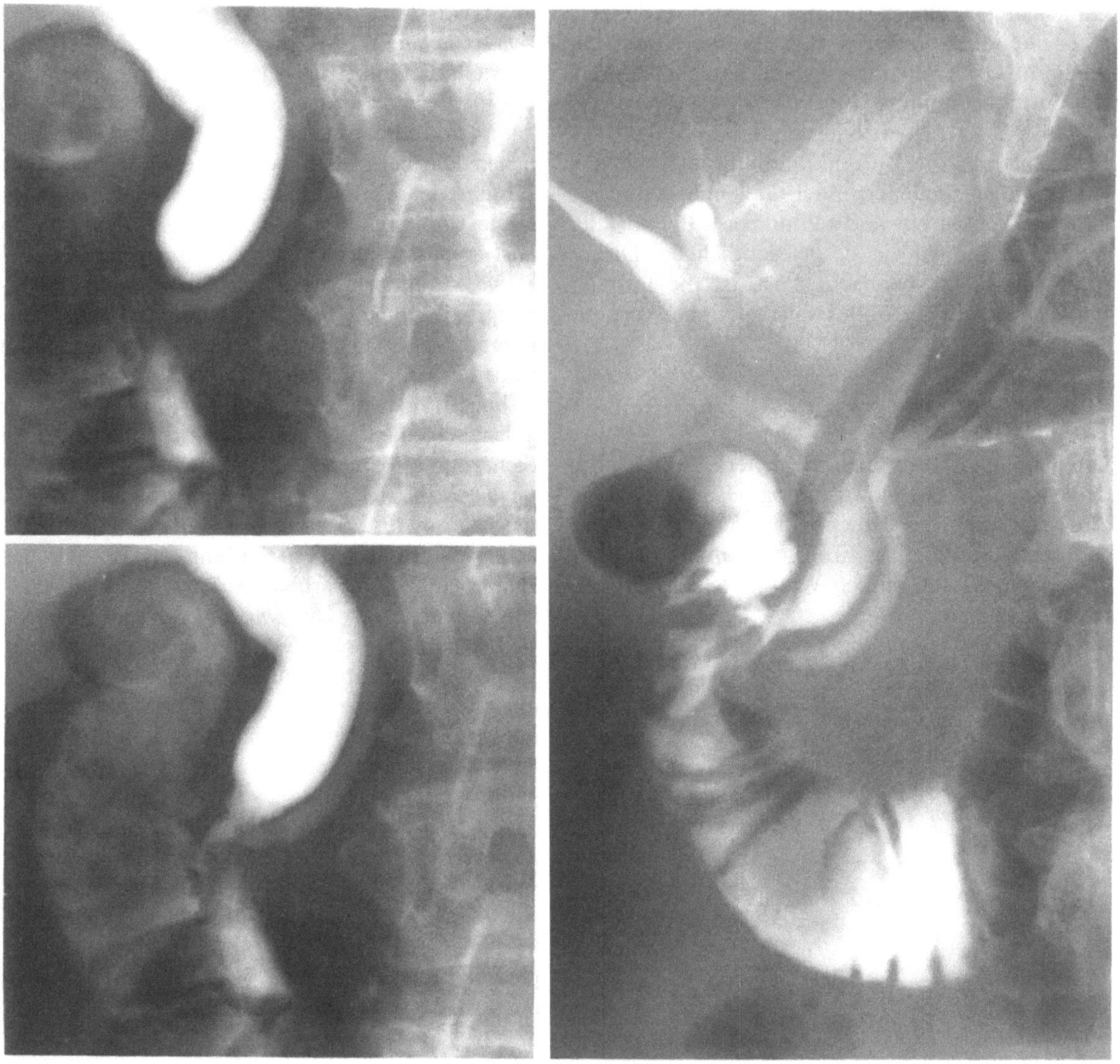

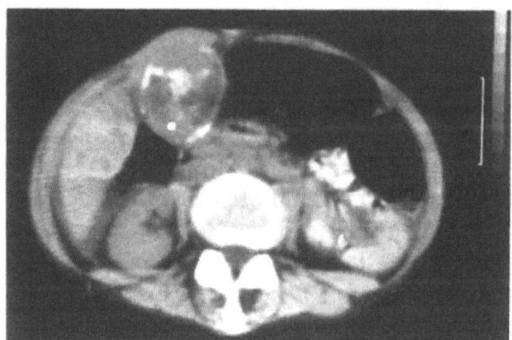

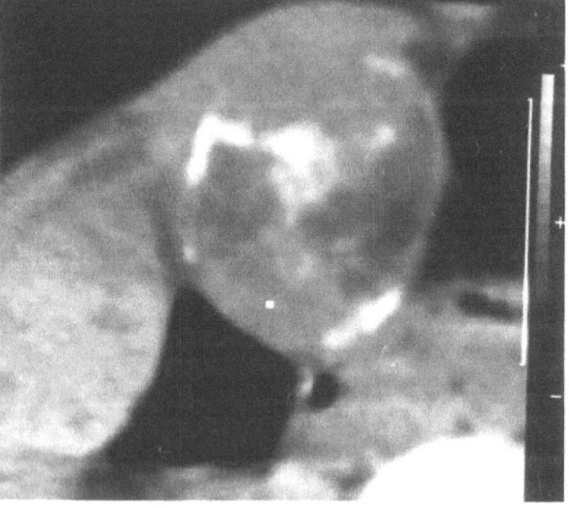

Abb. 52. Computertomographie des Abdomens wegen palpablen Tumors im rechten Oberbauch. Kalkeinlagerung in der Gallenblase wie bei Porzellangallenblase. Wandunregelmäßigkeiten mit in das Gallenblasenlumen hineinragenden Gewebestrukturen. Laparoskopisch Gallenblasenkarzinom bei Porzellangallenblase

Abb. 51. ERCP *links oben:* Dilatation des D. choledochus ohne Kontrastmittelpassage ins Duodenum. *Links unten:* Wenige Sekunden später Kontrastmittelpassage ins Duodenum über hochgradige Stenose. *Rechts:* Status nach Papillotomie mit guter Passage des Kontrastmittels ins Duodenum. Papillitis stenosans und Status nach Papillotomie

◀ ─────────────────────────────

graphie kommt zwar als Screening-Verfahren nicht in Frage, kann jedoch bei gezielter Fragestellung zur Information über Ausdehnung und Infiltration eines Tumors beitragen (Abb. 52) [66]. Hat der Tumor bereits das gesamte Lumen der Gallenblase ausgefüllt, läßt sich sonographisch nur ein solides birnenförmiges Gebilde an typischer Stelle erkennen. Ein infiltrierendes Wachstum ist sonographisch erkennbar an den gegenüber dem Leberparenchym unscharf begrenzten echoärmeren Umbauvorgängen mit zungenförmigen Ausläufern. Eine Hilfestellung kann die *selektive Arteriographie* mit Darstellung der Arteria cystica fellea sein,

Abb. 53. Selektives Arteriogramm der Arterica hepatica dextra mit gleichzeitiger Kontrastierung der Arterica cystica fellea. Vergrößerung der Gallenblase mit Tumorgefäßen am Leberunterrand *links. Rechts* venöse Phase mit Kontrastierung des in die Leber eingebrochenen Tumors (*Pfeile*)

▼

da Gallenblasenkarzinome gefäßreich sind (Abb. 24). Tumorgefäße mit Kaliberschwankungen, Gefäßabbrüchen und Lakunenbildungen ermöglichen eine Abgrenzung gegenüber der Cholezystitis. In Einzelfällen dürfte die Differenzierung jedoch schwierig sein. Die Arteriographie gibt zusätzliche Informationen über Ausdehnung des Tumors und dessen Gefäßversorgung (Abb. 53) [124, 139].

Differentialdiagnostisch kommen andere seltene Tumoren wie das metastasierende *Melanom* der Gallenblase oder das *Hämangioperizytom* mit malignem Verlauf in Frage [118]. Ferner wird in Einzelfällen eine eindeutige Differenzierung von entzündlichen Verwachsungen, wie sie beim Mirizzi-Syndrom auftreten, präoperativ nicht immer möglich sein [73].

2.4.2 Benigne Gallenblasentumoren

Gutartige Tumoren wie Adenome, Papillome, Cholesteatome und Polypen sind ausgesprochene Raritäten (Abb. 54). Sie können *klinische Beschwerden* im Sinne von Dyspepsien bis hin zur Kolik hervorrufen. Ihr Vorkommen schwankt von 0,15 bis 0,2% [27, 129].

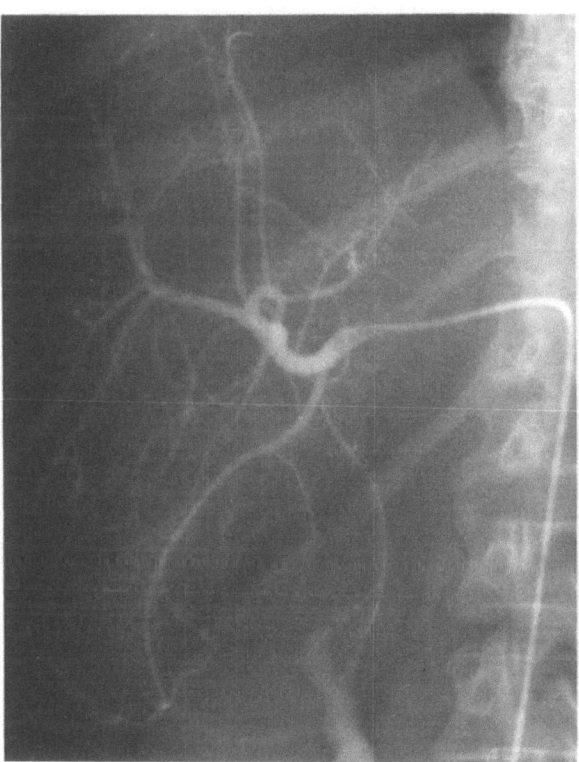
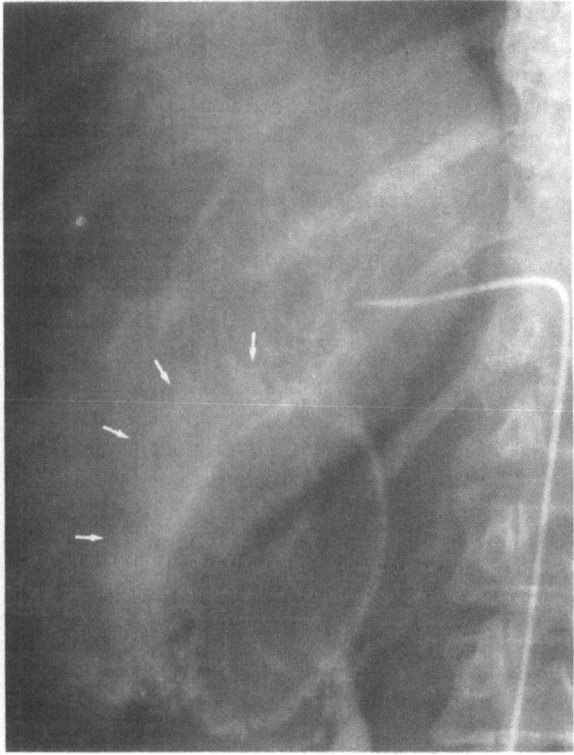

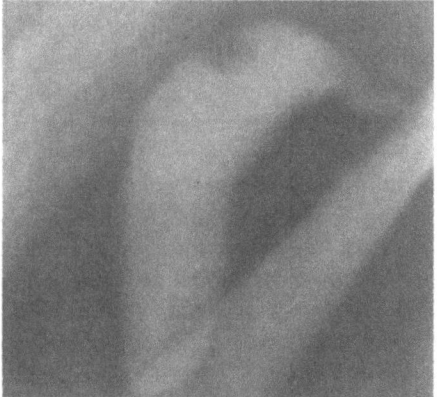

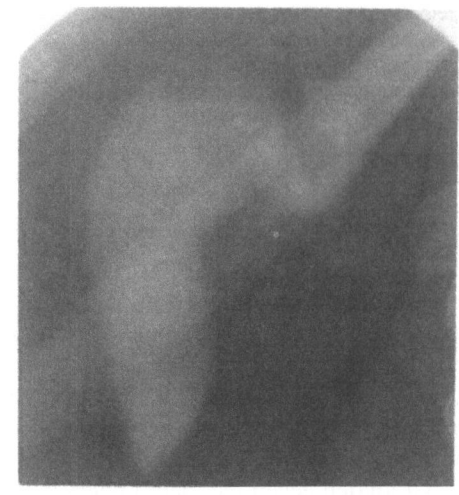

Abb. 54. Orale Cholegraphie mit Kontrastmittelaussparung in der Gallenblase, die im Stehen (*oben*) und im Liegen (*rechts*) keinen Lagewechsel zeigt: Polyp der Gallenblase

Die *sonographische Diagnose* eines wandnahen, rundlichen oder polypösen Weichteilprozesses, der seine Position bei verschiedenen Projektionen und Positionen des Patienten nicht ändert, ist typisch. Dabei sind fest aufsitzende oder gestielte Polypen möglich, wobei letztere bei sonographischem Druck und Schüttelbewegungen mit dem Schallkopf Pendelphänomene zeigen können.

Bei der *oralen Cholegraphie* sind diese insbesondere auf Tangentialaufnahmen nachweisbar, wobei ein Positionswechsel ebenfalls keine oder geringe Lageveränderungen ergibt.

Differentialdiagnostische Abgrenzung gegenüber dem kleinen Karzinom wäre nur durch regelmäßige, engmaschige Verlaufskontrollen zu klären. Adhärente Konkremente sollten in der Regel durch das sogenannte „*Schallauslöschphänomen*" sonographisch differenzierbar sein.

2.4.3 Benigne Gallengangstumoren

Ihr Vorkommen ist auf Einzelfälle [13] begrenzt, wobei Papillome, Polypen [4, 83], Adenome, Fibrome, Neurinome sowie Hamartome möglich sind. Eine Entdeckung dieser Tumoren stellt meistens ein Zufallsbefund intraoperativ dar. Rufen sie einen Ikterus hervor, sind sie präoperativ nicht von Malignomen zu unterscheiden. Damit ist die Diagnosesicherung erst histologisch möglich.

Differentialdiagnostisch ist an Lymphknotenvergrößerungen im Bereich des Leberhilus zu denken, die im Rahmen einer Tuberkulose, eines Morbus Boeck, bei Lymphogranulomatose, und in erster Linie jedoch bei *Metastasen* auftreten können [73].

2.4.4 Maligne Gallengangstumoren

Das *Vorkommen* ist seltener als das von Gallenblasentumoren, 0,19–0,26% [14]. Ätiologisch ist ein Zusammenhang mit Gallensteinen wahrscheinlich, allerdings sollen auch Patienten mit Colitis ulcerosa und mit Choledochuszysten Gallengangstumoren häufiger entwickeln [56]. Sie kommen vorwiegend im 5.–8. Lebensjahrzehnt vor, wobei am

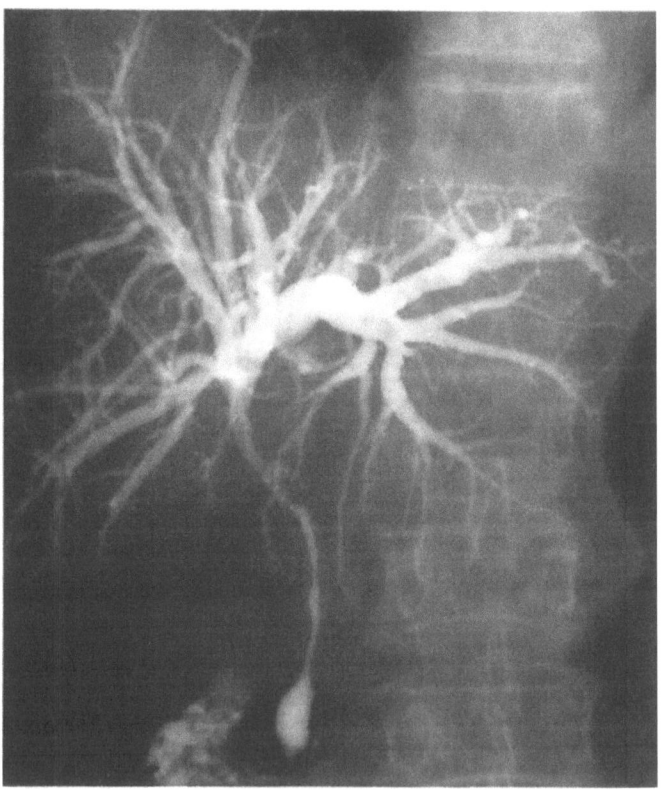

häufigsten der Ductus hepaticus communis und der Ductus choledochus, seltener rechter oder linker Hepaticus oder Ductus cysticus befallen sind. Klinisch zeigt sich ein *schmerzloser Verschluß-ikterus* mit der Lebervergrößerung. *Sonographisch* ist in erster Linie eine Erweiterung der intrahepatischen Gallengänge erkennbar, wobei nicht selten eine Kombination mit einem Steinleiden die Tumordiagnose erschwert. In der Gallengangsdarstellung mittels *ERCP* [16, 94] wird ein Kontrastmittelabbruch der Gallengänge erkennbar sein. Häufig ist erst durch die Kombination mit der *PTC* die ganze Ausdehnung der Tumorstrecke abzugrenzen [38] (Abb. 55). Sonographisch ist die Tumorgröße zu erkennen, wobei für die operative Vorbereitung in der Regel eine *Computertomographie* zur genauen Abgrenzung und zur Festlegung von Metastasen erforderlich ist (Abb. 56, 57). Welche Rolle die Kernspintomographie hier in Zukunft einnehmen wird, ist schwer vorauszusehen. Immerhin erlaubt die MR-Cholegraphie (s.S. 87) beim Verschlußikterus ohne Kontrastmittel die Darstellung der dilatierten Gallengänge, die Lokalisation des Verschlusses und die Korrelation zum Tumor (Abb. 58).

Differentialdiagnostisch abzugrenzen sind die unregelmäßigen Einengungen des Ductus choledochus durch Gallengangskarzinome von Pankreaskopftumoren und Kopfpankreatitis, die ein ganz

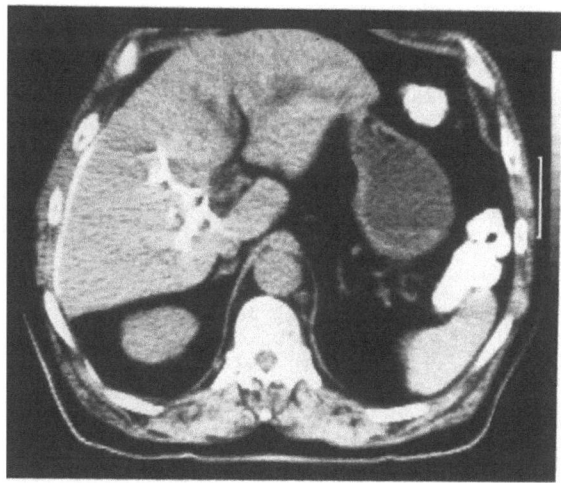

Abb. 56. Computertomographie des Oberbauchs bei Status nach externer biliärer Drainage des rechten Leberlappens. Mit Kontrastmittel gefüllte Gallengänge des rechten Leberlappens. Gleichzeitig ohne Kontrastmittel dargestellte erweiterte Gänge des linken Leberlappens. Im Bereich des Confluens hypodense Areale: Gallengangskarzinom an der Hepatikusgabel

ähnliches Bild bieten können. Hilfreich wird hier in erster Linie die Computertomographie in Kombination mit ERCP oder PTC sein. Ferner sind akzidentelle Ligaturen, Metastasen oder Karzi-

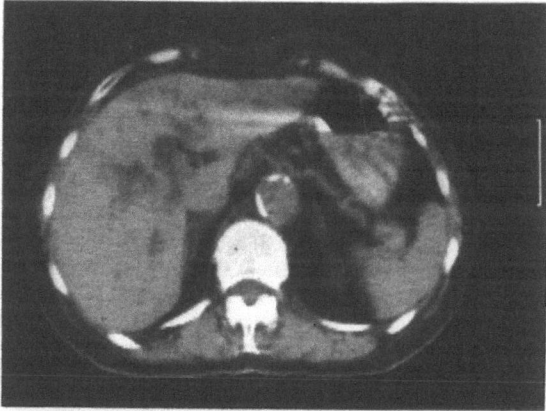

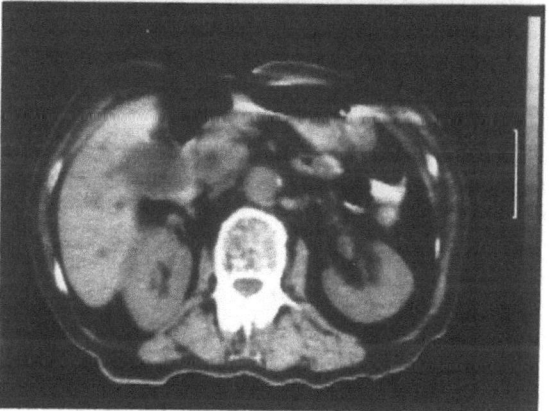

Abb. 57. Computertomographie bei schmerzlosem Verschlußikterus. *Oben*: Erweiterung der intrahepatischen Gallengänge und des Ductus hepaticus. *Unten*: Abbruch des Ductus hepaticus und Darstellung eines kleinen Tumors (HE 39) oberhalb des Pankreaskopf gelegen. Gallengangskarzinom

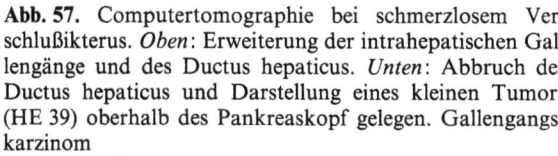

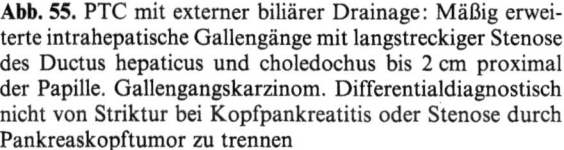

Abb. 55. PTC mit externer biliärer Drainage: Mäßig erweiterte intrahepatische Gallengänge mit langstreckiger Stenose des Ductus hepaticus und choledochus bis 2 cm proximal der Papille. Gallengangskarzinom. Differentialdiagnostisch nicht von Striktur bei Kopfpankreatitis oder Stenose durch Pankreaskopftumor zu trennen

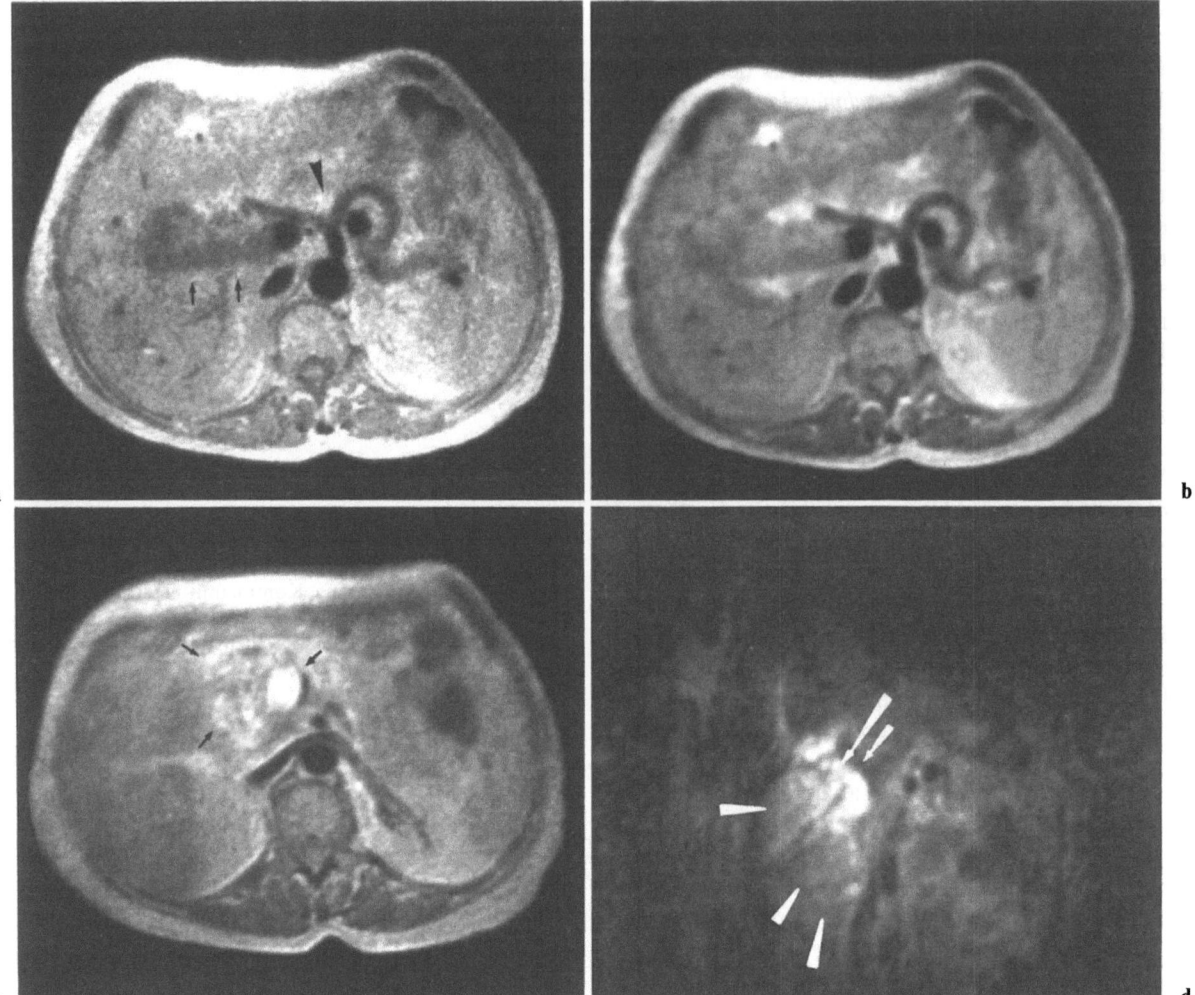

Abb. 58 a–d. Kernspintomographie bei Verschlußikterus: **a** Transversalschnitt in Höhe des Truncus coeliacus (*Pfeil*) Bildinformation vorwiegend Protonendichte. Darstellung von Leber und Milz hell, ventrale $^2/_3$ der Gallenblase dunkel (Schichtphänomen, *Pfeile*). **b** Transversalschnitt in Höhe des Truncus coeliacus. Der Bildkontrast wird maßgeblich durch die Transversalrelaxationszeit (T$_2$) bestimmt. Basales Drittel der Gallenblase hell dargestellt. Intraabdominelles Fett ebenfalls hell (Signalintensiv). **c** Transversalschnitt in Höhe der Nierenvenen. (T$_2$ gewichtetes Bild wie **b**). In der Pankreaskopfregion 5 cm im Durchmesser große Raumforderung mit inhomogener Signalintensität (*Pfeile*). **d** 15 sec. Aufnahme, Koronalschnitt (s. auch 1.2.1.6 S. 103). Extrem T$_2$ gewichtete Aufnahme. Darstellung der Hepatikusgabel, der dilatierten extrahepatischen Gallengänge und der Gallenblase (*dicker Pfeil*) ohne Kontrastmittel! Ebenfalls Darstellung der Raumforderung (siehe **c**) mit inhomogener Signalintensität des Pankreaskopfes (*2 dicke Pfeile*). Der Ductus choledochus bricht hier ab. Ductus hepaticus (*langer Pfeil*) Pfortader (*kurzer Pfeil*).
Diagnose: Pankreaskopftumor, Verschluß des distalen Ductus choledochus

nome des Duodenums sowie entzündliche Strikturen anderer Genese abzugrenzen. Der Angiographie kommt bei der Operationsvorbereitung unter Umständen eine wichtige Rolle zu, um die Gefäßanatomie und ihre Variationen abzuklären [4, 139].

2.4.5 Sarkoma Botryoideum

Es handelt sich hier um eine ausgesprochene *Rarität* [35, 43, 70]. Das *Erkrankungsalter* liegt ca. zwischen dem *2.–11. Lebensjahr.*

Klinische Symptomatik: Uncharakteristische dyspeptische Beschwerden, langsam auftretender Verschlußikterus mit Erhöhung der Blutkörperchensenkungsgeschwindigkeit, Leukozytose. In vielen Fällen wird zunächst eine Magen-Darm-Passage durchgeführt, die Füllungsdefekte an der Pars descendens des Duodenums zeigt, wobei die wichtigste Differentialdiagnose die Choledochuszyste darstellt. Bei der *Oberbauchsonographie* sollte gezielt nach Tumoren im Bereich des Leberpfortengebietes mit umgebender Flüssigkeitsansammlung entsprechend der an den Rand gedrückten Gallenflüssigkeit gesucht werden. Bei der *Computertomographie* zeigen sich ausgesprochen niedrige Dichtewerte

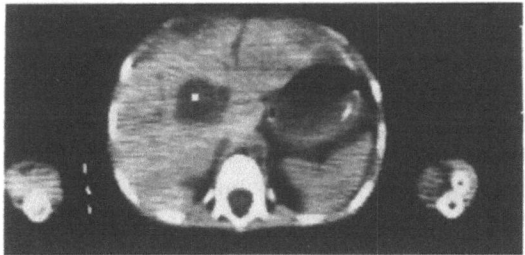

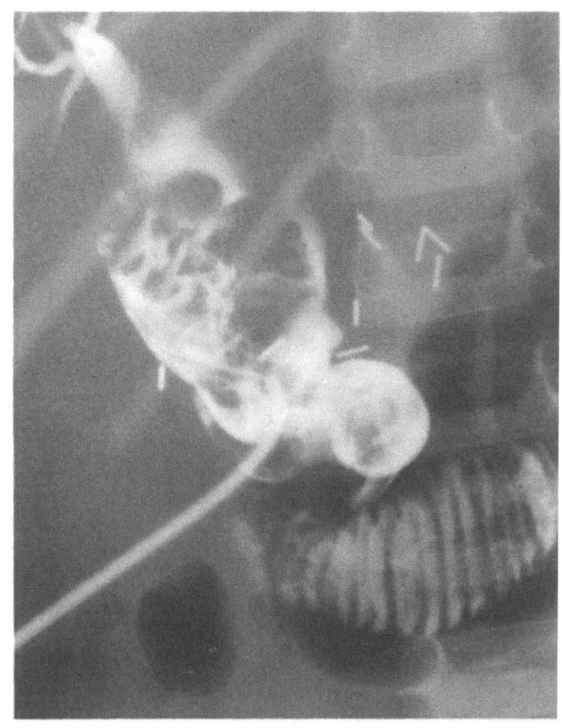

Abb. 59. Computertomographie des Abdomens: 3jähriger Patient, Verschlußikterus, Fieber. Hypodenses Areal im Bereich der Leberpforte (HE 20). *Rechts*: Intraoperative Cholangiographie mit Erweiterung der extrahepatischen Gallengänge und rundlichen Füllungsdefekten. Histologisch: embryonales Rhabdomyosarkom

(HE 14–25), die vermutlich auf myxoide Strukturen des Tumorstromas zurückzuführen sind. Diagnostisch sind die PTC oder die intraoperative Cholangiographie, die *bizarre Füllungsdefekte* im Lumen der stark erweiterten, vorwiegend extrahepatischen Gallengänge zeigt (Abb. 59). *Histologisch* findet sich ein sogenanntes *„embryonales Rhabdomyosarkom"*.

2.5 Cholezystosen

Cholezystosen lassen sich von Tumoren und Entzündungen abgrenzen, es handelt sich hierbei abgesehen von der sog. Porzellangallenblase um Raritäten. Die Cholezystosen sind charakterisiert durch überschießende Bindegewebsreaktionen, wobei Cholesterinesterasen ausgeschieden werden, die in der Gallenblasenwand abgelagert sind. Sie bilden Depots in der Mukosa, wo verschiedene Bilder mit Ansammlung von polypoiden Massen hervorgerufen werden.

JUTRAS (1969) [67] klassifizierte die Cholezystosen wie folgt:

1. Cholesteatose (Cholesterolose)
a) Diffuse Typen mit disseminierten Mikroknötchen
b) Polypoide Typen
2. Adenomyomatose mit generalisierten Typen (Cholecystitis glandularis proliferans)
a) Segmentale Typen: Zystische Cholezystitis, intramurale Divertikulose
b) Lokalisierte Typen: Adenomyome, Adenome, Adenofibrome, Epithelmyome und myoepitheliale Anomalie
3. Hyalokalzinose (Porzellangallenblase, kalzifizierte Gallenblase, kalzifizierende Cholezystitis)
4. Andere Dysplasien
a) Neuromatose
b) Fibromatose
c) Elastose
d) Lipomatose

2.5.1 Cholesteatosen

Cholesterolpolypen sind neben Steinen die häufigsten Füllungsdefekte der Gallenblase, wobei ein Vorkommen von 4,8% geschätzt wird [27].

Klinisch ist die Erkrankung oft stumm, kann jedoch die Symptome von Gallenblasensteinen mit Fettunverträglichkeit und Schmerzen bis zu Koliken imitieren.

Sonographisch wird eine unregelmäßige Kontur der Gallenblase entsprechend dem röntgenologischen Bild mit irregulären Füllungsdefekten durch die Cholesterolpolypen auffallen. Gelegentlich werden auch nur einzelne der Polypen sichtbar sein.

Die *Differentialdiagnose* des Cholesterolpolypen zum Papillom, Adenom und anderen gutartigen Wandveränderungen ist sonographisch oder radiologisch jedoch nicht möglich.

2.5.2 Adenomyomatose

JUTRAS (1966) [67] stellte ein *Vorkommen* von 5% fest. Die Kombination mit Gallensteinen ist ausgesprochen häufig. Klinische Symptome können gelegentlich bis zur Indikation für die Cholezystekto-

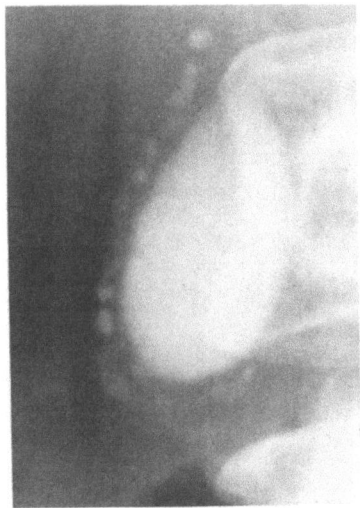

Abb. 60. Orale Cholezystographie mit Doppelkontur der Gallenblasenwand: Adenomyomatose

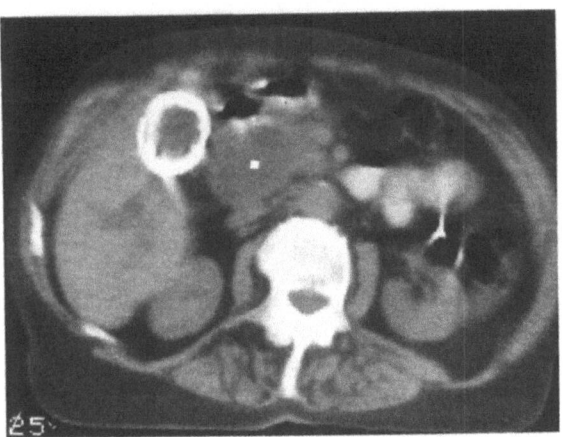

Abb. 61. Computertomographie des Oberbauchs wegen Pankreaskopftumor. Vergrößerung des Pankreaskopfes. Als Nebenbefund Kalkeinlagerungen in der Gallenblasenwand: Porzellangallenblase

mie gehen und entsprechen denen von Cholezystolithiasis oder Cholezystitis.

Röntgenologisch fällt manchmal schon bei der oralen, eindeutig meist bei der Infusionscholegraphie eine gezähnelte Kontur oder eine Doppelkontur der Gallenblase auf (Abb. 60) [33].

2.5.3 Hyalinokalzinose

Kalkinkrustationen der Wand führen zu einer Sichtbarmachung der Gallenblase auf der Nativaufnahme als diagnostischem Leitsymptom für die *Porzellangallenblase* (Abb. 8, 61). Sie findet sich gehäuft in Kombination mit einer chronischen Cholezystitis und führt nicht selten zu einem Gal-

lenblasenkarzinom [8], so daß diese Diagnose Anlaß zur Cholezystektomie geben sollte.

Sonographisch entspricht dem Röntgenbild eine Reflexion des Ultraschalls, wie bei einem großen Konkrement.

Differentialdiagnostisch kann jedoch im Röntgenbild der Solitärstein mit Kalkmantel abgegrenzt werden: Die Porzellangallenblase weist im Gegensatz zum Stein keine geschlossene Kontur auf. Im Bereich des Infundibulums findet sich charakteristisch keine Wandverkalkung.

2.6 Parasiten

2.6.1 *Echinococcus cysticus*

Die Erkrankung tritt in Deutschland vorwiegend bei Patienten aus Mittelmeerländern auf (Türkei, Griechenland, Italien). Zysten werden als Zufallsbefund im Rahmen einer Oberbauchsonographie als Raumforderung entdeckt [130]. Sie können diffuse Oberbauchbeschwerden durch massive Ver-

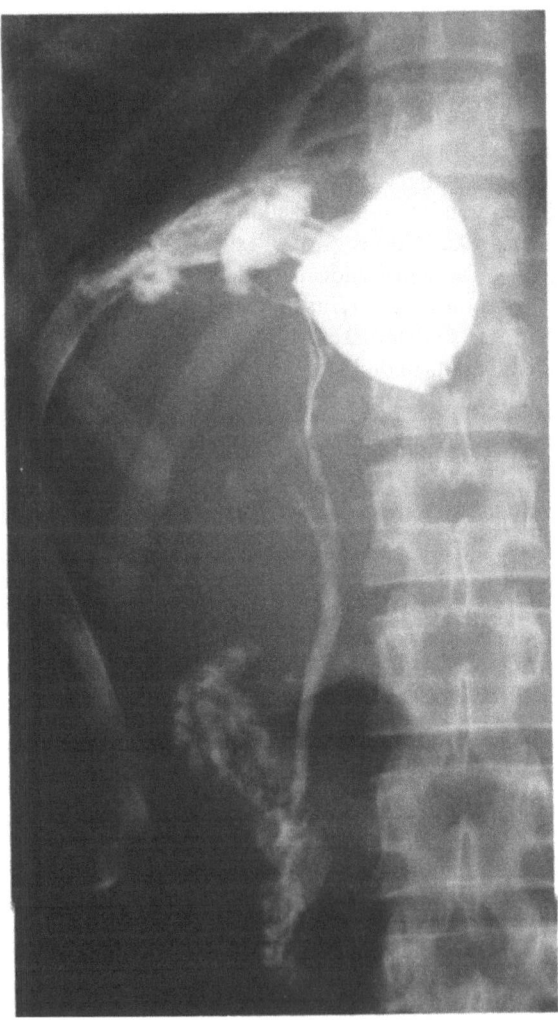

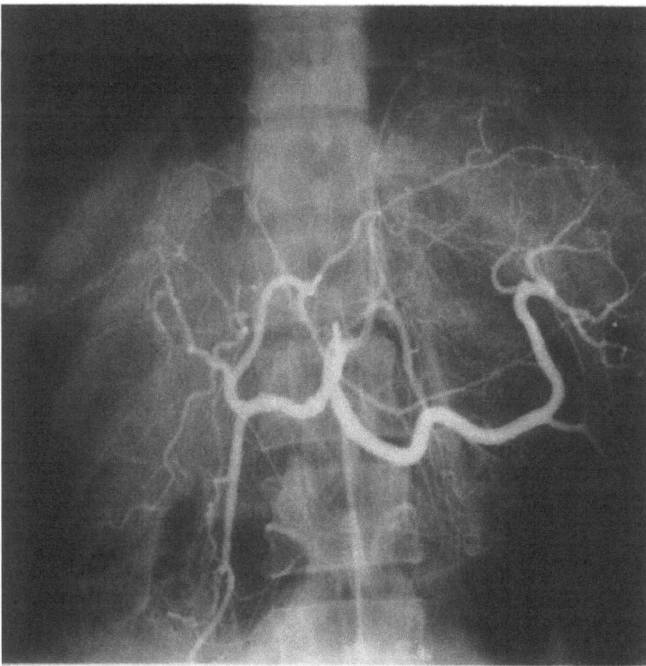

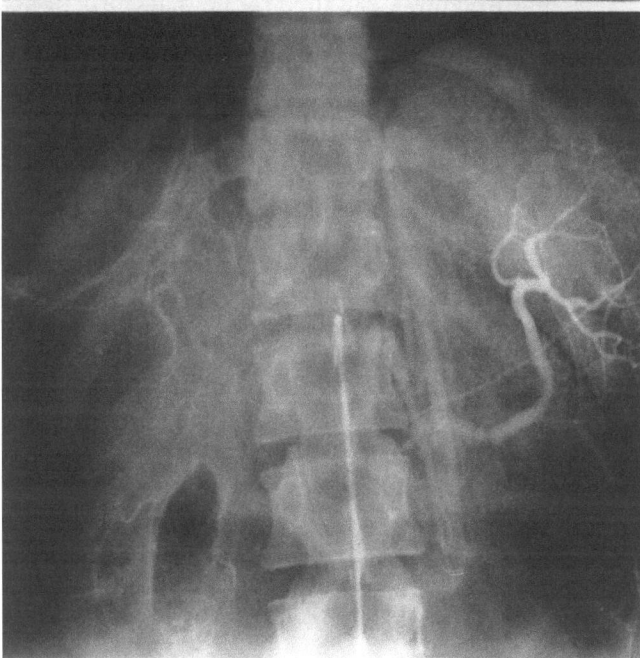

Abb. 63. Darstellung des Truncus coeliacus zur präoperativen Planung bei Echinococcus cysticus des rechten Leberlappens. Verkleinerung der Arterica hepatica dextra und bogenförmige Ausspannung um die Echinokokkuszyste. *Oben*: früh-, *unten*: spätarterielle Phase

◄───────────────────────────

Abb. 62. Fistelfüllung postoperativ. Status nach Trisegmentresektion des rechten Leberlappens wegen Echinokokkuszyste. Jetzt über Fistelfüllung Nachweis der Kommunikation zwischen dem Restkavum und den nicht erweiterten Gallengängen

größerungen verursachen oder aber bei Perforation in die Gallengänge mit Koliken und Ikterus einhergehen (Abb. 62).

Diagnostisch wegweisend ist die positive Komplementbindungsreaktion. Auf der Nativaufnahme sind in der Regel Wandverkalkungen erkennbar.

Die *Computertomographie* zeigt die Zyste ebenfalls mit Wandverkalkungen und dem Inhalt mit unregelmäßiger Dichte, mit Hounsfield-Einheiten, die zwischen *Fett* und Kalkdichte schwanken.

Wird eine operative Enukleation geplant, ist eine *Zoeliakographie* mit der Darstellung der Pfortader erforderlich (Abb. 63). Zusätzliche Informationen sind durch die direkte Cholegraphie, z.B. ERCP oder die operative Cholangiographie zu erwarten. Die diagnostische Punktion ist in der Regel nicht indiziert, da die versehentliche Punktion – im Rahmen der PTC – von Echinokokkus-Zysten zu schweren hyperergischen Schockzuständen geführt hat. Bei sonographischem und computertomographischem Verdacht kann eine sonographisch gezielte Punktion zum Nachweis von Skolices durchgeführt werden, wenn aufgrund einer *ausnahmsweise* negativen Komplementbindungsreaktion keine Anaphylaxie zu befürchten ist.

2.6.2 Echinococcus alveolaris

Der Echinococcus alveolaris kommt wesentlich seltener vor als der Echinococcus cysticus [53]. Er tritt in Südwestdeutschland, auf der Schwäbischen Alb und im südlichen Schwarzwald endemisch auf. Die Erkrankung führt in der Regel zur Hepatosplenomegalie und zu einem progredienten Ikterus. Bei der ERCP zeigt sich ein normales extrahepatisches und ein dilatiertes intrahepatisches Gangsystem. Bei einer eigenen Beobachtung stellte sich nach Einlegen einer perkutanen Drainage eine große Abszeßhöhle dar, die mit der Pleurahöhle kommunizierte (Abb. 64). Im Vordergrund steht bei dieser Erkrankung eine *tumoröse Durchsetzung per continuitatem* der befallenen Organe.

2.6.3 Nematoden, Protozoen, Trematoden

Durch Infektion mit diesen Parasiten werden die Gallengänge beteiligt. Die epidemiologische Begrenzung solcher Krankheitsbilder auf Südeuropa oder außereuropäische Länder ist schon jetzt nicht mehr streng gegeben, in Zukunft muß auch in Mitteleuropa mit ihrem Vorkommen gerechnet werden. Die Askariden, die zu den *Nematoden* gehö-

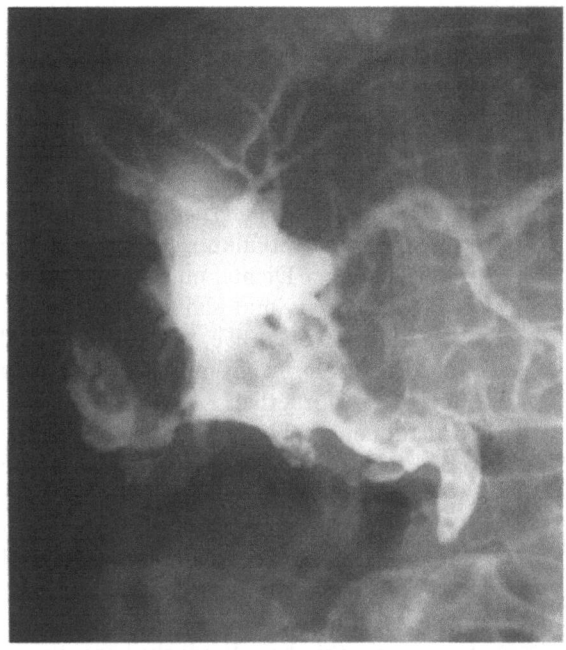

Abb. 64. Füllung über externe biliäre Drainage. 89jährige Patientin mit kolikartigen Oberbauchbeschwerden und septischen Temperaturerhöhungen. Darstellung einer großen Höhle im Leberpfortenbereich, dem rechten Leberlappen zugehörig, mit Anschluß an die geschrumpfte Gallenblase, den Gängen des linken Leberlappens, einzelnen Gängen des rechten Leberlappens, sowie den D. choledochus. Konkrementverdächtige Aussparungen im Ductus choledochus und in der Höhle. Verschattung des rechten Unterlappens. Zusätzlich über einen schmalen Gang Kontrastmittelansammlung im Bereich des Unterlappens. Biliopleurale Fistel. Histologie: Echinococcus alveolaris mit „tumorösem" Einwachsen in die Lunge und großer Abszeßhöhle im rechten Leberlappen

ren, können vom Darm in die Gallengänge hochwandern [31], und zu ähnlichen Symptomen wie beim Verschlußikterus führen. Bei einer Cholegraphie zeigen sich charakteristische längliche Füllungsdefekte in den Gallengängen.

Zu dem *Protozoen* rechnen die Lamblien, die bei Dünndarmbiopsien histologisch nachweisbar sind. *Trematoden* sind ebenfalls in der duodenalen Mukosa nachweisbar und wandern von dort in die intrahepatischen Gallengänge vorwiegend des linken Leberlappens. Die Diagnose erfolgt durch Hauttests oder im Rahmen einer Dünndarmbiopsie durch mikroskopischen Erregernachweis [70].

2.7 Trauma

Schwere *Verletzungen der Leber* können auch zu Verletzungen der größeren Gallengänge und in Ausnahmefällen auch zur Mitbeteiligung der Gallenblase führen [59]. Typisch ist die Kombination mit Frakturen der 10. oder 11. Rippe der rechten Seite. Häufig handelt es sich um polytraumatisierte Patienten, so daß die klinische Symptomatik durch andere Verletzungsfolgen zunächst überdeckt sein kann. Die Gallengangsverletzungen beschränken sich auf einige hundert berichtete Fälle [117].

Abb. 65. Oberbauchsonographie nach stumpfem Bauchtrauma: Starker Druckschmerz im rechten Oberbauch. Gallenblasenwandhämatom

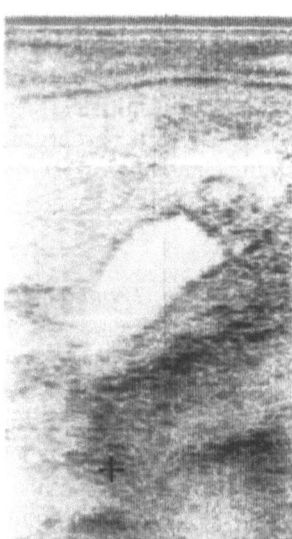
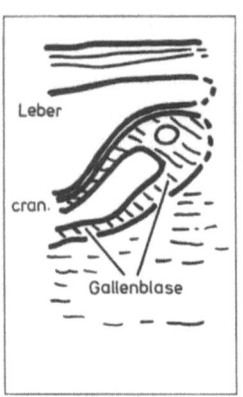
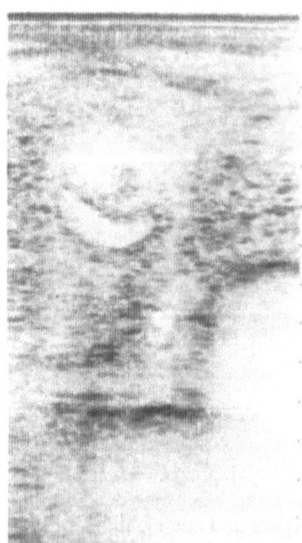
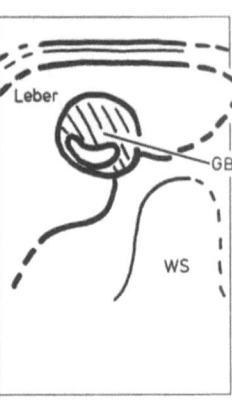

Als Screening-Methode gilt die Sonographie, die eine perihepatische Flüssigkeitsansammlung oder freie Flüssigkeit im Abdomen, nach Organverletzung durch Blutaustritt bedingt, nachweisen kann. Hier ist besonders auf Flüssigkeit in dem Recessus subhepaticus (Morison's pouch) zu achten. Es lassen sich bereits Flüssigkeitsmengen bis zu 50 ml als 0,5 cm breite binnenechoarme oder -freie Zone am Leberunterrand nachweisen [58]. Auch *intramurale Gallenblasenwandhämatome* lassen sich sonographisch diagnostizieren (Abb. 65) [58].

Weitere Informationen gibt die Computertomographie [45], wobei jedoch in erster Linie Verletzungen der Leber und weniger deutlich Läsionen der Gallengänge sichtbar werden. Die *Hämobilie* wird sich *angiographisch* als Kontrastmittelaustritt in die Gallengänge nachweisen lassen. Ein direktes Trauma der Gallenblase kann von einer Einblutung gefolgt sein, die durch Sonographie oder Computertomographie zu erkennen ist (Abb. 66). *Parenchymeinrisse* mit Beteiligung der Gallengänge führen zu *Galleaustritt* [103] mit Cholaskos und der Gefahr der galligen Peritonitis [103]. Spätfolgen können Abszesse (subphrenisch) oder aber äußere Fistelbildungen sein [15].

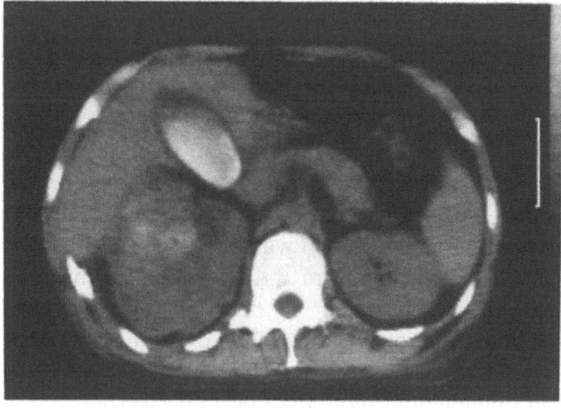

Abb. 66. Computertomographie bei stumpfem Bauchtrauma und Fraktur der 11. Rippe. Ausgedehnte Ruptur der rechten Niere mit großem perirenalem Hämatom. Blutgefüllte Gallenblase (kein Kontrastmittel)

Abb. 67. *Links*: intraoperative Gangdarstellung über eine eingebundene Kanüle mit konvexbogig begrenztem Kontrastmittelabbruch des distalen D. choledochus. *Rechts*: intraoperative Darstellung über Kehrsche T-Drainage nach Konkrementenfernung

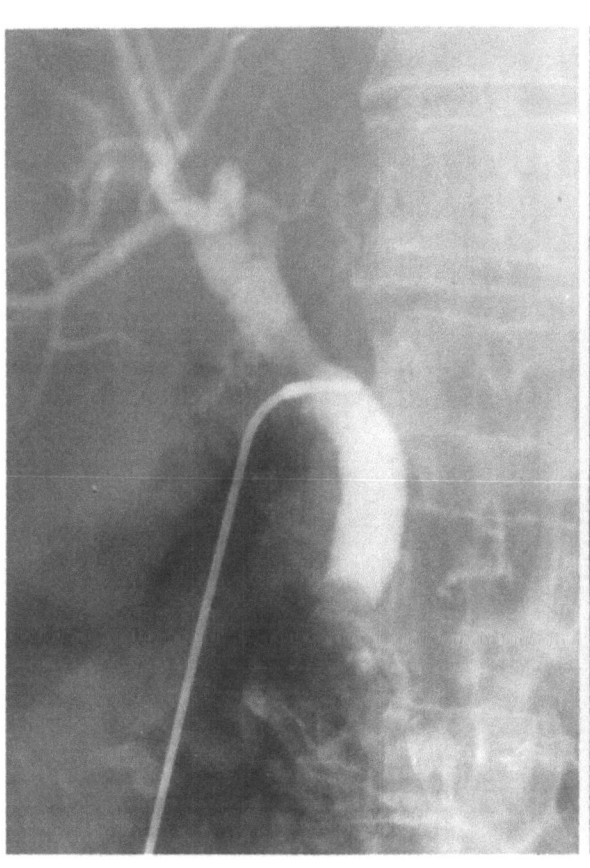

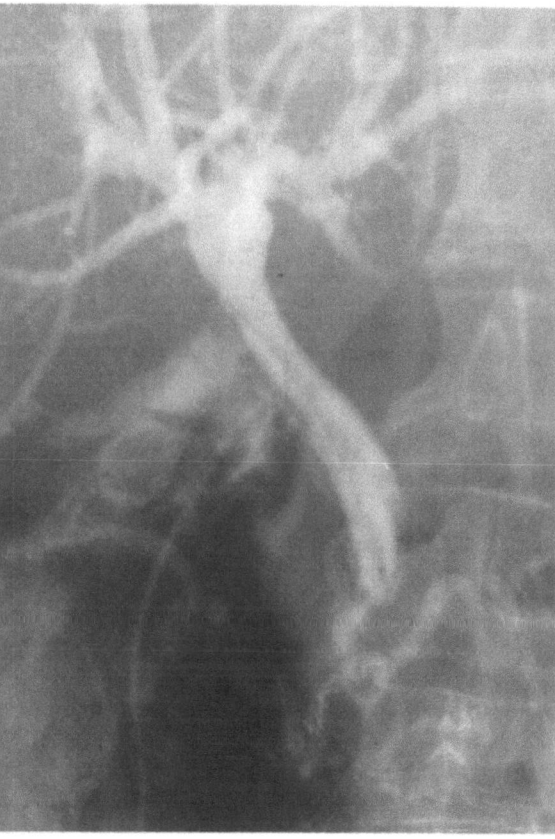

2.8 Intraoperative Veränderungen der Gallenwege

Wichtig ist die Optimierung der röntgenologischen
Technik mit Zielaufnahmen. Das Kontrastmittel
muß so verdünnt werden (15–30%), daß Konkremente nicht überspritzt werden (Abb. 67) [50].
Eine Revision der Gallengänge erübrigt sich in der
Regel, wenn präoperativ keine Steine in den Gallengängen nachgewiesen waren. Es ist Aufgabe des
Radiologen, gemeinsam mit dem Chirurgen diese
intraoperativen Bilder zu beurteilen. Neben der
Lokalisation von Steinen sollen die Länge des Zy-
stikusstumpfes, sowie die Lage der T-Drainage
und Gallengangsanomalien beachtet werden.

2.9 Postoperative Gallengangsdarstellungen

Die Darstellung über die *Kehrsche T-Drainage* erfolgt mit 30%igem wasserlöslichem Kontrastmittel. Aus der Drainage wird zunächst Galle aspiriert, um das Kontrastmittel ohne Luftbläschen zu
injizieren. Die Aufnahmen sollen Gallensteine ausschließen, wobei die verschiedenen *Funktionszu-
stände* des Sphincter Oddi dargestellt werden
(Abb. 68) [123, 135, 136]. Die Untersuchung wird
in der Regel am 8. postoperativen Tag durchgeführt. Zu beachten sind neben den *Steinen*, die als
Füllungsdefekte imponieren (Abb. 69), die *Naht-
lockerung* am Zystikusstumpf, die zum Gallenleck
führen kann, sowie *Leckagen* an den Hauptgallen-
gängen oder aberrierenden Nebengängen. Der Beachtung des *Papillenspiels* kommt eine besondere
Bedeutung zu, um präpapilläre Tumoren oder eine
Papillitis stenosans ausschließen zu können. Als
Ursache für einen *postoperativen Ikterus* sind Ligaturen von Gallengängen, nachgerutschte Steine
oder eine falsche Lage der T-Drainage mit Knick-
bildung zu nennen (Abb. 70).

68   **69**

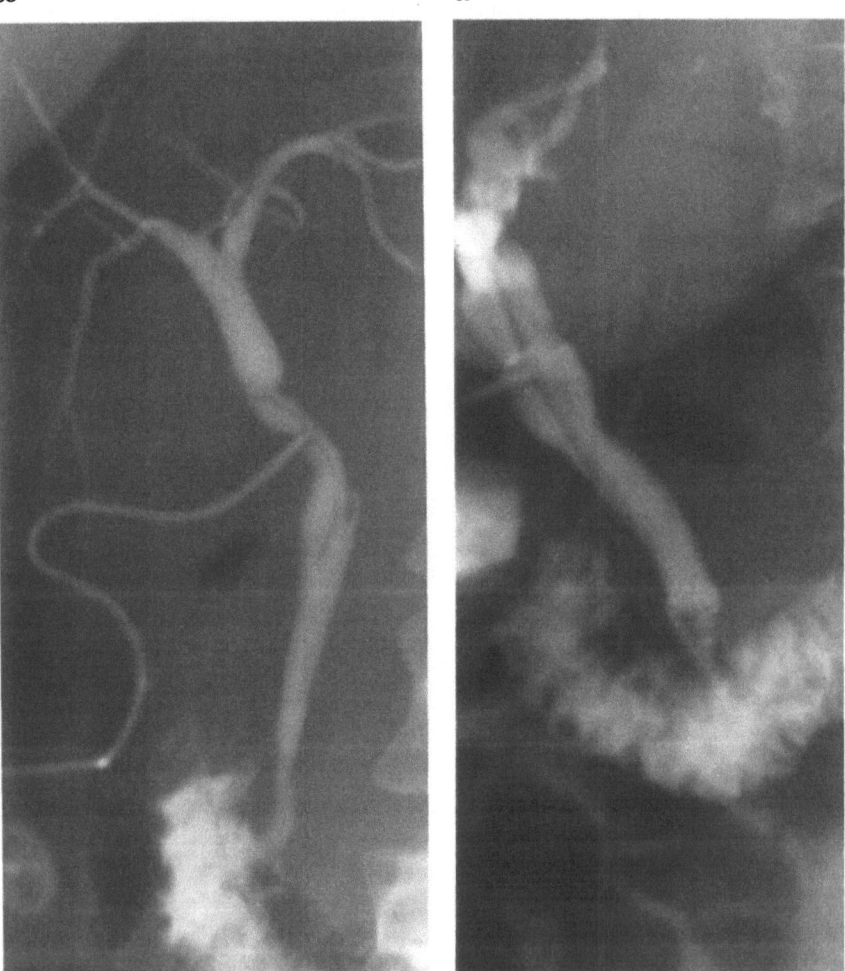

Abb. 68. Füllung über
T-Drainage mit 30%igem
Kontrastmittel: Kein Kon-
krement nachweisbar. Glatte
Passage ins Duodenum

Abb. 69. Füllung über
T-Drainage mit nach-
gerutschtem präpapillärem
Konkrement

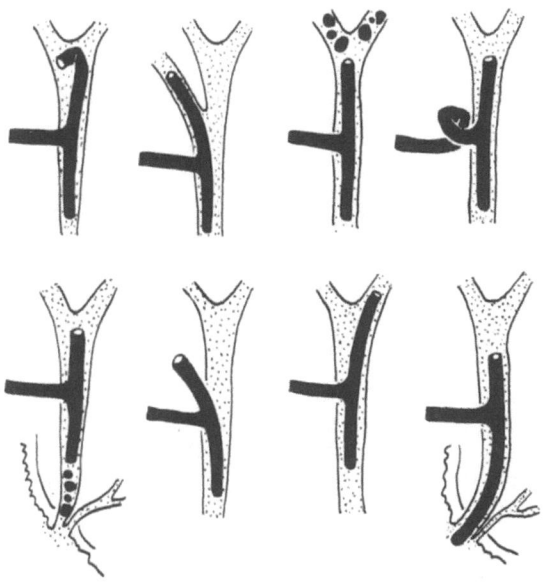

Abb. 70. Schematische Darstellung der postoperativen Befunde durch T-Drain-Darstellung nach Kourias [80]

2.10 Spätveränderungen (Postcholezystektomie-Syndrom)

Das sog. Postcholezystektomie-Syndrom kann durch die verschiedensten Fehldiagnosen vom Duodenalulkus über die Hiatushernie bis zum erneuten Gallensteinleiden reichen. Ca. 30% aller Patienten haben ähnliche Beschwerden wie präoperativ. Eine biliäre Ursache für die Beschwerden ist jedoch eher selten. Wichtig sind in diesem Zusammenhang die Veränderungen der Gallengänge, z.B. bei malignen Tumoren, operativ entstandene biliäre Fisteln [89] oder Strikturen, Entzündungen des Sphinkter Oddi [115]. Es bestehen große Variationen bei der Weite der Gallengänge, die nach einer Cholezystektomie zwischen 8 und 15 mm betragen kann (Abb. 71) [52, 125, 136]. Warum bei einem Patienten mit präpapillärem Konkrement die Gallengänge nur 9 mm messen, beim nächsten ohne jegliche Beschwerden oder Steinnachweis 11 mm, bleibt im Einzelfall jedoch unklar. Wichtig ist, daß ausreichend gute *intravenöse Cholangiogramme* angefertigt werden, die in der Regel durch Schichtaufnahmen ergänzt werden müssen, um definitive Aussagen zu ermöglichen. Gelegentlich wird die ultraschallgezielte *Feinnadelpunktion* mit der Chiba-Nadel als PTC zur Darstellung von Strikturen erforderlich sein. Insbesondere nach iatrogenen Verletzungen sind die intrahepatischen Gallengänge oft erstaunlich gering erweitert, obwohl eine eindeutige Striktur vorliegt. Ist vor der

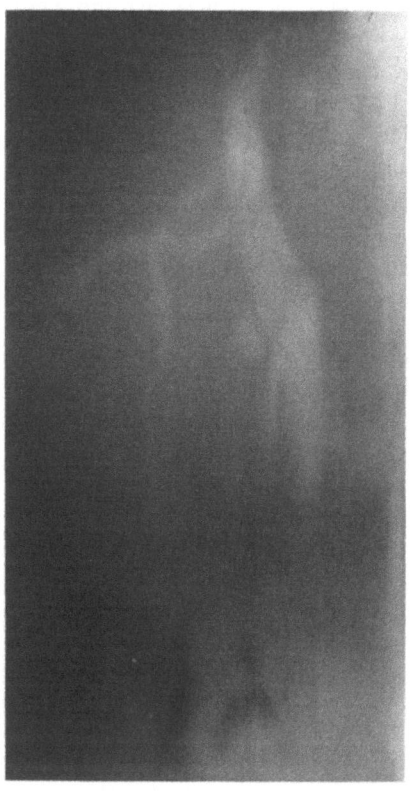

Abb. 71. Infusionscholegraphie. Status nach Cholezystektomie, rechtsseitige Oberbauchbeschwerden. Weite der Gallengänge 12 mm. Jedoch kein Steinnachweis. Bei Status nach Cholezystektomie als Normalbefund gewertet

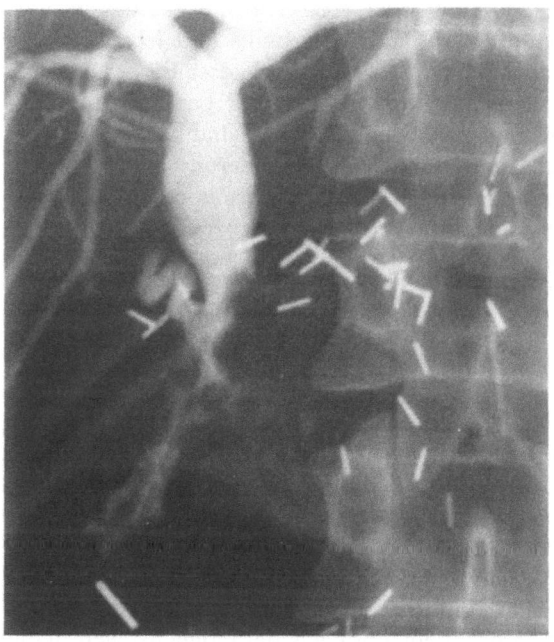

Abb. 72. Operation nach Whipple wegen Pankreaskopftumor. Über die perkutane biliäre Drainage Darstellung der biliojejunalen Anastomose

operativen biliodigestiven Anastomose eine biliäre Drainage gelegt worden, wird man sie in der postoperativen Phase belassen: Dadurch ist eine *kurzfristige* Entlastung der Anastomose und eine Kontrolle der Abflußverhältnisse vor Extraktion möglich (Abb. 72).

2.11 Interventionelle Radiologie des Gallentraktes

Interventionelle radiologische Eingriffe am Gallentrakt sind in ihrer Wertigkeit nicht unumstritten. Fehlschläge und Komplikationen einerseits und Fortschritte endoskopischer Techniken andererseits bedingen einen ständigen Wandel der Indikationen und Prognose dieser Eingriffe [137]. Ohne auf die endgültige Wertigkeit der einzelnen Verfahren daher eingehen zu können, werden im folgenden im Rahmen der perkutanen Zugänge zum Gallentrakt die transhepatische Gallendrainage, die Endoprothese und die Steinentfernung beschrieben.

2.11.1 Transhepatische Gallendrainage

Sie wird bei 3 Patientengruppen durchgeführt:

1. Als Operationsvorbereitung bei benignen durch Entzündung oder Konkremente bedingtem Verschlußikterus mit Cholangitis und lebensbedrohlicher Sepsis, z.B. nach erfolgloser ERCP,
2. als Operationsvorbereitung bei Patienten mit malignem Verschlußikterus (Indikation umstritten, im wesentlichen zur Linderung des Pruritus!),
3. als palliative Maßnahme bei inoperablen Tumoren oder Metastasen der Leber, des ableitenden Gallengangsystems und des Pankreas.

2.11.2 Punktionstechnik und Tumorrekanalisation

Der Punktionsort zur Gallendrainage liegt in der mittleren Axillarlinie zwischen dem 9. und 10. Interkostalraum. Die Ausdehnung des Sinus phrenico-costalis wird unter Durchleuchtung bestimmt, die genaue Punktionsrichtung und -tiefe mit Hilfe des Ultraschalls ermittelt (Abb. 73). Nach Punktion der Gallengänge ist ein J-Führungsdraht einzubringen, der möglichst weit in die distalen Gänge vorgeschoben wird. Der Zugangsweg durch das Leberparenchym wird auf F7 dilatiert. Mit einem Cobra-F7 (oder F5)-katheter läßt

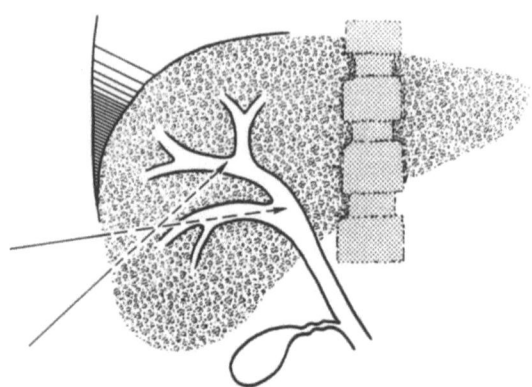

Abb. 73. Zugangswege für die perkutane transhepatische Drainage: Entfaltung des Sinus phrenico-costalis unter Durchleuchtung bei tiefer Inspiration zur Festlegung der Punktionsobergrenze. Je nach Sonographiebefund Punktion eines dilatierten Ganges. Kraniale Punktionsrichtung für Rekanalisation ungünstig. Horizontale Punktionsrichtung ist vorzuziehen.

sich die *Rekanalisation* der Tumorstrecke durchführen. Dazu wird der Katheter unmittelbar vor die Tumorstenose oder den Verschluß gelegt. Es werden 5–10 ml Galle aspiriert und dieselbe Menge Kontrastmittel injiziert, um die genaue Verlaufsrichtung des vom Tumor offen gelassenen Spaltraumes zu erkennen. Unter *Rotation* des Katheters wird ein gerader Führungsdraht tastend vorgeschoben, bis er ohne Gewaltanwendung in den Tumorspalt gleitet. Der Katheter wird vorwärts bewegt und mit leicht rotierenden Bewegungen durch die Tumorstenose geschoben (Abb. 74). Über den Draht kann ein sog. Pigtail-Angiphiekatheter eingeführt werden, bei dem für die Drainage 3 Seitlöcher um 120° versetzt im 0,5 cm Abstand eingeschnitten werden. Sie sind so anzuordnen, daß sie unmittelbar oberhalb der Tumorstenose zu liegen kommen [11, 74]. Gelingt

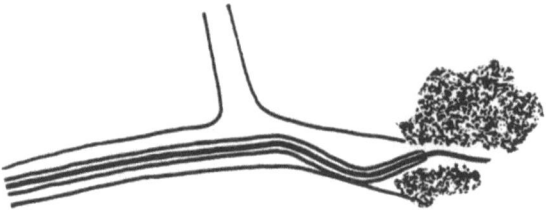

Abb. 74. Prinzip der Rekanalisation von Stenosen und Verschlüssen des ableitenden Gallenwegssystems: Mit leicht vorgebogenem Selektivkatheter und geradem Führungsdraht unter Drehung und tastenden Bewegungen des Führungsdrahtes je nach Verlaufsrichtung des Tumorspaltes Vorführen des Selektivkatheters mit Cobrahead- oder Sidewinderkonfiguration

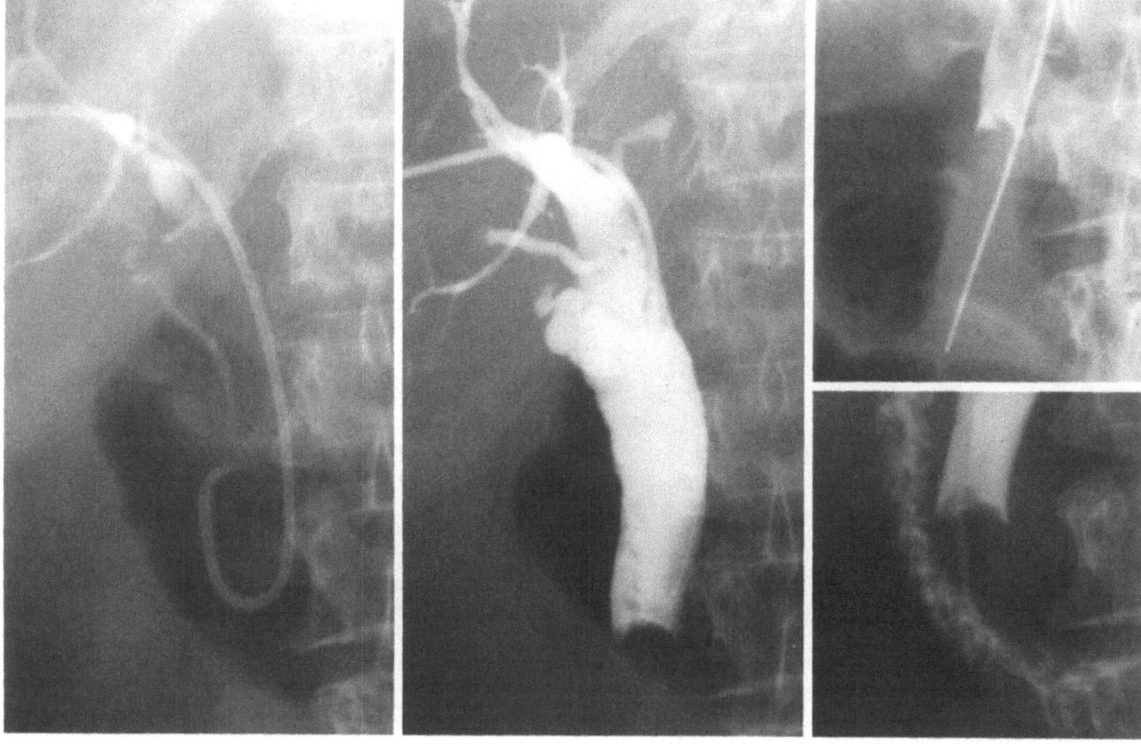

▲

Abb. 75. Biliäre Drainage: *Links:* Einführen des Drainage-
katheters in den Ductus choledochus mit arretierbarer Pigtailkonfiguration. *Mitte:* Begrenzung der Kontrastmittel-
säule durch Konkrement. *Rechts oben:* Passage eines Führungsdrahtes am Konkrement vorbei. *Rechts unten:* Kombinierte interne externe biliäre Drainage präoperativ

Abb. 76. Externe biliäre Drainage bei hochsitzendem Gallengangskarzinom. Schmerzen und Schüttelfrost. Die Kontrolluntersuchung zeigt Kontrastmittelaussparungen im Bereich der Hepatikusgabel. Nach Spülbehandlung Entfernung von eingedickter Galle und Zelldetritus. Rechts keine
Kontrastmittelaussparungen. Sistieren der Schmerzen, Tem-
peraturrückgang

▼

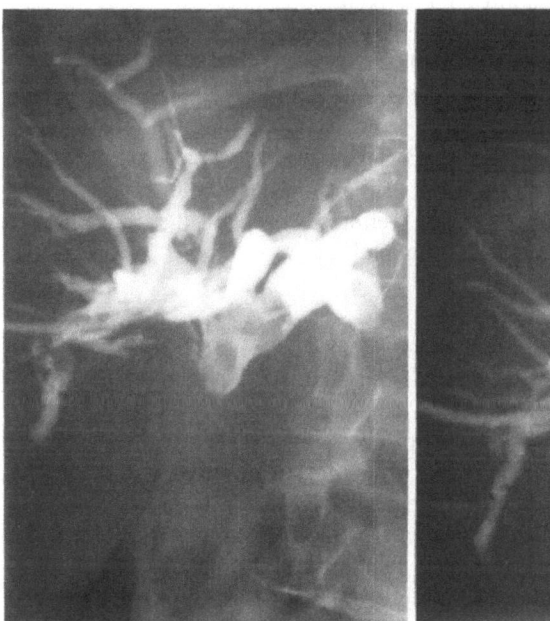 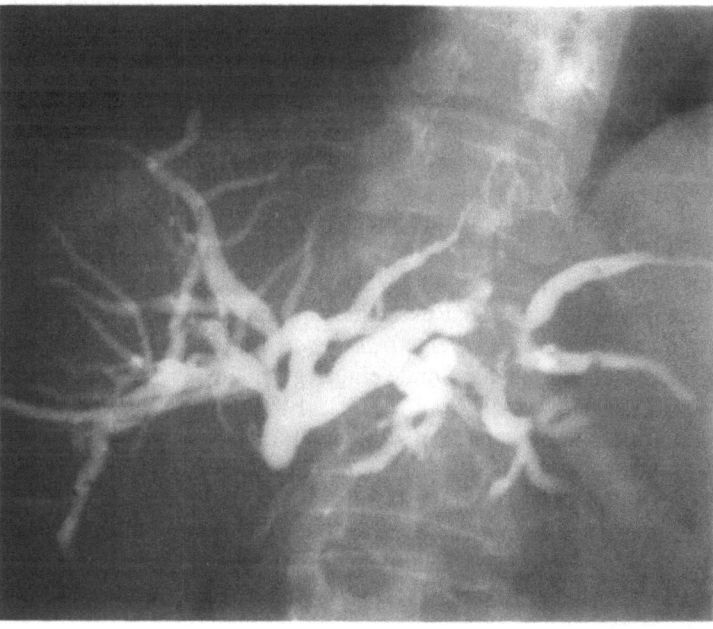

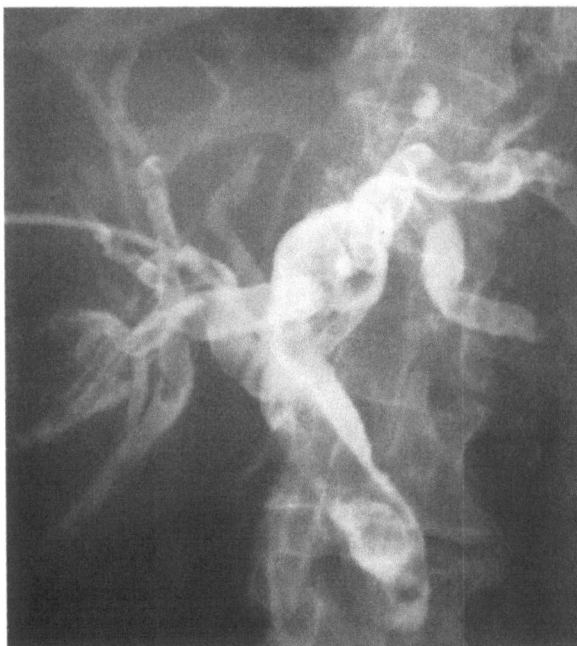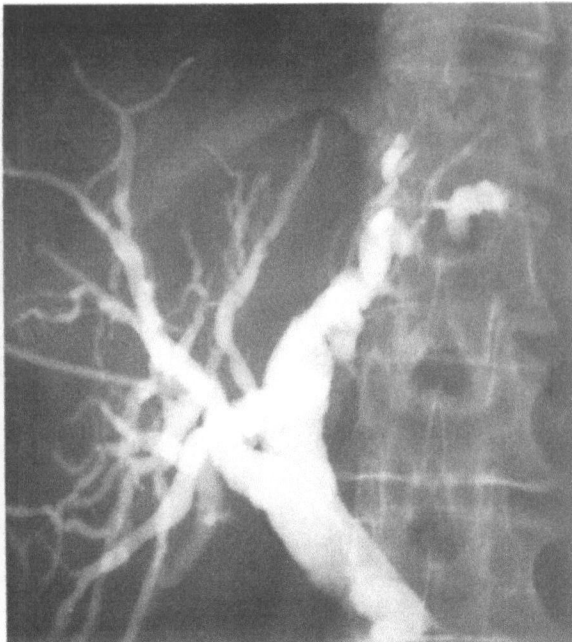

Abb. 77. Externe biliäre Drainage bei Gallengangskarzinom. Kontrastmittelaussparung in den intra- und extrahepatischen Gallengängen (Doppelkontrast) durch Einblutung verursacht: Hämobilie. *Rechts:* Nach 24stündiger Spülbehandlung spontanes Sistieren der Hämobilie, keine koagelbedingten Kontrastmittelaussparungen

die Rekanalisation nicht, muß der nach extern abgeleitete Katheter durch einen passager in seiner Pigtailkonfiguration arretierbaren Katheter ausgetauscht und in den Gallengängen verankert werden.

Bei transhepatischer *Langzeitdrainage* wird nach mehreren Tagen auf Charrière 10 aufbougiert und eine stabilere Nelaton-Sonde eingelegt. Als interne biliäre Drainage wurde die sog. „Lunderquist"-Prothese [90] appliziert, die jedoch die Gefahr von Dislokation, Verstopfung oder Gefäßarrosion birgt. Neuere perkutan einzubringende Endoprothesen sind allerdings gewebefreundlicher. In der Abteilung Röntgendiagnostik der Universität Freiburg wird nach der Rekanalisation und Dilatation der Tumorstrecke eine *transhepatische interne* sog. bilio-duodenale Sonde eingelegt, die extern abgestöpselt wird (Abb. 75) [72, 140, 143]. Komplikationen in unserem Patientenkollektiv sind in der Reihenfolge abnehmender Häufigkeit: Cholangitis (Abb. 76), blander Galleaustritt, gallige Peritonitis, subphrenischer Abszeß [75]. Seltener ist die Arrosion von Gefäßen, insbesondere Venen (Abb. 77).

2.11.3 Nachsorge

Ein Drainagekatheterwechsel sollte alle 4 Wochen durchgeführt werden. Bei Anzeichen einer Infektion und Obstruktion sind tägliche Spülungen der Drainage mit physiologischer Kochsalzlösung erforderlich. Beim ambulanten Patienten kommen für die tägliche Versorgung der Drainage der Hausarzt und/oder die Krankenschwester der Sozialstation in Frage. Die Komplikationsrate der transhepatischen *internen Drainage* ließ sich von 36% auf 26% senken.

Durch verschärfte protektive Maßnahmen wie sofortiges Einlegen der Drainage in das Duodenum, peinlichster Sterilität beim Einlegen der Gallenableitung und beim Spülen und frühzeitigem Verschluß der externen Ableitung mit dadurch erfolgter Einleitung der Galle in das Duodenum, ist ein weiteres Absenken der Komplikationsquote möglich [76].

2.11.4 Endoprothese (endoskopisch, transhepatisch, kombiniert)

Die endoskopisch eingeführte *Gallenprothese* stellt eine sehr elegante Alternative zur internen Gallendrainage dar. Die Komplikationsrate liegt z.Z. bei 18%, in erster Linie durch die Cholangitis bedingt [111]. Die Kombination des transhepatischen Zuganges mit auf diese Art lenkbarer endoskopisch eingebrachter Endoprothese ist vor allem bei Tumoren des Leberpfortenbereichs indiziert.

Beim Einbringen einer transhepatischen *Endoprothese* bleibt zunächst die interne Drainage für einige Tage liegen, um durch Granulationsgewebe einen optimalen Arbeitskanal entlang dem Katheterlager zu garantieren. Zweckmäßig ist unter Umständen das vorübergehende Einlegen einer CH8-Kunststoffsonde, wie sie auch für die Langzeitdrainagen an Stelle der üblichen Angiographie-Katheter verwendet wird. Über einen Führungsdraht wird der Drainagekatheter entfernt und die Prothese den patho-anatomischen Verhältnissen entsprechend präpariert. Sie wird mit Hilfe eines dicken Schiebekatheters in den Tumor vorgeführt [148]. Über letzteren Katheter läßt sich Kontrastmittel zur korrekten Lagebeurteilung der Prothese applizieren: Die Prothese muß mit End- und Seitlöchern oberhalb und mittels eines großen Endloches unterhalb der Tumorstenose für eine ungehinderte Gallenpassage in das Duodenum sorgen.

Zweckmäßig ist es für einige Tage einen dünneren Katheter nachzuführen, um 1. den perkutanen Zugangsweg zu erhalten und 2., wenn notwendig, durch Kontrastmittelinjektion eine Lagekontrolle der Drainage durchführen zu können.

Ähnlich wird die *Endoprothese* auf *endoskopischem* Weg eingelegt [71, 148]: Ein Führungsdraht wird transpapillär in die Gallengänge über die Stenose hinaus gelegt. Es wird mit einem Schiebekatheter die Prothese retrograd in die Gallengänge plaziert.

Endoprothesen – ob endoskopisch oder kombiniert – transhepatisch/endoskopisch – eignen sich vorzugsweise für distale Gallengangsverschlüsse, insbesondere bei Patienten mit metastasenbedingtem Verschluß oder Pankreaskopfkarzinom. Gallengangskarzinome, die sich primär im Bereich der Leberpforte ausbreiten, lassen sich durch die trans-

hepatische oder besser kombinierte Drainage behandeln. Die reine externe Drainage ist wegen der Dislokationstendenz – durch die Atembewegungen der Leber verursacht – zu vermeiden [75]. Allen Verfahren ist der Trend zu möglichst großlumigen Prothesen gemeinsam.

2.11.5 Steinextraktion nach Burhenne

Voraussetzung ist die operativ gelegte Kehrsche T-Drainage, so daß für diesen Eingriff nach Operation übersehene oder operativ nicht entfernbare Konkremente in Frage kommen. Dazu muß die T-Drainage entfernt werden, damit das Drainagelager als Arbeitskanal dienen kann. Ist er nach 4–6 Wochen mit Granulationsgewebe ausgekleidet, lassen sich die notwendigen Manipulationen sicher durchführen. 2 Führungsdrähte werden in die Gallengänge plaziert und die T-Drainage wird unter Belassung der Führungsdrähte extrahiert (Abb. 78). Mit Hilfe eines Cobra-Katheters gelingt es einen der beiden Drähte, die in der Regel nach distal abweichen, nach proximal zu dirigieren. Zweckmäßig ist es, den Stein in den Ductus choledochus unter Zuhilfenahme eines Ballonkatheters zu manipulieren. Zur Steinextraktion wird über den einen Führungsdraht ein F7-Angiographiekatheter plaziert: Er dient zur intermittierenden Kontrastmittelinjektion für die Lagekontrolle des Steines. Über den zweiten Führungsdraht wird die

Abb. 78a–c. Steinextraktion nach Burhenne, Prinzip des Katheterwechsels: **a** Einführen eines Führungsdrahtes über den Kehrschen T-Drain, meist in den Ductus choledochus. **b** Einlegen eines zweiten Führungsdrahtes und Entfernung des T-Drains. Position der zwei Führungsdrähte im Ductus choledochus. **c** Positionierung eines Führungsdrahtes mittels Cobrahead-Selektivkatheters nach kranial in den Ductus hepaticus communis. Nach Entfernung des Katheters je ein Führungsdraht im intra- und extrahepatischen Gallenwegssystem

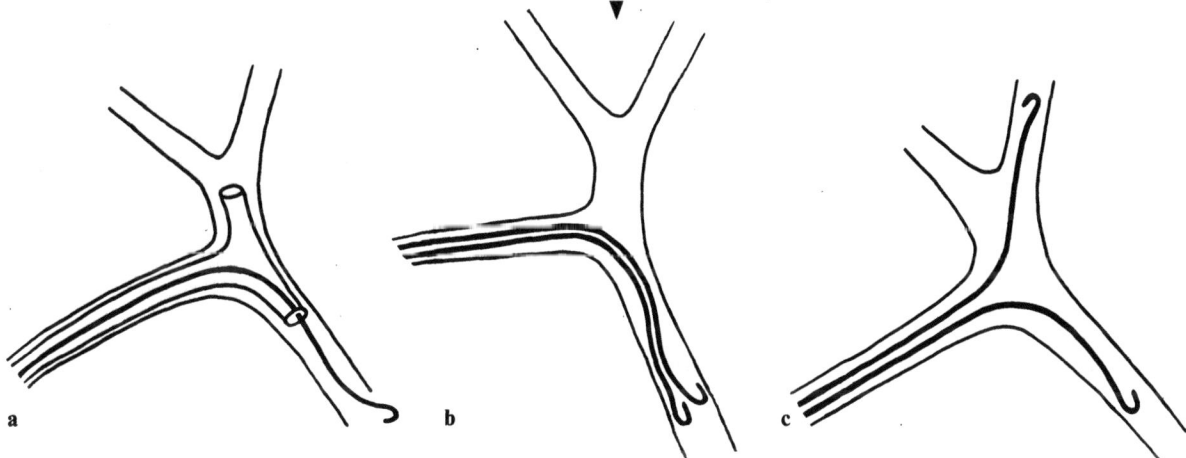

a   b   c

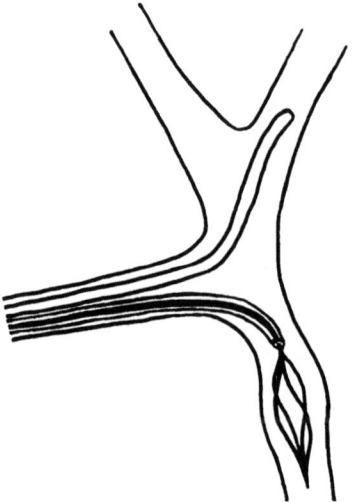

Abb. 79. Steinextraktion nach Burhenne: Je nach Position des Konkrementes Einführung eines Kontrollkatheters zur Kontrastmittelinjektion (nach kranial zeigender Katheter). Durch den nach kaudal gerichteten Katheter Vorschieben des Dormia-Extraktors (noch nicht voll im Bild entfaltet). Dormia-Körbchen muß voll entfaltet der Wand des Gallenganges anliegen, um durch Drehung des Körbchens das Konkrement zu erfassen. Extraktion des vom Dormia-Körbchen fest umschlossenen Konkrementes *unter Durchleuchtung,* um ein mögliches Miterfassen der Gallengangswand zu erkennen

Hülle des Dormiaextraktors vorgeschoben. Ist sie distal des Konkrementes plaziert, wird das Dormiakörbchen in die Gallengänge vorgeführt (Abb. 79). Durch Zurückziehen des Führungskatheters wird das Dormiakörbchen entfaltet. Es muß das gesamte Lumen des Gallenganges ausfüllen. Durch Rotation des Dorminakörbchens wird

der Stein in das entfaltete Körbchen manipuliert und durch Zug entweder im Gallengang zerschnitten oder in toto extrahiert [19, 20, 21, 22].

Das Verfahren ist in jedem Fall der operativen Revision, aber auch der Papillotomie wegen des geringeren Risikos vorzuziehen [112, 132]. Unter Umständen ist der Patient an ein radiologisches Zentrum, das über entsprechende Erfahrung verfügt, zu überweisen. In Einzelfällen (Risikopatienten) kann auch der transhepatische Zugang gewählt werden (53a).

2.11.6 Gallengangsdilatation

Insbesondere bei iatrogenen Verletzungen der Gallengänge sind die Anastomosen durch das postoperative Auftreten von Strikturen kompliziert. Zweckmäßig ist es, in diesen Fällen die T-Drainage als Platzhalter und/oder Schienung so lange liegen zu lassen, bis eine fortschreitende Striktur nicht mehr zu erwarten ist. Kommt es dennoch zu einer Verengung der Gallengänge, kann nach Austausch der Kehrschen T-Drainage (s.o.) gegen Angiographiekatheter vorgegangen werden: Mit einem Cobra-Selektiv-Katheter (F7,5) läßt sich die Stenose passieren und ein Führungsdraht proximal nach Kontrastmittelinjektion applizieren. Ein Grüntzig-Ballonkatheter wird über den Führungsdraht vorgeschoben und in die Stenose plaziert (Abb. 80, 81) [18, 19, 23, 24]. Nach Dilatation ist eine Schienung der dilatierten Enge durch eine Kunststoffsonde für die Dauer von 6 Monaten erforderlich (Abb. 82) [74, 97].

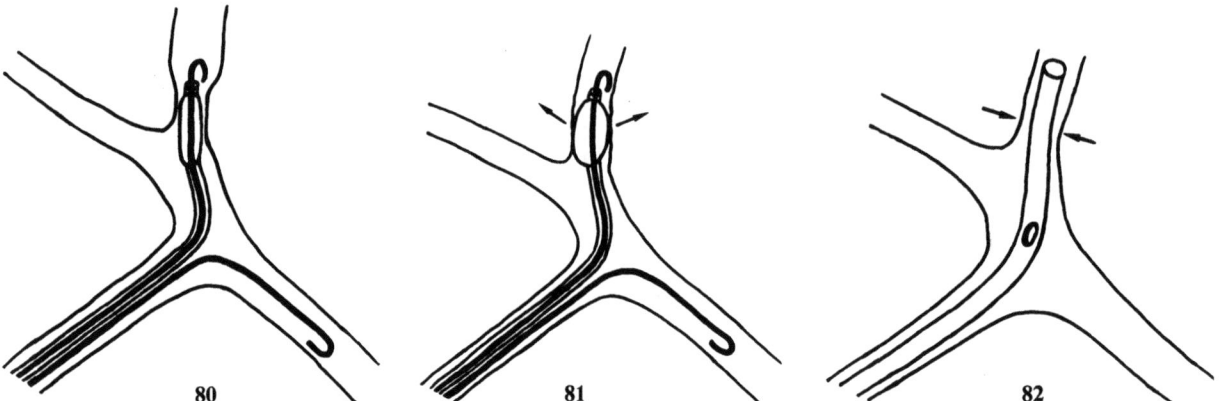

Abb. 80. Dilatation von Strikturen der Gallengänge vor Steinextraktion: Sondierung des stenosierten Ganges mittels Cobrahead-Selektivkatheters und Einführung eines Drahtes. Nach Entfernung des Selektivkatheters Vorschieben eines Grüntzig-Ballonkatheters in die Stenose

Abb. 81. Dilatation der Gallengangsstenose durch den plazierten Grüntzig-Ballonkatheter

Abb. 82. Schienung einer Gallengangsstriktur durch eine dem Innenlumen des nicht eingeengten Anteiles des Gallenganges angepaßten Nelaton-Katheters über ein halbes Jahr

Literatur

1. Adson, M.A. (1973) Carcinoma of the gallblader. Surg. Clin. North Am. 53:1203
2. Ansell, G. (ed) (1976) Complications in Diagnostic Radiology. Blackwell Scientific Publications, Oxford, 269
3. Ansell, G. (1983) Komplikationen in der Röntgendiagnostik. Enke, Stuttgart, S. 176
4. Arneaud, J.P., Ollier, J.C., Weill-Bousson, M., Daly, R., Adloff, M. (1980) Adénomes papillaires et polypeux de la vésicule biliaire. Etude clinique, radiologique et anatomique. A propos de 6 observations. J. Radiol. (Paris) 61:101–105
5. Babbitt, D.P. (1969) Congenital choledochal cysts. New etiological concept based on anomalous relationships of the common bile duct and pancreatic bulb. Ann. Radiol. 12:231–240
6. Babbitt, D.P., Starshak, R.J., Clemett, A.R. (1973) Choledochal cyst: a concept of etiology. Amer. J. Roentgenol. 119:57
7. Behrmann, R.E., Vaughan, V.C. (eds) (1983) Liver and biliary system. In: Cholestatic disease in infancy. Nelson Textbook of Pediatrics, vol III, 12th edn. Saunders, Philadelphia, London, Toronto, Mexico City, Rio de Janeiro, Sidney, Tokyo, pp. 958–963
8. Berk, R.N., Armbruster, T.G., Saltzstein, S.L. (1973) Carcinoma of the porcelain gallbladder. Radiology 106:29
9. Berk, R.N., Loeb, P.M., Goldberger, L.E. (1974) Oral cholecystography with iopanic acid. N. Engl. J. Med. 290:204
9a. Bilbao, M.K., Dotter, C.T., Lee, T.G., Katton, R.M. (1976) Complications of ERCP. Gastroenterology 70
10. Bill, A.M., Brennom, W.S., Huseby, T. (1974) Biliary atresia. New concepts of pathology, diagnosis and management. Arch. Surg. 109:367
11. Bockus, H.L. (1965) Gastroenterology, 2nd edn.: Vol. III Saunders, London, Philadelphia, Toronto, pp. 758–760
12. Bockus, H.L. (1965) Gastroenterology, 2nd edn.: Vol. III Saunders, London, Philadelphia, Toronto, p. 761
13. Bockus, H.L. (1965) Gastroenterology, 2nd edn.: Vol. III Saunders, London Philadelphia Toronto, p. 785
14. Bockus, H.L. (1965) Gastroenterology, 2nd edn.: Vol. III Saunders, London Philadelphia Toronto, p. 820
15. Brase, E., Neuhaus, P., Nuic, M. (1976) Äußere Gallenfistel nach schwerer Leberruptur. Röntgenblätter 29:529–532
16. Broughton, N.S., Evensen, A., Osnes, M. (1978) Endoscopic retrograde cholangiography in primary biliary tract carcinoma. Clin. Radiol. (Lond.) 29:647–649
17. Burhenne, H.J. (1974) The technique of biliary duct stone extraction. Experience with 126 cases. Radiology 113:567–572
18. Burhenne, H.J. (1974) Nonoperative roentgenologic instrumentation techniques of the postoperative biliary tract. Treatment of biliary stricture and retained stones. Am. J. Surg. 128:111–117
19. Burhenne, H.J. (1975) Dilatation of biliary tract strictures: a new roentgenologic technique. Radiol. Clin. (Basel) 44:153–159
20. Burhenne, H.J. (1976) Complications of nonoperative extraction of retained common duct stones. Am. J. Surg. 131:260–262
21. Burhenne, H.J. (1976) Part IV: Nonoperative extraction of retained common duct stones. Adv. Surg. 10:121–136
22. Burhenne, H.J. (1978) Nonoperative instrument extraction of retained bile duct stones. World J. Surg. 2:439–445
23. Burhenne, H.J. (1980) Garland lecture: Percutaneous extraction of retained biliary tract stones: 661 patients. A.J.R. 134:889–898
24. Burhenne, H.J., Morris, D.C. (1980) Biliary stricture dilatation: Use of the Grüntzig ballon catheter. J. Can. Assoc. Radiol. 31:196–197
25. Classen, M., Hagenmüller, F. (1983) Biliary drainage. Endoscopy, 15:221–229
26. Classen, M., Ossenberg, F.W. (1977) Moderne Gallenwegdiagnostik: endoskopisch-retrograde Cholangio-Pankreatikographie (ERCP) und Cholangioskopie (ERCS). Med. Klin. 72:684–693
26a. Classen, M., Wurbs, D., Marrose, U. (1979) Duodenoskopie, retrograde Cholangio-Pankreaticographie. Gastroenterologische Endoskopie (Ottenjahn, Classen) Enke Verlag, Stuttgart
27. Colcock, B.P., Mc Manns, J.E. (1955) Experiences with 1356 cases of cholecystitis and cholelithiasis. Surg. Gynecol. Obstet. 101:161
28. Colcock, B.P., Perey, B. (1963) The treatment of cholelithiasis. Surg. Gynecol. Obstet. 117:529
29. Conrad, M.R., Janes, J.O., Dietchy, J. (1979) Significance of low level echoes within the gallbladder. Amer. J. Roentgenol. 132:967–972
30. Crade, M., Taylor, K.J.W., Rosenfield, A.T., Graaff, C.S. de, Minihan, P. (1978) Surgical and pathologic correlation of cholecystosonography and cholecystography. Amer. J. Roentgenol. 131:227–229
31. Cremin, B.J. (1969) Biliary parasites. Brit. J. Radiol. 42:506–508
32. Crystal, R., Fink, R.L. (1971) Acute acalculous cholecystitis in childhood. Clin. Ped. 10:423–426
33. Cynn, Won-Sik, Forbes, T., Schreiber, M. (1974) Unusual radiographic manifestations of adenomyomatosis of the gallbladder. Radiology 113:577–579
34. Dalla Palma, L., Rizzatto, G., Pozzi-Mucelli, R.S., Bazzocchi, M. (1980) Grey-scale ultrasonography in the evaluation of carcinoma of the gall bladder. Brit. J. Radiol. 53:662–667
35. Davis, G.L., Kissane, J.M., Ishak, K.G. (1969) Embryonal rhabdomyosarcoma (sarcoma botryoides) of the biliary tree. Cancer 24:333 in: Margulis A.R., Burhenne (eds) Alimentary Tract Roentgenology, vol. II. Mosby, Saint Louis (1973)
36. Delorme, G. (1975) Traité de radiodiagnostic, 7 foie, voies biliaires pancréas-rate. Masson, Paris, p. 154
37. Demling, L., Koch, H., Classen, M., Belohlavek, D., Schaffner, O., Schwamberger, K., Stolte, U. (1974) Endoskopische Papillotomie und Gallensteinentfernung. Dtsch. med. Wschr. 99:2255
38. Diard, F., Tavernier, J., Rabin, A., Gout, A. (1974) Radiologische Aspekte der primären malignen Geschwülste der Gallenwege – mit Ausnahme der Tumoren der Vaterschen Papille. J. Radiol. Electrol. 55:561–568
39. Doppman, J.L., Dunnick, N.R., Girton, M., Fauci, A.S. (1979) Bile duct cysts secondary to liver infarcts: report of a case and experimental production by small vessel hepatic artery occlusion. Radiology 130:1–5
40. Dunn, F.H. et al. (1974) Cholecystokinin cholecystography. JAMA 228:997

41. Enjoji, M., Watanabe, H., Nakamura, Y. (1963) A case report: Congenital biliotracheal fistula with trifurcation of bronchi. Ann. paediat. (Basel) 200:321

42. Farkas, I., Patkó, A. (1979) Über das Divertikel des Ductus choledochus. Magy Radiol. 31:243–247

43. Friedburg, H., Kauffmann, G.W., Böhm, N., Fiedler, L., Jobke, A. (1984) Sonographic and computer-tomographic features of embryonal rhabdomyosarcoma of the biliary tract. Pediat. Radiol. 14:436–438

44. Friedmann, G.D., Kannel, W.B., Dawler, T.R. (1966) The epidemiology of gallbladder disease observations in the Framingham study. J. Chronic. D. 19:273

45. Friedmann, G., Mödder, U. (1982) Computer-Tomographie bei Bauchtrauma. Radiologe 22:112–116

46. Frommhold, W., Brabant, H. (1960) Zwischenfälle bei Gallenblasenuntersuchungen mit Biligrafin und ihre Behandlung. Fortschr. Röntgenstr. 92:47

47. Gerhold, J.P., Klingensmith, W.C. III, Kuni, C.C., Lilly, J.R., Silverman, A., Fritzberg, A.R., Nixt, T.L. (1983) Diagnosis of biliary atresia with radionuclide hepatobiliary imaging. Radiology, 146:499

48. Gold, J.A., Sostman, H.D., Burrell, M.I. (1979) Cholangiocarcinoma with portal vein obstruction. Radiology 130:15–20

49. Gold, R.P. (1979) Medial indentation of the duodenal sweep by common bile duct dilatation. Amer. J. Roentgenol. 133:233–237

50. Goldberg, H. (1976) Operative and postoperative Cholecystocholangiography. Seminars Roentgenol. 11:203–211

51. Graham, E.A., Cole, W.H. (1924) Roentgenologic examination of the gallbladder, new method utilizing intravenous injection of tetrabromphenolphthalein. JAMA 82:613–615

52. Graham, M.F., Cooperberg, P.L., Cohen, M.M., Burhenne, H.J. (1980) The size of the normal common hepatic duct following cholecystectomy: an ultrasonographic study. Radiology 135:137–139

52a. Groß, B.H., Harter, L.P., Gore, G.M., Callen, P.W., Filly, R.A., Shapiro, H.A., Goldberg, H.J. (1983) Ultrasonic evaluation of common bile duct stones. Radiology 146

53. Günther, R., Georgi, M., Benken, U., Kirschner, P. (1975) Echinokokkus alveolaris als Ursache ausgedehnter Gallenwegsobstruktion. Fortschr. Röntgenstr. 122:242–244

53a. Günther, R., Klose, K., Schmidt, H.D., Staritz M. (1983) Perkutane Transhepatische Zertrümmerung von Gallensteinen und Fragmentextraktion Fortschr. Röntgenstr. 139:256–260

54. Haase, A., Frahm, J., Mattaei, G., Haenicke, W., Merboldt, K.D. (1985) Rapid images and NMR movies. Proc. 4th Ann. Meeting SMRM, 572

55. Harley, W.D., Kirkpatrick, R.H., Ferrucci, J.T. (1978) Gas in the bile ducts (pneumobilia) in emphysematous cholecystitis. Amer. J. Roentgenol. 131:661–663

56. Hatfield, P.M., Wise, R.E. (1976) Radiology of the gallbladder and bile ducts. Williams & Wilkins Baltimore

57. Hau, S.Y., Collins, L.C., Wright, R.M. (1969) Choledochal cyst, report of 5 cases. Clin. Radiol. 20:332

58. Hauenstein, K.H., Wimmer, B., Billmann, P., Nöldge, G., Zavisic, D. (1982) Die Rolle der Sonographie beim stumpfen Bauchtrauma. Radiologe 22:106–111

59. Hauenstein, K.H., Wimmer, B., Billmann, P. et al. (1982) Role of sonography in blunt abdominal trauma. Radiology 145:282

60. Haughton, V., Lewicki, A.W. (1973) Agenesis of the gallbladder. Radiology 106:305–306

61. Hayes, M.A., Goldenberg, I.S., Bishop, C.C. (1958) The developmental basis for bile duct anomalies. Surg. Gynecol. Obstet. 107:447

62. Hayes, D.M. (1973) Biliary atresia: The current state of confusion. Surg. Clin. North Am. 53:1257

63. Hennig, J., Nauerth, A., Friedburg, H., Ratzel, D. (1984) Ein neues Schnellbildverfahren für die Kernspintomographie. Radiologe 24:579–580

64. Hoerr, S.O., Hazard, J.B. (1966) Acute cholecystitis without gallbladder stones. Amer. Surg. 11:47

65. Hricak, H., Filly, R.A., Margulis, A.R., Moon, K.L., Crooks, L.E., Kaufman, L. (1983) Nuclear magnetic resonance imaging of the gallbladder. Radiology 147:481

66. Itai, Y., Araki, T., Yoshikawa, K., Furui, S., Tasaka, A. (1980) Computed tomography of gallbladder carcinoma. Radiology 137:713

67. Jutras, J.A., Longtin, J.M., Levesque, H.P. (1960) Hyperplastic cholecystoses. Amer. J. Roentgenol. 83:795–827

68. Karran, St., Lane, R.H.S. (1979) Calculous disease and cholecystitis. In: Wright, R. (ed.) Liver and biliary disease. Saunders, London, Philadelphia, Toronto, p. 1191

69. Kassner, E.G., Sutton, A., De Groot, T.J. (1973) Bile duct anomalies associted with duodenal atresia; paradoxical presence of small bowel gas. Amer. J. Roentgenol. 116:577

70. Kauffmann, G.W.: Gallenblase, Gallengänge. In: Teschendorf, W., Wenz, W. (1978) Röntgenologische Differentialdiagnostik. Thieme, Stuttgart, S. 197–241

71. Kauffmann, G.W., Rau, W.S. (1984) Röntgenfibel. Springer, Berlin Heidelberg New York Tokoio, S. 273–283

72. Kauffmann, G.W., Nöldge, G., Wimmer, B. (1982) Aspekte des gestuften Einsatzes röntgendiagnostischer Methoden unter Einschluß der Sonographie bei Erkrankungen der Gallenblase und der Gallenwege. Internist 23:75–81

73. Kauffmann, G.W., Hoppe-Seyler, P., Nöldge, G., Waninger, J. (1982) Diagnose und Differentialdiagnose des Mirizzi-Syndroms. MMW 124:647–650

74. Kauffmann, G.W., Rau, W.S., Fiedler, L. (1984) Percutaneous cholangiography and therapeutic possibilities. Lutz, H., Demling, L. Diagnostic imaging methods in hepatology. In: MTP Press Lancaster Boston The Hague Dordrecht pp. 33–40

75. Kauffmann, G.W., Rau, W.S., Fiedler, L., Wimmer, B., Hauenstein, K.H., Papacharalampous, X. (1984) Nachsorgeprobleme und Komplikationen der perkutanen Gallengangsdrainage. Fortschr. Röntgenstr. 141:373–378

76. Kauffmann, G.W., Wimmer, B., Rau, W.S., Richter, G., Wetterauer, U. (1985) Drainageeingriffe und Steinextraktion in der Radiologie. Therapeutische Möglichkeiten am Galle- und Harntrakt. Radiologe 25:371–380

77. Kempken, K. (1982) Hepatobiliäre Sequenz- und Funktionsszintigraphie in der Differentialdiagnostik des Ikterus. Der Nuklearmediziner, 1:11–26

78. Koehler, R.W., Melson, G.L., Lee, J.K.T., Long, J. (1979) Common hepatic duct obstruction by cystic duct stone: Mirizzi syndrome. Amer. J. Roentgenol. 132:1007–1009

79. Kotel, C.N., Baddeley, H., Salmon, P.R. (1979) Die Rolle der ERCP bei Diagnose und Behandlung von

Patienten mit primär sklerosierender Cholangitis. Clin. Radiol. (Lond). 30:445–450

80. Kourias, B., Sturke, K. (1967) Atlas der per- und postoperativen Cholangiographie. Thieme, Stuttgart

81. Koven, I.H., Golab, A., Bohnen, D.R., Himel, H.A. (1969) Primary sclerosing cholangitis. A report of two cases. Canad. med. Ass. J. 101:103–108

82. Kozoll, D.D., Meyer, K.A. (1959) Pathologic correlation of gallstones. A review of 1874 autopsies of patients with gallstones. Arch. Surg. 79:514

83. Kusakcioglu, Ö., Aykam, T.B., Kusakcioglu, A. (1974) Papilloma of the gallbladder. Report of a case. Amer. J. Gastroent. 62:440–441

84. Leopold, G.R. (1979) Ultrasonography of jaundice. Radiol. Clin. N. Amer. 17:127–136

85. Leuschner, U. (1980) Gallensteinauflösung. Internist Berlin 10:607–616

86. Lindberg, E.F., Grinnan, G.L., Smith, L. (1970) Acalculous cholecystitis in Viet Nam casualties. Am. Surg. 171:152–157

87. Livolsi, V.A., Perzin, K.H., Porter, M. (1973) Polyarteritis nodosa of the gallbladder, presenting as acute cholecystitis. Gastroenterology 65:115–123

88. Love, L. (1976) Infusionstomographie der Gallenblase. Seminars Roentgenol. 11:181–184

89. Lorenz, W., Schmal, A., Doenicke, A., Grothe, B. (1983) Prospektive Studien mit H_1 und H_2 Rezeptorantagonisten. Anaesthesist 32:48–49 5. Sertürner Workshop

90. Lunderquist, A. (1976) Percutaneous application of a biliary prothesis. Vortrag anläßlich einer Sitzung des European College of Angiography, Leiden/Holland

91. Luska, G., Seger, W. (1984) Bildgebende Verfahren in der Diagnostik von Gallenwegserkrankungen. Schattauer, Stuttgart New York, S. 3–14

92. Mac Mahon, H.E., Thannhauser, S.J. (1952) Congenital dysplasia of the intralobular bile duct with extensive skin xanthoma: congenital acholangic biliary cirrhosis. Gastroenterology 21:488

93. Maier, W. (1981) Cholezysto-Cholangiographie mittels Kurzinfusion von Jodoxamat. Röntgenbl. 34:20

94. Manegold, B.C., Böttger, E., Renner, M. (1974) Maligne Tumoren an den Gallenwegen. Ihre Darstellung im endoskopischen retrograden Cholangiogramm (ERCG). Fortschr. Röntgenstr. 121:767–777

95. Mathias, K., Waldmann, D., Daikeler, G., Kauffmann, G.W. (1978) Intrahepatic cystic bile duct dilatations and stone formation: A new case of Caroli's disease. Acta. hepato-gastroenterol. 25:30–34

96. Maur, G.A.P. in der, Zuidema, B.J.J., Duursma, S.A., Blom, W.F. (1978) Congenital cystic dilatation of the intrahepatic bile ducts. Caroli's disease. Radiol. clin. (Berl.) 47:182–189

97. May, G.R., Bender, C.E., La Russo N.F., Wiesner, R.H. (1985) Nonoperative Dilatation of Dominant Strictures in Primary Sclerosing Cholangitis. AJR. 145:1061–1064

98. Mirizzi, P.L., Quiroga Losada, C. (1921) Estenosis del hepatocholedocho. Hepato-choledochotomia. Resultado liano. Bol. Usterab. Soc. Cir. Buenos Aires 12:522

99. Moon, K.L.Jr., Hricak, H., Margulis, A.R., Bernhoft, R., Way, L.W., Filly, R.A., Crooks, L.E. (1983) Nuclear magnetic resonance imaging characteristics of gallstones in vitro. Radiology 148:753

100. Navani, S.V., Wilde, W.L., Kim, R. (1967) Agenesis of the gallbladder. Amer. J. Roentgenol. 101:625–627

101. Niedermayer, A., Eggemann, F. (1979) Zur Untersuchungstechnik bei ERCP, EPT mit Steinextraktion und PTC aus radiologischer Sicht. Röntgenblätter 32:393–400

102. Nöldge, G. (1980) Cholesterinsteine der Gallenblase. Falk Foundation, S. 1–35

103. Nöldge, G., Wimmer, B., Kirchner, R. (1981) Spontane äußere Gallenblasenperforation. Röntgenblätter 34:128–132

104. Okuda, K., Musha, H., Nakajima, Y., Kenichi, T., Suzuki, Y., Morita, M., Yamasaky, T. (1976) Frequency of intrahepatic arteriovenous fistula as a sequela to percutaneous needle puncture of the liver. Gastroenterol. 74:1204–1207

105. Palma, A. di, Reggio, M., Fugazzola, C., Procacci, C., Nicoli, N., Pistolesi, G.F. (1979) Accuracy of computed tomography in the screening of obstructive jaundice. Diagn. Imag. 48:142–148

106. Parulekar, S.G. (1982) Sonographic findings in acute emphysematous cholecystitis. Radiology 145:117

106a. Philipp, J., Classen, M. (1979) Endoskopisch retrograde Cholangio-Pankreaticographie

107. Pilbrow, B.J. (1980) Tomography of the biliary tract during oral cholecystography: a review of 200 cases. Clin. Radiol. (Lond.) 31:189–193

108. Poleynard, G.D., Harris, R.D. (1979) Diagnosis of emphysematous cholecystitis by computerized tomography. Gastrointest. Radiol. 4:153–155

109. Rau, W.S., Matern, S., Gerok, W., Wenz, W. (1980) Spontaneous Cholecystocolonic Fistula: a Model Situation for Bile Acid Diarrhea and Fatty Acid Diarrhea as a Consequence of a Disturbed Enterohepatic Circulation of Bile Acids. Hepato-Gastroenterology 27:231–237

110. Rickham, P.P., Lee, E.Y.C. (1964) Neonatal jaundice: Surgical aspects. Clin. Pediat. 3:197

111. Riemann, J.F. (1984) ERC-therapeutic potential. In: Diagnostic imaging methods in hepatology. MTP Press Ltd, Lancaster Boston The Hague Dordrecht, pp. 15–19

112. Rieman, J.F., Demling, L. (eds) (1983) Ten Years of endoscopic papillotomy. Endoscopy 15:239

113. Robertson, R.D. (1970) Non-calculous acute cholecystitis following surgery, trauma and illness. Am. J. Surg. 36:610–614

114. Rödl, W. (1979) Die Doppelung der Gallenblase. Eine Rarität, häufiger eine Fehldiagnose. Radiologe 19:25–30

115. Ruddell, W.S.J., Lintodd, D.J., Ashton, M.G., Axon, A.T.R. (1980) Endoscopic retrograde cholangiography and pancreatography investigation of postcholecystectomy patients. Lancet I:444

116. Sacchetti, G., Mandeller, V., Roncoroni, L., Montanari, C. (1973) Influence of age and sex on gallbladder emptying induced by a fatty meal in normal subjects. Amer. J. Roentgenol. 119:40

117. Sandblom, P. (1973) Hemobilia. Surg. Clin. North America 53:1191

118. Schimkin, P.M., Soloway, M.S., Jaffee, E. (1972) Metastatic melanoma of the gallbladder. Amer. J. Roentgenol. 116:393

119. Schmoller, Hj. (1976) Cholezystosonographie bei Füllungsausfall der Gallenblase. Wien. med. Wschr. 126:230–234

120. Scholz, F.J., Carrera, G.F., Larsen, C.R. (1976) The choledochocele: correlation of radiological, clinical and pathological findings. Radiology 118:25–28

121. Siedek, M., Käufer, C., Clemens, W., Stadelmann, O.,

Bücheler, E. (1974) Kongenitale intrahepatische Gallengangszysten (M. Caroli). Leber-Magen-Darm 4:242–246

122. Skielboe, B. (1958) Anomalies of the gallbladder – vesica fellea triplex. Report of a case. Am. J. Clin. Path. 30:252

123. Skorka, B. (1975) Der Wert der postoperativen Cholangiographie. Radiol. diagn. (Berl.) 16:791–801

124. Sprayregen, S., Messinger, N.H. (1973) Carcinoma of the gallbladder: diagnosis and evaluation of regional spread by angiography. Amer. J. Roentgenol. 116:382

125. Stadelmann, O., Käufer, C., Bogusch, G., Miederer, S.E., Sobbe, A., Schlotter, H., Löffler, A. (1974) Endoskopische retrograde Cholangio-Pankreatikografie nach operativen Eingriffen am Gallengangsystem. Leber-Magen-Darm 4:201–211

126. Stephens, D.H., Gisvold, J.J., Carlson, H.C. (1976) Tomographie der Gallenblase bei oraler Cholecystographie (Tomography of the gallbladder in oral cholecystography) Gastrointest. Radiol. 1:93–98

127. Suramo, I., Kiviniitty, K., Puukka, R., Huttunen, R. (1979) Gray scale ultrasound signs of gallbladder stones. Clinical and experimental study. Diagn. Imag. 48:131–137

128. Surján, A., Haraszti, A. (1971) Hemangiopericytoma of the gallbladder. Magy. Onkol. 15:243–246

129. Swinton, N.W., Becker, W.F. (1948) Tumors of gallbladder. Surg. Clin. North Am. 28:669

130. Szebeni, A., Tulassay, Z. (1980) Ultrasonographie der Leberechinokokkose. Radiologe 20:31–34

131. Taenzer, V., Herms, H.J. (1971) Intravenöse Cholegraphie mit Biligram. Klinische Pharmakologie. Fortschr. Röntgenstr. 114:102

132. Teplick, S.K., Haskin, P.H., Matsumoto, I., Wolferth, C.C., Pavlides, C.A., Gain, T. (1984) Interventional radiology of the biliary system and pancreas. Surg. Clin. North Am. 64:87–119

133. Tessier, J.-P., Franco, D., Bolner, B., Cremniter, D., Bureau, M. (1977) Cholécystitis aigue emphysémateuse. A propos d'un cas. J. Radiol. Electfol. 58:161–165

134. Vallon, A.G., Lees, W.R., Cotton, P.B. (1979) Greyscale ultrasonography in cholestatic jaundice. Gut 20:51–54

135. Vogel, H. (1980) Röntgendiagnostik des operierten Gallenwegsystems. Röntgenblätter 33:348–354

136. Vogel, H., Segebrecht, P., Schreiber, H.W. (1980) Postoperative Retonisierung dilatierter Gallenwege. Fortschr. Röntgenstr. 132:522–526

137. Weber, J., Höver, S. (1985) Technische Probleme der perkutanen transhepatischen Gallengangsdrainage. Fortschr. Röntgenstr. 143:534–543

138. Weill, F., Marmier, A., Paronneau, P., Zeltner, F., Rohmer, P. (1978) Etude ultrasonore des ictères. Sémiologie. (Résultats à propos de 199 cas) J. Radiol. Electrol. 59:659–668

139. Wenz, W. (1974) Abdominal Angiography. Springer, Berlin Heidelberg New York

140. Wenz, W., Fröhlich, J., Waldmann, D., Matthews, M. (1979) Direkte Cholangiographie: endoskopisch-retrograd oder perkutan-transhepatisch? Radiologe 19:388–393

141. Wenz, W., Neutard, E., Mathias, K., Kleinschmidt, V. (1979) Gallesekretion und ihre Störungen: Radiologische Diagnostik der Gallenwege (Konventionelle Verfahren, Angiographie, Computertomographie). Verhandlungen der Deutschen Gesellschaft für Innere Medizin, Bd 85, Bergmann, München, S. 408–415

142. Wheeler, P.G., Theodossi, A., Pickford, R., Laws, J., Knill-Jones, R.P., Williams, R. (1979) Non-invasive techniques in the diagnosis of jaundice-ultrasound and computer. Gut 20:196–199

143. Wimmer, B., Hauenstein, K., Kauffmann, G.W., Friedburg, H. (1981) Sonographische perkutane Gallengangsdrainage. Fortschr. Röntgenstr. 135:466–470

144. Wimmer, B., Nöldge, G., Schäfer, H. (1981) Gallige Pseudocyste beim Kleinkind nach stumpfem Bauchtrauma. Paediatr. Praxis 25:337–343

145. Wright, R., Alberti, K.G.M.M., Karran, St., Millward-Sadler, G.H. (eds) (1979) Liver and Biliary Disease. Saunders, London Philadelphia Toronto, p. 1194

146. Yum, H.Y., Fink, A.H. (1980) Sonographic findings in primary carcinoma of the gallbladder. Radiology 134:693–694

147. Zaunbauer, W., Triller, J., Haertel, M. (1978) Zur Röntgendiagnostik der Choledochuszyste. Fortschr. Röntgenstr. 128:138–143

148. Zollikofer, Ch.L., Brühlmann, W.F., Pouliadis, G., Metzger, U. (1984) Interventionelle Radiologie beim Verschlußikterus. Schweiz. Rundschau Med. (Praxis) 73:1279–1284

Pankreas

H.K. Deininger und F. Heuck

Einleitung

Die Bauchspeicheldrüse führte lange Zeit ein Schattendasein in der gastroenterologischen Diagnostik. Dies hat sich in den letzten Jahren völlig geändert. Der diagnostische Fortschritt zum Nachweis von Funktionsstörungen und morphologischen Veränderungen des Pankreas ist nicht abgeschlossen.

Die rechtzeitige Erkennung von Erkrankungen der Bauchspeicheldrüse ist noch immer eine der schwierigsten Aufgaben für den Kliniker und den Radiologen. So konnten von BECKER (1973) in der Reihe „Spezielle pathologische Anatomie" von DOERR, SEIFERT und UEHLINGER in 90% der Obduktionen Befunde erhoben werden, die auf eine abgelaufene Pankreaserkrankung schließen ließen und die nur zu einem geringen Teil dem behandelnden Arzt bekannt waren [26]. Daraus läßt sich ableiten, daß zu selten an die Möglichkeit einer Erkrankung dieses wichtigen Organs gedacht wird. Außerdem gestatten die derzeit verfügbaren diagnostischen Methoden noch keine einfache, unkomplizierte und frühzeitige Aufdeckung von Pankreasläsionen.

Die Gründe dafür sind sowohl in den topographischen und morphologischen als auch in den funktionellen Besonderheiten der Bauchspeicheldrüse zu suchen: Einmal die versteckte Lage im Retroperitonealraum des Oberbauchs, der keinen direkten Zugang gestattet, und das Fehlen eines „Eigenschattens" oder einer spezifischen „pankreaspflichtigen" Kontrastsubstanz zur radiologischen Erfassung in einer einfachen Röntgenaufnahme. Zum anderen besitzt die exo- und endokrin sezernierende Drüse eine hohe Leistungsbreite. Funktionsausfälle werden lange kompensiert und sind häufig erst nachweisbar, wenn bereits die Hälfte des Parenchyms oder mehr zerstört sind [3, 205].

Die Versuche einer röntgenmorphologischen Pankreasdiagnostik reichen bis in die Anfänge der klinischen Radiologie zurück. Sie waren vor allem auf die indirekten Zeichen an den schon frühzeitig darstellbaren Nachbarorganen angewiesen.

Die *retroperitoneale Luftinsufflation* kombiniert mit linearer und transversaler Tomographie der Bauchspeicheldrüse und die intraoperative Kontrastmittelinjektion in das *Gangsystem* brachten erste, brauchbare, direkte Organdarstellungen, denen die *Pankreasszintigraphie* als nicht-invasives Verfahren folgte.

Diese wurden in den letzten Jahren weitgehend durch die weniger eingreifenden oder informativ besseren diagnostischen Möglichkeiten der *Sonographie* und *Röntgen-Computertomographie* (CT) sowie der endoskopisch-retrograden Pankreatographie verdrängt [18, 34, 135]. Der Informationswert der Kernspintomographie (MRI = Magnetic Resonance Imaging) für die Erkrankungen des Pankreas kann noch nicht abgeschätzt werden. Bisher vorliegende Resultate lassen im Vergleich mit der Röntgen-Computertomographie keine Verbesserungen der diagnostischen und differentialdiagnostischen Aussagen erkennen.

1 Anatomie des Pankreas

Die Bauchspeicheldrüse besteht aus zwei, funktionell sehr unterschiedlichen Gewebsanteilen, der *exokrinen Drüse* mit der wichtigen Funktion einer Verdauungsdrüse und der *endokrinen Drüse*, die als Inselorgan den Zuckerstoffwechsel steuert. Das Inselorgan besteht aus 0,5–2 Millionen kleinen, in das übrige Gewebe eingebetteten Zellgruppen, die 2 Hormone produzieren, welche den Stoffwechsel konstant und den Einstrom von Glukose in Zellen aufrecht erhalten. So senkt das *Insulin* den Blutzuckerspiegel und fördert den Eintritt der Glukose in das Muskelgewebe sowie in andere Gewebsarten, die Glukose für ihren Stoffwechsel benötigen. Das *Glukagon* erhöht den Blutzuckerspiegel, indem es unter anderem die Enzyme der Leber zur Neubildung von Zucker aus Eiweiß, der Glukoneogenese, stimuliert.

Die Bauchspeicheldrüse ist 14–18 cm lang und kann 60–80 g wiegen. Anatomisch unterscheidet man von rechts (also der Region der Duodenalschleife) nach links einen Pankreaskopf, einen Pankreaskörper und einen Pankreasschwanz, die jeweils etwas anders geformt sind [81]. Die Bauchspeicheldrüse hat die Form eines quer- oder schräggestellten Keiles, der vor der Wirbelsäule liegt und sich zum Schwanz hin, also nach links in Richtung der Milz, verjüngt. Die Gestalt der Bauchspeicheldrüse steht in engen Beziehungen zu den Oberbauchorganen und zu den Gefäßen des Oberbauches. Diese Topografie erklärt sich aus der Entwicklungsgeschichte.

Der etwas breite und plumpe *Pankreaskopf (Caput pancreatis)* liegt der Konkavität der Duodenalschleife (sog. „duodenales C") an, so daß sich aus dieser Topografie die röntgenmorphologische Symptomatik im Bereich der Duodenalschleife erklären läßt. Der Ductus choledochus zieht hinter dem kranialen Anteil des Pankreaskopfes zur Papille. Von dem unteren Teil des Pankreaskopfes greift ein hakenförmiger, häufig relativ großer Fortsatz (*Proc. uncinatus*) von rechts hinter die oberen Mesenterialgefäße. In der Incisura pancreatis ist eine Rinne für die herabziehenden Gefäße.

Der *Pankreaskörper (Corpus pancreatis)* liegt direkt vor der Wirbelsäule, wölbt sich in die Bursa omentalis vor und zieht dann im Bogen nach links, wo er in den Pankreasschwanz übergeht, der am Milzhilus endet. Die Vorderseite des Pankreaskorpus wird vom Peritoneum bedeckt. Die vordere untere Fläche des Korpus ist als Facies inferior zum Unterbauch gerichtet. Die dorsale Seite (Facies posterior) ist dem prävertebralen Bindegewebe angelegt und wird durch eine obere und eine untere Kante (Margo superior und inferior) von beiden vorderen Facetten abgegrenzt.

Der *Pankreasschwanz (Cauda pancreatis)* bildet die spitz auslaufende Fortsetzung des Pankreaskörpers und endet im Milzhilus. Er reicht bis an das Ligamentum phrenicolienale heran und zieht in dieses hinein.

Als *Ausführungsgang der Bauchspeicheldrüse* ist der Ductus pancreaticus mit etwa 2 mm Durchmesser bekannt, der durch die gesamte Drüse nahe der dorsalen Fläche hindurchzieht. Dabei nimmt er die zahlreichen Drüsengänge aus dem Gewebe auf. Er mündet bei annähernd 80% der Menschen in der Papilla duodeni major gemeinsam mit dem Ductus choledochus. Bei den übrigen liegen die Mündungen beider Gänge nahe beieinander. Ein akzessorischer Ausführungsgang der Bauchspeicheldrüse ist der Ductus pancreaticus accessorius, der als Ausmündung der dorsalen Pankreasanlage an einer Papilla duodeni minor im Bereich des Duodenums einmündet.

Die *Arterien des Pankreaskopfes* kommen aus den Ästen des Truncus coeliacus und der A. mesenterica superior, die sowohl einen vorderen als auch einen hinteren Bogen bilden und miteinander anastomosieren. Als weitere Arterien zu Pankreaskörper und Pankreasschwanz sind Äste der A. lienalis (A. pancreatica dorsalis) zu nennen. Ferner sind die A. pancreatica magna, aus der Mittelstrecke der A. lienalis abgehend und zur Hinterfläche der Bauchspeicheldrüse ziehend sowie die A. caudae pancreatis (aus dem Endbereich der Milzarterie entspringend) zum Pankreasschwanz ziehend zu beachten (Abb. 3).

Die Einmündung der *Pankreasvenen* aus verschiedenen Bereichen der Bauchspeicheldrüse erfolgt in die Vena lienalis und die Vena mesenterica superior.

Die *Lymphgefäße* aus dem Kopf der Bauchspeicheldrüse ziehen zu den Lymphknoten im Bereich des Leberhilus und zu denen, die an der A. hepatica communis liegen. Ferner sind Lymphgefäße zu den Lymphknoten im Bereich des Truncus coeliacus festgestellt worden, die Lymphflüssigkeit aus dem Pankreaskörper transportieren. Die Noduli lymphatici pancreatico-lienalis im Bereich der Vena lienalis nehmen die Lymphflüssigkeit aus dem Körper und aus dem Schwanzgebiet der Bauchspeicheldrüse auf.

2 Diagnostische Möglichkeiten

2.1 Klinische Symptomatik

Die klinische Symptomatik von Pankreaserkrankungen ist meist vieldeutig und die eindeutigen Zeichen stellen eher die Ausnahme dar. Immer sollte für jeden Untersucher eine sorgfältige Erhebung der Anamnese im Vordergrund der Diagnostik stehen: Linksseitige, messerstichartige und gürtelförmige *Schmerzen*, teilweise mit Schmerzprojektion in die Haut, *Druck* und *Völlegefühl* im Abdomen, Schluckstörungen mit Glomusgefühl im Ösophagus, die *Hockstellung* des Patienten im Bett, der den Oberbauch durch Anziehen der Beine zu entspannen sucht, können richtungweisende Zeichen für eine Pankreaserkrankung sein. Nicht immer ist ein Zusammenhang des Krankheitsbeginns mit opulentem *Essen* oder *Alkoholkonsum* erkennbar.

Bei der Palpation ist die entzündete oder gestaute Bauchspeicheldrüse *schmerzhaft*. Raumfordernde Prozesse werden im Frühstadium nicht getastet. Als Folge einer venösen Abflußbehinderung durch Kompression der Vena lienalis oder der Vena portae kann gelegentlich eine *vergrößerte Milz* auffallen. Daß diesem „Pankreassyndrom", eine chronische Pankreatitis, ein Tumor, eine kalzinose- oder eine konkrementbedingte Sekretstauung zugrundeliegen kann, erfordert eine weitergehende morphologische Diagnostik der Bauchspeicheldrüse [102, 184, 205].

2.2 Labordiagnostik

Die klinisch-chemischen Untersuchungen basieren auf der Funktionsleistung des Pankreasparenchyms. Einer rationellen Methodik zur Differentialdiagnostik von Pankreaserkrankungen stehen zwei Hindernisse im Weg: Einmal existieren zwischen dem intakten Parenchym, floriden und chronischen Läsionen bis zur völligen Pankreasinsuffizienz der „ausgebrannten Drüse" kontinuierliche Übergangsformen. Nur die *Synopsis aller verfügbaren Daten* ermöglicht die Diagnose. Zum anderen ergeben sich methodisch und laborchemisch diagnostische Schwierigkeiten, die meist nur in speziellen gastroenterologischen Kliniken zu lösen sind. Ziel der Laboratoriumsdiagnostik muß es daher sein, mit möglichst wenigen, einfachen, aber spezifischen Verfahren, die Pankreaserkrankung zu analysieren.

Die Bestimmung der *Amylase* im Serum und im Urin ist die älteste enzymatische Methode, die wegen ihrer geringen Spezifität nur als Suchtest bei der akuten Pankreatitis in Betracht kommt. Weitaus verläßlicher in der Pankreatitis-Diagnostik ist die Bestimmung der *Serumlipase*. Außerdem hat sich der *Evokationstest* als brauchbar erwiesen. Die *Duodenalsaftanalyse* kann zur Erkennung chronisch-entzündlicher und tumoröser Prozesse beitragen. Dabei werden Volumen, Bikarbonatanteil und die Leitenzyme Trypsin, Chymotrypsin sowie Lipase bestimmt. Auch die *Stuhlfettanalyse* kann in fortgeschrittenen Fällen einen wichtigen Hinweis geben. Aufwendige *Stimulationsmethoden* (z.B. Pankreatozymin-Sekretin-Test oder Lundh-Test) sowie die Untersuchung von *reinem Pankreassaft* nach selektiver, endoskopischer Gangsondierung sind selbst in Spezialkliniken nur bei einem zahlenmäßig geringen Krankengut möglich und haben bislang keinen bedeutsamen Fortschritt zur laborchemischen Differenzierung und frühzeitigen Erkennung von Pankreaserkrankungen gebracht [24, 61, 205].

2.3 Radiologisch-morphologische Diagnostik

Wegen des Fehlens einer Kontrastsubstanz, die *selektiv* vom Pankreas ausgeschieden wird, war die morphologische Exploration dieses Organs in ihren Anfängen auf *indirekte Röntgenzeichen* beschränkt. Sie sind teilweise unspezifisch. Ihre Bedeutung ist ungeschmälert, da sie häufig auf eine nicht vermutete Pankreasläsion hinweisen [15, 50, 79, 112, 155, 187, 188, 189].

Die *Abdomenübersichsaufnahme* oder ausgeblendete Nativaufnahmen des Oberbauches in sagittaler und in Schrägprojektionen bringen bei entzündlichen Pankreasprozessen wichtige Hinweise.

Bei der Kontrastdarstellung von *Magen* und *Duodenom* sollten sowohl morphologische Veränderungen der Schleimhaut als auch funktionelle Störungen der Wand erfaßt werden. Vor allem muß die Duodenalschlinge und die Hinterwand des Magens beachtet und sehr sorgfältig dargestellt werden. Die Magen-Darm-Passage kann zur sondenlosen *hypotonen Duodenographie* erweitert werden, wenn sich dabei Verdachtsmomente auf eine Pankreaserkrankung ergeben [65, 70, 137, 199, 201].

Im Rahmen der gezielten Diagnostik eines Pankreaskopfprozesses bringt die Untersuchung mit der Duodenalsonde Vorteile. Großenteils können mit der Duodenographie weiterreichende Informationen erzielt werden, wenn die Hypotonie optimal ist [2, 28, 117, 137, 140, 199].

Bei der *intravenösen Cholegraphie* ist der distale, transpankreatische Choledochusabschnitt sowie der Papillenbereich mit besonderer Sorgfalt darzustellen, was im allgemeinen mit hinreichender Kontrastmitteldosierung und zeitgerechten Übersichts- und Schichtaufnahmen gut gelingt. Ein direktes Vorgehen mit den Methoden der interventionellen Radiologie erfordert erhöhte Bilirubinwerte und einen Verschlußikterus: *Endoskopisch-retrograde Cholegraphie*, transjugulare oder *perkutane transhepatische Darstellung* des Gallengangsystems [2, 11, 12].

Gelegentlich können auch im *Urogramm* und beim *Kolonkontrasteinlauf* Befunde erhoben werden, die primär durch eine Erkrankung des Pankreas induziert worden sind.

Mit dem *Pneumoretroperitoneum* und der ergänzenden Tomographie, insbesondere dem Transversalschichtverfahren, gelang es MACARINI und OLIVA 1955 erstmals, Form und Größe des gesamten Organs im Röntgenbild direkt darzustellen. Die Methode ist heute weitgehend verlassen, da sie zeitaufwendig sowie für den Patienten unangenehm ist und keine Aussage über die inneren Drüsenstrukturen bringt. Auch die Kombination von Retropneumoperitonaeum und Angiographie hat keinen zusätzlichen diagnostischen Gewinn gebracht [112, 145].

Noch immer bedeutsam ist die *Arteriographie* der Bauchspeicheldrüse, die allein bei selektiver und superselektiver Darstellung der verschiedenen Pankreasarterien diagnostisch informativ ist [78, 136, 139, 202]. Bei auffälligen oder unsicheren Gefäßbefunden kann gelegentlich die ergänzende *Pharmakoangiographie* mit Vasokonstriktoren und -dilatatoren weiterhelfen. Aufgrund der engen topographischen Beziehungen kann die Darstellung der Milz- und Mesenterialvene sowie der Pfortader mittels direkter oder indirekter *Portographie* wichtige Hinweise auf Pankreasprozesse und deren Übergreifen auf benachbarte Gewebe oder deren organübergreifenden Charakter geben.

Die *Pankreas-Phlebographie* ist eine wenig angewandte Untersuchungsmethode, da sie wegen der transumbilikalen oder perkutan-transhepatischen Katheterisierung technisch recht aufwendig ist. Die damit zu erzielenden Ergebnisse rechtfertigen nur bei speziellen Fragestellungen (z.B.

Hormonuntersuchungen) den Einsatz. Die *Kavographie* bringt meist nur bei fortgeschrittenen, raumfordernden Prozessen des Pankreas diagnostische Hinweise. Zusammen mit ihr sollten selektiv die aszendierenden Lumbalvenen dargestellt werden, da sich im peripankreatischen, *retroperitonealen Venogramm* oft frühzeitig Organläsionen abzeichnen [105, 141, 171, 172, 173, 176, 177, 181, 188, 223, 224].

Mit Einführung der Fiberglasduodenoskopie hat die *endoskopisch-retrograde Pankreatographie (ERCP)* zunehmend an Bedeutung gewonnen. Sie hat die Diagnostik von chronisch-entzündlichen und tumorösen Prozessen durch eine direkte Darstellung des Gangsystems von Pankreas und Galletrakt wesentlich vorangetrieben. Komplikationen, die dann auch schwerer Art sein können (z.B. Pankreatitis, Pankreasnekrose, und -abszeß) erfordern eine strenge Indikationsstellung. Durch die endoskopischen Möglichkeiten ist die *intraoperative Pankreatographie* in den Hintergrund getreten, deren Indikationsspektrum identisch ist [9, 11, 12, 44, 75, 108, 133, 140, 222].

Die *Pankreasszintigraphie* bringt in der Ausschlußdiagnostik sehr verläßliche Ergebnisse. Die Rate falsch-positiver Befunde ist meist hoch. Im Szintigramm ist eine direkte Darstellung des Drüsenparenchyms in Abhängigkeit von seinem Funktionszustand möglich. In den letzten Jahren wurde diese Methode aufgrund technischer Schwierigkeiten und der nicht unerheblichen Gonadenbelastung sowie durch die Einführung der morphologisch aussagekräftigeren Röntgen-Computertomographie weitgehend verlassen. Neuentwicklungen auf dem Gebiet der Emissions-Computertomographie und neuer, kurzlebiger Radioisotope haben jedoch in jüngerer Zeit eine Wiederbelebung der nicht nur morphologische, sondern auch funktionelle Informationen liefernden Pankreasszintigraphie gebracht, deren Ergebnisse aber noch nicht abschließend beurteilt werden können [45, 51, 52, 53, 54, 55, 69, 114, 153, 197, 212].

Die *Sonographie* steht heute am Anfang einer morphologischen Untersuchung der Bauchspeicheldrüse. Bei akuten Entzündungen gestattet sie eine Verlaufskontrolle und bei raumfordernden Prozessen können differentialdiagnostisch Zysten von soliden Tumoren unterschieden werden. Die diagnostische Treffsicherheit ist hoch, wenngleich gelegentlich luftgefüllte Nachbarorgane die sonographische Diagnostik erschweren [14, 27, 73, 75, 113, 115, 126, 133, 142, 143, 144, 146, 179, 180, 211, 216, 218, 227].

Die *Röntgen-Computertomographie* (CT) gestattet eine verläßliche Darstellung des Pankreasparenchyms mit hoher Aussagekraft, die durch eine intravenöse und orale Anwendung wasserlöslicher Kontrastmittel zur Dichteanhebung des gesunden Parenchyms und zur Differenzierung des Dünndarms noch erhöht werden kann. Sowohl bei akuten und chronisch-entzündlichen Erkrankungen als auch bei Tumoren können frühzeitig und risikolos Befunde erhoben werden, die bisher in der Pankreasdiagnostik unbekannt waren [68]. Die sonographischen Informationen können ergänzt und präzisiert oder korrigiert werden. Vielleicht wird die bereits angesprochene *Kernspintomographie* (Magnetic Resonance Imaging = MRI) die Unterscheidung von krankem und gesundem Pankreasgewebe gestatten, wenn die Möglichkeiten dieser neuen, ohne Röntgenstrahlung arbeitenden Methode weiter erforscht worden sind und die notwendigen klinischen Erfahrungen darüber vorliegen [20, 39, 73, 75, 83, 87, 95, 96, 97, 101, 116, 131, 149, 159, 161, 186, 207, 209, 220, 230].

3 Die normale Bauchspeicheldrüse

3.1 Darstellung der normalen Morphologie und Topographie des Pankreas mit verschiedenen Untersuchungsverfahren

Neben der Anamnese, dem Beschwerdebild des Patienten, der klinischen Symptomatik und den laborchemischen Befunden sind es häufig bereits indirekte Zeichen, die anläßlich einer Röntgenuntersuchung auf eine Erkrankung der Bauchspeicheldrüse hinweisen. Dabei kommt der *Weite der Duodenalschlinge*, die sich dem Pankreaskopf anschmiegt, mit einem Durchmesser von 2 Wirbelkörperhöhen besondere Bedeutung zu. Abweichungen bis zu 50% dieses Wertes sind noch im Normbereich. Auch der üblicherweise eine Wirbeltiefe betragende *Retrogastralraum* kann in Abhängigkeit vom Körpergewicht (Adipositas), einem Aszites und von vorausgegangenen Laparotomien erheblichen Schwankungen unterliegen ($2\frac{1}{2}$ Wirbelbreiten).

Eine *direkte Darstellung* der Bauchspeicheldrüse kann nach Anlegen eines Pneumoretroperitoneums und Tomographie, mit der ^{75}Se-methionin-Szintigraphie, in der Sonographie und im Angiogramm sowie optimal mit der Röntgen-Computertomographie erfolgen. Die Kernspintomographie hat als neues bildgebendes Verfahren bisher keine spektakulären Fortschritte in der Pan-

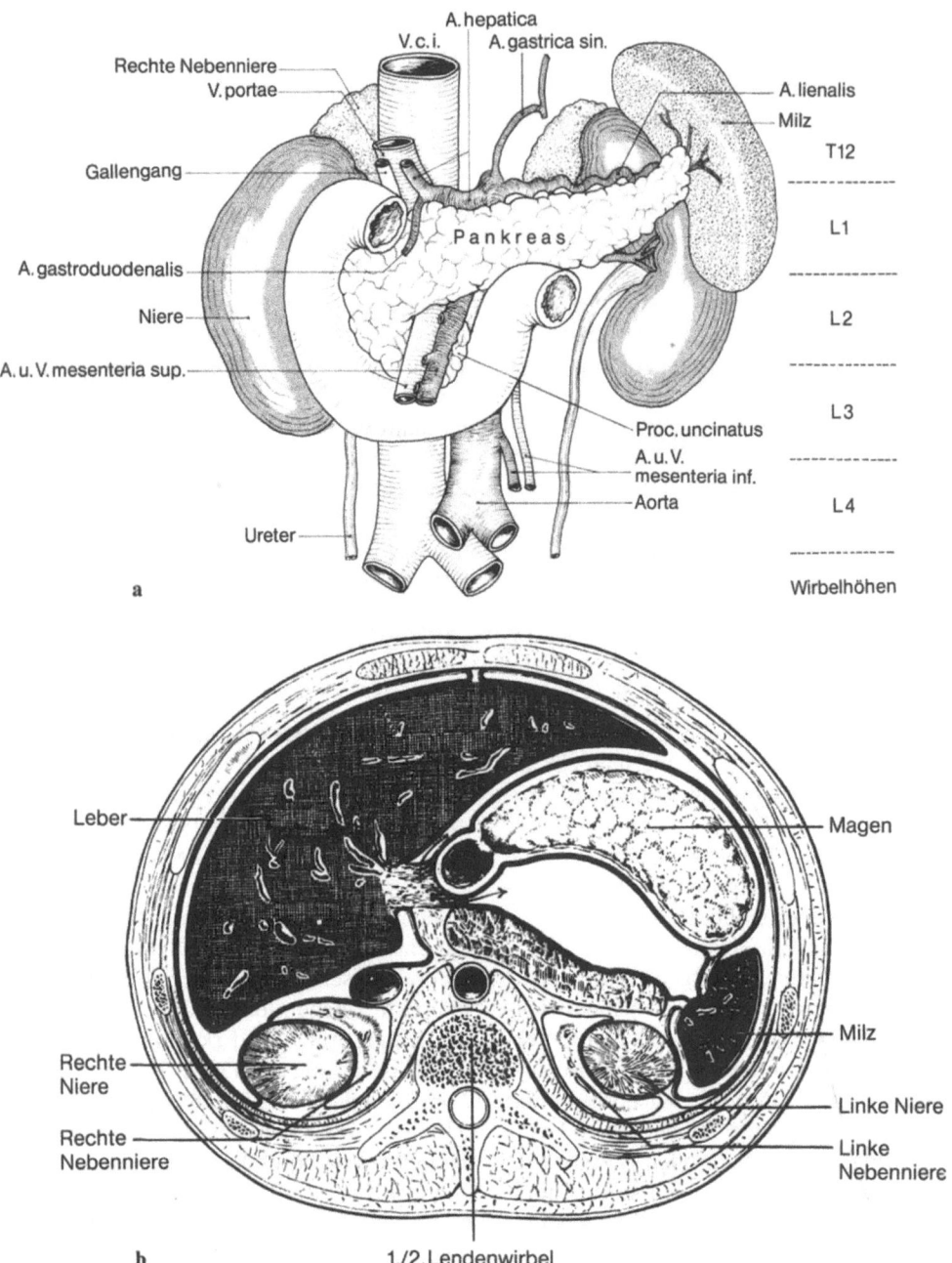

Abb. 1a, b. Schema der anatomischen Lage und Nachbarschaftsbeziehungen der Bauchspeicheldrüse, aus denen sich die röntgenologischen Sekundärzeichen an anderen Organen und am Gefäßsystem ableiten lassen [81]. **a** Die Ventralansicht (modifiziert nach [16]) ist für alle Verfahren der konventionellen Strahlendiagnostik bedeutsam. **b** Der Körper-Querschnitt, skizziert die topographisch-anatomischen Verhältnisse, wie sie bei der Röntgen-Computertomographie angetroffen werden

kreasdiagnostik gebracht. Zur Bildanalyse sind genaue Kenntnisse der Anatomie und der Topographie dieser versteckt im oberen Retroperitonealraum gelegenen Drüse erforderlich (Abb. 1 b).

Normale Röntgen-Anatomie. Zur deskriptiven Zuordnung wird das Organ in 4 Abschnitte unterteilt:

1. Der *Pankreaskopf mit dem Processus uncinatus,* der sich in die Duodenalschlinge einfügt und der unteren Hohlvene, der rechten Nierenarterie

sowie der linken Nierenvene anliegt. Der Gallengang zieht in 90% durch ihn hindurch oder liegt ihm direkt auf.

2. Der schlankere, kurze *Pankreashals* wird durch die Einschnürung der oberen Mesenterialgefäße verursacht und geht kontinuierlich in den Pankreaskörper über.

3. Der *Pankreaskörper* grenzt ventral an den Pylorus und dorsal an die Vereinigung von V. lienalis und V. mesenterica superior zur V. portae. Der dorsale Korpusanteil ist in Kontakt mit der Aorta, der A. mesenterica superior und der linken Nebenniere bzw. Niere sowie besonders eng verbunden mit den Milzgefäßen.

4. Der *Pankreasschwanz* reicht zwischen den beiden Schichten des Ligamentum lienorenale bis zum Milzhilus [26] (Abb. 1 a, b).

Der *Hauptausführungsgang* des Pankreas (Ductus pankreaticus Wirsungii) beginnt am Pankreasschwanz und zieht nahe der dorsalen Oberfläche der Drüse in Längsrichtung durch das ganze Organ zum Pankreaskopf. Dort vereinigt er sich in 95% mit dem Gallengang zur Ampulla hepatopankreatica, die in der Vater'schen Papille mündet. Der *Nebengang* (Ductus pankreaticus accessorius Santorini) drainiert den oberen Anteil des Pankreaskopfes und mündet bei 9% als Normvariante separat ins Duodenum (Abb. 2).

Die *Arterien des Pankreas* stammen aus der A. gastroduodenalis und der A. lienalis. Die Arkaden des Pankreaskopfes werden von den Aa. pancreaticoduodenales superiores et inferiores gebildet. Sie stellen einen arterioarteriellen Shunt zwischen der A. coeliaca und der A. mesenteria superior dar, der im Fall einer Abgangsstenose als Kollateralversorgung bedeutsam wird. Der Körper- und

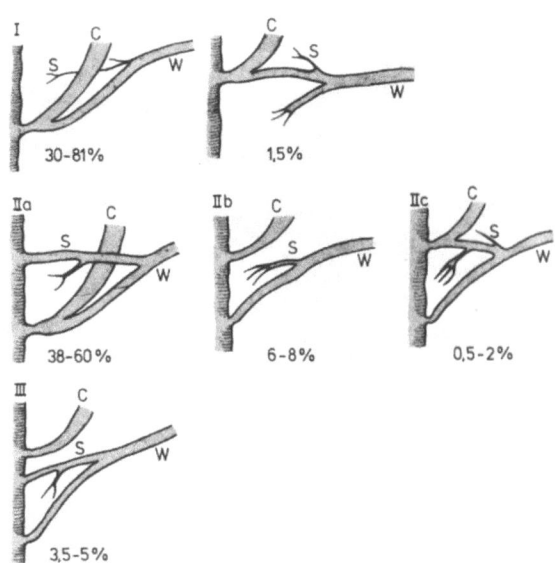

Abb. 2. Schematische Darstellung der Mündungsvarianten des Gangsystems mit Angaben zur prozentualen Häufigkeit ihres Auftretens (modifiziert nach [7] und [141] sowie eigenen Beobachtungen). *c* = D. choledochus, *W* = D. Wirsungianus, *S* = D. Santorini

Schwanzanteil werden von den Aa. pancreaticae dorsalis, transversa (inferior), magna und den Rami pancreatici versorgt, die aus dem Truncus coeliacus sowie der Milzarterie entspringen. Sie anastomosieren untereinander und mit den Pankreasarkaden (Abb. 3). Zahlreiche Varianten des Abganges und des Verlaufs sind bekannt.

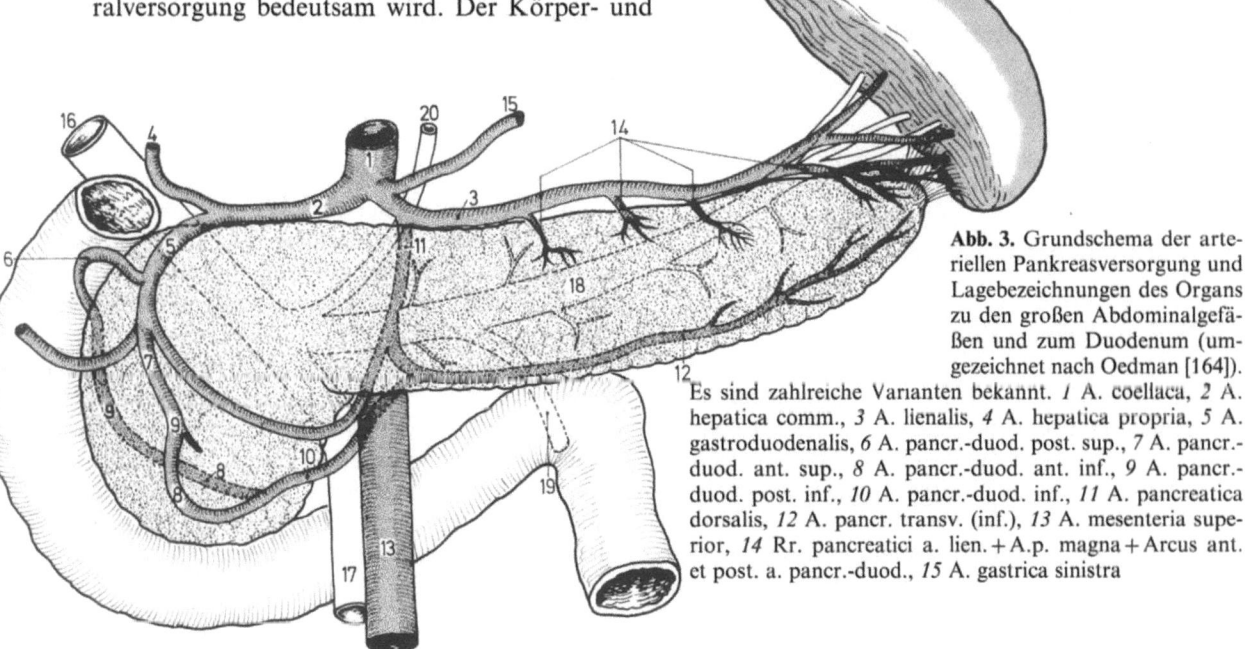

Abb. 3. Grundschema der arteriellen Pankreasversorgung und Lagebezeichnungen des Organs zu den großen Abdominalgefäßen und zum Duodenum (umgezeichnet nach Oedman [164]). Es sind zahlreiche Varianten bekannt. *1* A. coeliaca, *2* A. hepatica comm., *3* A. lienalis, *4* A. hepatica propria, *5* A. gastroduodenalis, *6* A. pancr.-duod. post. sup., *7* A. pancr.-duod. ant. sup., *8* A. pancr.-duod. ant. inf., *9* A. pancr.-duod. post. inf., *10* A. pancr.-duod. inf., *11* A. pancreatica dorsalis, *12* A. pancr. transv. (inf.), *13* A. mesenteria superior, *14* Rr. pancreatici a. lien.+A.p. magna+Arcus ant. et post. a. pancr.-duod., *15* A. gastrica sinistra

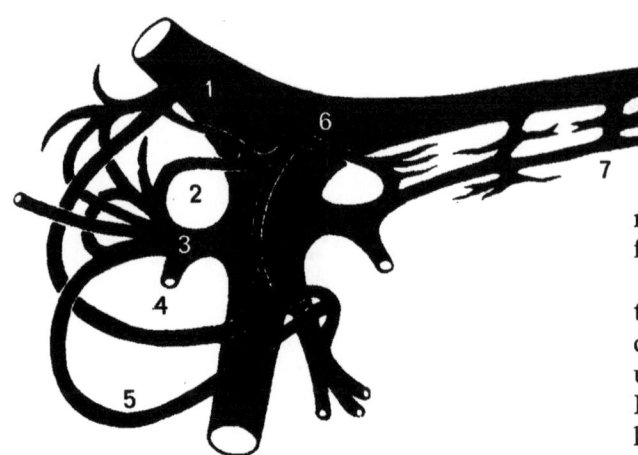

Abb. 4. Schematische Darstellung der Pankreasvenen nach LUNDERQUIST und TYLEN [14]. *1* = V. pancreatico-duodenalis posterior superior, *2* = V. pancreatico-duodenalis anterior superior, *3* = Truncus gastro-coeliacus, *4* = V. pancreatico-duodenalis posterior inferior, *5* = V. pancreatico-duodenalis anterior inferior, *6* = V. pancreatica dorsalis, *7* = V. pancreatica transvers

Gleiches gilt für die Anatomie der *Pankreasvenen* (Abb. 4), welche in die drei großen Venenstämme des Oberbauches einmünden [160, 176, 177].

3.2 Klinische Befunde

Die Oberbauchsymptomatik bei einem primären oder sekundären Pankreasprozeß ist häufig uncharakteristisch und vieldeutig. Dabei bleibt das unscheinbare Organ, die Bauchspeicheldrüse, oft unbeachtet. Erkrankungen des Magen-, Darm- und Galletraktes, der Nieren und des Herzens bereiten die häufigsten differential-diagnostischen Schwierigkeiten. Vielfach schwelen tumoröse und chronisch-entzündliche Vorgänge recht lange, bis sich das Leiden durch klinische Zeichen verrät. Damit besagt die subjektive Beschwerdefreiheit eines Patienten nicht, daß seine Bauchspeicheldrüse morphologisch intakt ist. Bei den jeweiligen Erkrankungen wird darauf noch detailliert eingegangen.

3.3 Radiologische Normalbefunde

Die *konventionellen Röntgenverfahren* geben keine direkten Hinweise auf eine intakte Bauchspeicheldrüse, doch lassen sie durch das Fehlen von Veränderungen an den Nachbarorganen, also von negativen indirekten Zeichen, dies vermuten. Mit den nachfolgend genannten Verfahren kann das Pankreas direkt dargestellt werden. Dabei werden zu-

nächst die nicht-invasiven und danach die eingreifenderen Methoden beschrieben.

Mit der *Szintigraphie* wird das funktionstüchtige Parenchym der Bauchspeicheldrüse abgebildet. Erstmals konnten damit die erheblichen Lage- und Formvarianten des Organs studiert werden: Im eigenen Untersuchungsgut fanden sich ein längliches, kaudokranial verlaufendes Organ mit einem Aktivitätsmaximum im Pankreaskopf in 39%, die Sigmaform in 27%, die Hufeisenform bei 21% und andere Formen bei 13% (Abb. 5a–d). Gleiche Formvarianten wurden von anderen Autoren beobachtet, wobei sich lediglich hinsichtlich der statistischen Verteilung Abweichungen ergeben haben [51–55].

Eine positive Organdarstellung mit intensiver Fixation und homogener Verteilung der intravenös applizierten Aktivität (^{75}Se-Selenomethionin) schließt eine Pankreaserkrankung weitgehend aus. Nur etwa 4% falsch-negativen Befunden steht ein hoher Anteil von 30%–40% falsch-positiver Szintigramme gegenüber. Bei einer Hepatomegalie bringt die Pankreasszintigraphie auch unter Anwendung von Subtraktionstechniken keine verläßlichen Resultate mehr.

Im Vergleich mit der Röntgen-Computertomographie erwies sie sich als unterlegen, kann aber eine brauchbare Ergänzung darstellen, wenn das funktionsfähige Parenchym beurteilt werden soll oder die Dichteunterschiede zwischen dem gesunden und kranken Gewebe nur gering sind. In jüngerer Zeit konnten mit der *Positronen-Emissionstomographie (SPECT)* beachtliche Fortschritte in der nuklearmedizinischen Pankreasdiagnostik erzielt werden. Unter Verwendung des kurzlebigen, kaum strahlenbelastenden Radiopharmazeutikums ^{11}C-l-methionin betrug die Sensitivität 85%, die Spezifität 98% und die Genauigkeit 92% für den Nachweis verschiedener Pankreasprozesse [212].

Im *Sonogramm* ist das gesunde Organ glatt begrenzt, der Pankreaskörper etwa 3 cm und der Pankreaskopf manchmal über 6 cm breit. Die Tiefenausdehnung beträgt 2,5–3 cm. Das Organ weist ein feines, regelmäßiges Strukturmuster auf (Abb. 6), dessen Veränderungen ein besonders wichtiges sonographisches Kriterium darstellt [90, 127, 143, 150].

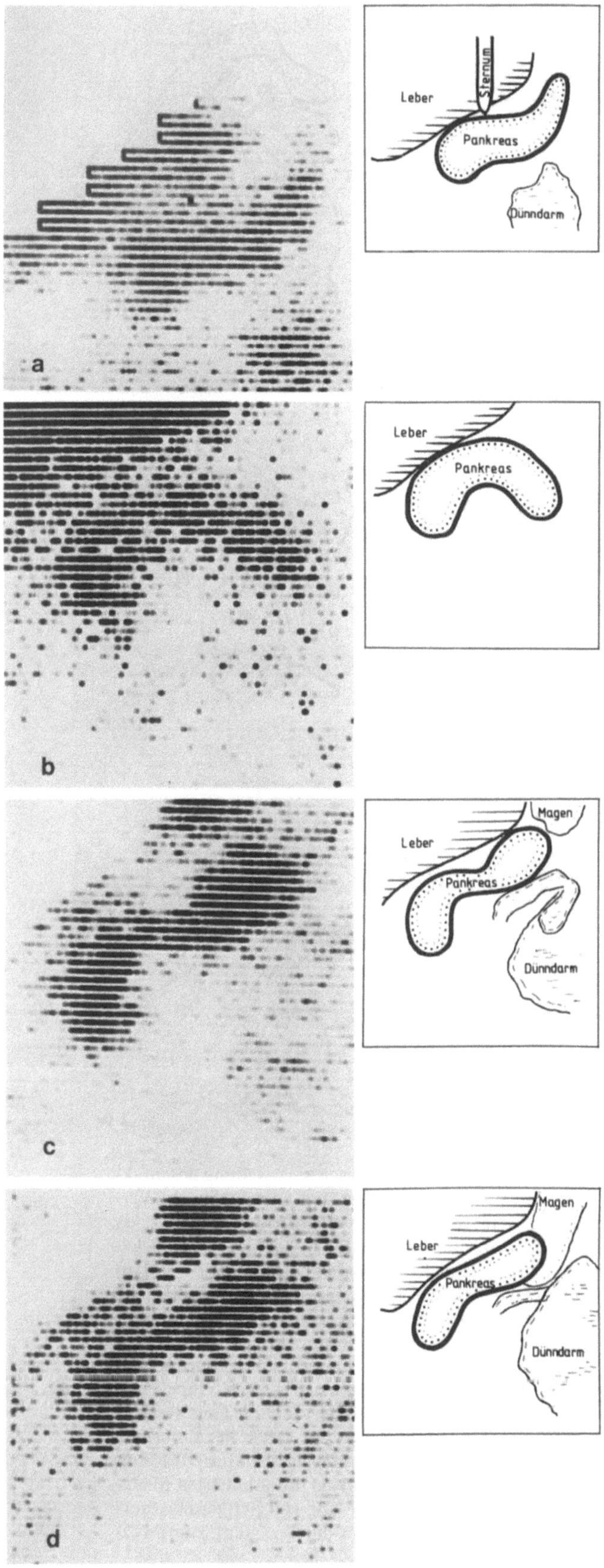

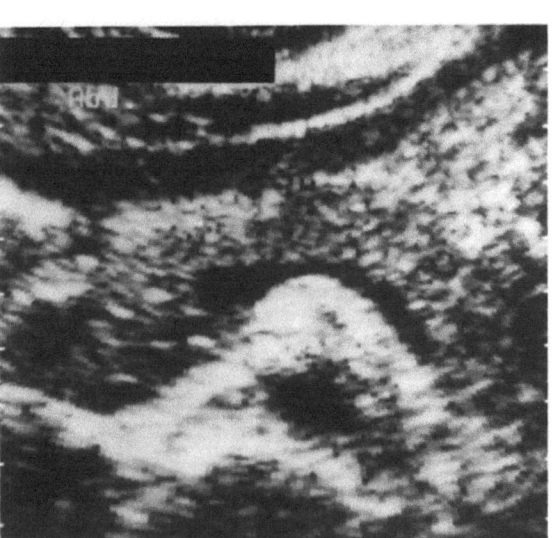

Abb. 5a–d. Formvarianten des gesunden, normalen Pankreas bei der direkten szintigraphischen Parenchymdarstellung mit ^{75}Se-Selenmethionin. **a** längliches, **b** hufeisenförmiges, **c** sigmaförmiges, **d** = steilgestrecktes Organ

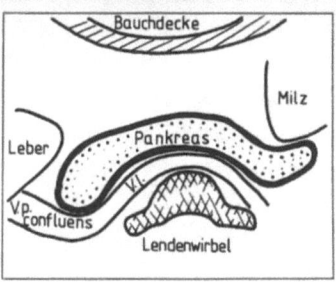

Abb. 6. Sonographische Darstellung eines gesunden, homogen strukturierten und glatt begrenzten sowie in seiner ganzen Ausdehnung dargestellten Pankreasorgans

Die *Röntgen-Computertomographie* gestattet eine direkte Darstellung des Pankreas und seiner Lagebeziehungen zu den Nachbarorganen. Eine optimale Abgrenzung zur morphologischen Beurteilung tritt auf, wenn die Drüse von reichlich Fettgewebe umgeben ist und einen etwa horizontalen Verlauf nimmt. Bei einer steilen, kaudokranialen Lage des Organs werden mehrere Bildebenen benötigt, um eine vollständige Pankreasdarstellung zu erreichen. Die benachbarten Gefäße und das funktionstüchtige Parenchym lassen sich nach intravenöser Kontrastmittelgabe gut differenzieren und eine orale Kontrastierung des Duodenums erleichtert die sichere Abgrenzung des Pankreaskopfes [67]. Der maximale Querdurchmesser des gesunden Korpus soll $\frac{1}{3}$ Wirbelkörperbreite nicht unter- und $\frac{2}{3}$ nicht überschreiten. Die Größe des Pankreaskopfes soll maximal dem Querdurchmes-

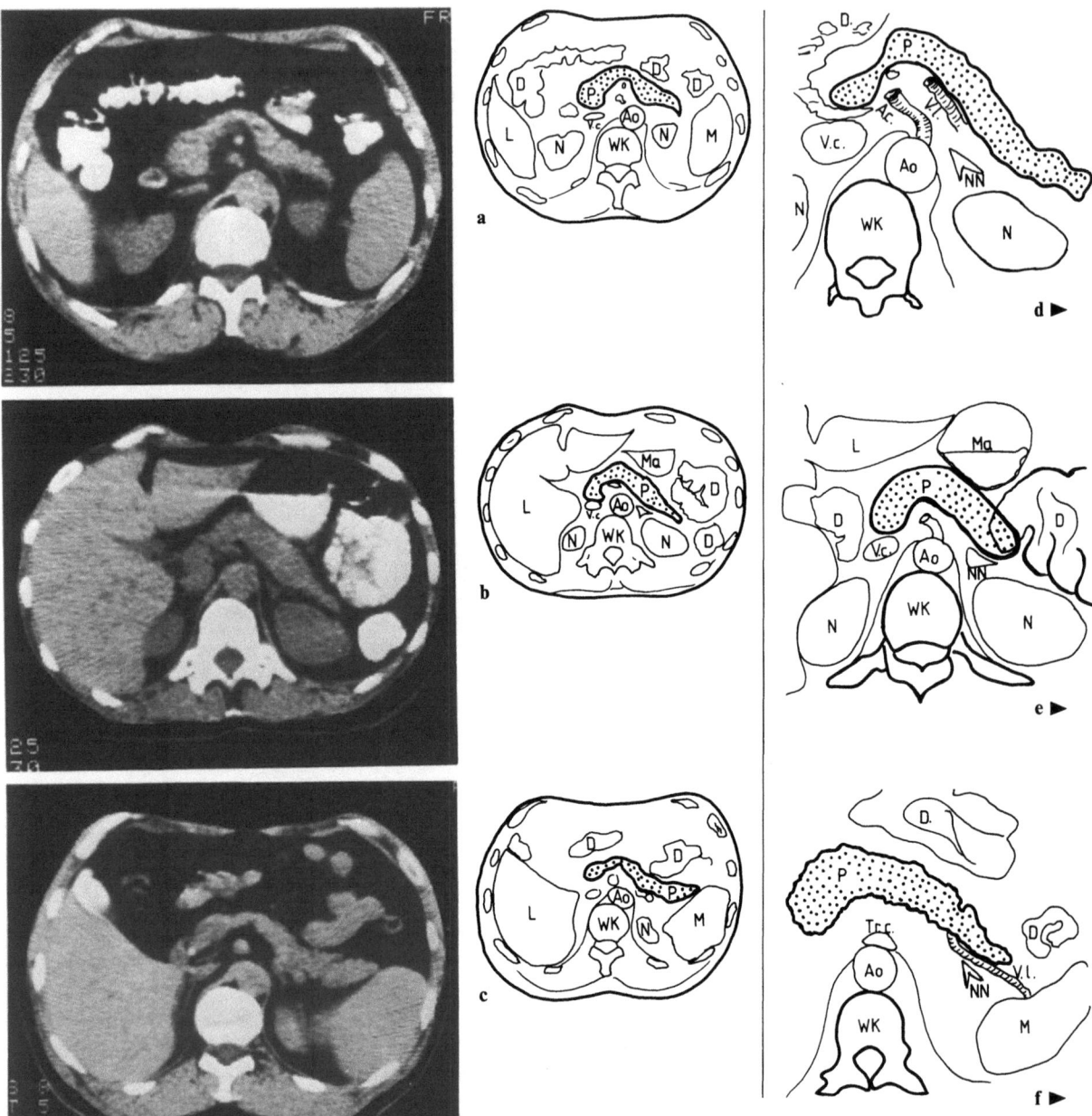

Abb. 7a–f. Computertomographische Darstellung des intakten Pankreas mit Formvarianten und altersbedingten Veränderungen. **a** In ganzer Länge dargestelltes Pankreas, da weitgehend horizontal verlaufend. **b** Vorwiegend Darstellung der Korpus- und Kaudaregion eines steiler verlaufenden Organs, so daß der Pankreaskopf nur unvollständig dargestellt wird. **c** Sehr schlankes, jedoch gesundes und unauffälliges Pankreas. **d** Vergrößerungsaufnahme des Korpus- und Schwanzanteiles eines unregelmäßig konturierten, aber noch normalen Pankreas, welches nach Gabe eines Kontrastmittelbolus an seiner Hinterwand die Gefäßversorgung durch den Truncus coeliacus und die A. lienalis erkennen läßt. **e** Hufeisenförmiges, homogen strukturiertes Pankreas. **f** Altersatrophisches Pankreas mit lobulierten Strukturen durch Umbau und Einlagerung von Fettgewebe (normale Altersveränderung), das gut die Beziehung zum Milzhilus erkennen läßt

ser des angrenzenden Wirbels und minimal die Hälfte davon betragen (Abb. 7a–f).

Absolutmaße der Querdurchmesser ergeben in der Röntgen-Computertomographie für den Kopf 23 mm, Hals 19 mm, Korpus 20 mm und Kauda 15 mm, wobei die Standardabweichung ± 3 mm beträgt. Die Änderungen von Größe und Form des Pankreas im Laufe des Alterungsprozesses sind bestimmt worden und in Abb. 8 dargestellt. Durch Involution des Organs tritt bei beiden Geschlechtern eine Größenabnahme auf [110]. Mit zuneh-

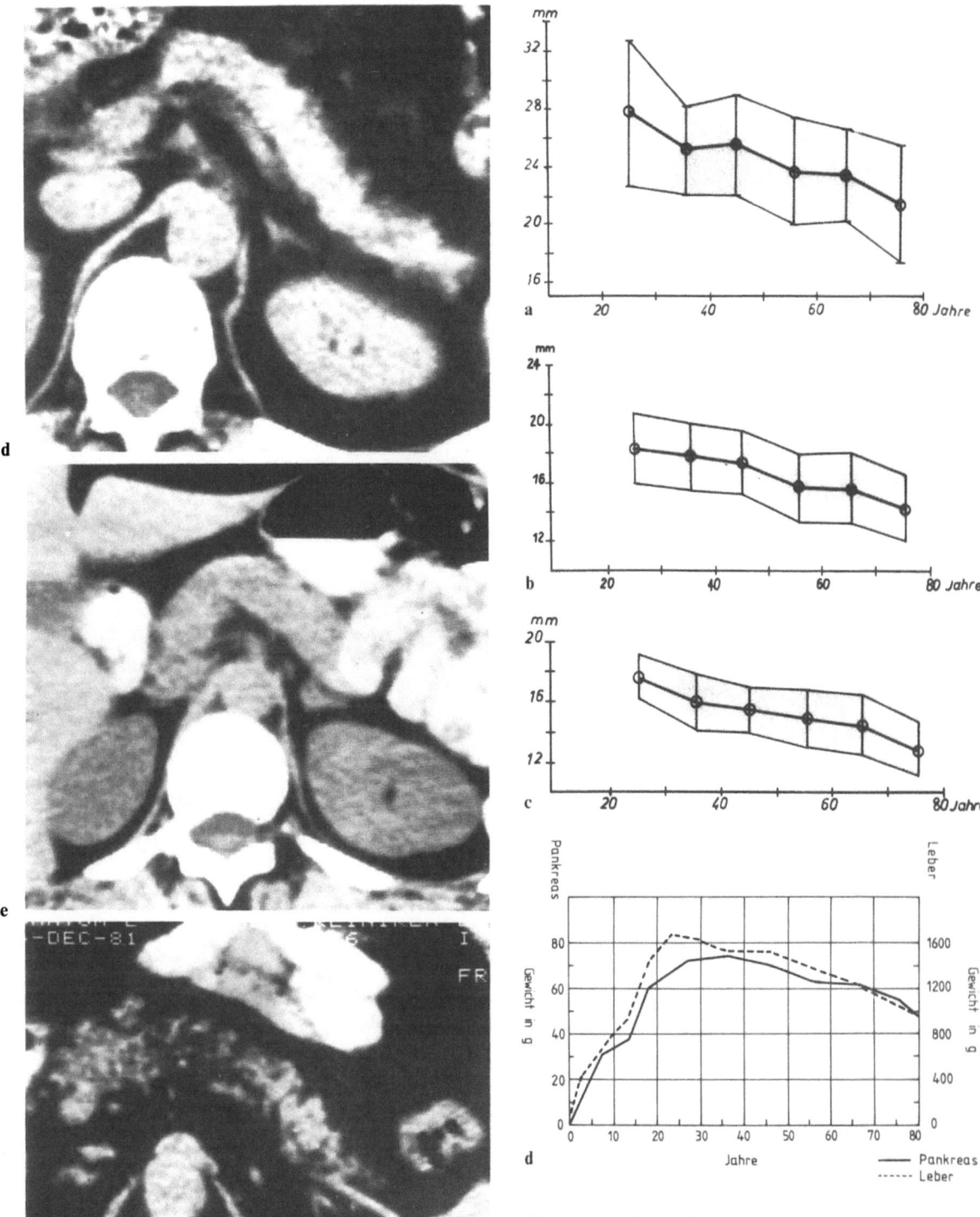

d

e

f

Abb. 7 d–f

Abb. 8 a–d. Altersveränderungen der Bauchspeicheldrüse. Abnahme des anterio-posterioren Durchmessers in Millimeter in Abhängigkeit vom Lebensalter: **a** Pankreaskopf **b** Korpus **c** Kauda des Pankreas. Meßresultate (Mittelwerte mit Standardabweichung) aus dem Röntgen-Computertomogramm von A. HEUCK [110]. **d** Zum Vergleich sind das Pankreas- und Lebergewicht in Abhängigkeit vom Lebensalter nach RÖSSLE und ROULET [191] dargestellt. Aus der Größen- und Gewichtsabnahme wird die Altersinvolution des Organs deutlich

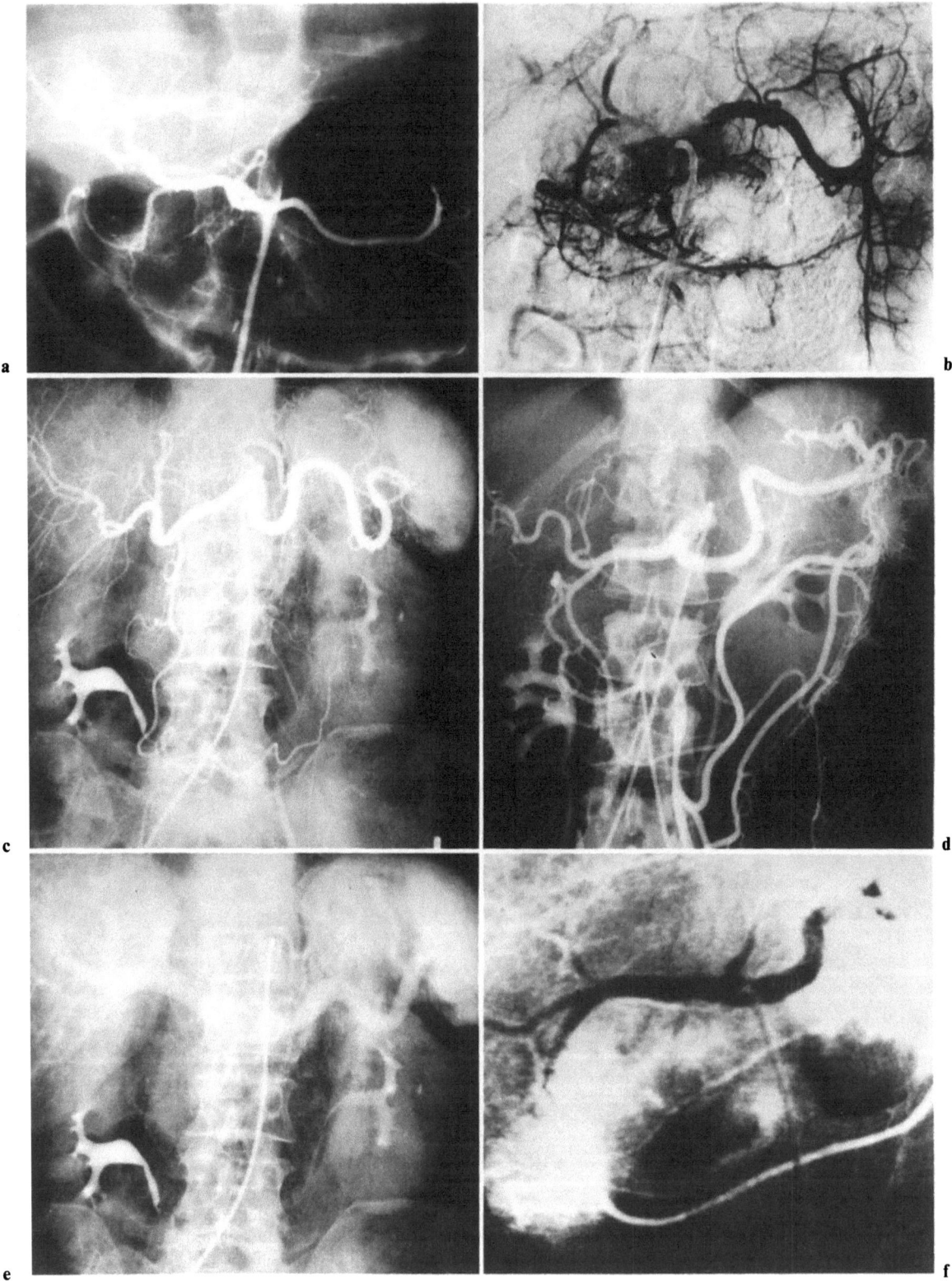

Abb. 9 a–f

Abb. 9a–f. Befunde des gesunden Pankreas nach selektiver Arteriographie der Arteria coeliaca und Darstellung von altersbedingten Abweichungen sowie unterschiedlicher Phasen des Arteriogramms eines intakten Parenchyms. **a** Gefäßdarstellung des Pankreas bei einem Kleinkind (5 Jahre). **b** Gefäßversorgung (Subtraktionstechnik) beim Heranwachsenden (16 Jahre). **c** Darstellung der Arterien beim Erwachsenen. **d** Doppelkathetertechnik zur simultanen Darstellung der Arteria coeliaca und der Arteria mesenterica superior. **e** Venöse Spätphase beim Erwachsenen mit Darstellung der Vena lienalis sowie der Pfortader und der intrahepatischen Verzweigungen. **f** Subtraktionsbild der Kapillarphase einer Angiographie mit dadurch möglicher direkter Darstellung des Parenchyms eines intakten Pankreas sowie der Organbeziehung zur Arteria hepatica communis und zur Arteria lienalis (Phasensubtraktion)

mendem Lebensalter wurde eine unregelmäßige, lobulierte Außenkontur des Pankreas mit fleckig-inhomogener Innenstruktur und unterschiedlicher Dichte gefunden. Da sowohl die relative als auch absolute Größenbestimmung einen breiten Streubereich hat, kann sie nicht als alleiniger Parameter eines intakten Parenchyms dienen. Gleiches gilt für die Dichtewerte: Sie liegen im Mittel um 30–40 HE (Hounsfield-Einheiten) und steigen nach Kontrastmittelgabe auf 60–80 HE an. Die Serien-CT ermöglicht eine weitergehende Differenzierung

durch Aufzeichnung von Zeit-Dichte-Kurven nach Bolusgabe über frei wählbaren Bezirken [91, 92, 96].

Die Ausnutzung aller computertomographischen Möglichkeiten gibt diesem Verfahren sowohl hinsichtlich der Sensibilität (87%) als auch der Spezifität (90%) eine deutliche Überlegenheit im Vergleich mit der Ultraschalldiagnostik (69% bzw. 82%) bei der Erkennung von Pankreaserkrankungen [109].

Eine weitere, ebenfalls nicht eingreifende Methode ist die *Kernspintomographie* (NMR oder MRI), deren Bilderzeugung von der Protonendichte und deren Änderungen in einem homogenen magnetischen Feld beruht. Einheitlich wird von allen Autoren die Darstellung und sichere Beurteilung der gesunden und kranken Bauchspeicheldrüse als eine der schwierigsten Aufgaben in der Kernspintomographie angesehen. Bei ungefähr 60% der Untersuchten kann das Organ abgegrenzt werden. Auf Grund der langen Untersuchungszeiten kommt es infolge von Atmung und Peristaltik zu Bewegungsunschärfen, welche die räumliche Auflösung verringern. Bei mageren Patienten kann das Pankreas häufig nicht vom Dünndarm abgegrenzt werden (22, 101, 149a, 166, 186, 230). Die Signalintensität des Pankreas entspricht derjenigen der Leber. Daher sind die T_1-

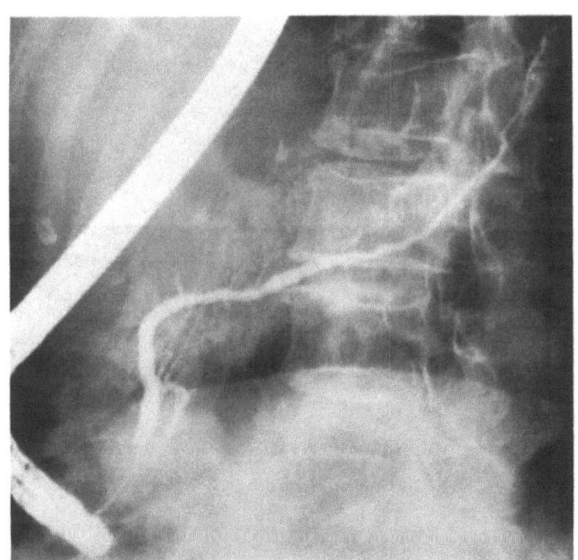 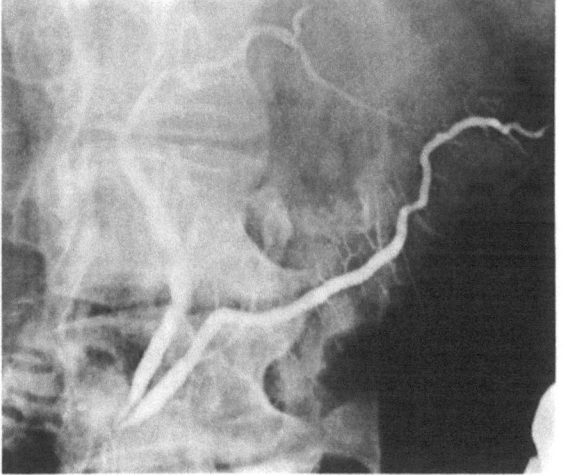

Abb. 10a–c. Die endoskopisch-retrograde Darstellung (ERP) des intakten Gangsystems des Pankreas. **a** In der Schrägaufnahme mündet der deutlich sichtbare D. Santorini getrennt vom Hauptgang in die Papilla accessoria. **b** Bei gemeinsamer Papille kommt es häufig zur gleichzeitigen Darstellung (ERCP) des D. choledochus und des D. pancreaticus Wirsungianus. **c** Schematische Darstellung des intrapankreatischen Gangsystems mit seinen Verzweigungen

und T$_2$-Relaxationszeiten beider Organe sehr ähnlich. Bei langen Repetitions- (TR > 2 sec.) und Echozeiten (TE 56 msec) zeigt es deutlich niedrigere Intensitäten als die Milz und Nieren.

Im Pneumoretroperitonaeum kommt die Bauchspeicheldrüse aufgrund der Kontrastierung durch die umgebende Luft nach Form, Größe und Lage direkt zur Darstellung. Durch die vorerwähnte, nichtinvasive Diagnostik ist diese Methode ersetzt worden, obgleich in verschiedenen Arbeitsgruppen damit gute Ergebnisse erzielt wurden [6, 112].

Mit der *Arteriographie des Pankreas* wird in der früharteriellen Phase die multiple Gefäßversorgung und in den Spätphasen das kontrastierte Parenchym und der venöse Abstrom dargestellt (Abb. 9a–f). Aufgrund der oft nur geringen Kontrastunterschiede zur Umgebung kann die *Bildsubtraktion* den Informationswert der Angiographie erhöhen (z.B. Abb. 47c, 68 und 69). Vor allem Unterschiede der Parenchymdichte und die vorzeitige Anfärbung von Pankreasvenen lassen sich damit besser erkennen. Die simultane Darstellung der A. coeliaca und der A. mesenterica superior ist weitgehend verlassen worden (Doppelkatheter-Technik Abb. 9d und 47a).

Die Tendenz geht mehr zu einer superselektiven Untersuchung von kleineren Gefäßarealen [202] sowie zur Pharmako-Angiographie. Mit der *digitalen Subtraktionsangiographie* (DSA) und der mit herkömmlichen photographischen Maßnahmen durchgeführten *Subtraktionsangiographie* (ISA) können nur über die arterielle, selektive Kontrastapplikation weitergehende Informationen erreicht werden.

Die *endoskopisch-retrograde Cholangiopankreatographie (ERCP)* ermöglicht eine Darstellung des gesamten Gangsystems der Bauchspeicheldrüse und gibt so Aufschluß über dessen innere Struktur und Topographie (Abb. 10a). Gemeinsam stellen sich Gallen- und Pankreasgang bei 60% der Untersuchten (Abb. 10b) und bei etwa einem Viertel der Patienten der Pankreasgang allein dar.

Die intakte Drüse zeigt einen 1–2 mm weiten Haupt- und Nebengang mit zarten Verästelungen (Abb. 10c), die bis in die peripheren Parenchymbezirke sichtbar sind. Eine Vielzahl von Varianten sind ohne Krankheitswert; doch sollten die häufigsten dem Untersucher bekannt sein (Abb. 2). Sie resultieren aus entwicklungsgeschichtlichen Stö-

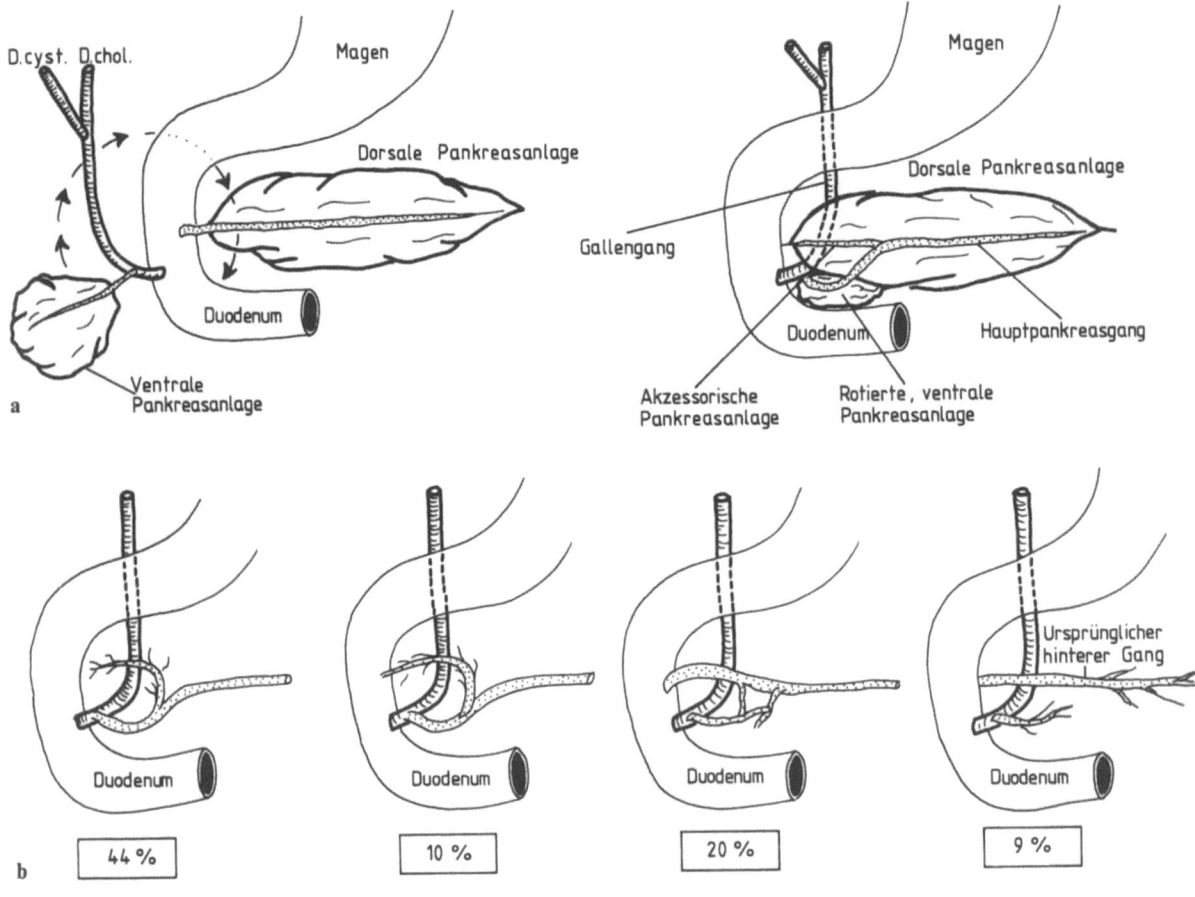

rungen (Abb. 11a, b). Nicht immer stellen sich bei der Gangdarstellung die feinen peripheren Äste hinreichend dar, um die Organkonturen abzubilden. Im allgemeinen werden mehrere Projektionsebenen erforderlich sein, um den geknickten oder geschlängelten Pankreasgang in allen Abschnitten verläßlich beurteilen zu können.

4 Anomalien des Pankreas

Zahlreiche Variationen des Pankreas erklären sich aus einer embryologischen Störung des primär in zwei unterschiedlichen Teilen angelegten Organs, die erst nach Axialrotation miteinander verschmelzen. Sie betreffen hauptsächlich das Gangsystem; können aber auch zur Fehlanlage ganzer Parenchymanteile führen (z.B. Pankreas anulare und Pankreas-Heterotopie), ohne daß daraus Funktionsminderungen erwachsen. Die angeborene Mukoviszidose geht fast immer mit Funktionsstörungen einher, ohne daß anatomische Anlageanomalien vorliegen müssen [26, 210].

4.1 Pankreas anulare

4.1.1 Anatomie

Die embryonale Ursache liegt in einer fehlerhaften Rotation der Organanlage und in einem stärkeren Wachstum der kleineren, ventral des Duodenums befindlichen Pankreasanlage. Dadurch wird der obere Abschnitt der Pars descendens duodeni ringartig umfaßt und eingeschnürt. Die Umfassung kann graduell verschieden ausgeprägt sein und zu Duodenalbefunden von einer kaum nachweisbaren Lumeneinengung bis zur vollständigen Duodenalstenose führen. Dabei bestehen häufig Mündungsvarianten des Gangsystems oder zusätzliche Rotationsanomalien und andere angeborene Fehlbildungen (z.B. Down-Syndrom).

4.1.2 Klinische Symptomatik

Aufgrund der klinischen Symptomatik, die vom Grad der Duodenalstenose abhängt, wird eine

◄─────────────────────────────────

Abb. 11a, b. Skizzen zur Entwicklung des Pankreas aus zwei embryonalen Anlagen. **a** Darstellung der Rotation einer kleineren ventralen Knospe nach hinten und Vereinigung mit der dorsalen Pankreasanlage. **b** Schematische Darstellung der sich aus einer Rotations- und Anlagestörung ergebenden Ganganomalien sowie deren prozentuale Häufigkeit ihres Vorkommens. Umgezeichnet nach MOORE [160]

kindliche Form und eine Erwachsenenform unterschieden. Beim Neugeborenen und im Säuglingsalter kann es zum plötzlich auftretenden Erbrechen im Schwall kommen, das an eine Pylorus- oder Duodenalstenose denken läßt. Im Erwachsenenalter äußert sich ein gering stenosierendes Pankreas anulare durch unbestimmte Oberbauchbeschwerden, verzögerte Magenentleerung und Zeichen des duodenogastralen Refluxes mit gelegentlichem Brechreiz. Gehäuft kommt es in dem fehlangelegten Drüsengewebe, das oft morphologisch nicht ausgereift und funktionell minderwertig ist, zur Pankreatitis mit Anschwellung des Organs und damit zu einer akuten Verengung des langjährig asymptomatischen Pankreas anulare, so daß sich auch beim Erwachsenen das Bild einer plötzlichen Duodenalstenose entwickeln kann [195].

4.1.3 Radiologische Befunde

Am Anfang steht die *Abdomen-Übersichtsaufnahme* im Stehen, die nicht selten zwei duodenale Lufthauben über einem Flüssigkeitsspiegel („double bubble sign") erkennen läßt, wie es von den angeborenen Duodenalstenosen bekannt ist. Das anatomische Substrat kann durch Gabe von Bariumbrei (oder Gastrografin) gesichert werden (Abb. 12a). Weiterführende diagnostische Maßnahmen sind beim Säugling nicht erforderlich, weil sich aus der Befundsicherung bereits zwingende Indikationen zur Operation ableiten.

Beim Erwachsenen werden geringe Duodenaleinengungen meist als Zufallsbefund oder bei stärkerer Ausprägung wegen des Verdachtes auf ein stenosierendes Ulkusleiden bei der *Magen-Darm-Untersuchung* mit Kontrastbrei festgestellt (Abb. 12b). Die weitere Sicherung der Diagnose kann mit der *ERCP* erfolgen, die einen ringförmig das Duodenum umfassenden Anteil des Pankreasgangs darstellt. Die Durchführung der ERCP ist oft wegen Mündungsvarianten des Gangsystems (doppelte oder atypische Lage der Vaterschen Papille) erschwert [57, 224].

Im *Angiogramm* wird ein ähnliches Bild durch einen zirkulären Verlauf der Arkaden des Pankreaskopfes beobachtet. Im *Röntgen-Computertomogramm* kann das Pankreas anulare nach oraler und intravenöser Kontrastmittelapplikation als homogener, das Duodenum umfassender Ring dargestellt werden, dessen Dichtewerte mit dem übrigen Pankreasparenchym identisch sind.

Das *Pankreas divisum* stellt ebenfalls eine fetale Entwicklungsstörung dar. Dabei hat die Rotation

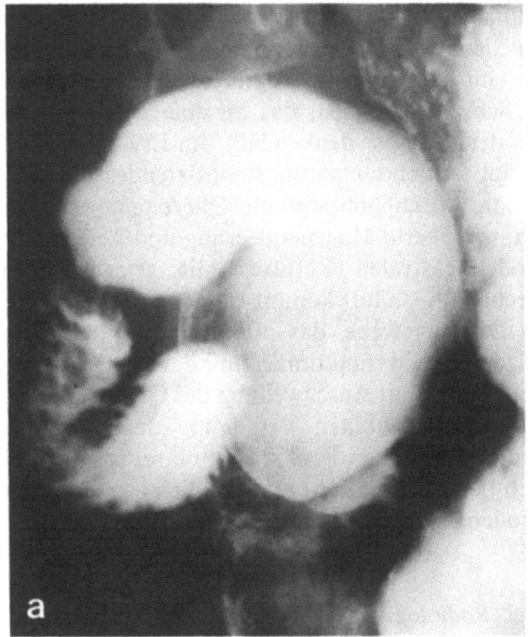

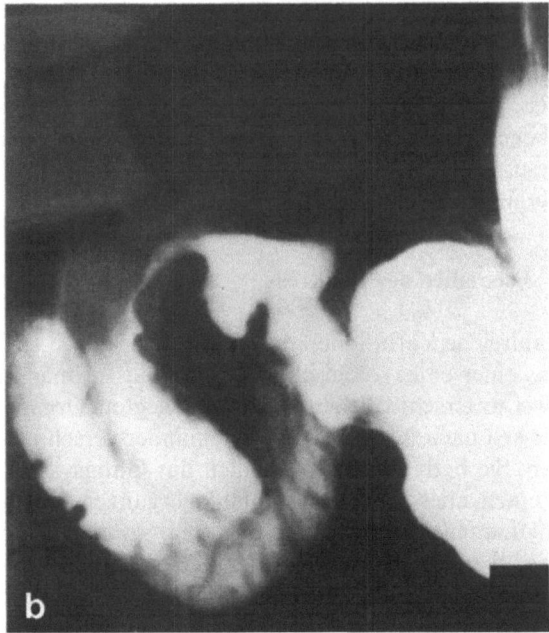

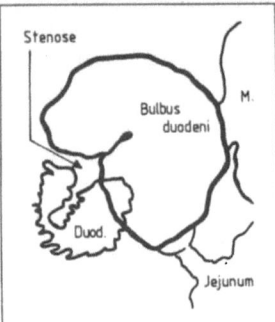 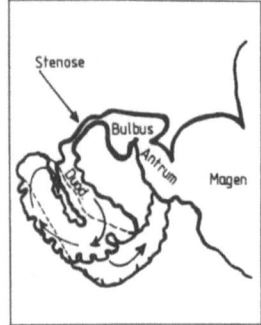

Abb. 12a, b. Pankreas anulare. **a** Beim Kind mit hochgradiger Passagestörung und dadurch bedingter extremer Ausweitung des Bulbus duodeni mit der Pars horizontalis duodeni. **b** Abortivform eines Pankreas anulare beim Erwachsenen mit gleichzeitiger Rotationsstörung im Sinne eines partiellen Duodenum inversum, die beide keine Passagestörungen verursachen. Die Schemata verdeutlichen die anatomische Situation

beider Pankreasanlagen stattgefunden, aber es ist nicht zu deren Verschmelzung zu einem Organ gekommen.

4.1.4 Differentialdiagnose

Aufgrund der klinischen Symptomatik wird nur selten an ein Pankreas anulare gedacht. Differentialdiagnostisch kommen angeborene und erworbene *Duodenalstenosen* in Betracht, die sich einmal aufgrund von Atresien und Hypoplasien sowie einem Volvolus und einem Mesenterium commune ergeben können. Häufiger sind sekundäre Verengungen durch *narbig-adhäsive Prozesse* beim chronischen oder rezidivierenden *Ulcus duodeni*, bei *Duodenaltumoren*, übergreifenden *Pankreas-* und *Gallenblasenkarzinomen* sowie *Tumoren des Retroperitonealraums* (z.B. Sarkome, Lymphome, rechtsseitige Nieren- und Nebennieren-Karzi-

nome). Duodenalstenosen bei *Morbus Crohn, Tuberkulose, Sklerodermie* und *Dermatomyositis* sowie *Wandhämatome* können ein Pankreas anulare vortäuschen. Differentialdiagnostische Probleme können sich bei den seltenen Fällen von *intraluminalen Duodenaldivertikeln*, einem präduodenalen Verlauf der V. portae und beim *Mesenterica-superior-Syndrom* ergeben, obgleich letzteres mehr den transversalen Duodenalabschnitt stenosiert. Auch Stenosen infolge Lumenkompression des Duodenums von außen durch *Briden, innere Hernien, Aortenaneurysmen* und *Lymphknotenvergrößerungen* sind zu berücksichtigen.

4.2 Pankreasheterotopie

4.2.1 Anatomie

Aufgrund seiner entwicklungsgeschichtlichen Entstehung aus zwei Ausstülpungen des Duodenums in das hintere Mesoduodenum (Pancreas dorsale) und dem vorderen Leber-Pankreas-Divertikel

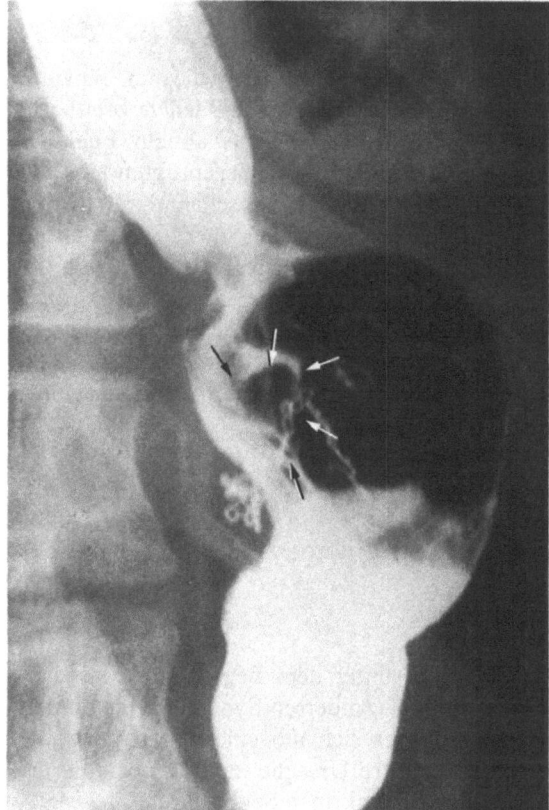

a

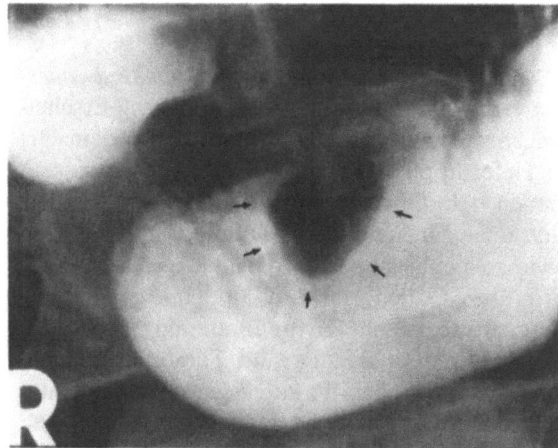

b

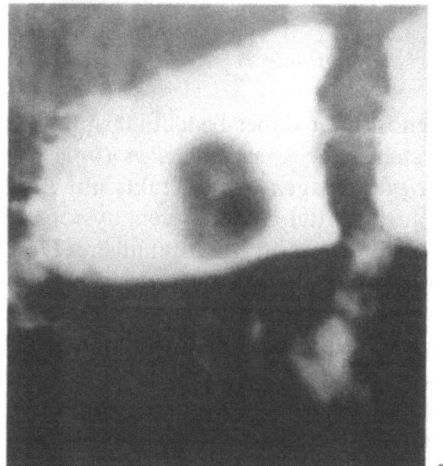

c

(Pancreas ventrale) kann versprengtes Pankreasgewebe im gesamten oberen Verdauungstrakt angetroffen werden [66, 160]. Es hat keine direkte Verbindung mit dem Hauptorgan und ist auch von
dessen Gefäßversorgung unabhängig. Am häufigsten findet es sich im proximalen Duodenum und
im Antrum des Magens. Seltener wurden Hetero-
topien von Pankreasgewebe in der Gallenblase und
Leber sowie im oberen und unteren Dünndarm
beobachtet. Versprengtes Gewebe der Bauchspeicheldrüse kann bei 5–6% aller Obduktionen festgestellt werden [26].

Abb. 13a–d. Pankreas-Heterotopien. **a** Haselnußgroßer Füllungsdefekt unterhalb der Kardia im Magenfornix. Die
Petz-Naht weist auf die stattgehabte Operation wegen des
Verdachtes auf ein Magenkarzinom hin. **b** Die Veränderung
im Antrum ist einem Magenpolypen ähnlich und erwies sich
histologisch als versprengtes Pankreasgewebe. **c** Im Duodenum werden Pankreas-Heterotopien vorwiegend in der
Pars horizontalis- und Bulbus-Region angetroffen. **d** Sie
können sich aber auch in den anderen Duodenalabschnitten
finden

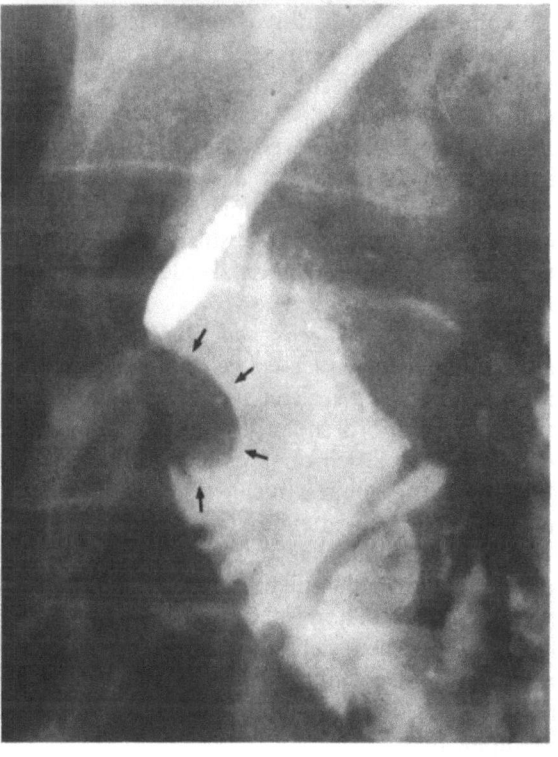

d

4.2.2 Klinische Symptomatik

In Anbetracht der Häufigkeit des *Pankreas aberrans* verursacht dieses nur selten klinische Erscheinungen. Sie sind von dem Ausmaß und dem Ort der Heterotopie abhängig. Größere Gewebsinseln können zur Obstruktionen des Magenausgangs oder einer Einengung von Dünndarmabschnitten sowie zu peptischen Ulzera Anlaß geben. Ferner wird über Gallenblasenaffektionen, Invaginationen, pankreatitische Symptome und Hypoglykämien berichtet [224]. Es sind Tumoren auf dem Boden von dystopem Pankreasgewebe beobachtet worden [178], die auch hormonaktiv sein können.

4.2.3 Radiologische Befunde

Die Nativdiagnostik ist dabei bedeutungslos. Im Vordergrund stehen die *konventionellen Untersuchungsverfahren* des Magen-Darm-Trakts mit Bariumsulfat-Kontrastmittel. Bei größeren, dystopen Gewebsanteilen finden sich tumorähnliche Defekte und Aussparungen im Lumen des Magen-Darmkanals bei der Kontrastdiagnostik und Zeichen einer Behinderung der Kontrastbreipassage (Abb. 13a–d).

Flache, ulkusähnliche Nischen im Antrum und oberen Duodenum sowie glatte, rundliche pseudopolypöse Aufwulstungen des Reliefs in dieser Region können auf ein Pankreas aberrans hinweisen. Der ovaläre bis kreisförmige „Füllungsdefekt" mit zentraler, kleiner Nische als Ausdruck der Mündung des Gangsystems ist charakteristisch. Die eigentliche versprengte Gewebsinsel findet sich meist in der Submukosa und ist dadurch häufig dem endoskopischen Nachweis entzogen, solange es nicht zu einer zentralen Gewebsulzeration kommt. Die Serosa und die Mukosa werden davon nur sehr selten betroffen.

Außerhalb des Magens und Darmes gelegene Pankreasheterotopien lassen sich nur bei tumoröser Entartung und den sich daraus ergebenden Zeichen eines raumfordernden Prozesses nachweisen. Das extrapankreatisch versprengt angesiedelte Gewebe ist szintigraphisch nicht zu erfassen. Seine funktionstüchtigen Anteile fixieren zwar verstärkt ^{75}Se-Selenmethionin, was aber nicht ausreicht, um sich gegen die beträchtliche Untergrundaktivität abzuheben. Aus anatomischen und physikalischen Gründen entziehen sich die meist kleinen Pankreasheterotopien dem Nachweis durch die Angiographie, Sonographie und Röntgen-Computertomographie [66].

4.2.4 Differentialdiagnose

Versprengte Pankreasgewebsanteile im Antrum und oberen Duodenum können flachen, breitbasig aufsitzenden *Schleimhautpolypen* ähneln. Fehldeutungen sind auch bei einem ausgeprägten *transpylorischen Prolaps* der Antrumschleimhaut in den Bulbus duodeni möglich. Starke, ödematöse Randschwellungen, vor allem bei *chronischen Ulzera*, können die Diagnose eines Pankreas aberrans erschweren. Gelegentlich gelingt die Abgrenzung zu einem *Neurinom* (z.B. im Duodenum) jedoch erst histologisch, da beide identische Röntgenbefunde aufweisen können.

4.3 Mukoviszidose (Zystische Pankreasfibrose)

4.3.1 Anatomie

Bei dem früher unter dem Begriff der zystischen Pankreasfibrose (Andersen-Syndrom) bekannten Leiden handelt es sich um eine rezessiv erbliche Krankheit, die ihre Ursache in einer generalisierten Störung der exokrinen Sekretion hat.

Es kommt dabei zur Produktion eines zähen Schleimes, der die ableitenden Pankreasgänge verlegt. Aufgrund des konsekutiven Sekretstaus tritt eine Gangerweiterung bis zur zystischen Dilatation auf und es entwickelt sich eine fibröse Umwandlung des umgebenden Parenchyms, das regional atrophisch ist. Die erhöhte Viskosität der exokrinen Sekrete der Drüse kann sich gleichartig in anderen Organen (z.B. Leber-Galle, Lunge) auswirken und dort Obstruktionen hervorrufen (z.B. Leberzirrhose, chronische Bronchitiden).

Abb. 14a–d. Schematische Darstellung eines Mekonium-Ileus beim Neugeborenen mit zystischer Pankreas-Fibrose nach Caffey [40]: **a** Erweitertes Ileum aufgrund des eingedickten und die Passage behindernden Mekoniums bei kollabiertem Kolon, das nur wenig trockenes Mekonium enthält. **b** Bei der Kolonkontrastdarstellung zeigt sich ein enges Lumen des Kolons, das im Aszendensbereich „knollenartig" eingedicktes Mekonium enthält. **c** Abdomen-Übersichtsaufnahme eines Säuglings (3. Tag) mit deutlich sichtbarem Mekonium im rechten Unterbauch mit Lufteinschlüssen (Neuhauser-Syndrom) und ohne Kolondarstellung. **d** Ausschließliche Dünndarmüberblähung beim Neugeborenen (1. Tag) bei einer Aufnahme in Kopfhängelage

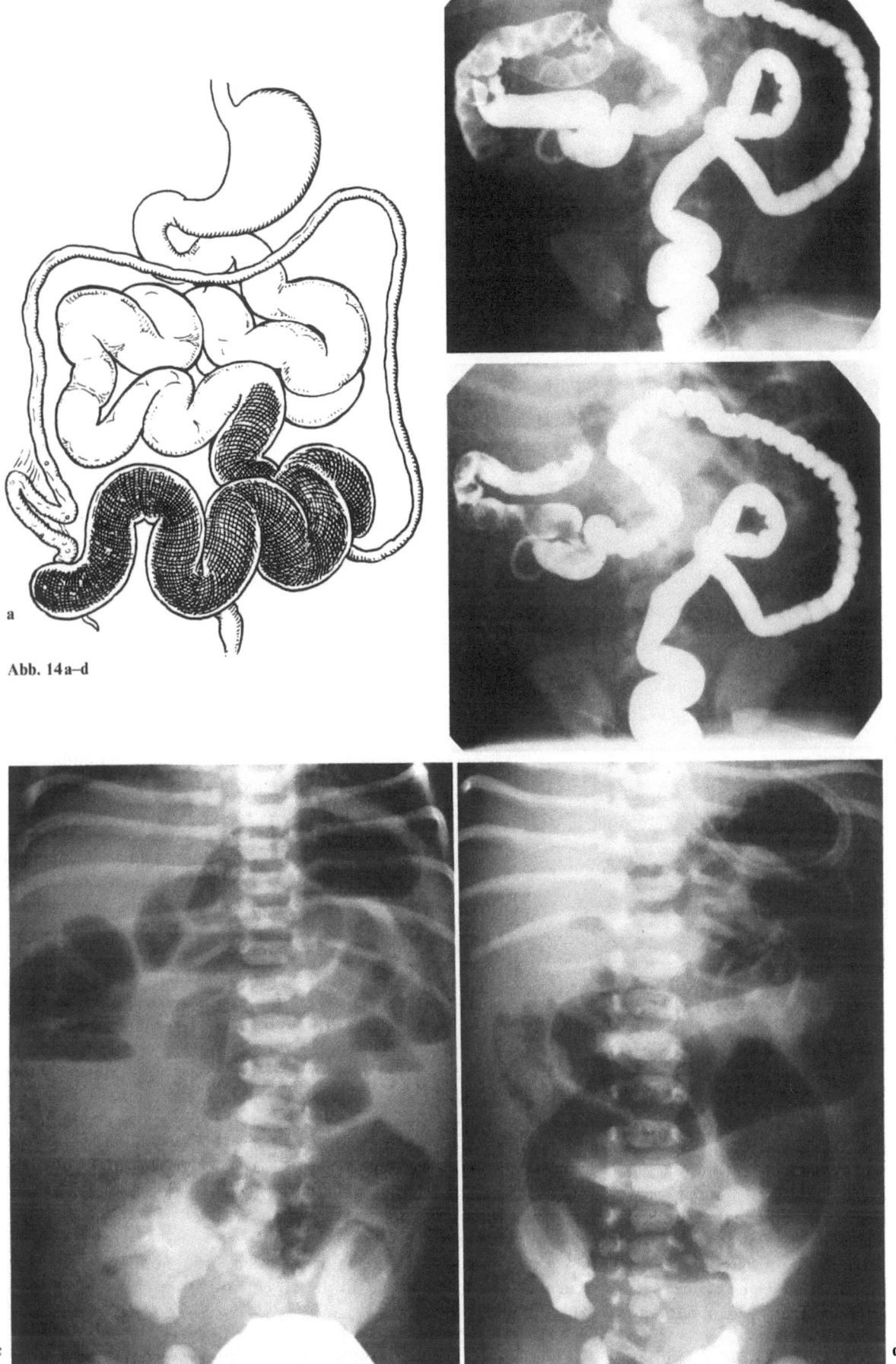

Abb. 14a–d

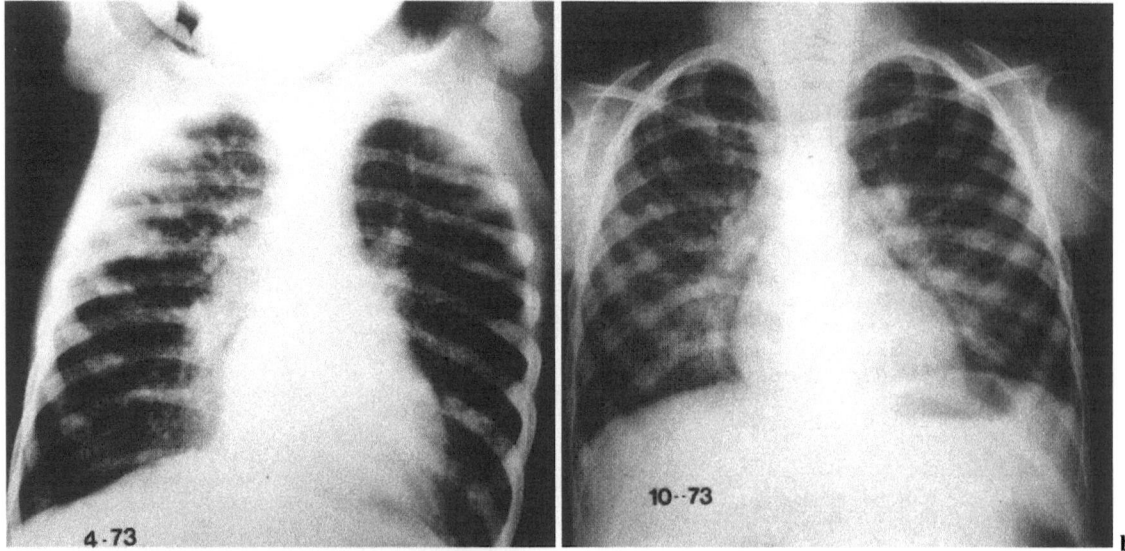

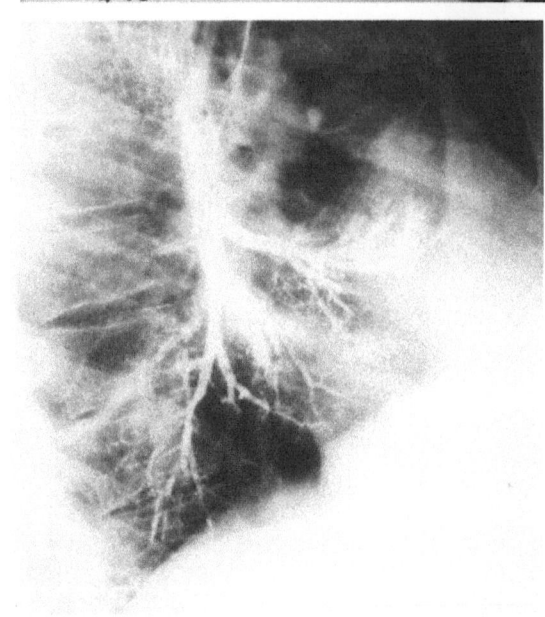

Abb. 15a–c. Pulmonale Komplikationen der Mukoviszidose. **a** und **b** Beim Kind mit rezidivierenden Bronchopneumonien, Lungenemphysem und Rechtsherzbelastung sowie Bronchiektasen während halbjähriger Verlaufsbeobachtung. **c** Direkte Darstellung des deformierten Bronchialbaums mit Bronchiektasen mittels Bronchographie im späteren Lebensalter

4.3.2 Klinische Symptomatik

Es handelt sich um die bedeutendste chronische Erkrankung bei Säuglingen und Kindern weißer Hautfarbe in der westlichen Welt. In 75–80% tritt die Erkrankung im Säuglings- oder Kleinkindesalter auf. So wird aufgrund klinischer Kriterien zwischen einer infantilen (ca. 80–90%) und einer Erwachsenenform unterschieden. Letztere stellt wahrscheinlich nur ein leichteres, oligosymptomatisches oder abortives Stadium des einheitlichen Grundleidens dar.

Bei *Säuglingen* ist dieses Krankheitsbild geprägt durch einen Mekoniumileus und bronchitische

Veränderungen. Im *Kindesalter* kommt es daneben zu den Zeichen der exkretorischen Verdauungsinsuffizienz mit vermindertem Enzymgehalt des Duodenalsaftes, so daß im Stuhl unverdaute Nahrungsbestandteile nachzuweisen sind. Diarrhöen mit aufgetriebenem Leib oder hartnäckige Obstipation mit Ileus und gelegentlich eine Zöliakiesymptomatik werden beobachtet. Der zähe Schleim verursacht chronische Bronchitiden, rezidivierende bronchopneumonische Prozesse und Bronchiektasen (Fanconi-Syndrom). Außerdem finden sich Hypoproteinämien, Dystrophie und Störungen des Wasser-, Elektrolyt- und Vitaminhaushalts, woraus auch der laborchemische Krankheitsnachweis eines erhöhten Elektrolytgehaltes im Schweiß und Speichel resultiert.

Die Prognose ist schlecht und nur leichtere Fälle erreichen das *Erwachsenenalter* mit den Späterscheinungen dieser Krankheit: Ileussymptome, Verdauungsstörungen, Veränderungen der Darmschleimhaut und Kotsteine, biliäre Leberzirrhose mit ihren Sekundärfolgen, Verkalkungen und Entzündungen des Pankreas sowie peptische Duodenalulzera.

Die rezidivierenden bronchopulmonalen Störungen führen zu einem chronischen Cor pulmonale.

4.3.3 Radiologische Befunde

Die radiologischen Untersuchungen des Pankreas zur Erkennung der Mukoviszidose sind von untergeordneter Bedeutung, da die Diagnose großenteils klinisch und laborchemisch gestellt wird. Am Beginn der Diagnostik steht die *Abdomen-Übersichtsaufnahme* zum Nachweis eines Mekoniumileus (Abb. 14a–d). Dabei ist das eingedickte, mit Luftbläschen vermischte Mekonium meist im unteren Dünndarm erkennbar (Neuhauser-Symptom). Eine Kontrastmahlzeit mit Bariumbrei oder Gastrografin kann bei der kompletten Obstruktion des Neugeborenen entfallen. Bei Kindern und Erwachsenen kann sie zum Nachweis eines Mekoniumileus-Äquivalents bedeutsam sein. Dabei kommt es zur partiellen oder totalen Obstruktion infolge verstärkter Wandhaftung des Darminhalts, der zunehmend eindickt und dadurch von der normalen Peristaltik nicht mehr weiterbewegt werden kann. Im allgemeinen ist ein *Kolonkontrasteinlauf* zum Nachweis des bei der Erkrankung kollabierten Dickdarm („Mikrokolon") entbehrlich.

Bei der fibrozystischen Pankreasfibrose können sowohl im Kindes- als auch im Erwachsenenalter die Röntgenbefunde anderer Organe bedeutsamer und richtungweisend sein. Die *Thoraxaufnahme* zum Nachweis der pulmonalen Komplikationen: Beidseits schweres Emphysem, Peribronchitis, meist beidseitig rezidivierende Bronchopneumonien, sekretgefüllte Bronchiektasen Atelektasen, („mucoid impaction"), am häufigsten im rechten Oberlappen, sind die wichtigsten Lungensymptome bei der Mukoviszidose (Abb. 15a–c). Außerdem kommt es zu parabronchialen Abszessen, gelegentlichem Pneumothorax und den Zeichen der Rechtsherzbelastung [40, 120].

In *Nasennebenhöhlen-Aufnahmen* kommt es zum Nachweis der meist bestehenden Pansinusitis. Die röntgendiagnostischen Maßnahmen im Erwachsenenalter sind entsprechend. Allerdings ist dann verstärkt auf die Folge- und Spätzustände der Mukoviszidose zu achten: Pankreasverkalkungen und Pankreatitis infolge des Sekretstaus, Ösophagusvarizen und Aszites bei Leberzirrhose, Ulzera und Kotsteine als Mekoniumileus-Äquivalente und ein chronisches Cor pulmonale als Folge der genannten bronchopulmonalen Erkrankungen.

Mit Hilfe der *ERCP* können die Gangerweiterungen des Pankreas und die zystischen Veränderungen in dem kleinen Organ mit schmalem, dichtem Parenchymsaum nachgewiesen werden. Sind diese Folgeerscheinungen der Produktion eines zähen Sekrets stärker ausgeprägt, können auch sonographisch und im Röntgen-Computertomogramm Hinweise auf diese Pankreasveränderungen gefunden werden. Das eindickende Sekret und der Zelldetritus können verkalken und das Gangsystem ausmauern (Abb. 33).

4.3.4 Differentialdiagnose

Die radiologischen Symptome der Abdominal- und Thoraxuntersuchung geben Hinweise auf die Mukoviszidose. Die endgültige Diagnose wird klinisch und laborchemisch gestellt. Neben eigenständigen Krankheitsbildern der genannten radiologischen Symptomatik können sich anhand der Röntgenbefunde differentialdiagnostische Schwierigkeiten zum *Pseudoaszites* (= flüssigkeitsgefüllte Darmschlingen) des Heubner-Herter-Syndroms, zum Mekoniumileus ohne Mukoviszidose, den rezidivierenden bzw. chronischen Lungeninfiltraten beim *Heiner-* und *Kartagener-Syndrom* sowie allen übrigen Formenkreisen der *exokrinen Pankreasinsuffizienz* ergeben.

4.4 Zystenpankreas (Dysontogenetische Pankreaszysten)

4.4.1 Anatomie

Beim Zystenpankreas finden sich dysontogenetische Zysten, die einzeln oder multipel vorkommen. Sie können sowohl mit dem Gangsystem in Zusammenhang stehen als auch davon abgetrennt sein.

Meist handelt es sich um kleinzystische Veränderungen, die gelegentlich und vereinzelt bis Orangengröße erreichen können. Allenfalls besitzen sie eine innere Epithelauskleidung und sind somit den *echten Zysten* zuzuordnen.

4.4.2 Klinische Symptomatik

Die kleinzystischen Veränderungen verursachen keine klinische Symptomatik. Bei größeren *Zysten* kommt es zu raumverdrängenden Erscheinungen mit Verlagerung von Nachbarorganen und dadurch bedingten Abfluß- und Passagebehinderungen (z.B. Ikterus oder Entleerungsstörung des Magens). Sie werden gleichartig von sekundären oder Pseudozysten verursacht und sind von diesen klinisch nicht zu unterscheiden (siehe Abschnitt 7.1.2 und 7.2.2).

4.4.3 Radiologische Befunde

Die radiologische Diagnostik der dysontogenetischen Zysten des Pankreas entspricht der von Pseudozysten (s. Abschnitt 7.2.3). Ohne eingreifendere Maßnahmen sind sie meist von diesen nicht zu unterscheiden. Nicht immer kann mit der *Feinnadel-Zystenpunktion* und der zytologischen Untersuchung die innere Epithelauskleidung und damit das Vorliegen einer echten Pankreaszyste bewiesen werden. Die Darstellung von Morphologie und Topographie im Röntgen-Computertomogramm wird durch eine glatte Wandung der oft multiplen Zysten gekennzeichnet.

4.5 Ganganomalien

Die Anomalien des Gangsystems des Pankreas resultieren überwiegend aus entwicklungsgeschichtlichen Störungen, die zumeist in den beiden Pankreasanlagen begründet sind (Abb. 11).

4.5.1 Anatomie

In den 2–4 mm weiten Pankreas-Hauptgang (Ductus Wirsungianus), der sich im Schwanzbereich deutlich verjüngt, münden, in ihrer Zahl stark variierend, 10–30 kleinere Äste aus dem umgebenden Parenchym ein. Der 1–2 mm weite Nebengang (Ductus Santorini) verläuft kranial davon und großenteils anastomosiert er mit diesem. Nur in 9% besteht ein separater Ductus Santorini. Als Mündungsvarianten (Abb. 2) ergeben sich die folgenden Möglichkeiten [7, 188]:

a) Gemeinsames Münden von D. choledochus und D. Wirsungianus (30–81%) oder D. Santorini (1,5%) in eine Vater'sche Papille. Der D. Santorini kann völlig fehlen.

b) Zwei Mündungen im Duodenum:

α) Vereinigter D. choledochus und D. Wirsungianus in der Papilla Vateri und D. Santorini in einer Papilla accessoria (38–60%). Sie kann hypoplastisch sein oder erst bei Verschluß des Hauptausführungsgangs funktionell wirksam werden.

β) Getrennte Mündung von D. choledochus und D. Wirsungianus (6–8%).

γ) Gemeinsame Mündung von D. Santorini und D. choledochus bei davon getrennt mündendem D. Wirsungianus (0,5–2%).

c) Bei 3,5–5% münden alle drei Gänge voneinander getrennt in das Duodenum.

4.5.2 Klinische Symptomatik

Den Anlage- und Mündungsvarianten des Pankreasgangsystems kommt primär keine krankmachende Bedeutung zu. Hinsichtlich des Auftretens oder Ausbleibens tryptischer Symptome können sie aber bedeutsam sein (z.B. Sklerose und Spasmus der Vaterschen Papille, Gallereflux, Kompensation eines Verschlusses des D. Wirsungianus usw.).

4.5.3 Radiologische Befunde

Die Kenntnis der Gangvarianten ist für die Analyse der Untersuchungsergebnisse der ERCP wichtig, um diagnostische Irrtümer zu vermeiden. Häufig gelingt es nicht, die meist hypoplastische akzessorische Papille zu sondieren. Wenn das Gangsystem miteinander kommuniziert, stellt es sich meist von der Vaterschen Papille aus nach Injektion in die Ampulla hepatopancreatica vollständig dar. Bei einer dreifachen Mündungsanomalie gelingt vielfach nur die Darstellung eines Ganges, was nicht zu Fehldeutungen führen sollte.

5 Entzündliche Erkrankungen des Pankreas

Die 1963 auf dem Pankreassymposium in Marseille vorgeschlagene Einteilung der Pankreatiden in akute, akut-rezidivierende und chronisch-rezidivierende sowie chronische Formen hat inzwischen breite Anerkennung gefunden (Abb. 16). Eine Revision dieser Klassifikation erfolgte 1984 auf dem Symposium in Marseille. Sie unterscheidet nur noch in akute und chronische Formen. Für eine morphologische Beurteilung unter strahlendiagnostischen Aspekten ist die vereinfachende Unterteilung ebenfalls ausreichend. Zur Unterscheidung von Folgezuständen oder ätiologischen Fragen sollte dem Untersucher die Marseiller Klassifikation bei der Befundauswertung geläufig sein [193].

5.1 Akute Pankreatiden

5.1.1 Patho-Anatomie

Im Anfangsstadium findet sich das Bild der serösen Entzündung mit akutem Ödem und einer glasigen Schwellung der Drüse. Durch Permeabilitätsstörungen des Gefäß-Kapillar-Systems und durch Stauungen im Gangsystem kann es zum Austritt

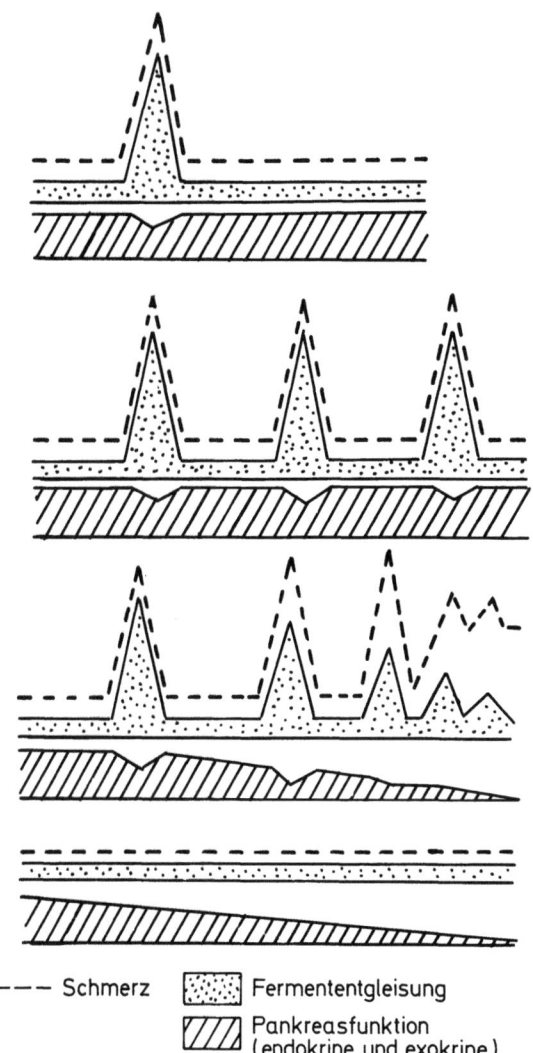

——— Schmerz   [∴∴∴] Fermententgleisung

[///] Pankreasfunktion
(endokrine und exokrine)

Abb. 16. Die schematische Darstellung zeigt die vier Pankreatitisformen entsprechend der Marseiller Klassifikation von 1969 in ihrem Verlauf. Für die röntgenologisch-morphologische Diagnostik ist die Unterscheidung in akute und chronische Formen meist hinreichend (aus [4])

klärt: Aszendierende Infektionen, Sekretreflux und -stauungen, hämatogen-toxische, zirkulatorische und infektiöse Faktoren sowie als Begleiterscheinung bei Primärerkrankungen anderer Organe (z.B. Cholezystitis, Hepatitis usw.). Sie tritt vermehrt bei Adipösen nach reichlicher Nahrungsaufnahme und *Alkoholgenuß* auf. Das weibliche Geschlecht (2:1) wird bevorzugt betroffen und bei der Hälfte der Erkrankungen finden sich Gallenkonkremente. Die alimentär induzierten akuten Entzündungen (Alkohol!) kommen bevorzugt in jüngeren Jahren und die durch Gallenwegserkrankungen ausgelösten Pankreatitiden im mittleren bis höheren Lebensalter (5.–7. Lebensjahrzehnt) vor [23, 184].

Auch bei den akuten Formen findet sich oft eine länger zurückreichende Anamnese einer unklaren Oberbauchsymptomatik und die katastrophale Wirkung des akuten Ereignisses entfaltet sich meist auf dem Boden einer latent kranken Drüse. Die Erkrankung beginnt mit einem heftigen, in den Rücken und die linke Schulter ausstrahlenden Oberbauchschmerz, Magen-Darm-Symptomen mit Erbrechen und Durchfall, gelegentlich auch Obstipation mit Ileus und peritonealen Zeichen, die an eine Ulkusperforation mit akuter Peritonitis denken lassen. Deutliche Beeinträchtigung des Allgemeinzustandes und des Kreislaufs bis zum Schock sowie EKG-Befunde, die an einen Hinterwandinfarkt erinnern.

Die *Fermententgleisung* mit erhöhten Diastase- und Lipasewerten sowie einer Glykosurie und Hyperglykämie wird bei den schweren Verlaufsformen selten vermißt, obgleich die laborchemischen Befunde auch bei anderen Erkrankungen positiv sein können [4]. Sie stehen im Zusammenhang mit der Schwere des Krankheitsbildes, ohne daß sich daraus direkte Schlüsse über das Ausmaß des Gewebsunterganges und die Prognose ableiten lassen [88, 184].

5.1.3 Radiologische Befunde

Der oft sehr schlechte Allgemeinzustand gestattet meist keine eingehende radiologische Diagnostik. Am Anfang sollte stets die *Abdomenübersichtsaufnahme* im Stehen oder Liegen und in Linksseitenlage stehen. Aufgrund von Änderungen der Gasverteilung im Abdomen, die in 70% der Kranken gestört ist, kann das Röntgenbild verläßliche Hinweise bringen.

Die Häufigkeit einzelner Röntgenzeichen (Tabelle 1) differiert bei den verschiedenen Untersu-

des Bauchspeichels in das Gewebe kommen. Bei längerbestehendem Ödem und durch Aktivierung von tryptischen Fermenten in der Ödemflüssigkeit kommt es zum Gewebsuntergang bis hin zur akuten Nekrose des gesamten Organes und seiner Umgebung. Als Folgen treten Sequester- und Höhlenbildungen sowie im späteren Verlauf Fibrosierungen und superinfizierte Abszesse auf [26].

5.1.2 Klinische Symptomatik

Die *Ätiologie* der akuten Pankreatitis ist vielschichtig und noch nicht in vollem Umfang ge-

Tabelle 1. Röntgenbefunde auf der Abdomen-Übersichtsaufnahme bei akuter Pankreatitis von 156 Patienten mit
gesicherter akuter oder akut-rezidivierender Pankreatitis

Symptom (156 Patienten)	n	%
Zwerchfellhochstand links (>1 QF)	31	20
Überblähung des Magens	90	58
Verlagerung des Magens	42	27
Gastrokolische Separation (>3 cm)	56	36
Hypoton-lufthaltiges Duodenum	33	21
Geblähter Dünndarm (Sentinel-loop-S.)	41	26
Verbreiterte Dünndarmwand (>1 cm)	25	16
Überblähte Kolonflexur (Cut-off-colon-S.)	44	27
Generalisierter Kolonmeteorismus	53	34
Peritonitische Zeichen	48	31
Pankreasverkalkungen	3	2
Umschriebener „Pankreasweichteilschatten"	27	17

Es werden häufig mehrere Zeichen gleichzeitig beobachtet
(im Mittel etwa 3,2), so daß die prozentuale Wahrscheinlichkeit dieser indirekten Röntgenzeichen in der Nativaufnahme beträchtlich ansteigt.

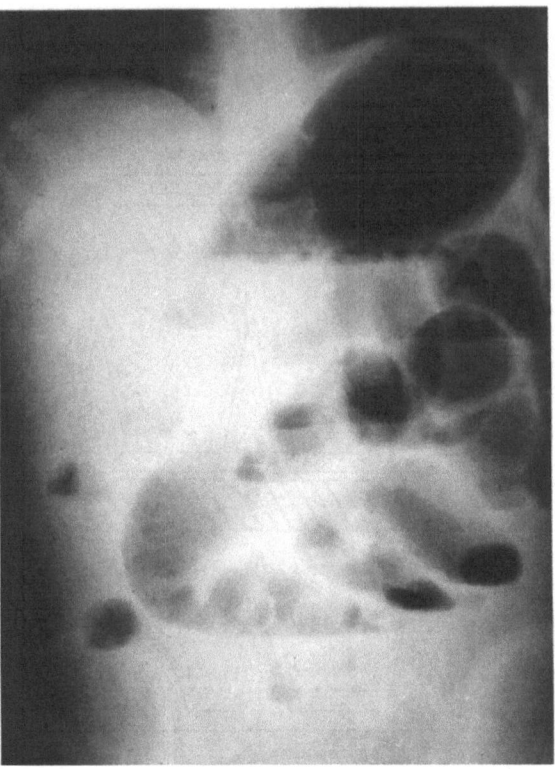

Abb. 17. Abdomen-Übersichtsaufnahme bei akuter Pankreatitis mit paralytischen, überblähten Dünndarmschlingen und Einstellung von Flüssigkeitsspiegeln sowie
Anordnung dieser stehenden Darmschlingen im Mittel- bis
linken Oberbauch, vor dem Pankreas gelegen (Sentinel-
loop-sign)

chungsgruppen, dennoch wird der hohe diagnostische Wert der jeweiligen Kriterien deutlich: Mit
großer Wahrscheinlichkeit kann ein stark gebläh-
ter, teilweise verdrängter Magen und ein linksseitiger Zwerchfellhochstand beobachtet werden.
Durch Lähmung benachbarter Darmabschnitte
kommt es zum „Sentinel-loop-sign" (Abb. 17) und
„Cut-off-colon-sign" oder einem generalisierten
Meteorismus. Die Zeichen des *paralytischen Ileus*
werden auch durch eine Verbreiterung des Ab-
stands der Darmschlingen (Wandverdickung) auffällig und häufig wird eine gastrokolische Separa-
tion beobachtet. Nicht selten können in der Pankreasregion homogene, weichteildichte Verschat-
tungen gefunden werden. Wichtige Befunde können Gallen- und Pankreaskonkremente und eine
Aszitesbildung sein, wohingegen spritzerartige Parenchymverkalkungen auf den akuten Schub einer
chronisch-rezidivierenden Pankreatitis hinweisen.
In 9% der Kranken findet sich primär ein völlig
gasfreies Abdomen, doch ändert sich der Befund
meist 8–10 Std nach dem akuten Ereignis, so daß
sich eine Wiederholung der Aufnahme empfiehlt.

Außerdem können sich aus der *Thoraxaufnahme* weitere Indizien für eine akute Entzündung der Bauchspeicheldrüse ergeben:

Zusammen mit dem linksseitigen Zwerchfellhochstand werden häufig ein geringer Sinuserguß
(Abb. 18a), basale Belüftungsstörungen mit Plat-
ten- oder Segmentatelektasen [111] (Abb. 18b)
und pneumonische Infiltrate (Abb 18c) beobachtet. Seltener ist bei der Pankreatitis eine Vergröße-

rung der Herzsilhouette infolge einer Perikarditis
oder Myokarditis zu finden (Abb. 18d).

Wertvolle Hinweise bringt die *Sonographie* des
Oberbauches. Sie sollte bereits im akuten Stadium
eingesetzt werden, da dies für spätere Verlaufskontrollen zur Beurteilung der Rückbildung des Entzündungsprozesses wichtig ist (Abb. 19). Dabei
findet sich ein walzenförmiges, echoarmes Organ,
das infolge des umgebenden Begleitödems unscharf konturiert ist. Nicht selten vereiteln die ge-
blähten Darmschlingen eine sonographische Beurteilung der Pankreatitis; aber oft können die verur-
sachenden Gallensteine erkannt werden [62, 80,
203].

Den größten Informationswert besitzt die *Röntgen-Computertomographie*, deren diagnostischer
Einsatz zu einem möglichst frühen Zeitpunkt der
akuten Pankreatitis erfolgen sollte. Dabei findet
sich in Abhängigkeit von dem Ausmaß des Entzündungsprozesses, eine umschriebene, meist aber
diffuse Vergrößerung des Organs mit unscharfen,

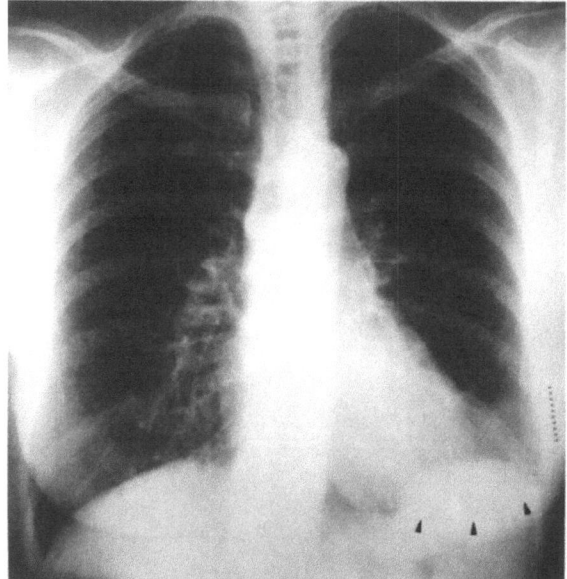

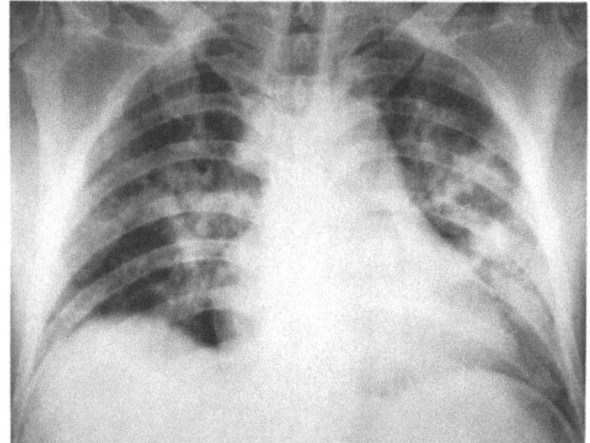

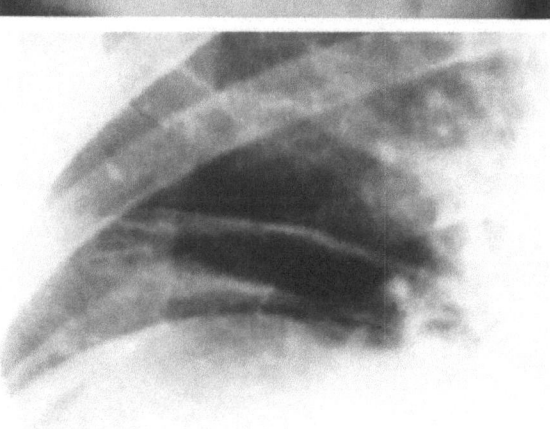

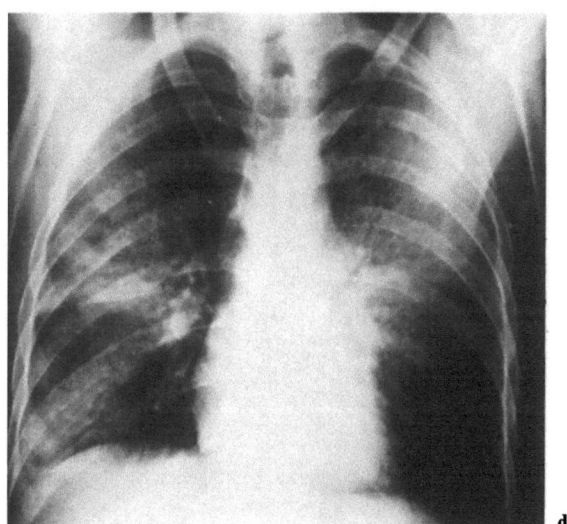

Abb. 18 a–d. Thorakale Symptomatik bei akuter Pankreatitis. **a** Linksseitiger Pleuraerguß mit Zwerchfellhochstand und Pleuritis diaphragmatica. **b** Deutliche Streifenatelektase mit pleuraler Reaktion. **c** Bronchopneumonische Veränderungen mit Herzdialation wegen Perimyokarditis **d** beiderseits „tryptische" Pneumonie mit foudroyanter Verschlechterung und letalem Ausgang

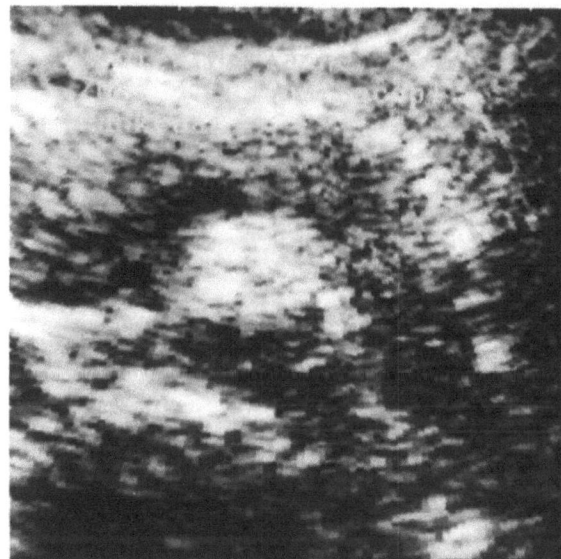

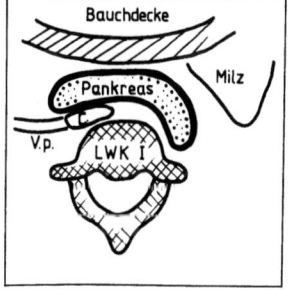

Abb. 19. Unscharfe Begrenzung eines echoarmen Pankreasorgans im Sonogramm bei subakuter Pankreatitis. *V.p.* = Vena portae; *C* = Continents

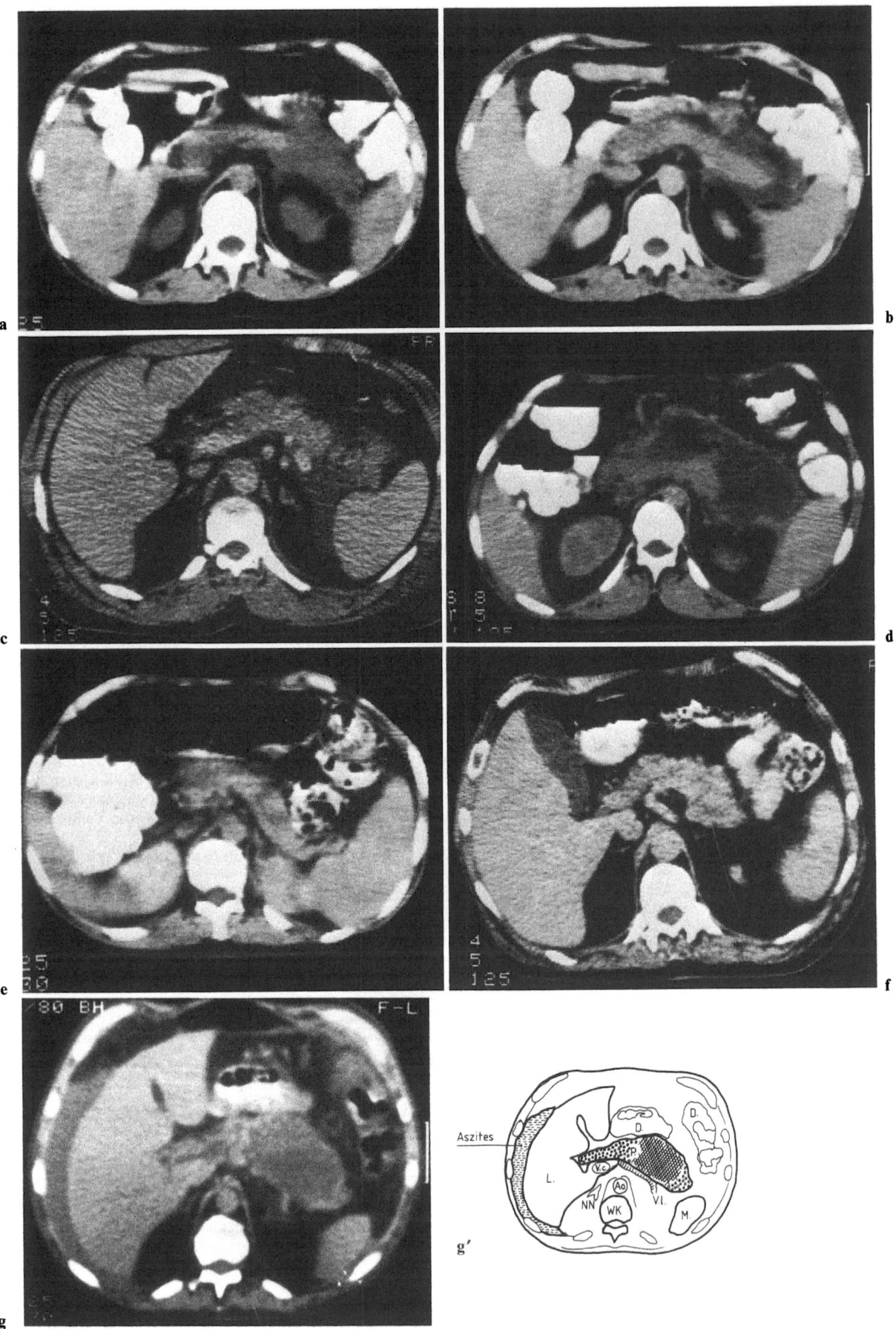

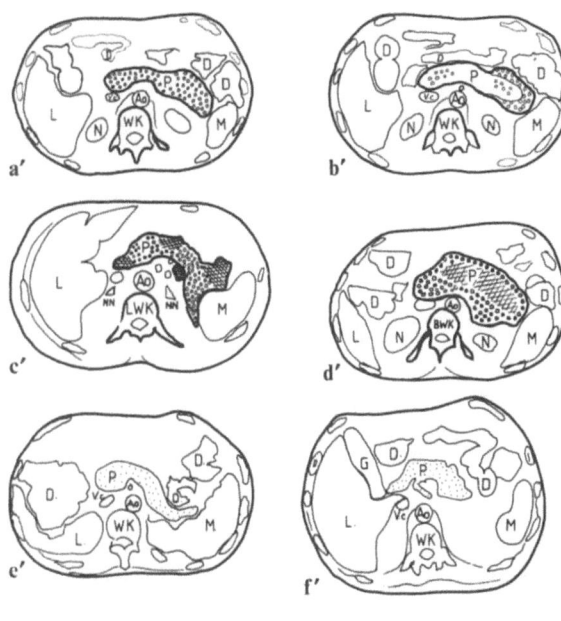

Abb. 20a–g. Darstellung verschiedener Lokalisationen und Schweregrade der akuten Pankreatitis im Computertomogramm: **a** Beteiligung des gesamten Organs mit deutlicher Ödemzone und vor allem Vergrößerung des Pankresschwanzes. **b** Vorwiegend im Kaudabereich und mit ausgeprägtem, peripankreatisch entwickeltem Begleitödem einhergehende akute Entzündung. **c** Bereits beträchtliche Zerstörung des Organs **d** sowie Entstehen von ausgedehnten Nekrosen. **e** Subakute Verlaufsformen mit entzündlicher, ödematös bedingter Vergrößerung des Pankreskopfes **f** oder des Pankreasschwanzes. **g** Abklingende akute Pankreatitis mit beginnender Ausbildung einer Nekrose, später Pseudozyste und deutlichem Aszites

D   = Darm
(mit Kontrastmittel)
N   = Niere
Ao   = Aorta
P   = Pankreas
NN   = Nebenniere
L   = Leber
M   = Milz
      = Ödem
      = Nekrose

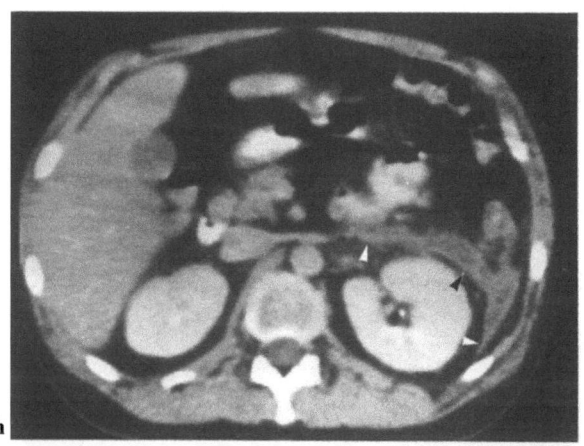

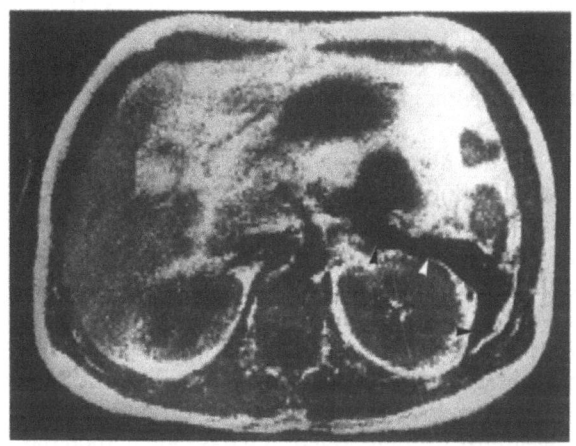

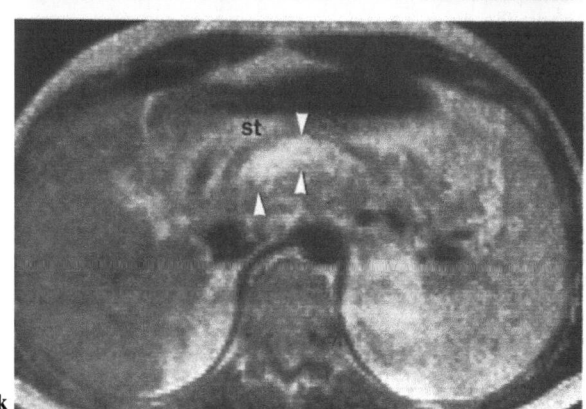

Abb. 20h–k. Eine Pankreatitis kann auch mit der Kernspintomographie (MRI = Magnetic Resonance Imaging) nachgewiesen werden. 35jähriger Patient mit akutem Schub einer chronischen Pankreatitis. Exsudat ventral der Faszia Gerota (*Pfeile*) im CT (**h**) und MR (**i**) etwa derselben Schnitthöhe. Das Exsudat war erst sicher im Inversion recovery mode zu sehen, weshalb diese Untersuchung obligat zum Nachweis des Exsudates erscheint (nach N. RUPP et al. Europ. J. Rad. 4:265, 1984). **k** 32jähriger Patient mit *akutem Schub* einer chronischen Pankreatitis. Im CT war die Vergrößerung des Organs und das Ödem zu sehen, im MR neben der Vergrößerung Zeichen der Hämorrhagie, erkennbar an der umschriebenen Signalvermehrung (*Pfeile*) im Pankreaskorpus im T_1-betonten Bild. Die Pankreasvorderfläche wird klar durch das Eisen (II)-Sulfat als Kontrastmittel im Magenantrum (st) dargestellt. (Zur Verfügung gestellt von N. Rupp, Institut für Röntgendiagnostik am Klinikum rechts der Isar der Technischen Universität München)

oft unregelmäßigen Konturen (Abb. 20a–g). Eine
ausgedehnte Exsudatbildung führt zur Obliteration des parapankreatischen Fettgewebes und retroperitoneal kann sich der Prozeß weiter in den
vorderen und hinteren Pararenalraum ausbreiten.
Nur selten wird der entzündliche Prozeß die Gros-
sche Kapsel durchbrechen und sich dann perirenal
ausbreiten. Fast immer werden sehr *inhomogene
Dichtewerte* aufgrund des Nebeneinander von Nekrosen, intaktem Parenchym und Exsudat beobachtet [19, 20, 21, 22, 92, 154].

Zur Differenzierung des noch funktionstüchtigen Parenchyms und zur Abrenzung des Entzün-
dungsgeschehens ist ergänzend die Angio-CT nach
Bolusinjektion von Kontrastmittel geeignet. Bei
der akut ödematösen Form sind die Erscheinungen am geringsten [170]. Dabei kommt es nur zur
leichten Organvergrößerung bei erhaltener Organform mit hypodensem Randsaum und ziemlich
einheitlichen Dichtewerten. Die *hämorrhagischen*
und *nekrotisierenden* Formen unterscheiden sich
deutlich. Bei ihnen weisen hyperdense Areale auf
Blutungen hin und die hypodensen Bezirke den
Nekrosen und dem akuten Ödem entsprechen. Es
resultiert ein fleckartig *buntes Bild*, welches gut das
Ausmaß der Parenchymzerstörung erkennen läßt.
Gelegentlich kann die Unterscheidung von der ei-
trig-abszedierenden Form Schwierigkeiten bereiten [99, 203].

Mit der *Kernspintomographie (MR)* können auf
Grund erhöhter T_1- und T_2-Werte die entzündlichen und ödematösen Bezirke bei der akuten Pankreatitis und akuten Schüben der chronisch-rezidivierenden Form erkannt werden (Abb. 20h–k).
Im Inversion-Recovery-Bild weisen sie ein ernied-
rigtes TI auf. Es besteht keine Korrelation zum
Schweregrad der Entzündung. Bei schweren Fällen
von akuter Pankreatitis kann das Organ of nicht
abgegrenzt werden, weil durch das Ödem auch das
T_1 des retroperitonealen Fettgewebes verlängert
wird. Pseudozysten mit 1,5–2 cm im Durchmesser
lassen sich nachweisen. Sie sind nicht so scharf
abgegrenzt wie im CT. Die Zystenflüssigkeit bedingt lange T_1- und T_2-Werte. Verglichen mit den
Ergebnissen der Computertomographie sind die
Gangerweiterungen und Kalzifikationen (erst
> 1 cm) nur schwer nachweisbar (149a, 166, 230).

Mit der CT sind, ohne besondere Belastung der
oft schwerkranken Patienten, Kontrollen des röntgenmorphologischen Befundes der Bauchspeicheldrüse während des Krankheitsverlaufes möglich.
Die entzündliche Vergrößerung des Organs mit der
Entstehung von Nekrosen, die Ausbildung von
Pseudozysten und parapankreatischem Exsudat

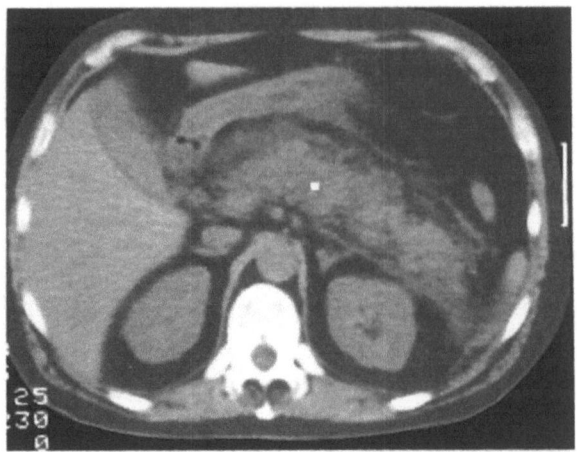

a

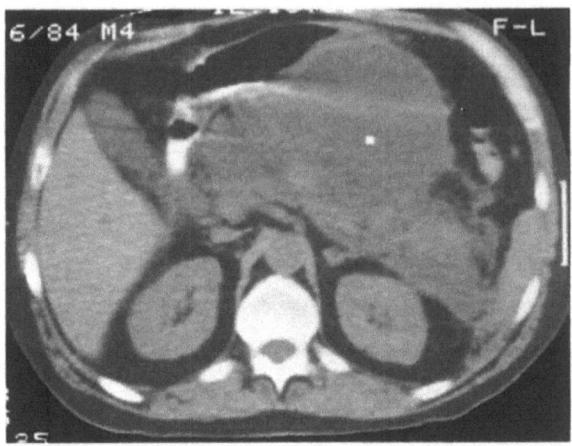

b

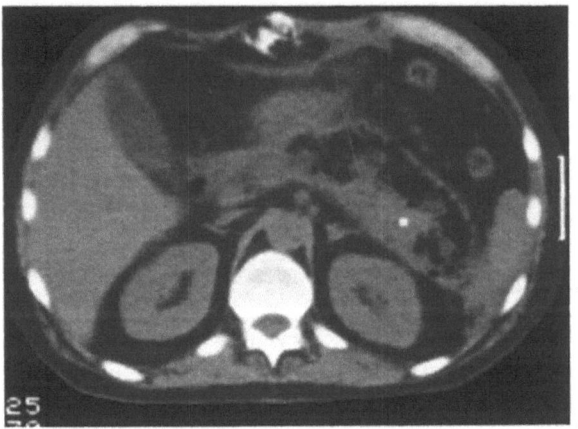

c

Abb. 21 a–c. Verlaufskontrollen einer akuten Pankreatitis
bei 54jährigem Mann mit Nekrosen und Pseudozysten, parapankreatischem Exsudat und eindrucksvoller Rückbildung der Veränderungen in einem Beobachtungszeitraum
von 6–8 Wochen. **a** Akutes Stadium mit ödematöser Schwellung des unscharf begrenzten Organs, in dem sich Kolli-
quationsnekrosen ausbilden. **b** Etwa 8 Tage später hat sich
eine Pseudozyste nach ventral und kranialwärts ausgebildet,
c die nach 5–6 Wochen bis auf einen geringen Restbefund
mit noch vergrößertem Pankreas verschwunden ist

können ebenso dokumentiert werden wie die Rückbildung dieser Befunde im Verlaufe der Erkrankung nachweisbar ist (Abb 21 a–c).

Weitergehende und eingreifendere Röntgenuntersuchungen sind heute zur Diagnostik der akuten Pankreatitis nicht erforderlich. Die Notwendigkeit dazu kann sich lediglich zur Abklärung differentialdiagnostischer Probleme ergeben.

5.1.4 Differentialdiagnose

Das perforierte und das penetrierende *Magen- oder Duodenalgeschwür* können diagnostische Probleme bereiten. Ersteres wird mit den schon erwähnten Abdomenaufnahmen erfaßt, was auch für einen Ileus oder eine damit einhergehende Peritonitis gilt. Beim mechanischen *Ileus* kann im Initialstadium die Spiegelbildung fehlen. Mit Hilfe der Kontrastuntersuchung zeigen sich häufig die Zeichen der Hypotonie am Magen und Duodenum mit verstrichenen breiten Schleimhautfalten und Supersekretion (Abb 22c–d). Es werden aber auch spastisch hypermotile Zustände am Duodenum beobachtet (Abb. 22a–b). Beide bedingen eine Entleerungsverzögerung des Magens. Bei einem stärker entzündlich geschwollenen Pankreas können die Zeichen der Raumforderung erkennbar werden (Abb. 22e).

Die gelegentlich aus differentialdiagnostischen Überlegungen geforderte *Ausscheidungs-Cholegraphie* ist wegen der sowohl mit einer akuten Pankreatitis als auch mit den akut-entzündlichen Prozessen des Galletrakts einhergehenden Sekretionsstörungen der Leber wenig aussagekräftig. In fast 80% der akuten Pankreatitiden ergibt sich dabei ein negatives Cholezystangiogramm. Eine direkte Gallenwegsdarstellung *(ERCP oder PTC)* ist allenfalls *kontraindiziert*.

Zur Klärung einer *abdominalen Blutung* oder von *Komplikationen* der Pankreatitis (z.B. Abszeß, Pseudozyste, Gefäßarrosion usw.) kann die *Angiographie* erforderlich werden [134, 181, 182]. Dabei sind der Truncus coeliacus und die daraus entspringenden Arterien meist spastisch oder durch das umgebende Ödem verengt. In den stärker ödematös durchtränkten Organpartien sind die Gefäße rarefiziert, so daß diese fast strukturlos erscheinen; aber davon sind die größeren, zuführenden Arterienäste nicht betroffen.

In Nekrosezonen werden abrupte Gefäßabbrüche beobachtet und bei den akut-rezidivierenden Formen können im Narbenbereich auch pathologische, tumorähnliche Gefäßstrukturen nachge-

wiesen werden. Angiographisch ist die Anreicherung des Kontrastmittels im Parenchym der Bauchspeicheldrüse bei der einfachen, ödematösen Pankreatitis deutlich vermindert und die Organkonturen sind verwaschen und unscharf. Die abszedierenden und nekrotisierenden Formen zeigen ein buntes angiographisches Bild mit allen Übergängen von der fehlenden bis zu einer dichten Kontrastierung des Parenchyms und die beginnende Ausbildung von kleinen Pseudozysten kann sich abzeichnen. Das arrodierte, blutende Gefäß läßt sich nur selten mit hinreichender Sicherheit darstellen, so daß dessen Lokalisation für eine dabei meist geforderte superselektive Embolisation erschwert ist. Oft kann nur mit zusätzlicher, arterieller Langzeitinfusion von Vasokonstriktoren bei inoperablen Fällen therapiert werden.

Die von WENZ [224] beobachtete Dilatation der Leberarterie konnte im eigenen Krankengut bei 41 arteriographierten Kranken mit akuten Pankreatitiden nur 5mal gesehen werden und bei 19 Patienten wurde angiographisch kein verwertbarer Befund festgestellt.

Die angiographischen Zeichen wie Gefäßrarefizierung und Ausspannungen sowie Arterienabbrüche und -neubildungen werden wahrscheinlich von Ausmaß, Schwere, Dauer und Art der Entzündungsprozesse geprägt [174]. Die *indirekte Splenoportographie* gelang 34mal und zeigte nur bei 2 schweren, nekrotisierenden Verlaufsformen einen thrombotischen Verschluß. Die Kontrastmittelapplikation führte zu keiner Verschlimmerung des Krankheitsbildes. Eine Splenoportographie sollte nicht erfolgen, wenn die Ausscheidung des Kontrastmittels durch eine begleitende Anurie gestört ist und dessen Applikation nicht den Blutdruckabfall im Schock verstärkt. Vorzeitige Venendarstellungen und hypervaskuläre Areale sind Hinweise auf einen schon länger bestehenden Entzündungsprozeß oder auf ein Rezidiv.

5.2 Chronische Pankreatitiden

5.2.1 Patho-Anatomie

Die Klassifikation der Pankreatitiden unterscheidet zwischen einer chronisch-rezidivierenden und einer chronischen Form. Letztere hat von Beginn an einen schleichenden Verlauf, der nach Jahren zur diffusen Fibrosierung des Organes führt (Abb. 16). Es wird dafür auch ein eigenständiges Leiden diskutiert, das durch genetische Defekte oder Autoimmunagression verursacht wird, weil

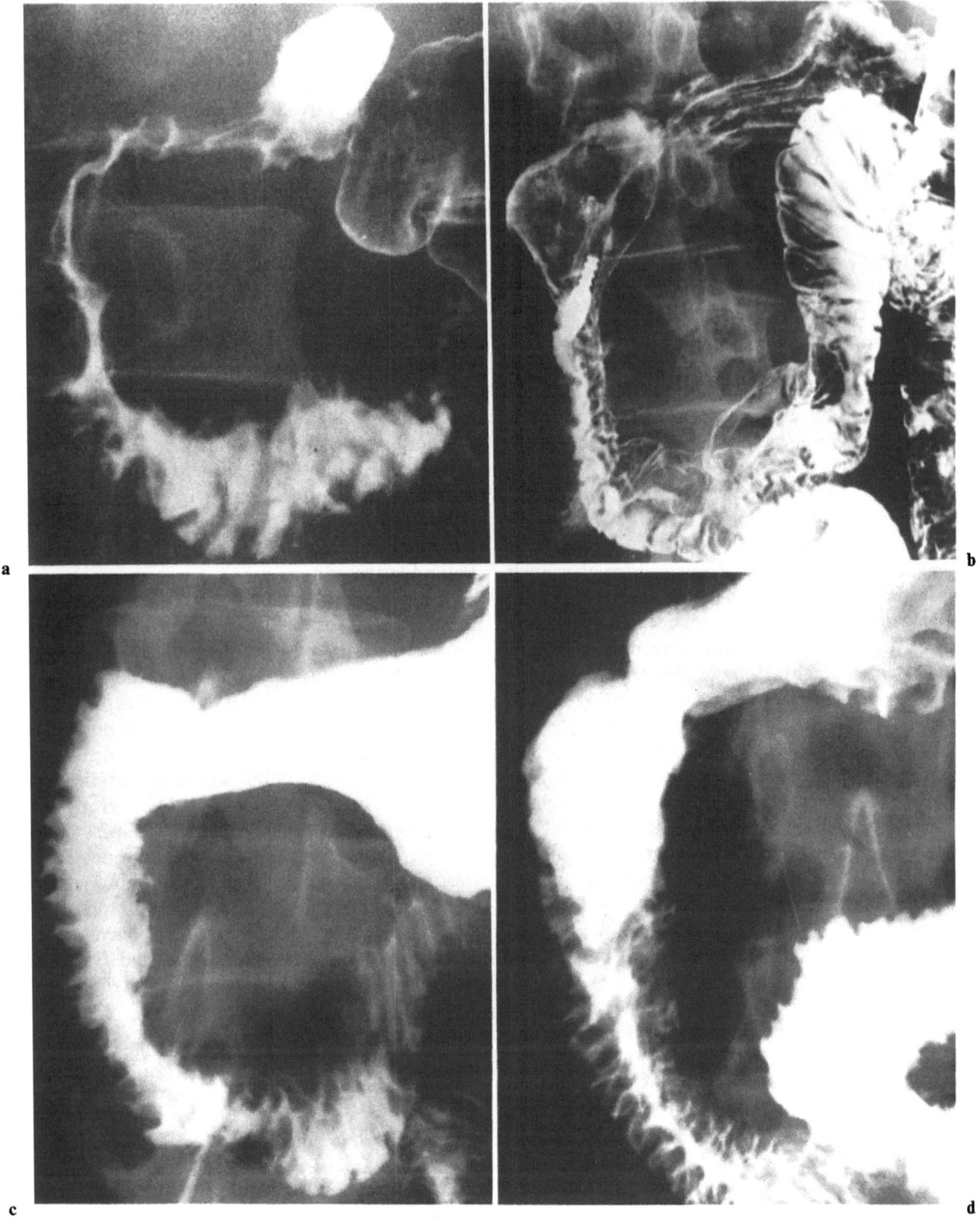

Abb. 22a–e. Duodenalveränderungen bei akuter Pankreatitis. **a** Sie zeigen einerseits eine hochgradige Spastik der Pars horizontalis und descendens, **b** die dann auch durch Spasmolytika bei der hypotonen Duodenographie kaum beeinflußbar ist. **c** und **d** Mit der Kontrastmahlzeit wird die entzündungsbedingte Organvergrößerung und das begleitende Ödem durch die sekundären Zeichen der Raumforderung und den charakteristischen, teilweise sägezahnartigen Konturen am Duodenum erkennbar. **e** Durch die hypotone Duodenographie kann häufig die unregelmäßige Pankreaskontur als Negativrelief direkt dargestellt werden

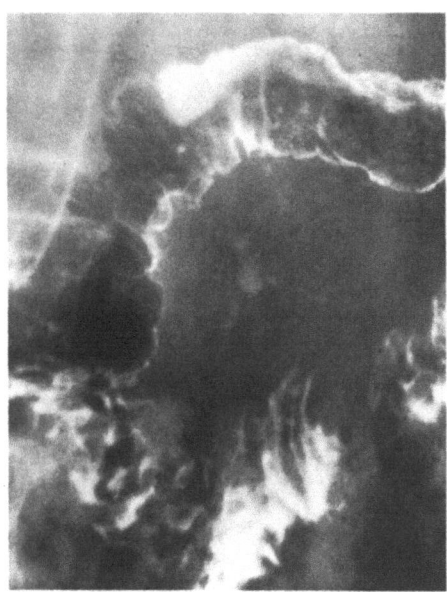

e

dabei gehäuft entsprechende Zweiterkrankungen (z.B. Morbus Hashimoto) beobachtet werden. Funktionell enden die beiden chronischen Entzündungsformen in der Pankreasinsuffizienz.

Dagegen verläuft die chronisch-rezidivierende Pankreatitis schubweise und demgemäß treten umschriebene Fibroseherde mit Sklerosierungen auf. Die vielfältigen, weiteren Folgen sind lokale Nekrosen mit Höhlenbildungen, Vernarbungen, kreidigen Degenerationen und Kalkeinlagerungen sowie Verlegungen des Pankreasgangs mit stauungsbedingten Pseudozysten.

Das Organ kann knotig verdickt, aber auch narbig geschrumpft sein. In hohem Maß tritt die chronisch-rezidivierende Form beim Gallensteinleiden, beim Alkoholismus und bei Eiweißmangel-Syndromen, seltener beim penetrierenden Duodenalulkus, Störungen des Kalziumhaushalts, Reflux von Duodenalsaft sowie bei Abflußstörungen des Pankreassaftes infolge von Papillensklerose oder Gangkonkrementen auf.

5.2.2 Klinische Symptomatik

Entsprechend den ursächlichen, pathologisch-anatomischen Unterschieden wird das klinische Bild geprägt (Abb. 23). Bei der *chronischen Pankreatitis* ist die subjektive und objektive Symptomatik lange Zeit gering und die Zeichen der exokrinen Insuffizienz eines langsam „verlöschenden" Pankreas („burned-out-pancreas") werden erst spät faßbar [48]. Im Gegensatz dazu kommt es bei der *chro-*

nisch-rezidivierenden Form immer wieder zu Oberbauchbeschwerden unterschiedlicher Intensität. Sie reichen von heftigen Attacken, ähnlich denen bei der akuten Pankreatitis (siehe Abschn. 5.1.2), bis zu geringen unbestimmten Beschwerden mit Übelkeit, Speisenunverträglichkeit, Völlegefühl und beginnenden Zeichen der Verdauungsinsuffizienz. Eine vielfältige und häufig uncharakteristische Symptomatik läßt erst spät an eine chronische Pankreatitis denken. Die starke Gewichtsabnahme weist oft auf eine Tumorbildung hin. Die Ergebnisse von Enzym- und Blutzuckeruntersuchungen können recht unterschiedlich sein und häufig bringen erst Provokationsteste den Verdacht auf eine Pankreatopathie [4, 5, 76, 88, 102, 184, 193, 204].

Während eine erhöhte Amylase- und Lipaseaktivität im Serum auf eine akute Pankreatitis hinweist, wird ein solcher Befund bei der chronisch-rezidivierenden Pankreatitis nur im akuten Schub auftreten. Dabei ist die Lipasebestimmung spezifischer. Durch Bestimmung der pankreasspezifischen Isoamylase kann dieser Nachteil ausgeglichen werden. Von Bedeutung ist die radioimmunologische Bestimmung des Trypsins im Serum, da hiermit die Enzymkonzentration gemessen werden kann, die vom Vorhandensein von Inhibitoren unabhängig ist. Es besteht eine gute Korrelation zwischen Serumtrypsinspiegel und der Masse des Pankreasparenchyms, was für die Serumamylase und -lipase nicht zutrifft. So weisen niedrige Serumtrypsinwerte auf eine chronische Pankreatitis hin, die dann bei etwa 65% der Kranken auch nachgewiesen werden kann [206].

Zur Erfassung von Frühstadien der chronischen Pankreatitis kann der Evokationstest dienen. Mit diesem Test wird die Lipase- oder Amylaseaktivität im Serum nach hormonaler Stimulation der Bauchspeicheldrüse mit Sekretin oder in einer Kombination mit Cholezystokinin ermittelt. Bei Obstruktionen im Pankreasgangsystem bei sonst guter Sekretionsleistung des Parenchyms wird die Treffsicherheit gut sein. Da die Ergebnisse nicht einheitlich sind, konnte der Test noch keine große Verbreiterung erlangen.

Die quantitative Stuhlfettbestimmung ist nur bei fortgeschrittener chronischer Pankreatitis von Nutzen. Eine Steatorrhöe tritt erst dann auf, wenn die Lipasesekretion der Bauchspeicheldrüse um etwa 90% reduziert ist. Da bei der Malabsorption auch eine Steatorrhöe vorliegt, muß geprüft werden, ob sich die Fettausscheidung nach Substitution mit einem lipasereichen Pankreasenzympräparat vermindert. Mit der Bestimmung der Chymotrypsinaktivität im Stuhl steht eine Methode zur Verfügung, die empfindlicher und einfacher ist zum Nachweis einer Steatorrhöe und bei 70% bis 90% der Patienten mit chronischer Pankreatitis erniedrigte Konzentrationen ergibt. Als empfindlichster Test unter den Untersuchungsverfahren zur Erfassung einer chronischen Pankratitis ist der Sekretin-Cholezystokinin-Test mit etwa 94% richtigen und 5% bis 7% falsch positiven Resultaten. Er scheint auch der ERCP überlegen zu sein, ist jedoch personal- und zeitaufwendig, so daß seine Durchführung ein Speziallabor erfordert.

Schema zur Diagnostik chronischer Pankreatitiden

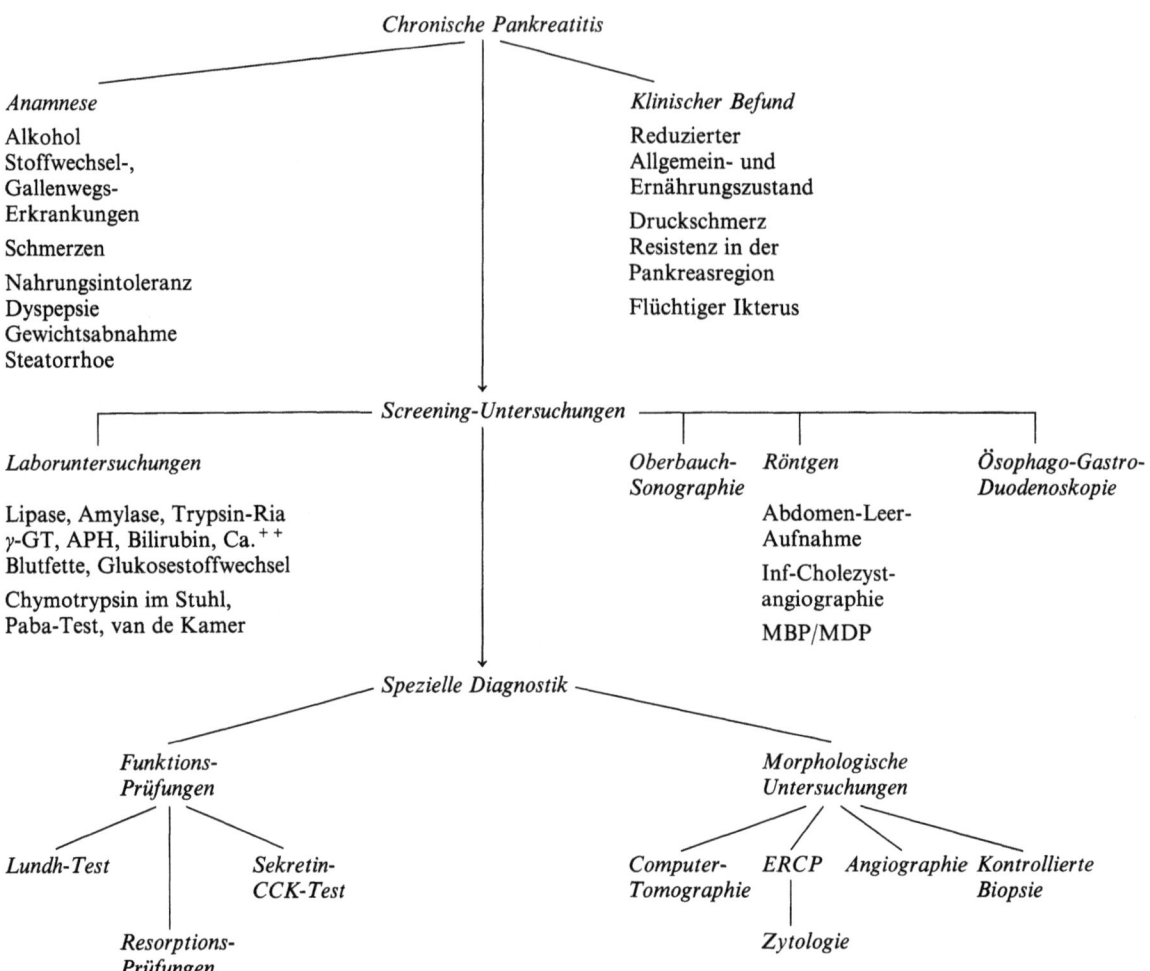

Abb. 23. Schema zum diagnostischen Vorgehen bei der chronischen Pankreatitis unter Berücksichtigung der Aussagekraft einzelner Methoden [76]

5.2.3 Radiologische Befunde

Häufig steht noch die *Nativaufnahme des Abdomens*, evtl. mit zusätzlichen Zielaufnahmen und einer Schichtuntersuchung der Pankreasregion zum Nachweis von postentzündlichen Verkalkungen und Gangkonkrementen am Anfang der Diagnostik (Abb. 24a). In fortgeschrittenen Krankheitsstadien können die *Verkalkungen* das ganze Organ erfassen und so dessen Form und Größe widerspiegeln (Abb. 24b–d).

Dabei können bereits größere postentzündliche Pseudozysten auftreten. Beide Befunde kommen nicht bei der chronischen Form vor und werden in mehr als der Hälfte aller chronisch-rezidivierenden Pankreatitiden beobachtet, deren Ursachen alimentäre Faktoren (z.B. Alkoholabusus) oder ein Gallensteinleiden sind [50, 224]. Außerdem finden sich bei der chronisch-rezidivierenden Pankreatitis nicht selten Gallenkonkremente (Tabelle 2). Am Skelett können eine strähnige Osteoporose, subchondrale Zysten oder Knocheninfarkte auf eine pankreatogene Osteopathie hinweisen.

Den nächsten diagnostischen Schritt stellt die *Sonographie* des Oberbauchs dar. Im akuten Schub der chronisch-rezidivierenden Pankreatitis werden, dem Ödem entsprechend verbreiterte, unscharfe Organkonturen beobachtet. Im Intervall findet sich meist ein unruhiges Echomuster, das aus dem Nebeneinander von normalem und narbig-fibrotisch verändertem Parenchym resultiert

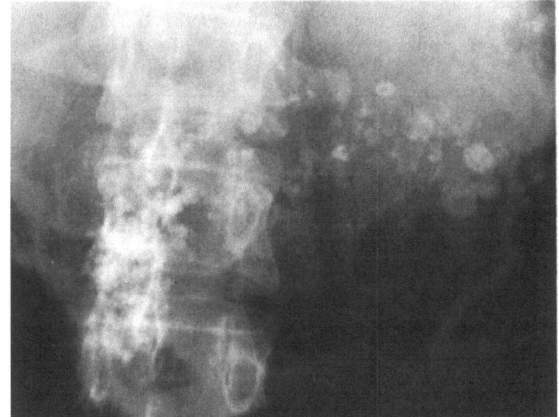

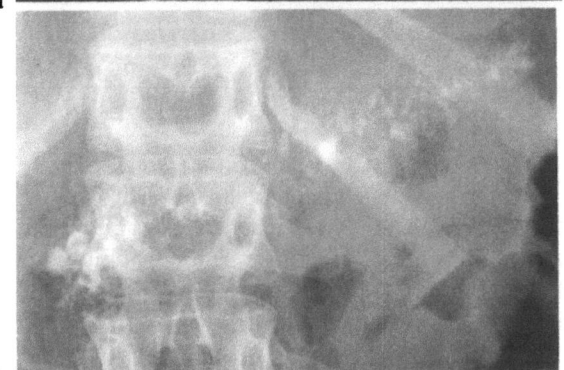

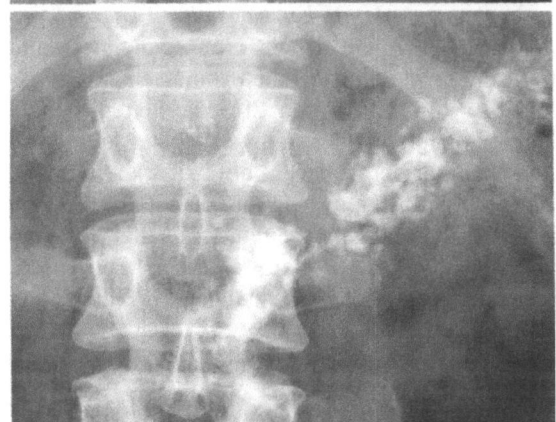

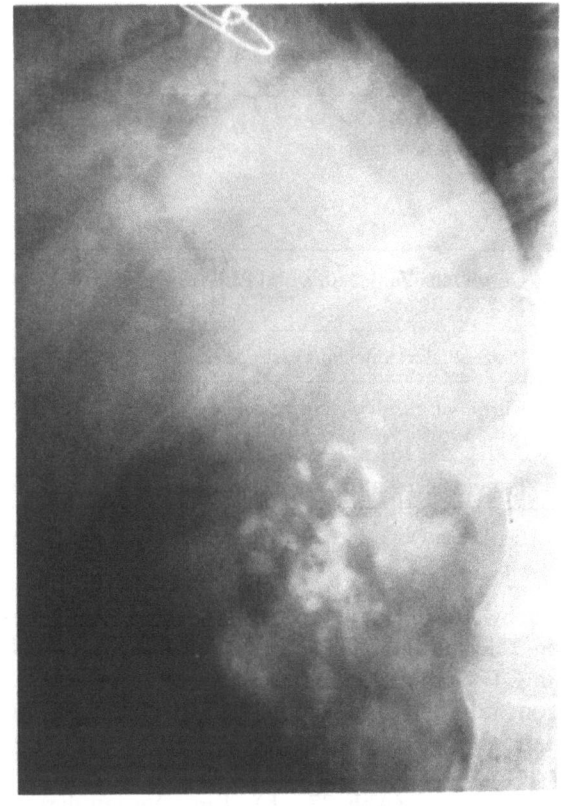

Abb. 24a–d. Verkalkungen bei chronisch-rezidivierender Pankreatitis, welche oft das ganze Organ durchsetzen und damit schon in der Nativaufnahme seine Konturen erkennen lassen. **a** Bei den grobscholligen Verkalkungen handelt es sich teilweise auch um verkalkte pseudozystische Veränderungen des Pankreas. **b** und **c** Die Art der Verkalkung läßt nicht auf die Ursache der chronischen Pankreaserkrankung schließen; so kommen bei den alkoholinduzierten Formen sowohl fein- als auch grobschollige Verkalkungen vor. **d** Grobschollige, den ganzen Pankreaskopf ausfüllende Verkalkungen als Folge einer seit Jahren bestehenden chronisch-rezidivierenden Pankreatitis mit im Cholangiogramm typischer, spitzkonisch zulaufender Verengung des D. choledochus, der aber im Gegensatz zum Karzinom noch nicht stärker gestaut ist und fadenförmig meist bis zur Papille verfolgt werden kann

(Abb. 25a, b). Das völlig „ausgebrannte" und fibrös verödete Organ kann sonographisch oft nicht mehr dargestellt werden. Trotzdem ist die Treffsicherheit der Sonographie mit 77–91% beim Nachweis von chronischen Pankreatitiden erstaunlich hoch [62, 90, 127, 143, 146, 204].

Im *Röntgen-Computertomogramm* werden bei den chronischen Pankreatitiden sowohl diffuse als auch knotige Organvergrößerungen beobachtet und es kommen auch diffuse Atrophien des Parenchyms vor. Erstere können einen raumfordernden Prozeß vortäuschen. Auf weitere Hinweise, wie sä-

geblattartige Konturunregelmäßigkeiten, Verkalkungen des Parenchyms und Gangerweiterungen ist zu achten. Noch besser als in den Nativaufnahmen des Abdomens zeigt die Computertomographie die oft schweren und meist grobscholligen Verkalkungen der chronisch-entzündlichen Prozesse, welche das ganze Organ erfassen können, so daß kaum noch Parenchymreste nachweisbar sind (Abb. 26a, b). Ein unregelmäßig oder wellig konturierter Rand wird in 20% auch beim gesunden, lobulierten Pankreas und bei der *Altersatrophie* beobachtet (s.S. 156). Im akuten Schub ist der

Tabelle 2. Kalknachweis im Parenchym der Bauchspeicheldrüse bei verschiedenen chronischen Pankreaserkrankungen. Vergleich der Befunde in der Nativaufnahme des Abdomens und des anatomischen Präparates, das häufiger Verkalkungen aufzeigt

Pankreasprozeß N = 81 Patienten	Kalknachweis				Anamnese					
	Path.-anatom.		Röntgenolog.		Alkohol		Gallenkonkr.		sonstige	
	n	%	n	%	n	%	n	%	n	%
I. Chronische Pankreatitis und Pankreasfibrose N = 28 = 34,6%	6	7,4	1	1,2	5	6,2	7	8,6	16	19,8
Prozentualer Anteil aus Gruppe I		21,4		3,6		7,9		25,0		57,1
II. Chronisch-rezidiv. Pankreatitis N = 53 = 65,4%	39	48,1	28	34,6	34[a]	42,0	21[a]	25,9	10	12,4
Prozentualer Anteil aus Gruppe II		73,6		52,8		64,2		39,6		18,9

[a] Hier liegen Doppelbefunde vor, so daß die Summe > 53 ist.

Nachweis von Pseudozysten und Abszessen wichtig. Gleiches gilt für die stärkeren und dann auch im CT sichtbaren Gangektasien, die bei Obstruktionen durch Konkremente, bei entzündlichen und tumorösen Prozessen sowie weniger ausgeprägt beim senil-atrophischen Pankreas beobachtet werden können (Abb. 27a–h). Eine Verminderung oder das Fehlen der peripankreatischen Fett-

Abb. 25a, b. Das Sonogramm einer fortgeschrittenen, chronisch-rezidivierenden Pankreatitis zeigt **a** das typisch „bunte Bild" mit Wechsel von echodichten und echoarmen Strukturen als Hinweis auf die schon fibrotischen Umbauvorgänge und teilweise lokalen Entzündungsprozesses mit Ödemzonen. **b** Sehr deutlich zeichnen sich auch die multiplen, das gesamte Organ durchsetzenden Verkalkungen ab

schichten findet sich bei der chronischen Pankreatitis, wenngleich dieses Zeichen bei der akuten Entzündung infolge ödematöser Durchtränkung und beim Karzinom durch Schwund des retroperitonealen Fettgewebes häufiger sein soll [19, 39, 71, 123].

In der *endoskopisch-retrograden Pankreatographie (ERCP)* findet sich der Hauptgang meist dilatiert und er weist zahlreiche Kaliberschwankungen und Strikturen auf (Abb. 28). Die Seitenäste stellen sich nicht dar oder sind vielfach stark ektatisch und ebenfalls deformiert (Abb. 29a–c). Die Entleerung des Kontrastmittels aus dem Pankreasgang ist deutlich verzögert. Bei einem Drittel der chronisch-rezidivierenden Pankreatitiden werden Papillenstenosen und Aussparungen im Gangsystem

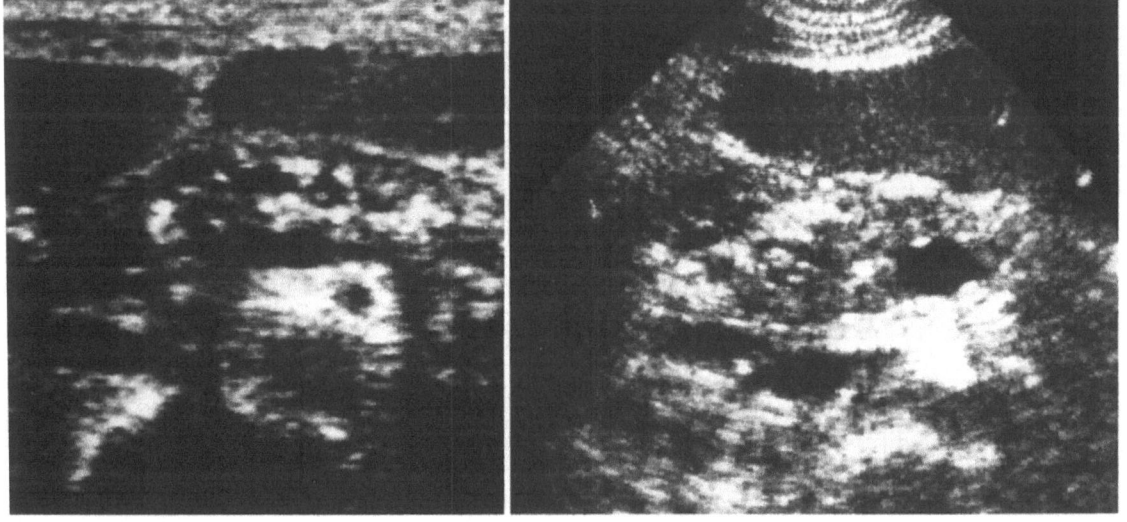

a   b

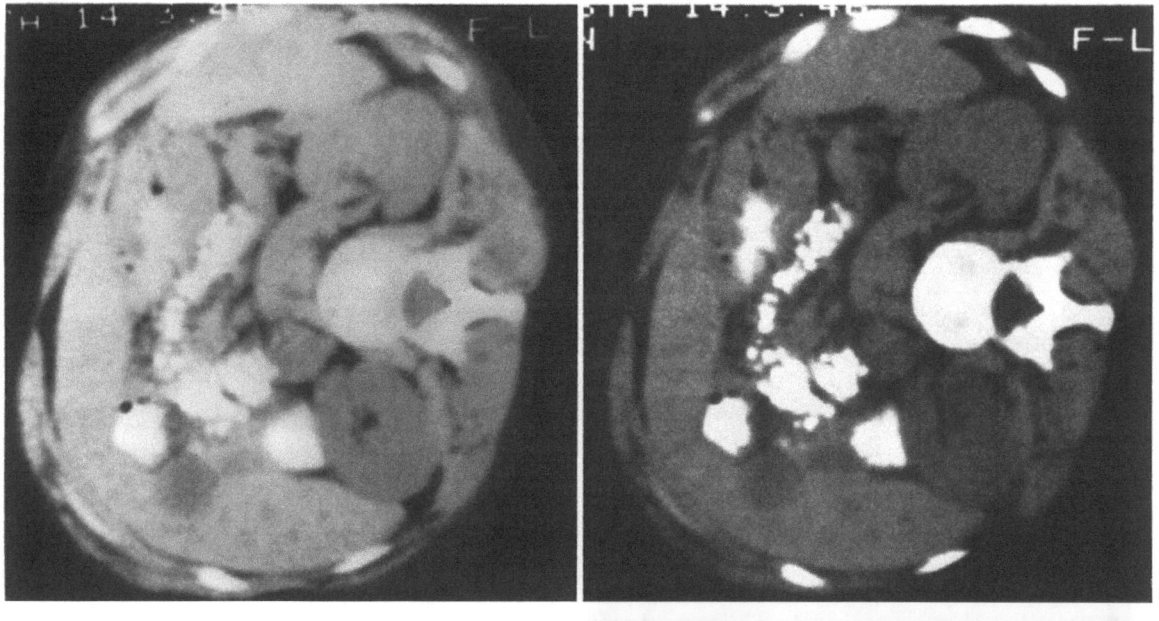

a   b

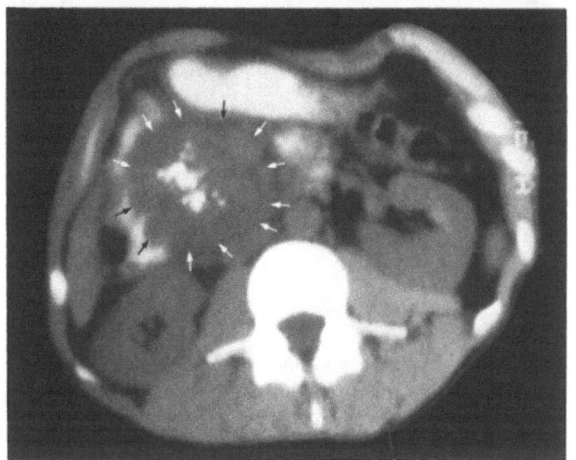

Abb. 26a, b. Die in den Nativaufnahmen erkennbaren Verkalkungen können auch im Computertomogramm sehr gut
nachgewiesen werden. **a** Zusammen mit den ausgeprägten,
das ganze Organ ausmauernden Formen findet sich der Zustand einer „ausgebrannten" Pankreatitis, die kaum mehr
Restparenchym aufweist. **b** Beim akuten Schub einer chronisch-rezidivierenden Pankreatitis sind diese Verkalkungen
oft zentral in dem neuen Entzündungsprozeß eingelagert,
der raumfordernde Symptome an den Organen der Umgebung aufweist, woraus sich häufig die differentialdiagnostische Schwierigkeit einer Abgrenzung zum zentral verkalken-
den Pankreaskarzinom ergibt

c

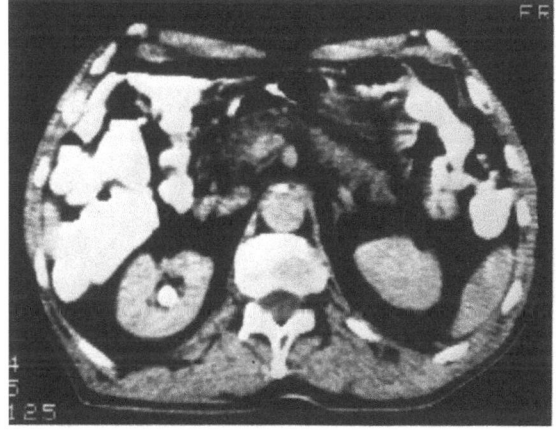

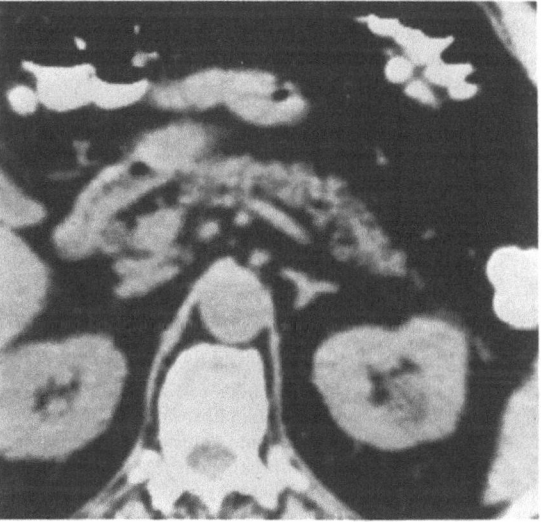

a   b

Abb. 27a, b. Legende s. S. 178

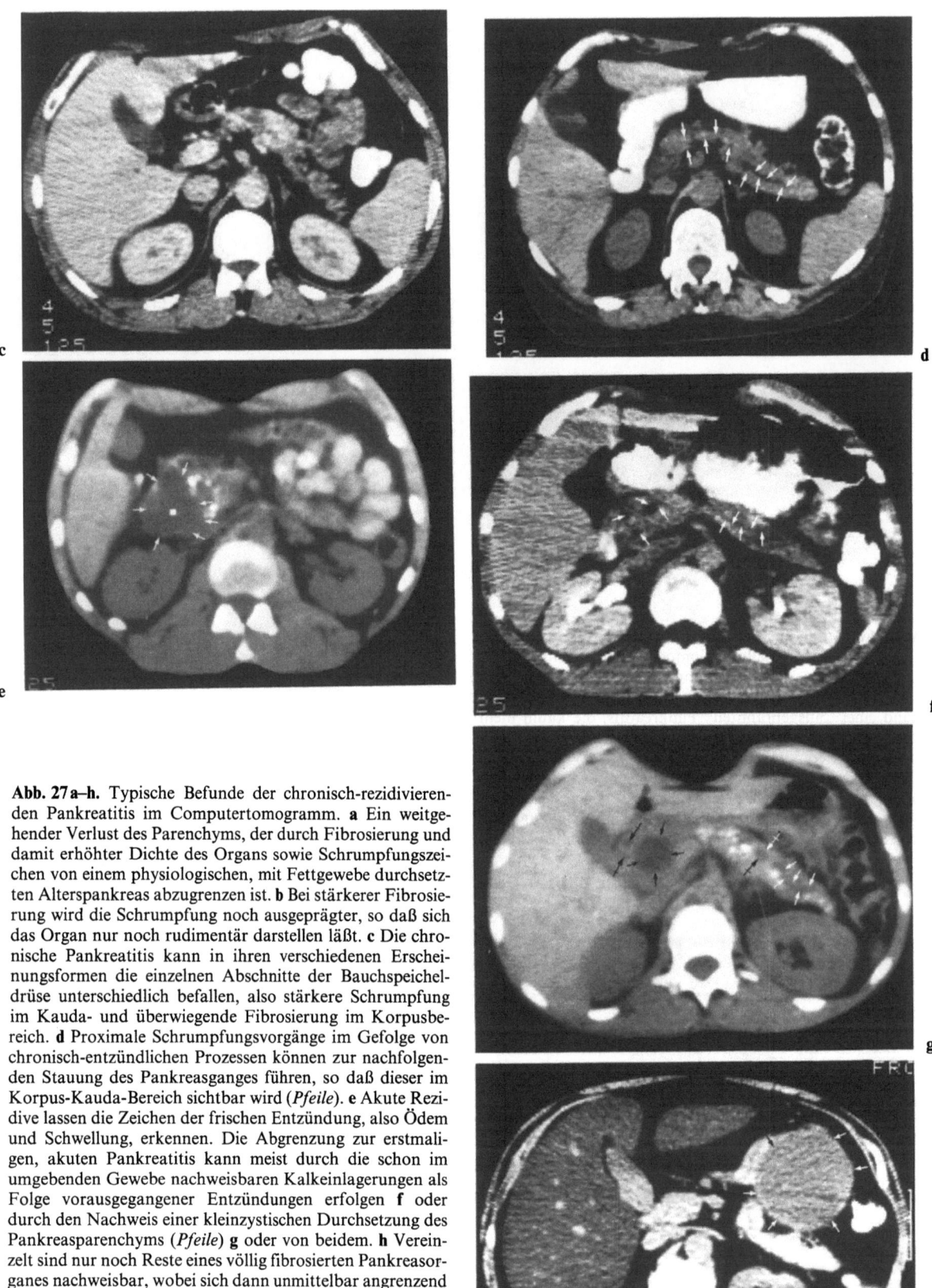

Abb. 27a–h. Typische Befunde der chronisch-rezidivierenden Pankreatitis im Computertomogramm. **a** Ein weitge-
hender Verlust des Parenchyms, der durch Fibrosierung und
damit erhöhter Dichte des Organs sowie Schrumpfungszei-
chen von einem physiologischen, mit Fettgewebe durchsetz-
ten Alterspankreas abzugrenzen ist. **b** Bei stärkerer Fibrosierung wird die Schrumpfung noch ausgeprägter, so daß sich
das Organ nur noch rudimentär darstellen läßt. **c** Die chronische Pankreatitis kann in ihren verschiedenen Erschei-
nungsformen die einzelnen Abschnitte der Bauchspeicheldrüse unterschiedlich befallen, also stärkere Schrumpfung
im Kauda- und überwiegende Fibrosierung im Korpusbereich. **d** Proximale Schrumpfungsvorgänge im Gefolge von
chronisch-entzündlichen Prozessen können zur nachfolgenden Stauung des Pankreasganges führen, so daß dieser im
Korpus-Kauda-Bereich sichtbar wird (*Pfeile*). **e** Akute Rezi-
dive lassen die Zeichen der frischen Entzündung, also Ödem
und Schwellung, erkennen. Die Abgrenzung zur erstmali-
gen, akuten Pankreatitis kann meist durch die schon im
umgebenden Gewebe nachweisbaren Kalkeinlagerungen als
Folge vorausgegangener Entzündungen erfolgen **f** oder
durch den Nachweis einer kleinzystischen Durchsetzung des
Pankreasparenchyms (*Pfeile*) **g** oder von beidem. **h** Vereinzelt sind nur noch Reste eines völlig fibrosierten Pankreasorganes nachweisbar, wobei sich dann unmittelbar angrenzend
sehr häufig größere postpankreatitische Pseudozysten als
Folge des chronisch-entzündlichen Verlaufs nachweisen lassen (*Pfeile*)

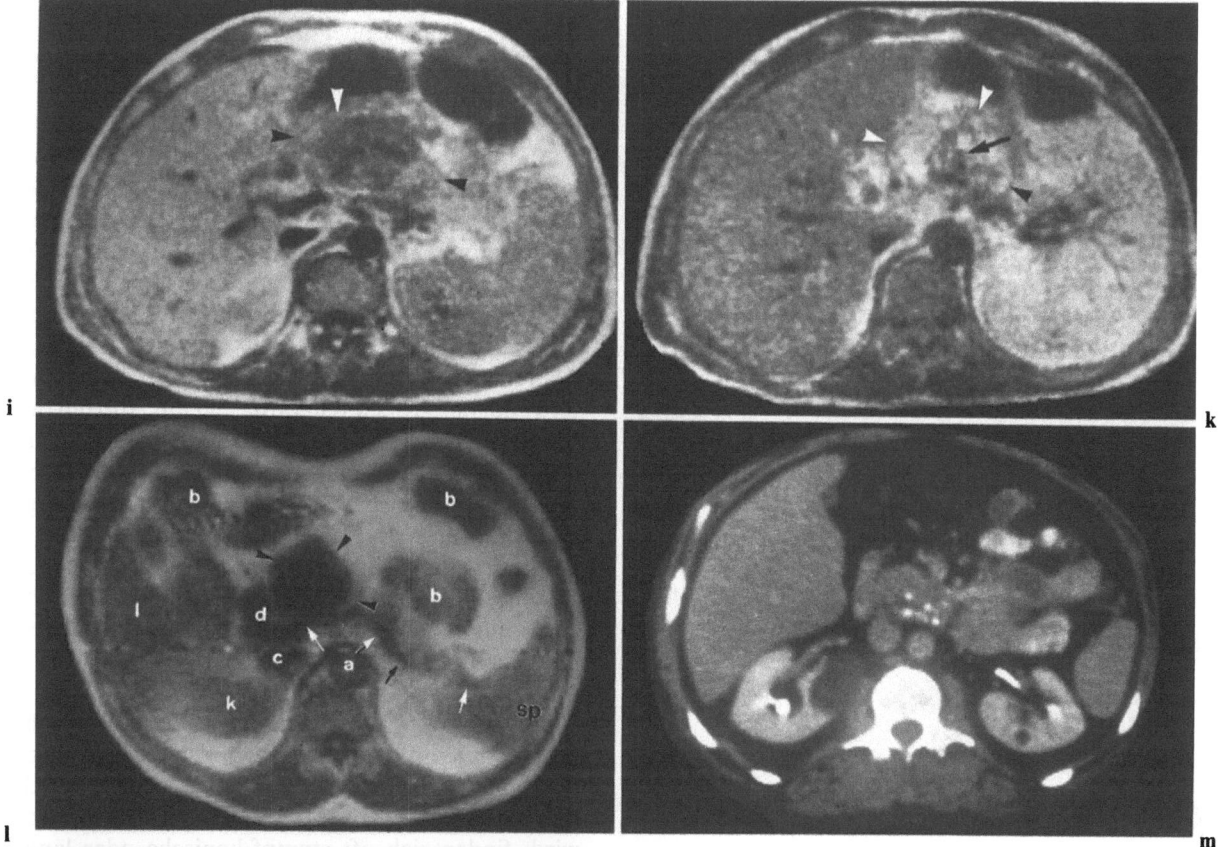

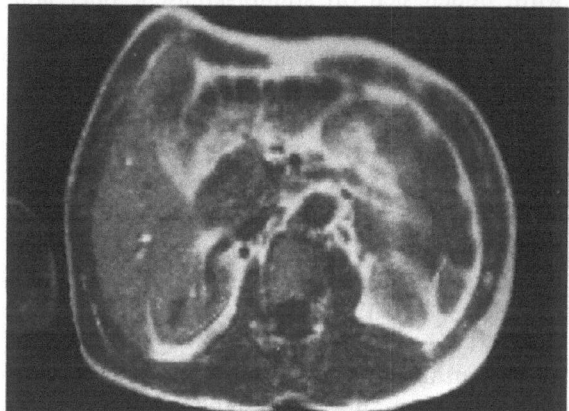

Abb. 27i–n. Mit der Magnetic Resonance (MR) kann unter verschiedenartigen Aufnahmebedingungen der diagnostisch wichtige Befund herausgearbeitet werden. **i** 28jähriger Patient mit akutem Schub einer chronischen Pankreatitis. Pankreasabszeß mit Sequester (*Pfeilspitzen*) im T_1- betonten Bild. **k** Der Sequester stellt sich im T_2-betonten Bild besser dar. (Zur Verfügung gestellt von N. Rupp, Institut für Röntgendiagnostik am Klinikum rechts der Isar der Technischen Universität München). **l** 60jähriger Patient mit chronischer Pankreatitis, Pseudozyste (*Pfeilspitzen*) vom Unterrand des Pankreaskopfes ausgehend. Für flüssigkeitstypische signalarme abgegrenzte rundliche Zonen im T_1-betonten Bild, die sich im T_2-betonten Bild (nicht abgebildet) als signalreich darstellen. *a* = Aorta, *d* = Darm, *c* = V. cava inferior, *d* = Duodenum, *l* = Leber, *k* = Niere, *sp* = Milz, *Pfeile* = V. lienalis (nach N. RUPP et al. Europ. J. Radiol. 4:265, 1984). 35jähriger Patient mit bekannter chronischer Pankreatitis. **m** In der Ebene durch den Pankreaskopf zeigen sich im CT deutlich Verkalkungen, **n** während im T_1-betonten Bild des MT dieser signalärmer als die Leber zur Darstellung kommt, was bei der chronisch kalzifizierenden Pankreatitis häufiger gefunden wird, und deren Ursache die Verkalkungen darstellen dürften. In der Mehrzahl der Fälle chronischer Pankreatitiden ist das Pankreasgewebe gleich signalreich wie das Lebergewebe im T_1- und T_2-betonten Bild. **m** Die beiden Nierenzysten kommen in der Schnittebene der MR-Abbildung nicht zur Darstellung

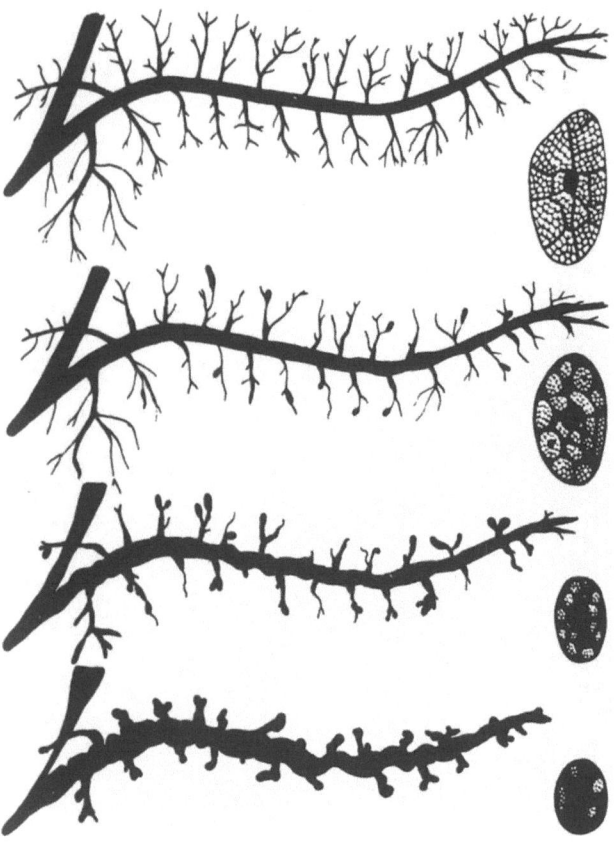

Abb. 28. Schematische Darstellung der vier Stadien der chronischen Pankreatitis, wie sie mit der endoskopisch-retrograden Pankreatographie (ERCP) nachgewiesen werden können [57]

(Detritus, Konkremente) beobachtet, die teilweise mit Verkalkungen einhergehen. Abrupte Kontrastmittelabbrüche, die Auffüllung von Pseudozysten und die oft erwähnte röhrenförmige Choledochusstenose wurden im eigenen Krankengut selten (< 5%) festgestellt. Röntgenmorphologische Veränderungen sind in der ERCP erst dann nachweisbar, wenn die schrumpfenden und fibrosierenden Gewebsprozesse das Gangsystem in Mitleidenschaft ziehen. Es sind also keine Frühsymptome, die sich im Stadium I als diskrete Wandunregelmäßigkeiten des Ductus Wirsungianus und Deformierungen von Seitenästen darstellen. Zu diesem Zeitpunkt ist bei 75% der chronischen Pankreatitiden das Leiden schon wenigstens 2–5 Jahre alt. Bei längerem Fortdauern der chronisch-entzündlichen Prozesse treten die vorbeschriebenen, charakteristischen Veränderungen des Stadiums III mehr in den Vordergrund [10, 57, 146]. Vereinzelt wird der ERCP die primäre und dominierende Rolle bei der Diagnostik chronischer Pankreatiti-

den eingeräumt, wobei die CT-Befunde nur ergänzend sein sollen. Allerdings bringt die Kombination beider Methoden eine Treffsicherheit von 92% [131].

Indirekte, wenngleich unspezifische Zeichen einer chronischen Pankreatopathie können mit der *Kontrastbrei-Untersuchung* des Magens und Duodenums und einer ergänzenden hypotonen *Duodenographie* beobachtet werden. Bei akuten Schüben mit ödematöser Durchtränkung des Organs und seiner Umgebung finden sich Impressionen, Verdrängungen und Pelotteneffekte an der Magenhinterwand, der großen Kurvatur und am Antrum des Magens oder eine Ausweitung der Duodenalschleife (Abb. 30a, b). Die schrumpfenden Prozesse führen zu Verziehungen am Duodenum (z.B. Frostberg-Zeichen) sowie am Magenantrum und zur Bulbusdeformierung. Während der hypotonen Duodenographie fällt mit Hilfe der unerläßlichen Durchleuchtung die mangelnde Dehnbarkeit der inneren Duodenalwand, deren sägezahnartige Randkontur und das Hervortreten der Papille auf (Abb. 30a).

Bei der *Cholezystangiographie*, die dem Nachweis von Konkrementen im Bereich der Gallenblase und -wege dient, jedoch heute vielfach durch den sonographischen Konkrementnachweis ersetzt wird, finden sich oft stumpf-konische oder langstreckig-trichterartige Stenosen des distalen Ductus choledochus. Dabei findet sich durchweg keine auffällige Stauung im Galletrakt, wie sie bei den tumorbedingten Einengungen des Gallengangs sehr frühzeitig auftritt. Zusammen mit den scholligen Kalkeinlagerungen im Pankreaskopf, die sich mit der Schichtuntersuchung des Gallegangs zum Nachweis einer Cholangiolithiasis besonders deutlich darstellen, ist die Diagnose einer chronisch-rezidivierenden Pankreatitis nicht zu verfehlen (Abb. 31).

Bedeutsamer als diese röntgenmorphologischen Veränderungen sind die funktionellen Störungen des Magens und Duodenums. Sie sind immer nur vor Anwendung eines Spasmolytikums nachweis-

———————————————————————►

Abb. 30a, b. Charakteristische Veränderungen bei der chronisch-rezidivierenden Pankreatitis am Duodenum, die sich besonders deutlich mit einer Untersuchung in Hypotonie darstellen: **a** Der Duodenalbogen ist ausgespannt. Trotz reichlicher Gabe von Spasmolytika zeigt die Pars descendens eine deutliche Spastik sowie Konturunregelmäßigkeiten an der Innenseite mit sägezahnartigen Konturen (Rabotage), die vor allem durch das peripankreatitische Ödem bedingt werden. **b** Teilweise ist auch ein Negativbild des vergrößerten, imprimierenden Pankreaskopfes (Pelotteneffekt) zu sehen, wenn eine gute Hypotonie des Duodenums gelingt

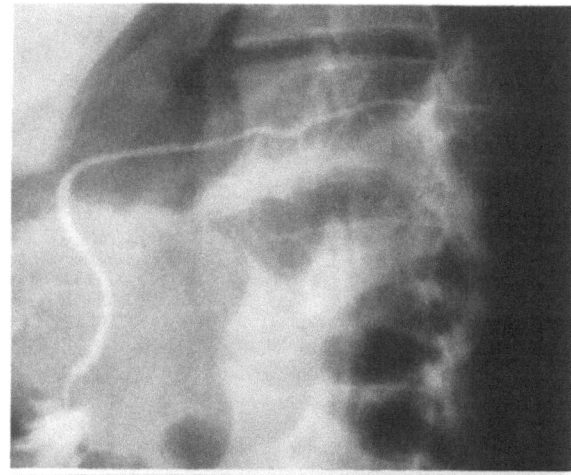

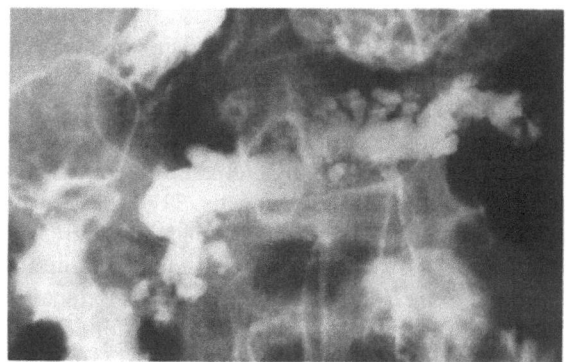

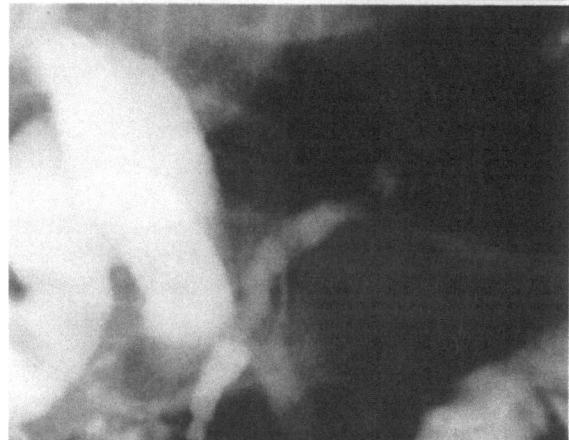

Abb. 29 a–c. Bei den chronisch-rezidivierenden Pankreatiti-den kommt es zu unterschiedlich schweren Veränderungen des Gangsystems, die mit endoskopisch-retrograder Pan-kreatographie (ERCP) nachgewiesen werden können. **a** In Anfangsstadien ist bei normalem Befund des Hauptganges das Fehlen von Seitenästen ein erster Hinweis auf den chro-nisch-entzündlichen Prozeß, wobei bereits zu diesem Zeit-punkt Pseudozysten vorliegen können, durch die der Gang verlagert wird. **b** Unregelmäßige Kontur- und Kaliber-schwankungen des dilatierten D. pancreaticus mit Rarefizie-rung der Seitenäste zeigen bereits ein fortgeschrittenes Sta-dium der chronischen Entzündung an. **c** In Endstadien kommt es aufgrund der schrumpfend-stenosierenden Pro-zesse zu schweren, deformierenden Gangveränderungen mit Verplumpung und Duktektasien, die auch Seitenäste betref-fen. Durch den Sekretstau und die Ablagerung von Detritus bilden sich Konkremente, welche ein zusätzliches Abfluß-hindernis darstellen und damit das Leiden verschlimmern. Als Nebenbefund zeigt sich ein präpapilläres Gallekonkre-ment, welches zu einer beträchtlichen Stauung des D. chole-dochus führt

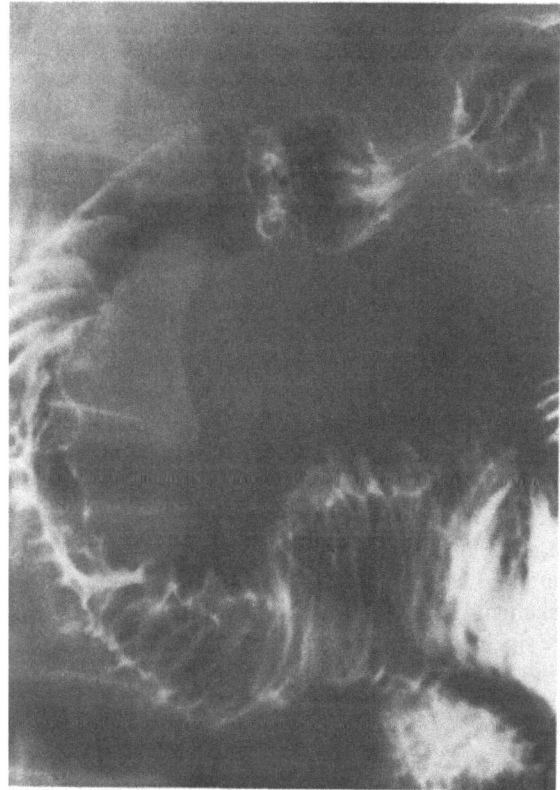

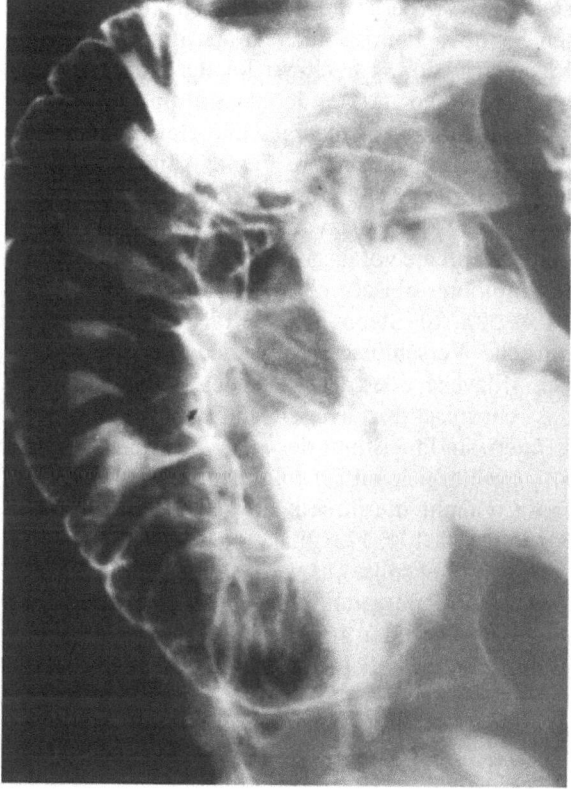

bar und korrelieren möglicherweise aufgrund eines
viszero-viszeralen Reflexmechanismus mit dem
Stadium, also der Schwere und dem Ausmaß der
chronisch-entzündlichen Parenchymdestruktion.
Charakteristisch dafür sind spastische Einziehungen der großen Kurvatur, breite und querstehende
Falten im Antrum des Magens, Dyskinesien des
Duodenums mit Hypotonie (Weitstellung mit Verbreiterung des Schleimhautreliefs und Motilitäts-
störungen, Retro- und Pendelperistaltik), die auch
noch am oberen Jejunum sichtbar werden. Solche
Irritationsphänomene bei der Magen-Darm-Dia-
gnostik, die dem Bild einer Gastroenteritis ähneln,
werden schon in frühen Phasen beobachtet. Sie
sollten Anlaß für eine gezielte, weitergehende Diagnostik der Bauchspeicheldrüse und ihrer Nachbarorgane sein [50, 201, 224].

Trotz der vielfältigen Zusatzinformationen
durch die ERCP sind nicht immer eindeutige diagnostische Aussagen möglich. In diesen Erkran-
kungsstadien sollte ergänzend die *Angiographie*
des Pankreas erfolgen. Ihr Informationswert steigt
mit der Dauer und dem Ausmaß der chronisch-
entzündlichen Parenchymdestruktionen. Dabei
werden bereits an den größeren Arterien zirkuläre
Stenosen, ähnlich einer fibromuskulären Hyperplasie, beobachtet. Sanduhrförmige und konische
Stenosen, Gefäßverziehungen durch narbig-fi-
bröse Organschrumpfungen mit umschriebenen
avaskulären Arealen und fehlendem oder flecki-
gem Parenchymeffekt sowie Kaliberschwankungen und Verlagerungen kleinerer Organarterien
stehen im Vordergrund. In Abhängigkeit von akuten Schüben können auch Zonen mit vermehrter
Vaskularisation, vorzeitiger lokaler Venenfüllung
und fleckig verstärkter Kontrastierung umschriebener, florid entzündlich geschädigter Parenchymbezirke gefunden werden. Ferner können abrupte
Gefäßabbrüche und tumorähnliche Zeichen auftreten. Der Nachweis von Abszessen und Pseudozysten kann die vorausgegangenen sono- und computertomographischen Befunde bestätigen
(Abb. 32a, b). Stenosen und vollständige, throm-
botische Verschlüsse des Truncus coeliacus und
der Milzvene oder der Pfortader treten auch bei
der chronisch-rezidivierenden Pankreatitis auf.
Letztere sind meist mit der *indirekten Splenoportographie* hinreichend zu dokumentieren und rechtfertigen nicht die direkte, invasive Methode [30,
89, 107, 134, 171, 172, 223].

Im Zweifel sollte aus verdächtigen Bezirken gezielt unter Röntgendurchleuchtung während der
Angiographie oder mit Hilfe der Computertomographie, alternativ auch sonographie-gesteuert,

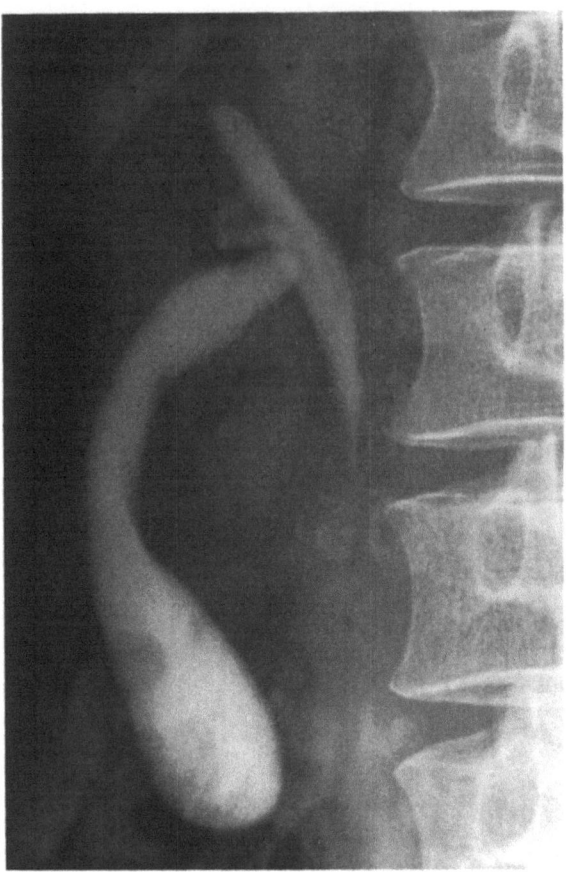

Abb. 31. Chronisch-rezidivierende Pankreatitiden verursachen teils röhrenförmige Stenosen des D. choledochus, der
dann häufig in seinen distalen Abschnitten nicht mehr darstellbar ist, ohne daß es dabei zur Aufstauung des Galle-
gangsystems kommt, was eine wichtige Unterscheidung zum
stenosierenden Pankreaskarzinom darstellt. Zusammen mit
diesen Veränderungen des Gallegangs kann der Nachweis
von grobscholligen Parenchymverkalkungen meist als Be-
weis für eine durchgemachte chronisch-entzündliche Pankreatitis gewertet werden. Die grobscholligen Parenchymverkalkungen der chronischen Pankreatitis unterscheiden
sich deutlich von den recht seltenen, fast Mikrokalk ähnlichen und spärlichen Kalkablagerungen des Pankreaskarzinoms (Abb. 37).

mit der perkutanen *Feinnadel-Aspirationsbiopsie*
eine Gewebsentnahme erfolgen. Diese Methode
besitzt eine hohe Trefferquote und mögliche Komplikationen sind vernachläßigbar gering [56, 158].
Weniger verläßlich sind zytologische Untersuchungen des Duodenalsafts und des transpapillär
entnommenen Pankreassekrets vor oder nach La-
vage einer ERCP. Auf die *Szintigraphie* und andere nukleardiagnostische Methoden kann heute
bei chronischen Pankreopathien verzichtet werden,
da sie keine weitergehenden Informationen bringen [54].

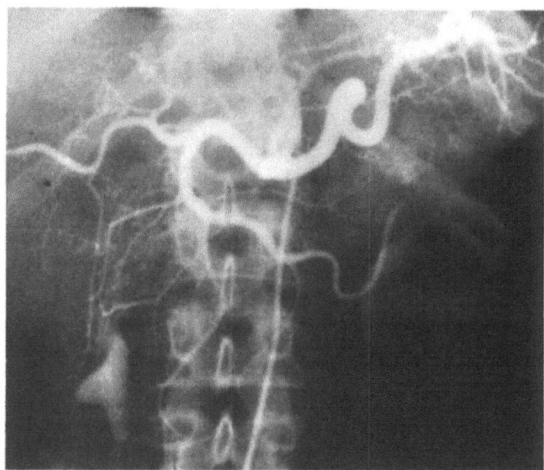

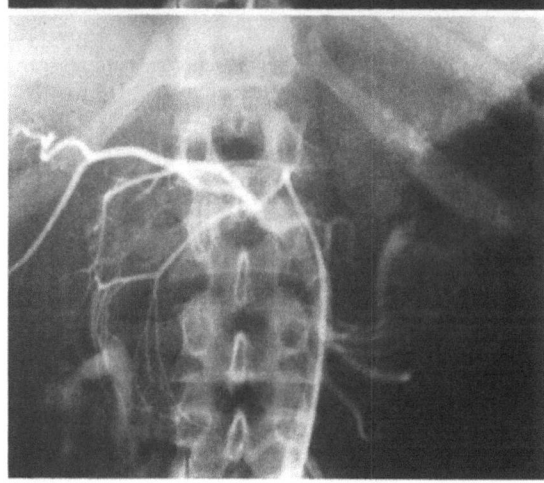

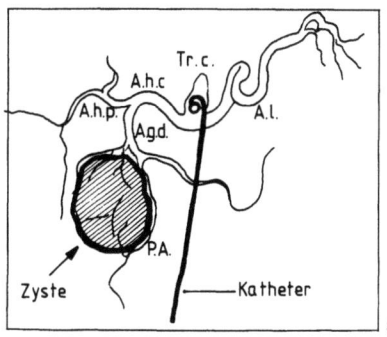

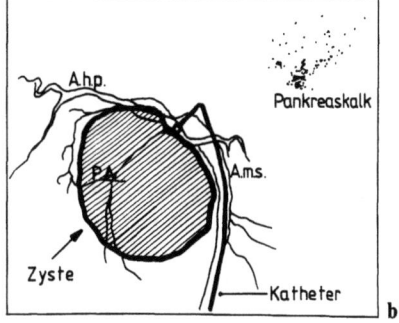

Abb. 32 a, b. Bei den chronisch-entzündlichen Pankreatitiden finden sich arteriographisch **a** Verlagerungen und Verziehungen sowie Kaliberschwankungen von Pankreasarterien, wobei teilweise auch Gefäßneubildungen im Bereich von Narbengewebe beobachtet werden, welche differentialdiagnostische Schwierigkeiten bei der Abgrenzung eines malignen Geschehens verursachen. Avaskuläre Bezirke können sowohl durch Parenchymzerstörungen als auch durch postpankreatitische Pseudozysten verursacht werden, die sich meist aufgrund der Gefäßausspannung voneinander abgrenzen lassen. **b** Bei einer längerbestehenden chronischen Pankreatitis mit diesen charakteristischen vaskulären Zeichen wird häufig auch die Ausbildung von Pseudozysten festgestellt, welche durch die Gefäßausspannung über einem fast gefäßlosen Areal beweisend sind. Dabei werden oft in verschiedenen Pankreasabschnitten die typischen grobscholligen Verkalkungen beobachtet, die ein weiteres Indiz für den chronisch-entzündlichen Prozeß sind. Die Schemata verdeutlichen die anatomische Situation und die vorgenannten Veränderungen. *Tr.c.* = Truncus coeliacus, *A.l.* = A. lienalis, *A.h.c.* = A. hepatica communis, *A.h.p.* = A. hepatica propria, *A.g.d.* = A. gastro-duodenalis, *A.m.s.* = A. mesenterica sup., *P.A.* = Pankreas-Arkaden

5.2.4 Differentialdiagnose

Für den Kliniker, den Radiologen und nicht selten auch für den Histopathologen ist die Abgrenzung der chronischen Pankreatitiden vom *Pankreaskarzinom* das wichtigste Problem. Mit der aufgezeigten, grobmorphologischen Strahlendiagnostik wird ein Rest unklarer Befunde verbleiben, die letztlich der operativen Intervention mit *Probeexzision* aus dem verdächtigen Bezirk bedürfen, der dem Chirurgen exakt zu beschreiben ist [36, 146, 185]. Nur dadurch lassen sich Gewebsentnahmen aus *peritumoralen Entzündungszonen* vermeiden, die als falsch-negatives Ergebnis dem Histologen nur das Bild der chronischen Pankreatitis zeigen.

Beim *akuten Rezidiv* kann gelegentlich die Abgrenzung zur hämorrhagisch-nekrotisierenden Form der *akuten Pankreatitis* schwierig sein. Sie ist durch die Verlaufskontrolle häufig möglich. Wichtig ist die Erkennung von *Komplikationen* der chronisch-rezidivierenden Pankreatitis, wie Pankreasabszeß und Pseudozyste (s. Abschnitt 7.2), die mit der Röntgen-Computertomographie meist frühzeitig ohne Schwierigkeiten gelingt. Fehldeutungen können sich aus der *senilen Pankreasatrophie*, einer altersbedingten *Duktektasie* und der *Lipomatose* und *Amyloidose* des Pankreas ergeben. Diese Veränderungen können im Sinne einer chronischen Pankreatitis fehlgedeutet werden und bedürfen keiner Behandlung bzw. sind nicht therapierbar. Aus diesem Grund ist bei solchen Kran-

ken ein operativer Eingriff nicht indiziert und auch
eine erfolglose Dauerbehandlung mit Medikamenten sollte unterbleiben, um ihnen das Schicksal
eines „Pankreaskrüppels" zu ersparen.

6 Pankreasverkalkungen

6.1 Patho-Anatomie

Die radiologisch erkennbaren Kalkeinlagerungen
in der Bauchspeicheldrüse können, hinsichtlich ihrer Lokalisation und ihrer Ursachen, recht verschieden sein. Es kann sich dabei entweder um
Verkalkungen *im Parenchym*, also in postentzündlichen Fibrosierungen und im Narbengewebe, in
gut- und bösartigen *Tumoren*, in der *Wand des abführenden Gangsystems* und in den *Gefäßen* oder
um *Gangkonkremente* handeln. Nur selten ist eine
Differenzierung von Form und Struktur der Kalkablagerungen aus der Röntgenaufnahme allein
möglich. Verkalkungen im Pankreas werden bei
etwa 5% aller Obduktionen beobachtet.

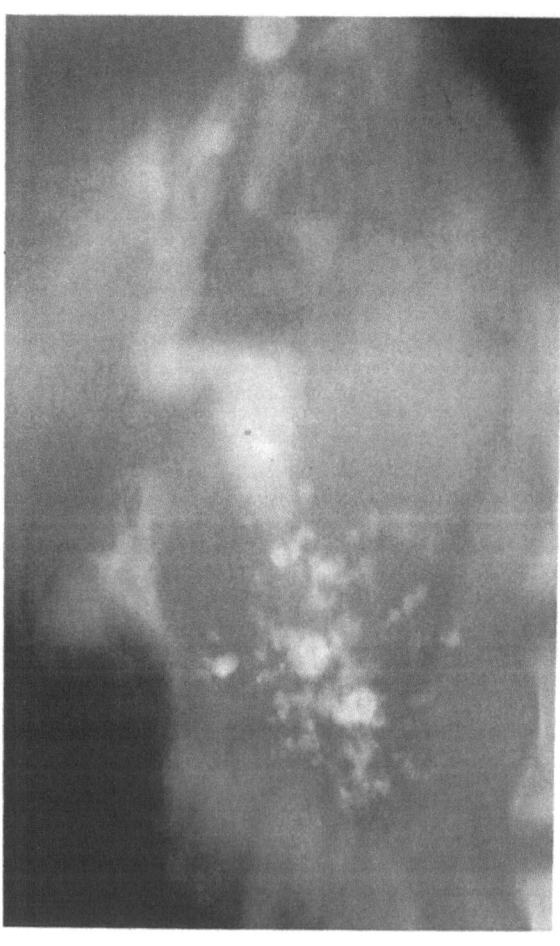

Abb. 33. Konkremente, die einen erweiterten Pankreasgang
ausmauern sowie mehrere Ringfiguren als Hinweis auf
Wandverkalkungen kleiner, angeborener Zysten bei Mukoviszidose mit Zystenpankreas

6.2 Klinische Symptomatik

Verkalkungen im Pankreas stellen keine eigenständiges Krankheitsbild dar, so daß die klinische
Symptomatik von dem Grundleiden geprägt wird.
Dafür kann eine primäre Erkrankung der Bauchspeicheldrüse, jedoch auch eine extrapankreatische
Ursache in Betracht kommen [183].

a) Mukoviszidose (zystische Pankreasfibrose) und
Zystenpankreas (s. Abschnitt 4.3 und 4.4).
   Die angeborenen Zysten können verkalken und
in dem durch das zähe Sekret meist erweiterten
Pankreasgang kann es zu Konkrementbildungen
kommen, die eine zusätzliche Stauung verursachen
(Abb. 33).

b) Chronisch-rezidivierende und chronische Pankreatitis (s. Abschnitt 5.2 u. Abb. 34).

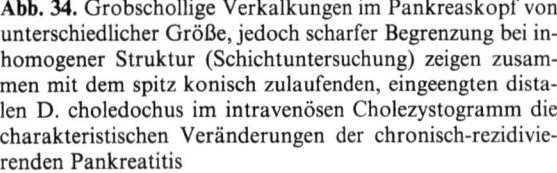

Abb. 34. Grobschollige Verkalkungen im Pankreaskopf von
unterschiedlicher Größe, jedoch scharfer Begrenzung bei inhomogener Struktur (Schichtuntersuchung) zeigen zusammen mit dem spitz konisch zulaufenden, eingeengten distalen D. choledochus im intravenösen Cholezystogramm die
charakteristischen Veränderungen der chronisch-rezidivierenden Pankreatitis

c) Hereditäre Pankreatitis.

Sie ist ein dominant vererbtes Leiden, bei dem der Familienanamnese besondere Bedeutung zukommt und das rezidivierende Oberbauchkoliken verursacht. Sonst gleicht sie in ihrem Erscheinungsbild den chronischen Pankreatitiden. Dabei treten relativ große, schollige und rundliche Verkalkungen im Parenchym auf (Abb. 35), die zu Verwechslungen mit Gangkonkrementen führen können [183].

d) Pankreaszysten (s. Abschnitt 7).

Sowohl bei den echten (Abb. 33) als auch bei den Pseudozysten (Abb 36 a–c) können stippchen- und schalenartige Verkalkungen in der Zystenwand auftreten, so daß ringförmige Verkalkungen dafür beweisend sind. Differentialdiagnostisch sind sie von verkalkten Aneurysmen (z.B. Milzarterien) abzugrenzen. Bei zusätzlichen Parenchymverkalkungen kann im allgemeinen auf postentzündliche Pseudozysten geschlossen werden.

e) Pankreastumoren (s. Abschnitt 8).

Gut- und bösartige Pankreastumoren können Verkalkungen enthalten [122]. Sie finden sich im anatomischen Präparat häufiger (Mikrokalk) als sie röntgenologisch dargestellt werden können (Abb. 37). Bei gutartigen Pankreastumoren sind sie häufiger als bei Malignomen; doch verbirgt sich in 2–4% hinter Pankreasverkalkungen ein Karzinom. Diese Kalkeinlagerungen im Gewebe können auch bei Metastasen und selteneren Tumoren (z.B. Zystadenom, Lymphangiom, Insulinom) beobachtet werden [121].

f) Idiopathische Pankreasverkalkung.

Es wird auch das Auftreten idiopathischer Verkalkungen des Pankreas diskutiert [184]. Sie sind hinsichtlich ihrer Genese unklar und umstritten. Dabei liegt häufig eine Fibrose vor, so daß es sich auch um eine kalzifizierende Form der chronischen Pankreatitis oder um eine ausgeheilte Abortivform von anderen entzündlichen Pankreaserkrankungen handeln könnte.

g) Seltene Ursachen von Pankreasverkalkungen.

Kalkeinlagerungen im Pankreas können auch im Gefolge von extrapankreatischen Grundkrankheiten beobachtet werden:

Am bekanntesten sind sie bei Hyperparathyreoidismus [198] und der Vitamin-D-Überdosierung. Mit großer Regelmäßigkeit treten Monate bis Jahre nach einer Blutung oder Verletzung des Organs sowie nach einem Pankreasinfarkt Verkal-

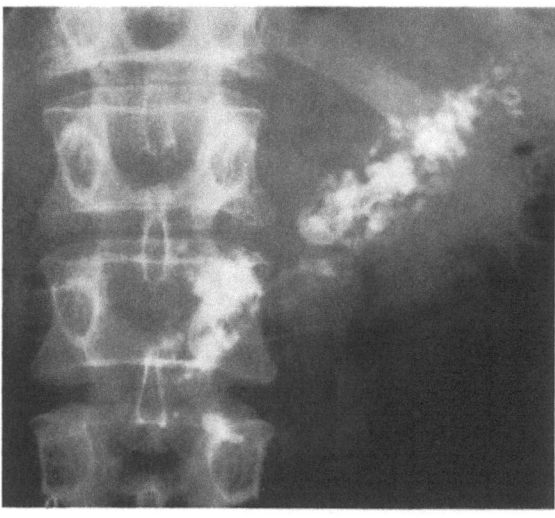

Abb. 35. Dichte, amorph wirkende und grobschollige Verkalkungen der Korpus- und Kaudaregion des Pankreas, die fast einer „Versteinerung" dieser Organbezirke entsprechen, wie sie bei der chronisch verlaufenden, hereditären Pankreatitis beobachtet werden

kungen auf (Abb. 38). Ferner sollen Verkalkungen im Gefolge von Hämochromatose und von schweren Ernährungsschäden (z.B. Kwashiorkor) vorkommen [157].

h) Gangkonkremente.

Bei den sogenannten „Verkalkungen" der chronischen Pankreatitiden handelt es sich in hohem Maße um kleine Konkremente in Nebenästen des Hauptganges (verkalkter Detritus mit kleinem organischem Kern und dickem Kalziumsalz-Mantel).

Davon abzugrenzen sind die solitär oder multipel vorkommenden, nur teilweise schattengebenden Konkremente des D. Wirsungianus. Sie behindern den Sekretabfluß und verursachen dadurch Stauungs-Pankreatitiden (Abb. 38 a–c).

6.3 Radiologische Diagnostik

Die *Nativaufnahme* des Oberbauches im Liegen und mit Schrägprojektion, um Überlagerungen mit der Lendenwirbelsäule zu vermeiden, machen im allgemeinen grobe Pankreasverkalkungen hinreichend sichtbar. Zur Verbesserung der Darstellung und zum Vergleich sowie für den Versuch einer Differenzierung zwischen Parenchymverkalkung und Konkrement ist die *Nativ-Schichtuntersuchung* geeignet (Abb. 34). Bei Verdacht auf Konkremente sollte die *ERCP* angeschlossen werden.

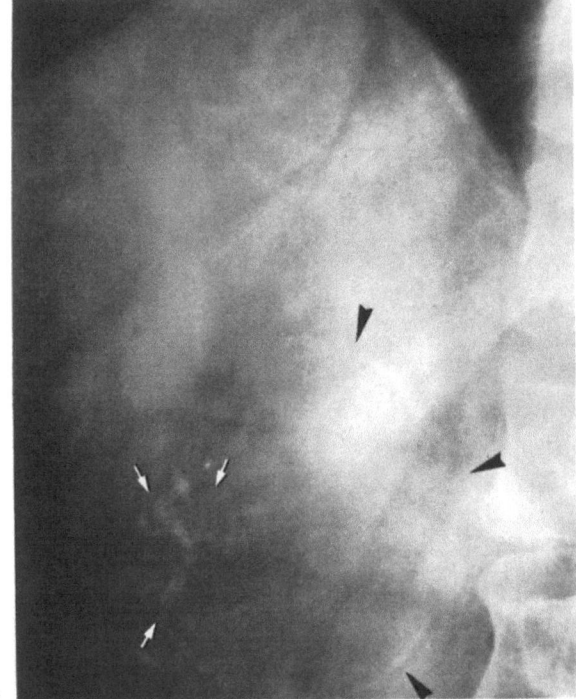

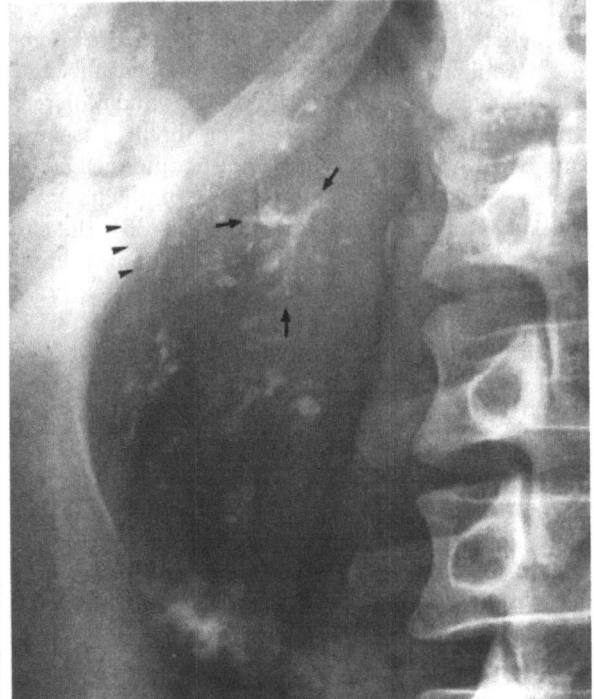

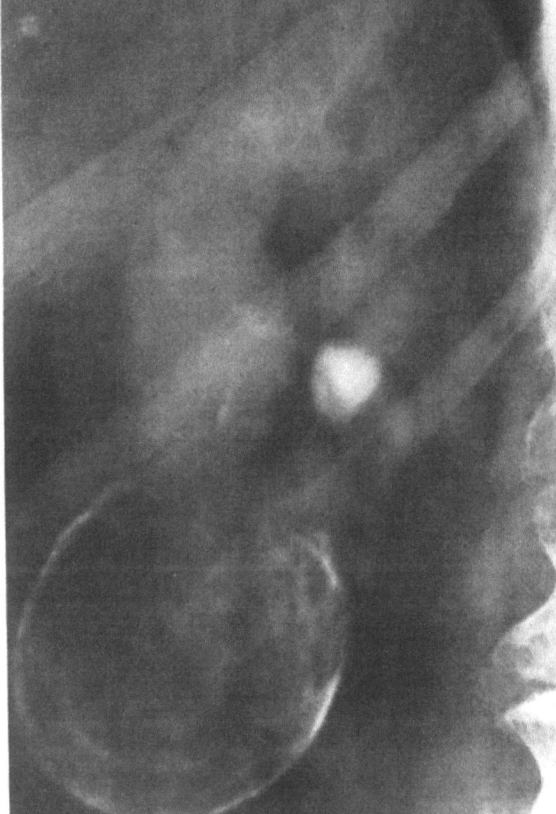

Abb. 36 a–c. Pankreas-Pseudozysten. **a** Diskret verkalkte postpankreatitische Pseudozyste mit verkalktem Detritus im Mündungsbereich des intrapankreatischen Gangsystems in der Caputregion. **b** Neben der Impression der Gallenblase durch eine postpankreatitische Pseudozyste und den durch die chronisch-rezidivierenden Pankreatitisschübe verursachten Parenchymverkalkungen sowie dem charakteristischen, spitz konischen Abbruch des D. choledochus, der nur noch fadenförmig in seinem intrapankreatischen Anteil bis zur Papille weiterzieht, finden sich homogene, ypsilonförmige Kalkstrukturen, die auf eine Ausmauerung des Pankreasgangsystems an der Aufzweigung von D. Wirsungianus und D. Santorini hinweisen. Sie sind durch Ablagerungen von Detritus im Gangsystem infolge des chronisch-entzündlichen Reizes entstanden und sekundär verkalkt. **c** Schalenartige, schollige und inhomogene Verkalkungen einer dem Pankreaskopf aufsitzenden postentzündlichen Pseudozyste aufgrund einer stauungsbedingten, rezidivierenden Pankreatitis bei großem, homogen strukturiertem Gangkonkrement

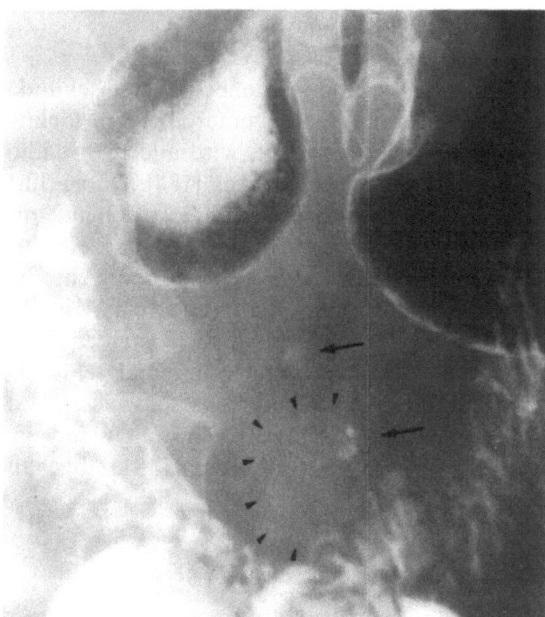

Abb. 37. Grüppchenartig zusammenliegende, meist mikrofeine, allenfalls bis zu stecknadelkopfgroße Verkalkungen (*Pfeile*) mit umgebendem, diskretem Weichteilschatten (*Pfeilspitzen*) bei einem Pankreaskarzinom

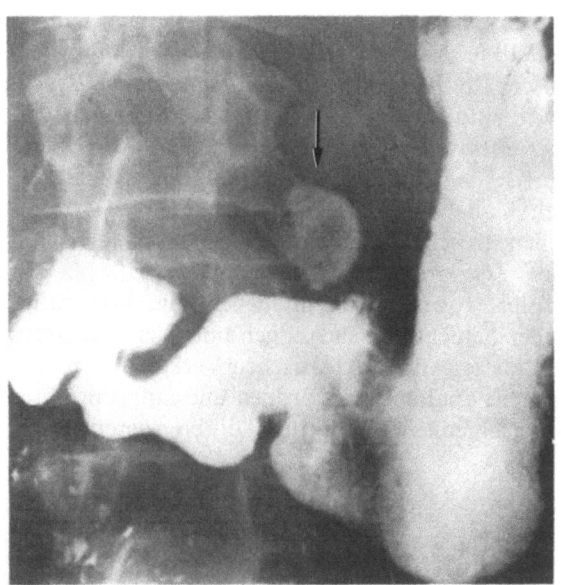

Abb. 38a–c. Verschiedentlich können Konkremente des Pankreasganges als Zufallsbefund nachgewiesen werden. **a** Sie können teilweise eine beträchtliche Größe entwickeln, ohne daß sich klinische Symptome bemerkbar machen (*Pfeil*). **b** Die genaue Zuordnung von auffälligen, sich im Sagittalbild auf das Pankreas projizierenden Verkalkungen gelingt durch eine ergänzende Seitenaufnahme (*Pfeil*). **c** Die nachfolgend durchgeführte ERCP (gleicher Patient) beweist das Vorliegen eines präpapillären Konkrements des D. Wirsungianus (*Pfeilspitzen*), der mäßig gestaut ist und bereits chronisch-entzündliche Veränderungen erkennen läßt. **a** Bei der großen solitären Verkalkung ist das Vorliegen einer kleinen verkalkten posttraumatischen Zyste nach einem Jahre zurückliegenden stumpfen Bauchtrauma nicht ganz auszuschließen

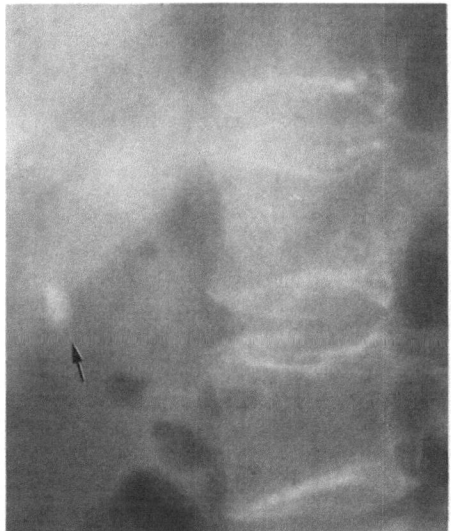

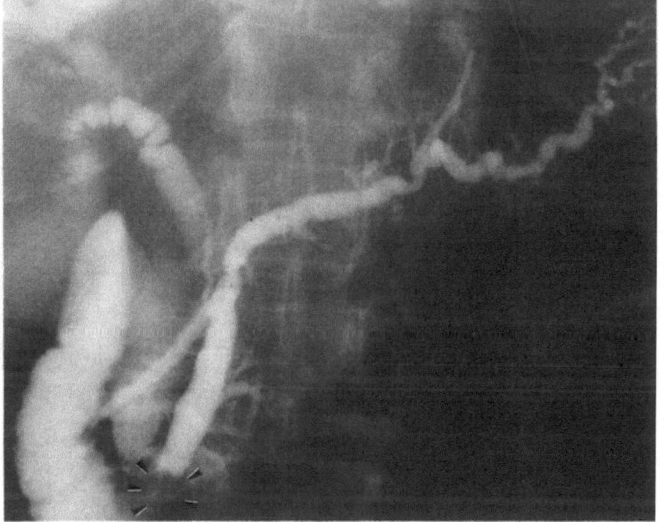

Durch das hohe Dichteauflösungsvermögen hat die *Röntgen-Computertomographie* Verbesserungen des Nachweises von diskreten Pankreasverkalkungen gebracht, jedoch liegen auch gegensätzliche Erfahrungen vor (FERUCCI und Mitarb. 1979; STANLEY 1977). Mit der CT können feinste Verkalkungen in ganzer Ausdehnung dargestellt werden, jedoch lassen sich diese auch durch die konventionellen röntgendiagnostischen Verfahren erfassen. Weitere diagnostische Maßnahmen werden aus der vermuteten Kausalität der so aufgedeckten Pankreasverkalkungen bestimmt [71, 207].

6.4 Differentialdiagnose

Nicht selten werden Wandverkalkungen der A. lienalis (Abb. 73 a) mit Parenchymverkalkungen der Bauchspeicheldrüse verwechselt. Ferner können verkalkte *Nebennieren, abdominale Lymphknoten* an der Radix mesenterii, *Verkalkungen der Bauchaorta* und Kalkablagerungen in ehemaligen *Abszessen* sowie *Operationsnarben*, auch *Gallen-* und *Nierenkonkremente* oder -verkalkungen gelegentlich Kalkeinlagerungen in das Pankreas vortäuschen. In seltenen Fällen kann solches auch durch eine *Thorotrastose* verursacht werden (Abb. 39). Mittels rotierender Durchleuchtung, konventioneller Schichtuntersuchungen oder der CT lassen sich diese extrapankreatischen Verkalkungen großenteils anatomisch zuordnen und aufgrund ihrer unterschiedlichen Strukturen differenzieren [183].

7 Pankreaszysten

Es ist zwischen primären oder echten und sekundären oder Pseudozysten zu unterscheiden. Gelingt diese Differenzierung nicht, wird auch von „idiopathischen Zysten" gesprochen [184]. Dabei dürfte es sich wahrscheinlich um längerbestehende primäre Zysten handeln, bei denen die innere Epithelauskleidung geschwunden ist und damit eine pathologisch-anatomische Unterscheidung von den Pseudozysten nicht mehr möglich ist, denen ein solcher innerer Epithelbelag naturgemäß fehlt. Daneben treten zystische Pankreasgeschwülste (Zystadenom, Zystepitheliom) auf, die selten sind und in dem Tumorkapitel (s. Abschnitt 8.1) abgehandelt werden [35].

7.1 Primäre oder echte Zysten

7.1.1 Patho-Anatomie

Einerseits handelt es sich um *dysontogenetische Zysten*, die infolge einer Meta- bzw. Hyperplasie des Gangepithels mit Abschnürung der Ausführungsgänge entstehen. Zum anderen sind es *Retentionszysten*, die sich hinter einer Gangstenose (z.B. infolge von Konkrementen, Schrumpfung, Tumorverlegung) durch Dilatation eines umschriebenen Gangabschnitts entwickeln können. So resultiert die innere Epithelauskleidung und die Ausbildung eines flüssigkeitsgefüllten Hohlraums durch

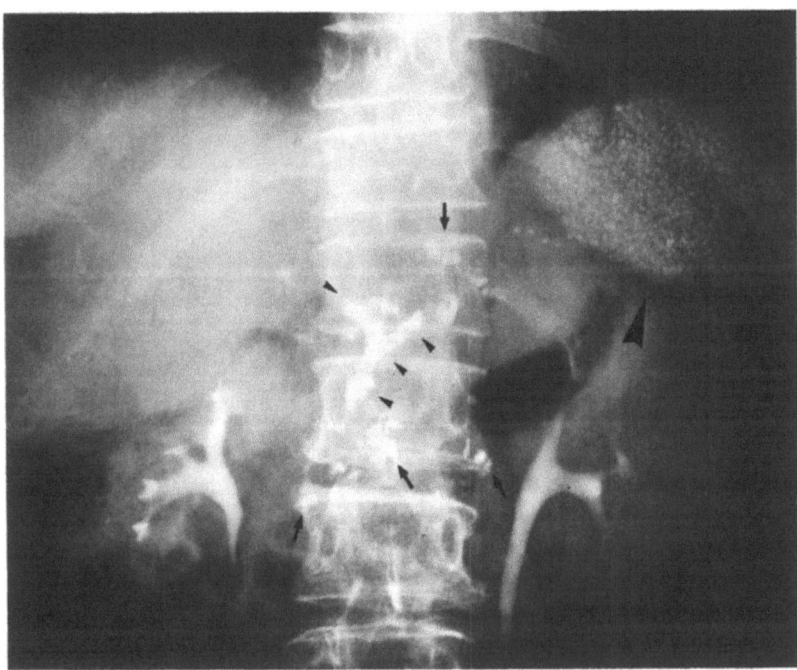

Abb. 39. Von intrapankreatischen Verkalkungen (*Pfeilspitzen*) sind die reichlich in der Nachbarschaft der Bauchspeicheldrüse vorkommenden peripankreatischen Lymphknoten (*Pfeile*) abzugrenzen, die sich hier nach Thorotrast-Applikation dargestellt haben. Als Hinweis auf die Thorotrastose können die Ablagerungen dieses radioaktiven Kontrastmittels in der Milz und in der Leber dienen

den Sekretstau. Retentionszysten entstehen häufig bei der chronischen Pankreatitis und lassen sich dann histologisch nicht immer von Pseudozysten unterscheiden.

Zusammen mit den dysontogenetischen Pankreaszysten werden auch Zysten in anderen Organen beobachtet (z.B. Lindau-Syndrom, multizystische Nierendegeneration u.a.).

Die dysontogenetischen Zysten können mono- oder multilokulär auftreten. Das übrige Parenchym ist dabei meist intakt; es kommen jedoch auch kleinzystische Übergangsformen zum Zystenpankreas vor, bei denen das Organ diffus durchsetzt ist und dann eine Funktionseinschränkung resultiert. Primäre Zysten werden in 6–10% aller Obduktionen beobachtet und bleiben in mehr als drei Viertel aller Fälle klinisch stumm.

7.1.2 Klinische Symptomatik

Einzelne echte Zysten können bis Mandarinengröße erreichen und dann als „raumfordernder Prozeß" klinische Beschwerden mit Druck- und Völlegefühl im Oberbauch verursachen. Da eine Beteiligung des übrigen Organparenchyms nicht besteht, fallen die laborchemischen Untersuchungen normal aus.

7.1.3 Radiologische Befunde

Da radiologisch eine Unterscheidung zwischen echten und Pseudozysten nicht möglich ist und erstere nur durch ihre Epithelauskleidung zu erkennen sind, werden die strahlendiagnostischen Maßnahmen und die differential-diagnostischen Überlegungen bei den Pseudozysten abgehandelt (s. Abschnitt 7.2.3).

7.1.4 Differentialdiagnose

Neben den differentialdiagnostischen Überlegungen, wie sie für die Pseudozysten angestellt werden (s. Abschnitt 7.2.4), können auch zystisch veränderte Lymph- und Hämangiome vorliegen, die den echten Zysten zugerechnet werden. Eine weitergehende Differenzierung ist radiologisch nicht möglich. Die seltenen Aneurysmen von Pankreasarterien können gelegentlich Hühnereigröße erreichen, sind jedoch großenteils kleiner (Abb. 64).

Sie täuschen in der konventionellen Diagnostik und Sonographie oft Pankreaszysten vor. Mit der

selektiven Arteriographie sind sie sicher zu diagnostizieren. Auch in der Röntgen-Computertomographie, als weniger eingreifende Methode, können Hämangiome und Aneurysmen nach Kontrastbolus-Injektion erkannt werden.

7.2 Pseudozysten

7.2.1 Patho-Anatomie

Am häufigsten und klinisch bedeutsamsten sind die Pseudozysten, bei denen es sich um intra- oder extrapankreatische, meist seröse Flüssigkeitsansammlungen handelt. Großenteils haben sie ihre Ursache in einer hämorrhagisch-nekrotisierenden oder chronisch-rezidivierenden, oftmals alkoholisch bedingten Pankreatitis; aber auch Traumen, Gefäßprozesse und zerfallende Tumoren sind als auslösende Ursache zu erwägen. Im Bereich der Pankreasgewebsnekrose kommt es oft zum Austritt von Pankreassaft. Der Bezirk wird vom Bindegewebe benachbarter Organe umhüllt, woraus sich später eine mehr oder minder kräftige Membran oder Kapsel bildet, die selbst schollig verkalken kann. Besonders bei den extrapankreatischen Pseudozysten kann der Anschluß zum Gangsystem verlorengehen, so daß sich diese meist isoliert in der Nähe eines nekrotischen Parenchymbezirks finden. Sie können zu beachtlicher Größe heranwachsen, das ganze Abdomen ausfüllen und sich auch in den Thoraxraum (Abb. 45) hinein erstrecken. Die Lokalisation und Ausdehnung dieser sich vorwiegend extrapankreatisch entwickelnden Zysten sind in den Schemata der Abb. 40 dargestellt.

Zwar sind die zentral im Gewebe entstandenen intrapankreatischen Pseudozysten meist kleiner, doch können sie bei der chronischen Pankreatitis aus einer Verlegung von Pankreasgängen (Retentionszysten) resultieren und selbst wieder solche durch Kompression verursachen [193]. Mit einer Häufigkeit von 10–15% stellen diese die wichtigste Komplikation der chronischen Pankreatitiden dar, wohingegen sie nur bei 2–4% im Gefolge akuter Entzündungen beobachtet wurden.

Zur Gruppe der sogenannten „Pseudozysten" können auch die parasitären Zysten (z.B. Echinokokkus) gerechnet werden (Abb. 49), die nur selten im Pankreas gefunden werden [32, 35, 165]. Die Echinokokkus-Zysten treten dann häufig multilokulär auf und sind meist septiert.

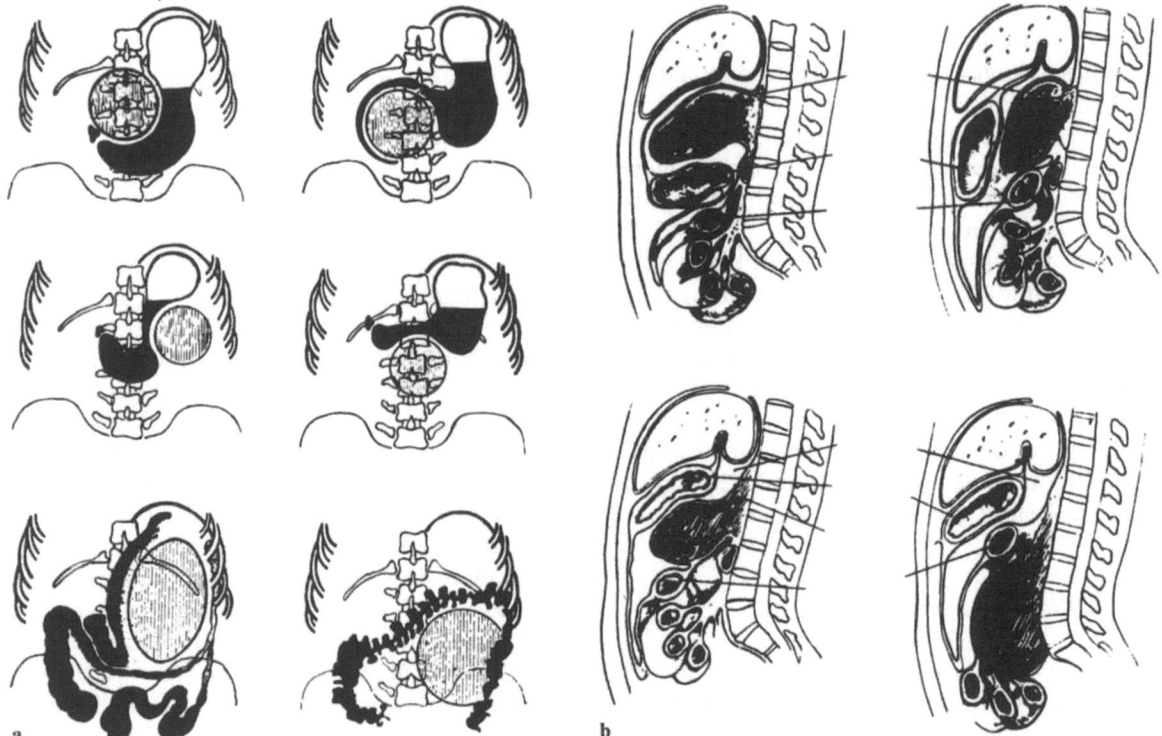

7.2.2 Klinische Symptomatik

Bei großen Zysten stehen das Druck- und Völlgefühl im Oberbauch mit Inappetenz und rezidivierenden Kolikschmerzen im Vordergrund und nicht selten machen die Patienten auf den palpablen Tumor aufmerksam. Häufig bestimmen die Symptome der chronisch-rezidivierenden Pankreatitis das Bild. Eine stärkere Gewichtsabnahme, der körperliche Verfall oder die Kompression von Nachbarorganen (intestinales Passagehindernis, Ikterus, Hydronephrose, portale Hypertension) lassen an einen malignen Tumor denken. Bei Kindern können sich Schwierigkeiten in der Abgrenzung zu Mesenterial- und Milzzysten, Nieren- und retroperitonealen Tumoren sowie Darmduplikationen ergeben [124]. Positive laborchemische Befunde sind nur aufgrund begleitender und noch florider pankreatitischer Prozesse zu erwarten, so daß diese häufig vermißt werden.

7.2.3 Radiologische Befunde

Von allen Pankreaserkrankungen sind die verschiedenartigen Formen der Zysten am einfachsten und sichersten nachzuweisen. Aufgrund der unklaren Abdominalsymptomatik steht zumeist die *Abdomen-Übersichtsaufnahme* am Beginn

Abb. 40a, b. Schematische Darstellung der Ausbreitung von Pankreaszysten in Beziehung zu den benachbarten Organen der Bauchspeicheldrüse in der **a** Sagittal- und **b** Seitenansicht. Modifiziert nach J.T. Case, [41] von Heuck (1965)

der radiologischen Diagnostik. Größere Zysten werden darauf durch ihren Weichteilschatten, die Verdrängung des lufthaltigen Magens und Darms oder anderer Nachbarorgane oder durch Verkalkungen der Zystenwand (Abb. 36a) erkennbar [200].

Wird gezielt nach einer Pankreaszyste gesucht, so sollte mit der *Sonographie* des Oberbauchs begonnen werden. Die Zysten stellen sich als weitgehend echofreie Zonen mit dorsaler Schallverstärkung dar und sind kaum zu verkennen (Abb. 41a, b).

Eine weitergehende Information über Lage, Form, Kontur und Dichte bringt die axiale *Röntgen-Computertomographie* [39, 83, 207, 208]. Es finden sich kreisrunde bis ovale „Raumforderun-

Abb. 42a. Kleine, im Pankreaskopf gelegene, intraparenchymatöse Pseudozyste mit geringer Dislokation des D. pancreaticus bei sonst nur diskreten Zeichen rezidivierend abgelaufener Pankreatitiden. **b** Zyste des Pankreaskopfes die das Duodenum deutlich verdrängt und imprimiert sowie unmittelbar daneben gelegene, kleinere, intraparenchymale Zyste

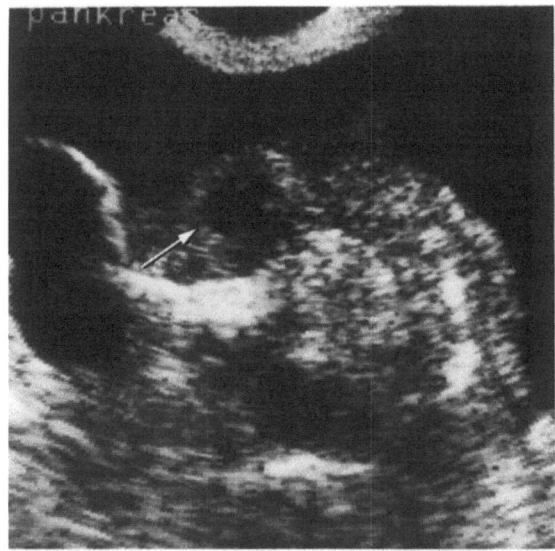

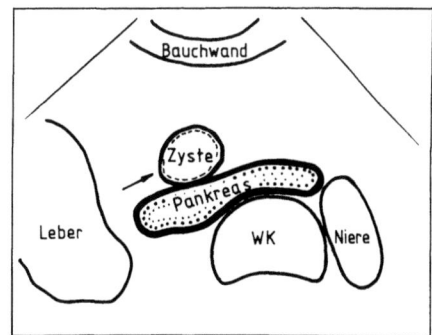

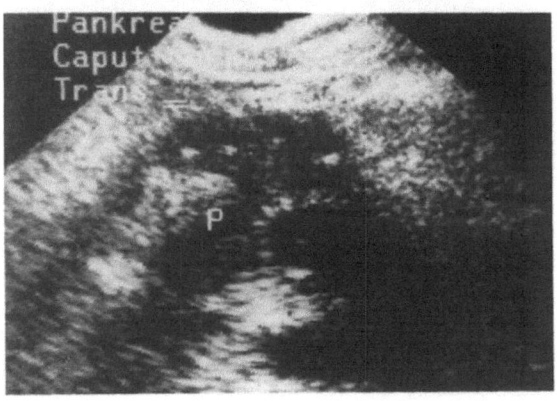

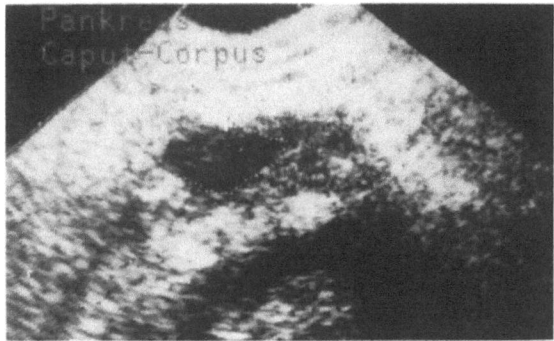

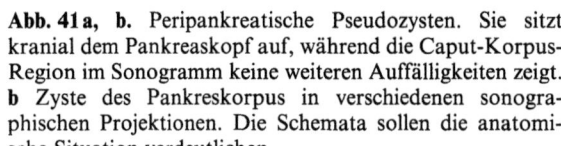

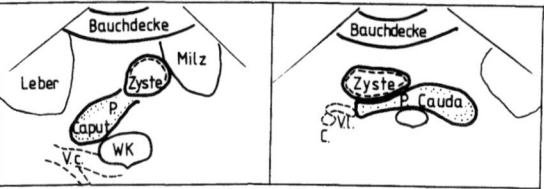

Abb. 41 a, b. Peripankreatische Pseudozysten. Sie sitzt kranial dem Pankreaskopf auf, während die Caput-Korpus-Region im Sonogramm keine weiteren Auffälligkeiten zeigt. **b** Zyste des Pankreskorpus in verschiedenen sonographischen Projektionen. Die Schemata sollen die anatomische Situation verdeutlichen

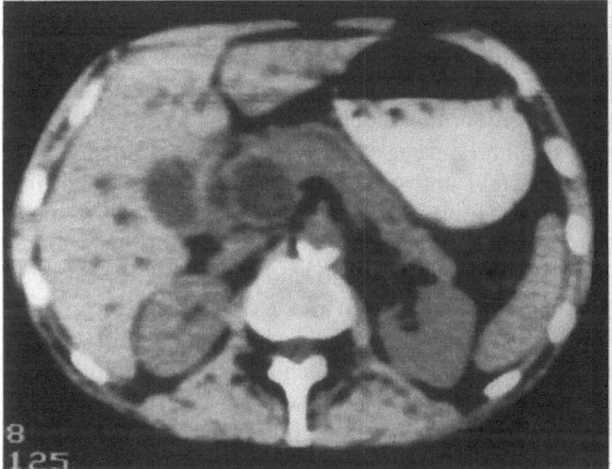

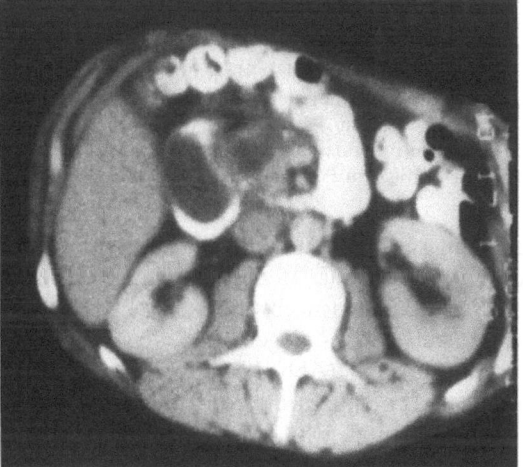

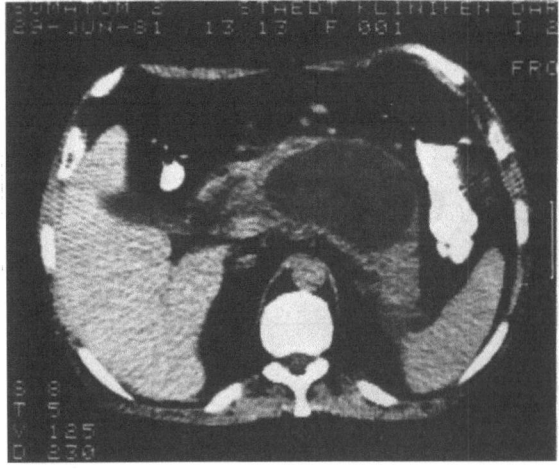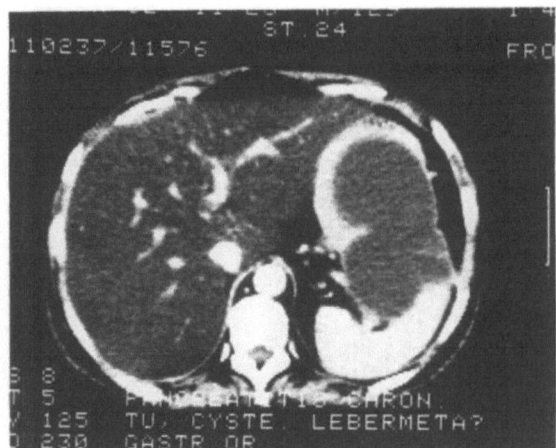

Abb. 43 a, b

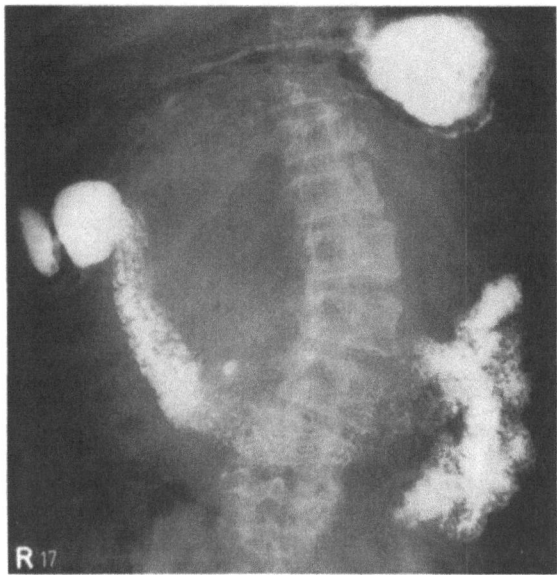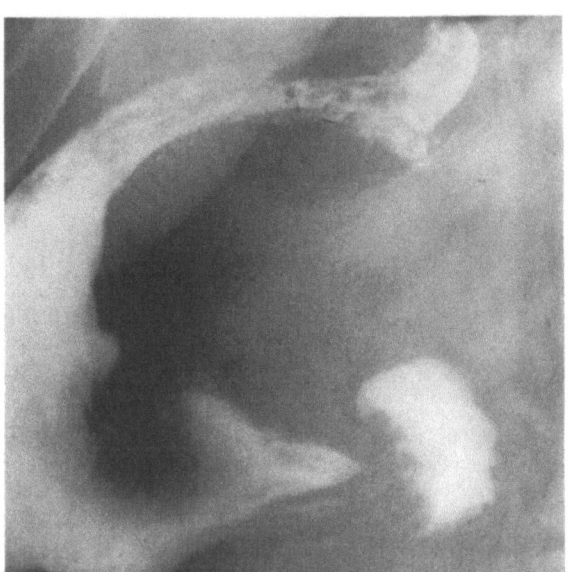

Abb. 44 a, b. Mächtige, vom Pankreaskopf ausgehende und einen Großteil des Abdomens ausfüllende, 8,5 Liter Inhalt fassende Pankreaspseudozyste. **a** Anhebung und Verdrängung sowie Verlagerung des Magens. Erhebliche Abdrängung und Ausspannung des Duodenalbogens. **b** Kleinere, 800 ml fassende, vom Pankreaskörper ausgehende retrogastral gelegene Pseudozyste mit Ventralverlagerung des Magens und deutlichem Pelotteneffekt im Antrum

gen" mit scharfer Randkontur, aber unterschiedlicher Wanddicke (2–15 mm), in der sich gelegentlich Verkalkungen nachweisen lassen. Der Inhalt der Zysten ist homogen hypodens und etwa wasseräquivalent (Abb. 42a, b). Nach Kontrastmittelgabe kommt es nur zum Enhancement der Zystenwand und nicht des Zysteninhalts. Septierungen sind selten zu finden (Abb. 43a, b).

Eine Kontrastdarstellung von *Magen und Darm* ist manchmal für den operierenden Chirurgen von Bedeutung, weil die Verdrängungszeichen ergänzende topographische Zuordnungen gestatten. Bei Vergrößerungen der Duodenalschleife sind die Zysten im Pankreaskopf (Abb. 44a), bei einem Pelotteneffekt und einer Verlagerung der antralen und majorseitigen Magenabschnitte (Abb. 44b) mehr in die Korpusregion zu lokalisieren. Impressionen der Magenhinterwand und der Fornixregion deuten eher auf Zysten des Pankreasschwanzes hin, bei denen sich oft auch Abdrängungen des Querkolons finden. Sehr selten kann es zur Spontanperforation der Pseudozysten und Fistelbildung in den Darm kommen. Dann färbt sich der Zysteninhalt bei der Breipassage an, also darstellt und bei

Abb. 43a, b. Computertomographisch lassen sich postpankreatische Pseudozysten besonders nach Kontrastbolusgabe gut nachweisen: **a** Große Zyste der Korpusregion mit weitgehendem Verlust des Pankreasparenchyms bei chronisch-rezidivierender Pankreatitis sowie Zeichen der abklingenden Entzündung und des Restödems. **b** Gekammerte, vom Pankreasschwanz ausgehende, die Milz nach dorsomedial abdrängende und große Teile des linken Oberbauchs ausfüllende Pankreaspseudozyste mit Wandverdickung bei ausgebrannter, chronisch-entzündlich verursachter Pankreasfibrose. Schwere Leberverfettung als Nebenbefund

◀──────────────────

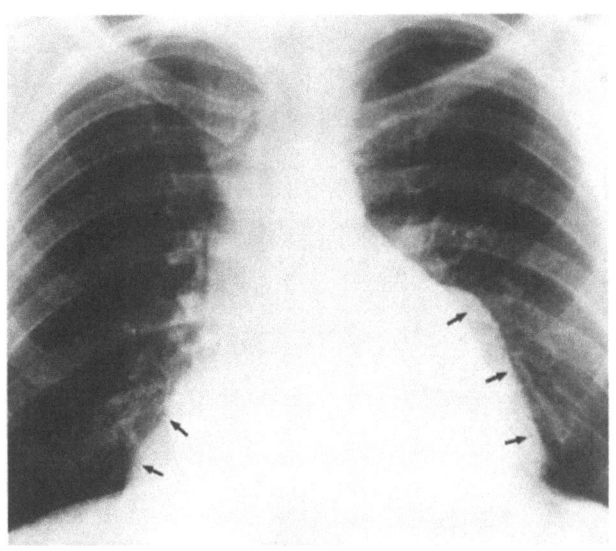

den vorerwähnten Untersuchungen zu Fehldeutungen im Sinne einer Abszedierung führt.

Die *Thoraxuntersuchung* kann auf eine intrathorakale Ausbreitung der entzündlichen Krankheit hinweisen (Abb. 45a–c) und zeigt allenfalls die sehr häufigen, bevorzugt linksseitig bestehenden Belüftungsstörungen mit Streifen- und Segmentatelektasen (Abb. 18b), pneumonische Infiltrate und Pleuraergüsse [77, 111, 200]. Die postoperative Kontrolle läßt durch die Luft mit Flüssigkeitsspiegeln die in Rückbildung befindliche Pseudozyste deutlich erkennen (Abb. 46a, b). Bei sehr großen Zysten empfiehlt es sich, die präoperative *Cholegraphie* und *Urographie* durchzuführen, um anatomische Beziehungen zu den Nachbarorganen herzustellen und zum Beispiel das Vorliegen einer kompressionsbedingten Stauungsniere auszuschließen.

Wenn die Retentions- oder Pseudozyste Anschluß an das Gangsystem hat, kann sie direkt mit der *ERCP* nachgewiesen werden (Abb. 56). Bei der vollständigen Kontrastmittelfüllung besteht die Gefahr einer Sekundärinfektion mit nachfolgendem Pankreasabszeß. Nicht mehr mit dem Ductus Wirsungianus verbundene Zysten geben sich durch abrupte Abbrüche und Gangverlagerungen zu erkennen.

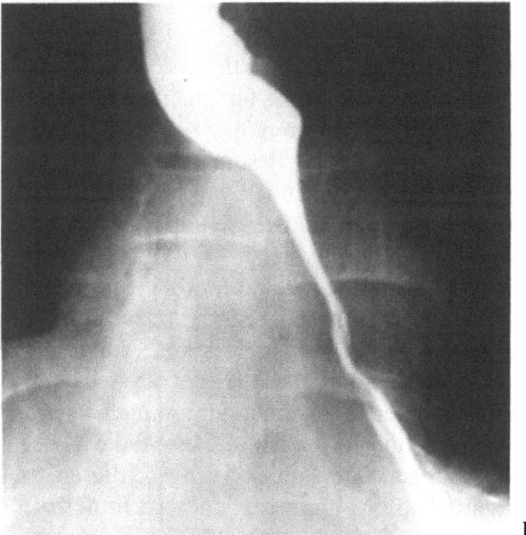

──────────────────▶

Abb. 45a–c. Ungewöhnlich ist die intrathorakale Ausbreitung von Pankreaszysten: **a** Auf der Thoraxaufnahme zeigt sich eine deutliche Vergrößerung und ungewöhnliche Konfiguration der Herzsilhouette. **b** Der dilatierte Ösophagus verjüngt sich retrokardial trichterartig, ist dann langgestreckt stenosiert und man vermutet eine Wandstarre. **c** In der seitlichen Tomographie findet sich retrokardial ein fast kindskopfgroßes, etwas inhomogenes kugeliges Gebilde, das an ein „Tumorgeschehen" denken läßt. Im Arteriogramm (selektive Zöliakographie) wird eine Abdrängung und bogige Ausspannung der A. lienalis sowie ein gestreckter Verlauf der A. hepatica communis sowie eine deutliche Ausspannung und Verdrängung von intrahepatischen Arterien beobachtet

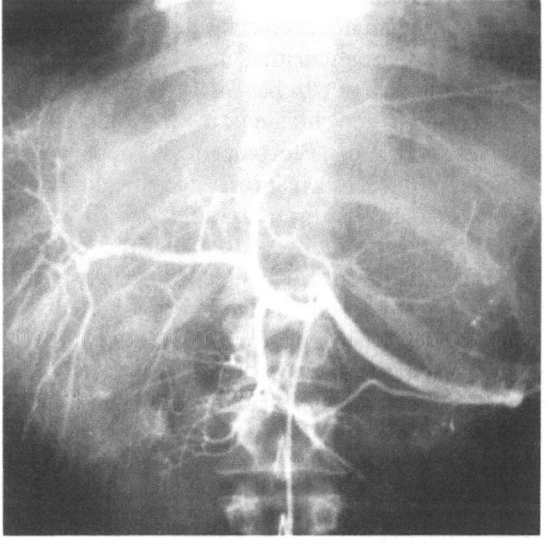

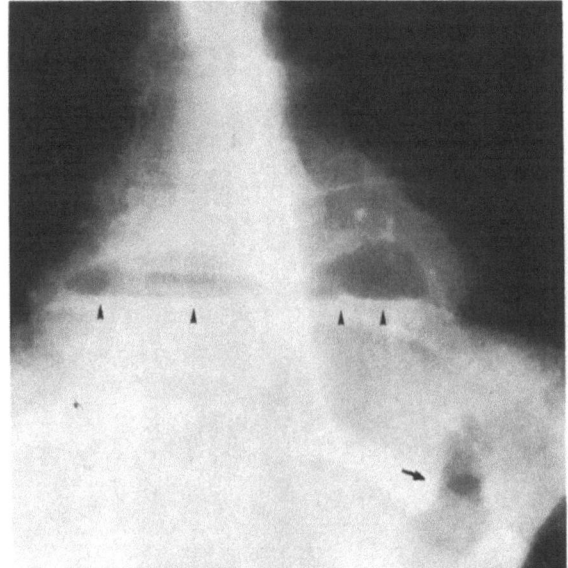
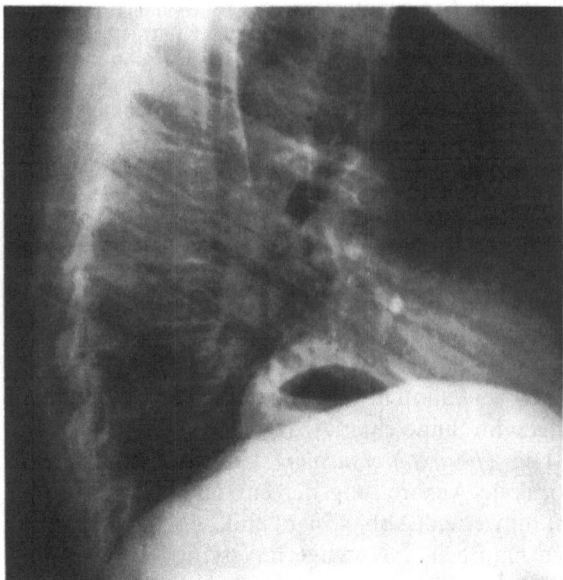

a   b

Die *selektive Arteriographie* der A. coeliaca und
der A. mesenterica superior ist heute in der Zysten-
diagnostik durch die neueren, nicht-invasiven Verfahren verdrängt worden. Besonders bei größeren
Zysten, die operativ behandelt werden sollen und
bei der Klärung zweifelhafter Befunde kommt ihr
ein hoher Informationswert zu, so daß sie weiterhin von Bedeutung ist. Damit werden vor allem
präoperativ die anatomischen Verhältnisse und die
Gefäßsituation im Abdomen geklärt. Außerdem
lassen sich die Tumorgefäße in der Zystenwand
bei dem sehr seltenen Zystenkarzinom nachweisen
(Abb. 47a–c). Im Vordergrund stehen die Arte-
rienverlagerungen und -aufspreizungen, die einen
gefäßlosen „Tumor" umfassen, der sich in der oft
flauen Parenchymphase als deutliche Kontrast-
minderung darstellt (Abb. 48a, b). In der Spätphase der Serienangiographie können Kompressionen und bei fortgeschrittenen, meist auf chronisch-entzündlichen Prozeßen beruhenden Veränderungen auch Verschlüsse von Milz- und Mesenterialvene sowie der Pfortader festgestellt werden. Infolge von Gefäßeinsprossungen in die Zystenwand können häufig pathologische Gefäßstrukturen und eine Kontrastanreicherung beobachtet werden, die nicht zur Fehldeutung einer Abszedierung oder eines malignen Tumors verleiten
sollten. Weitere Bedeutung kommt der Angiographie beim Nachweis einer Zystenblutung oder bei
Gastrointestinalblutungen zu, die durch Pseudozysten verursacht werden [74]. Dabei kann gleichzeitig ein Versuch zur Blutstillung mittels superselektiver Embolisation oder Infusion von Vasokon-
striktiva erfolgen [107, 224].

Abb. 46a, b. Die postoperativen Aufnahmen (Operation
nach Roux) zeigen, aufgrund des Luftgehaltes und eines
Flüssigkeitsspiegels, die intrathorakale Lage dieses Gebil-
des, das sich als eine bereits deutlich zurückgebildete postpankreatische Pseudozyste herausstellte, die 11,5 Liter Flüssigkeit enthielt

Im Gegensatz zu anderen Autoren (81a) konnte
im eigenen Krankengut die *Pankreasszintigraphie*
keine weitergehenden Aussagen in der Zystendia-
gnostik bringen, so daß diese Untersuchungsmethode wegen ihrer relativ hohen Strahlenbelastung
der Keimdrüsen dabei nicht mehr eingesetzt werden sollte [45, 64].

7.2.4 Differentialdiagnostik

Mit der konventionellen Röntgendiagnostik allein
kann nicht immer zwischen einer Pankreaszyste
oder einem *anderen raumfordernden Prozeß* (z.B.
Abszeß, Tumor) unterschieden werden.

Blande Zysten sind sonographisch und im
Computertomogramm meist eindeutig zu erkennen, wenngleich sich dabei erhebliche Probleme
der Abgrenzung zu den sehr seltenen, aber gleichartig aussehenden *Echinokokkuszysten* (Abb. 49)
ergeben, die im Gegensatz zu den anderen Zysten
nicht selten septiert sind [32, 165]. Schwierigkeiten
treten auf, wenn es sich um gekammerte, Blut oder
Detritus enthaltende Zysten handelt. Es zeigen sich
dann mehr oder minder starke Binnenechos im Sonogramm oder die Dichtewerte der CT steigen an,

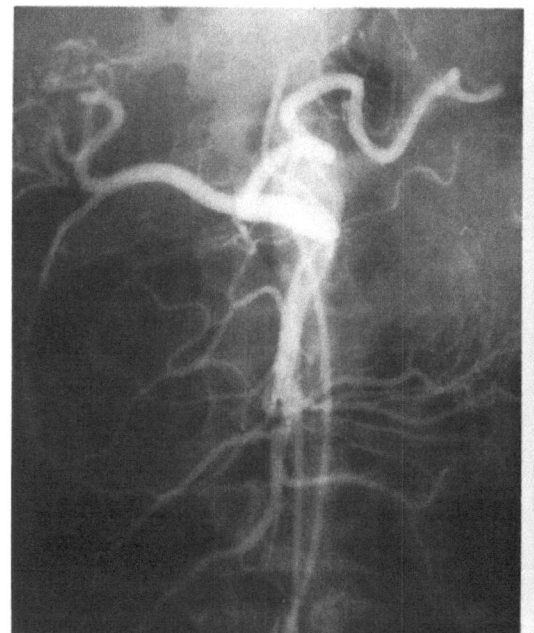

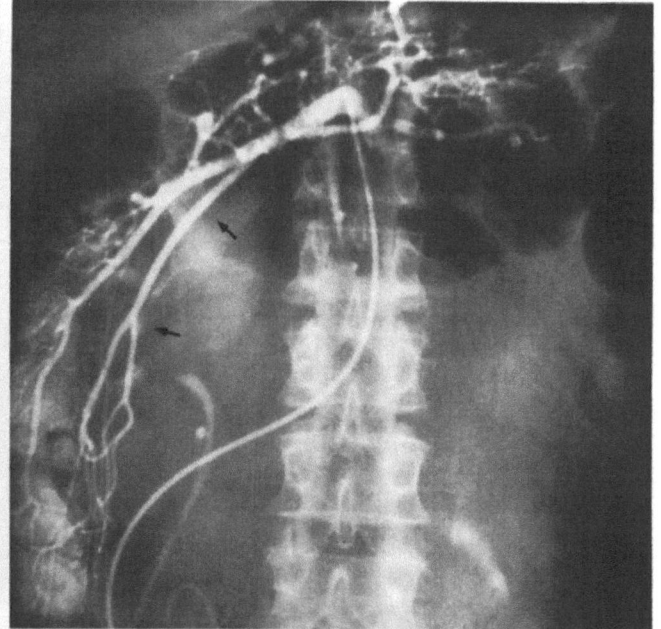

a b

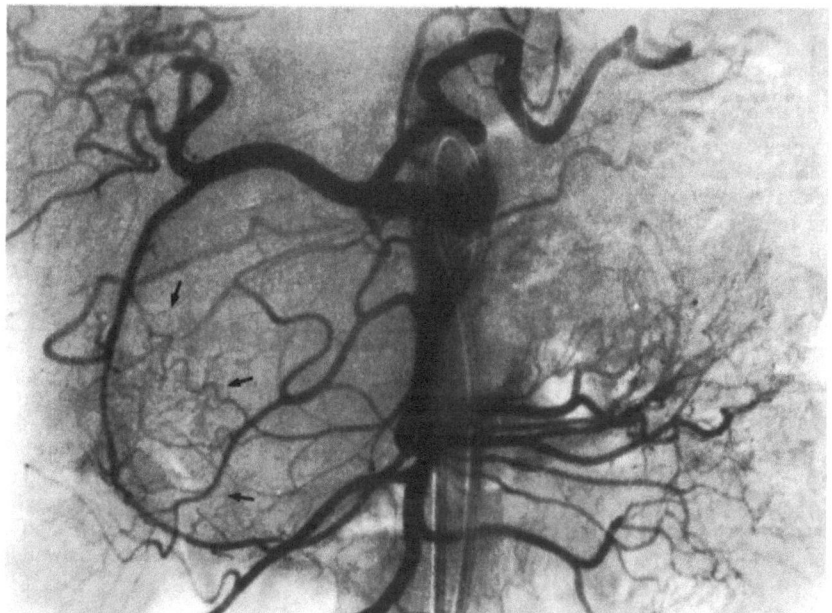

c

so daß eine sichere Abgrenzung von *Abszessen* und soliden, *nekrotisch zerfallenden Tumoren* sowie einem *Zystadenom* oder *-karzinom* nicht immer möglich ist. Bei großen Zysten kann die Zuordnung dadurch erschwert sein, daß keine Verbindung mehr zum Organ besteht und Pankreaszysten als *Milz- oder Nierenzysten* fehlgedeutet werden könnten [103]. Gelegentlich können vergrößerte, nekrotische retroperitoneale *Lymphknoten* und *aneurysmatische* Gefäßveränderungen (Abb. 64) dif-

Abb. 47 a–c. Doppelkathetertechnik, die ausgespannte, enge Lumina der Pankreasarkaden bei mandarinengroßer, postentzündlicher Pseudozyste ergab, in der sich ein Zystenkarzinom nachweisen ließ. **a** Das Schema zeigt die anatomische Situation der dargestellten Gefäße und die durch die Zyste im Bereich der Pankreasarkaden verursachten Veränderungen und Gefäßrarefizierungen. **b** Bei der selektiven Mesenterikographie zeigt sich eine hochgradige Verdrängung mit Kaliberveränderungen der Arterien bei einer riesigen, das Abdomen ausfüllenden Pankreaspseudozyste mit 10,5 Liter Inhalt. **c** Das Subtraktionsbild zeigt die Ausdehnung der gesamten Zyste und die Gefäßneubildungen im Tumorareal

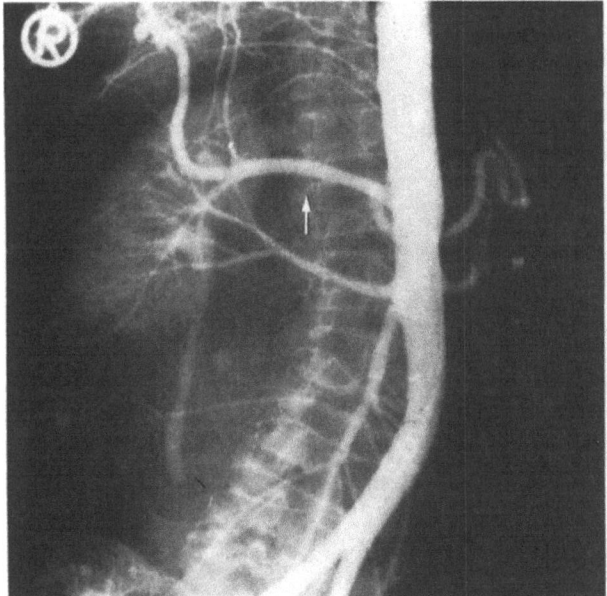
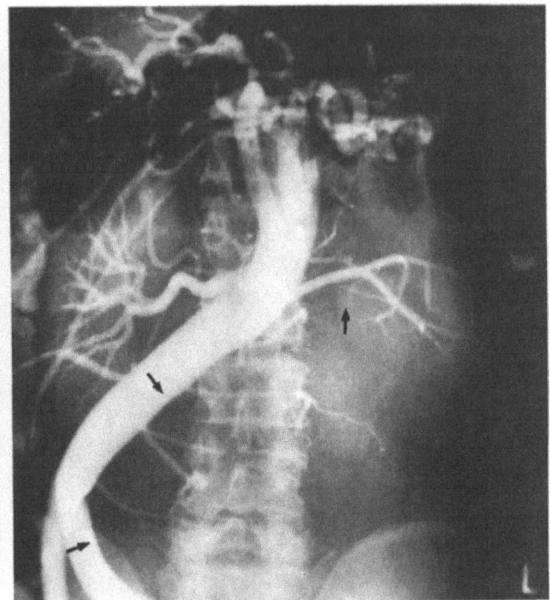

a   b

Abb. 48 a, b. Große, postpankreatitische Pseudozysten können zu beträchtlichen Verlagerungen an den inneren Organen führen, so daß sie sich schon bei der Übersichts-Aorto-
graphie abzeichnen. **a** Es kann zur Anhebung der Arteria
hepatica communis, einer Ausspannung der A. gastro-duodenalis und gestrecktem Verlauf der A. renalis dextra kommen. Bemerkenswert ist eine deutliche Linksverlagerung
und Impression der distalen Aorta abdominalis durch die
den rechten Mittel- und Unterbauch ausfüllende, vom Pankreaskopf ausgehende und mehrere Liter fassende Pseudozyste. **b** Eine stumme Niere links und ein riesiger, im linken
Unterbauch tastbarer Tumor waren die Veranlassung zur
Arteriographie, bei der sich eine hochgradige Verlagerung
der distalen Bauchaorta und der oberen Iliakalarterien nach
rechts durch eine vom Pankreasschwanz ausgehende, mon-
ströse, postentzündliche Pseudozyste mit Anhebung und
Verlagerung der linken Nierenarterie fand, die sich vorwiegend im linken Unterbauch ausgebreitet hatte. Durch Kompression der linken Niere wurde deren Funktionsstörung
verursacht, was sich auch durch den verminderten, seitendif-
ferenten Flow in den Arterien zu erkennen gibt

Abb. 49 a, b. Eine sehr seltene Erkrankung ist die Echinokokkuszyste des Pankreas, die mit Pseudozysten und Abszessen verwechselt werden kann. **a** Im allgemeinen können
die dickere Wand, eine Septierung und Kalkeinlagerungen
in der Zystenwand des Echinokokkus und die fehlenden
klinischen Zeichen der chronisch-entzündlichen Pankreatitis
eine differentialdiagnostische Abgrenzung von der Pseudozyste erleichtern. Die meist intensive KM-Anreicherung in
der nichtverkalkten, weitgehend homogen dichten und
scharf begrenzten Wand ist für den Abszeß charakteristisch.
b In den Computertomogrammen sind die Septierung der
Echinokokkuszyste und die deutlichen Kalkeinlagerungen
in Teilen der Zystenwand gut erkennbar

▼

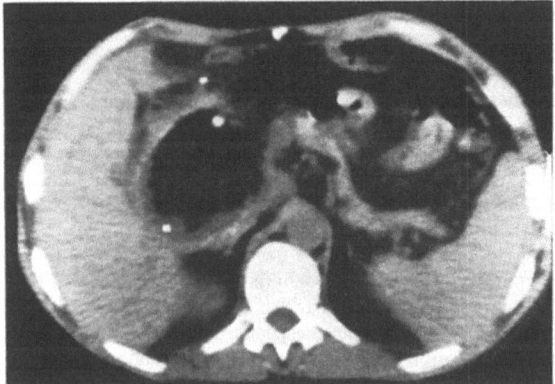
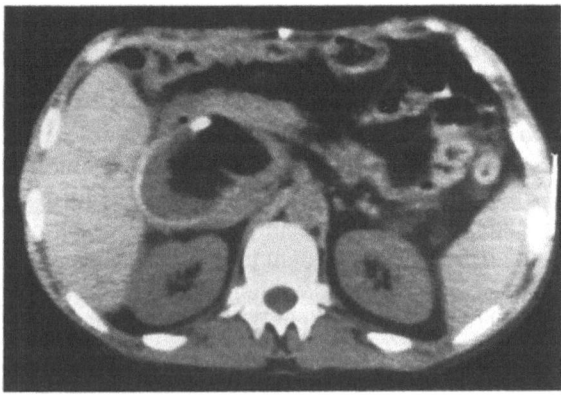

a   b

ferentialdiagnostische Schwierigkeiten bereiten. *Zystische Erweiterungen des Pankreasganges* als Ausdruck eines Abflußhindernisses (bei Konkrementen, entzündlichen oder tumorösen Stenosen) oder einer chronischen Pankreatitis können meist mit der ERCP verifiziert werden.

8 Pankreastumoren

Die Geschwülste des Pankreas können vom exkretorischen Parenchym und vom Drüsengewebe mit innerer Sekretion ausgehen. In beiden Fällen werden gut- und bösartige Tumoren beobachtet. Sowohl gutartige als auch sarkomatöse Tumoren der Bauchspeicheldrüse sind selten.

8.1 Gutartige Geschwülste

8.1.1 Patho-Anatomie

Die gutartigen Geschwülste können vom Gangsystem, der Vaterschen Papille, dem exokrinen und endokrinen (s. Abschn. 8.3) Gewebe ausgehen. Bei ersteren handelt es sich fast durchweg um kleine *Polypen*, die der Papille aufsitzen oder sich im Pankreasgang selbst ausbilden und damit zur Sekretstauung führen können. Die *vom Parenchym* ausgehenden benignen Tumoren zeigen ein buntes morphologisches Bild: Adenom, Zystadenom, Myxom, Fibrom, Hämangiom, Lipom [214] und Neurinom. Mit Ausnahme des Zystadenoms, das einen größeren Umfang erreichen kann, handelt es sich um kleinere und recht seltene Neubildungen [26, 188].

8.1.2 Klinische Symptomatik

Die gutartigen Geschwülste werden im allgemeinen nur zufällig bei einer Bauchoperation oder der Autopsie entdeckt. Sie werden nur dann klinisch auffällig, wenn sie Druckerscheinungen verursachen. Die Papillome können zu einer Abflußbehinderung des Pankreassekrets mit nachfolgender aufsteigender Pankreatitis führen. Bei präpapillärer Lage in der gemeinsamen Ampulla hepatopancreatica kann auch ein Stauungsikterus auftreten. Gleichartige Symptome sowie duodenale Passagestörungen können benigne Geschwülste des Pankreaskopfes durch ihre Expansion verursachen, wenn sie eine hinreichende Größe erreicht haben.

8.1.3 Radiologische Befunde

Die intraduktalen Papillome lassen sich bei der *ERCP* mit hoher Sicherheit nachweisen. Nur größere, papillennahe und gestielte Papillome, die in das Duodenum hineinragen, können bei der *Duodenographie* mit Kontrastbrei erkannt werden. Diese können, ebenso wie die der Vaterschen Papille aufsitzenden Geschwülste, direkt bei der für die ERCP notwendigen *Duodenoskopie* erfaßt und biopsiert werden.

Die gutartigen Tumoren des Pankreaskopfes lassen sich mit der *Kontrastbrei-Passage* durch Verdrängung und Impression des Magens oder Duodenums ohne die Zeichen eines infiltrierenden Übergreifens nachweisen, wie dies gleichartig von Zysten (s. Abschnitt 7.2.3) verursacht wird. Bei der *ERCP* können vollständige oder partielle Stenosen des Pankreas- und/oder Gallenganges mit entsprechenden Stauungszeichen gefunden werden, wobei der Kontrastmittelstrom nach Entfernen des Instruments deutlich verzögert ist.

Mit der *Sonographie* und der *Computertomographie* sind die intraduktalen Papillome und auch der Großteil der im Parenchym gelegenen gutartigen Geschwülste wegen ihrer geringen Größe und der diskreten Struktur- und Dichteunterschiede zum intakten Gewebe nicht zu sehen. Die *intraoperative Pankreatographie* bringt dieselben Informationen wie die ERCP. Alle übrigen Methoden versagen ebenfalls beim Nachweis dieser kleinen, gutartigen Geschwülste.

Eine Ausnahme bildet das *Zystadenom*: Im allgemeinen mißt es 5–15 cm, wenn es klinische Symptome verursacht. In der *Röntgen-Computertomographie* findet sich eine scharf abgegrenzte, weitgehend runde Geschwulst mit deutlich gekammerten Hohlräumen, die mit schleimiger oder blutiger Flüssigkeit gefüllt sind und so einen etwas höheren Dichtewert als blande Zysten aufweisen. Gelegentlich können sie auch als zystenähnliche Veränderungen mit Binnenechos im *Sonogramm* erkannt werden. In der *Angiographie* findet sich ein charakteristisches Bild mit weiten, versorgenden Arterien, die in zahlreichen Tumorgefäßen münden und zu einem ausgeprägten Parenchymeffekt führen. Dabei wird der runde, scharf begrenzte Tumor mit zentralen Aussparungen infolge von Nekrosen sichtbar, der nur eine Verdrängung benachbarter Gefäße ohne invasive Ausbreitung aufweist.

Die eindeutige Unterscheidung von Zystadenokarzinomen ist nicht möglich [1, 188, 223] was gelegentlich auch bei anderen, arteriographisch weniger typischen, benignen Tumoren des Pankreas nicht gelingt.

Für das *Pankreasangiom* stellen die Computertomographie mit Bolusinjektion oder die Arteriographie die Methoden der Wahl dar. Morphologisch finden sich die gleichen Kriterien wie bei Angiomen anderer Lokalisation [59].

Keine der genannten Untersuchungsmethoden vermag eine sichere Aussage über die Dignität dieser Geschwülste zu machen.

Mit Ausnahme der Hämangiome kann diese in 70–80% der Fälle durch die Röntgen-, Ultraschall- oder CT-gesteuerte, perkutane *Feinnadel-Aspirationsbiopsie* erreicht werden. Sie ist weitgehend komplikationslos vorzunehmen.

Die Ergebnisse schwanken und stehen mit der Erfahrung des Zytologen auf diesem Gebiet im Zusammenhang. Von der aussagekräftigeren Stanzbiopsie (z.B. Travenol Trucut-Besteck) wird im Bereich des Pankreas wegen der Gefahr von Verletzungen anderer Organe, der retroperitonealen Blutung und des Auslösens einer akuten Pankreatitis abgeraten.

8.1.4 Differentialdiagnose

In den differentialdiagnostischen Überlegungen steht die Abgrenzung zum *malignen Pankreastumor* an erster Stelle. Sie muß solange aufrecht erhalten werden, bis eine eindeutige zytologische oder histologische Aussage vorliegt. Im allgemeinen dürfte aber die Operation, schon wegen der klinischen Symptomatik, unvermeidbar sein, so daß sich meist der weitere diagnostische Aufwand zur Klärung der Dignität erübrigt. Die Verwechslung mit einer blut- oder detritushaltigen *Zyste* oder einem *Abszeß* ist besonders beim Zystadenom recht groß.

Intraduktale Papillome können mit *Gangkonkrementen* oder mit *Luftblasen* verwechselt werden, die bei der Gangsondierung eingedrungen sind. Mit einer gezielten Nativdiagnostik können erstere erkannt werden, da sie meist Kalziumkarbonat oder -phoshat enthalten. Allerdings versagt sie bei den sehr seltenen Leuzin-Tyrosin- oder Cholesterinkonkrementen im Pankreasgang.

Nekroseherde, Parenchymhypertrophien und Schrumpfungen als *Pankreatitisfolgen* können zu Befunden führen, die einen benignen Tumor vortäuschen. *Verkalkungen* von gutartigen Geschwülsten (z.B. Fibrom, Zystadenom und Neurinom sowie Phlebolithen im Hämangiom) sind scharf begrenzt, meist staubfein bis stecknadelkopfgroß

und weniger schollig und bizarr wie die postpankreatitischen Kalkablagerungen. Sie gestatten aber keine Unterscheidung vom Pankreaskarzinom, das mit identischen Kalkeinlagerungen einhergeht.

8.2 Bösartige Geschwülste

Mit 2–5% aller bösartigen Tumoren und 0,3–0,9% aller Obduktionen steht der Pankreaskrebs bei den Männern an 4., bei den Frauen an 6. Stelle der Krebshäufigkeit (USA) und läßt eine steigende Tendenz erkennen.

Es handelt sich vorwiegend um Karzinome, die zu 75% vom Gangsystem abstammen, die restlichen von den Azinuszellen sowie in 1,5% von den endokrinen Gewebsanteilen ausgehen. Sarkome und andere bösartige Geschwülste (z.B. maligne Neurinome) sind sehr selten [226]. Unabhängig von ihrer Dignität sollen wegen ihrer klinischen Gemeinsamkeiten die vom endokrinen Apparat ausgehenden Tumoren getrennt besprochen werden.

8.2.1 Patho-Anatomie

Die vom exkretorischen Gewebe abstammenden Malignome zeigen das Bild eines zylindrozellulären Adenokarzinoms. Davon unterscheidet sich bereits makroskopisch das papilläre Zystadenokarzinom mit seinen gekammerten, schleimgefüllten Hohlräumen, das aber selten ist und durch maligne Entartung aus dem Zystadenom hervorgeht. Es ist in jüngeren Lebensjahren und bei Frauen etwas häufiger und öfter in der Korpus- und Kaudaregion lokalisiert. Im Vordergrund steht die Gewebswucherung in Form des medullären oder schleimbildenden Karzinoms oder des Carcinoma simplex. Beim selteneren szirrhösen Karzinom können beträchtliche Schrumpfungen mit nur geringer Organvergrößerung auftreten, woraus die uneinheitlichen röntgenmorphologischen Zeichen bei der Strahlendiagnostik resultieren.

Die Adenokarzinome können zwar über Mannsfaustgröße erreichen, jedoch wird im allgemeinen durch das peritumorale Ödem und die benachbarte sekundäre Pankreatitis ein größeres Tumorgeschehen vorgetäuscht [26].

Die Tumoren sind gekennzeichnet durch ihr *Einwachsen in benachbarte Organe* (z.B. Magen, Galletrakt, Gefäße), worauf auch vielfach ihre klinische Symptomatik und die Probleme ihrer Operabilität beruhen [46].

Eine *frühzeitige Metastasierung* in die regionären Lymphknoten sowie in die Leber und in die Lunge wird vor allem durch das ausgedehnte Lymphgefäßnetz und die guten venösen Abflußverhältnisse sowie die enge Nachbarschaft zu den Abdominalorganen begünstigt. Es bestand jedoch bei 13% der obduzierten Pankreaskarzinome noch keine Metastasierung und bei weiteren 5% lag nur eine regionale Tumorinvasion vor [104]. Derzeit weist das operierte Pankreaskarzinom eine schlechte Prognose auf, da nach einem Jahr nur noch 11% der Kranken und nach drei Jahren fast niemand mehr lebt. Da selbst bei lokaler Operabilität eine *Rezidivquote von 50%* besteht, muß von einer sehr hohen mikrometastatischer Tumorausbreitung ausgegangen werden, die ein operatives Vorgehen in Frage stellt.

Andererseits konnte nachgewiesen werden, daß die frühzeitige Radikaloperation die Überlebenschance verbessert [13, 46, 47, 93, 148, 190, 194].

Von den Pankreaskarzinomen sind *60–80%* im Pankreaskopf (darunter 5–7% Papillenkarzinome), 15–20% im Korpus- und etwa 5% im Kaudabereich zu lokalisieren [128, 129].

Der Tumor weist einen Altersgipfel zwischen dem 5. und 7. Lebensjahrzehnt auf. Es wurden aber auch bei Kindern schon Pankreaskarzinome beobachtet. Das männliche Geschlecht ist 2,5–3 mal so häufig betroffen wie das weibliche. Beziehungen zur chronischen Pankreatitis [185], welche die häufigste und auch anatomisch-histologisch in der Probeexzision oft schwierigste Differentialdiagnose darstellt, zu chronischen Galleerkrankungen, zum Alkoholabusus, aber auch zu anderen toxischen Einflüssen (z.B. Asbest-, Zink- und Arsenexposition) sowie zu Umwelteinflüssen werden diskutiert. Eine Korrelation zum Diabetes mellitus ist nicht eindeutig, jedoch kann dieser einem Pankreaskarzinom bis zu 5 Jahren vorausgehen [184].

8.2.2 Klinische Symptomatik

Das klinische Erscheinungsbild ist sehr vielgestaltig und das oft für retroperitoneale Tumoren angegebene Leitsymptom des progressiv zunehmenden Rücken- und *Nachtschmerzes* mit *Gewichtsabnahme* ist ein Spätzeichen. Von seltenen Ausnahmen abgesehen gilt Gleiches auch für den schmerzlosen *Verschlußikterus,* einen Diabetes mellitus oder Zeichen der *Verdauungsinsuffizienz* und der Pfortaderthrombose. Wechselnde, subfebrile Temperaturen, Gerinnungsstörungen und eine allge-

meine Thromboseneigung sind uncharakteristisch und können ebenso wie weitere tumorverdächtige Symptome sowie Störungen der Enzymaktivitäten auch bei der chronischen Pankreatitis auftreten. Zusammen mit anderen konsumierenden Leiden erwächst daraus die größte differentialdiagnostische Problematik.

Durch Einbruch des Tumors in Nachbarorgane und dabei eintretende Gefäßarrosionen können Teerstühle und Bluterbrechen auftreten, die zunächst an ein Ulkusleiden denken lassen. Selbst in fortgeschrittenen Stadien kann die Diagnose des Pankreaskarzinoms schwierig sein, so daß aufgrund langer stummer Phasen die *Früherkennung* selten ist [118]. Hochgradig verdächtig auf ein Pankreaskarzinom sind die großenteils *erhöhte alkalische Phosphatase,* ein stetig ansteigender Bilirubinwert sowie Erhöhungen der LDH, der γ-GT und des Lipoproteins X zusammen mit einer hypochromen Anämie und einer reaktiven Plasmo-Lymphozytose des Knochenmarks.

Noch *symptomärmer* verlaufen die Karzinome des *Pankreaskörpers* und *-schwanzes.* Sie werden kaum in einem Stadium erfaßt, das noch auf ein kuratives, operatives Vorgehen hoffen läßt [128, 129]. Nur in Ausnahmefällen oder bei Fehldeutungen einer chronischen Pankreatitis überleben diese Kranken den zweiten Jahrestag der Diagnosestellung. Gelegentlich wird das Pankreaskarzinom erst durch seine Metastasierung erkannt [138, 184, 192].

8.2.3 Radiologische Befunde

So vielfältig wie die klinische und laborchemische Symptomatologie sind auch die radiologischen Zeichen, so daß oft die ganze Palette des strahlendiagnostischen Repertoires benötigt wird, um mosaikartig aus Einzelbefunden das Pankreaskarzinom zu erkennen. In gut eingeblendeten *Nativaufnahmen des Oberbauchs* können bei ungefähr 15% der Pankreaskarzinome diskrete, teilweise staubfeine Verkalkungen beobachtet werden (Abb. 37), die sich deutlich von den grobschollingen Verkalkungen anderer Pankreaserkrankungen unterscheiden und somit richtungweisend sein können [121, 122].

Danach kann die *Sonographie* eingesetzt werden, da sie über 3 cm große Pankreasgeschwülste nachzuweisen erlaubt. Der Tumor stellt sich dabei als echoarme, inhomogene Auftreibung des Organs dar und läßt gehäuft eine unregelmäßige Kontur mit „strahlenartigen Ausläufern" erken-

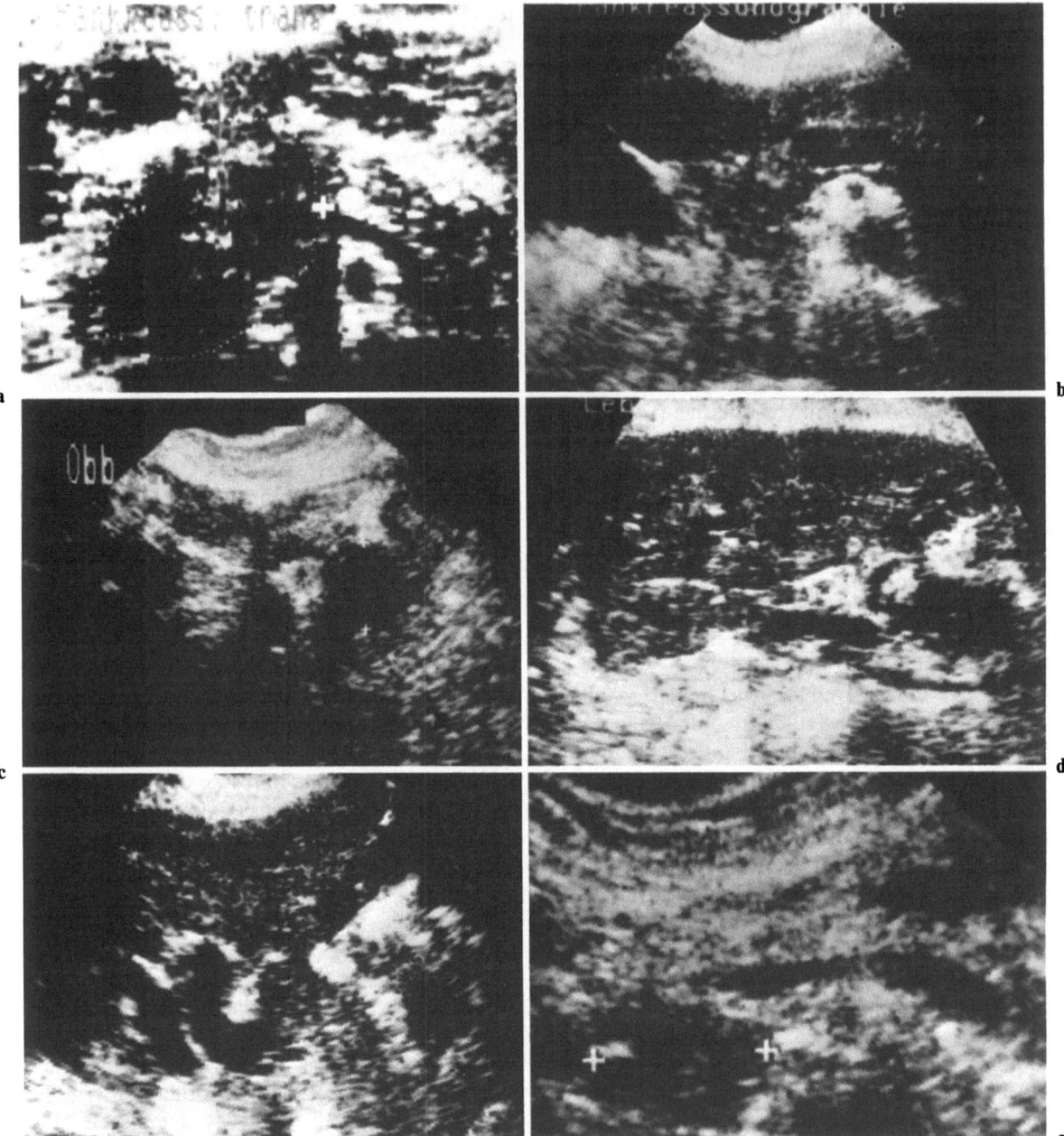

Abb. 50a–f. Die nicht eingreifende, und heute oft am Anfang der Abdominaldiagnostik stehende Sonographie ermöglicht die Erkennung von Pankreastumoren: **a** Ovaläres, ca. 12 cm im Durchmesser großes Pankreaskopf-Karzinom ohne Stauungszeichen, welches bereits die Aorta und den Abgang der Arteria mesenterica superior verdrängt und bei dem schlanken Patienten durch die Bauchdecken tastbar war. **b** Rundes, ca. 5 cm großes Karzinom des Pankreaskopfes, das einen Gallenblasenhydrops und eine intrahepatische Stauung der Gallengänge verursachte. **c** Etwa 3 cm großes Pankreaskopf-Karzinom, nahe der Papille und dem Duodenum gelegen, mit nur geringer Stauung des extrahepatischen D. choledochus und den Zeichen einer chronisch-fibrosierenden Pankreatitis. **d** Ovalärer, 6 cm großer Pankreaskopftumor der eine Stenose mit geringer Stauung des D. choledochus und deutlicher intrahepatischer Rückstauung der Galle indiziert hat. Die nicht allein stauungsbedingte, inhomogene Leberstruktur läßt eine diffuse Metastasierung vermuten, die sich operativ bestätigte. **e** Rundlicher Tumor des Pankreaskopfes mit erheblicher Stauung des D. choledochus und der intrahepatischen Gallengänge bei guter Abgrenzung vom unauffälligen Pankreaskorpus. **f** Pankreaskarzinom am Übergang zur Korpusregion mit 4 cm Durchmesser und Einbruch in die V. lienalis, die deutlich gestaut ist. *P.* = Pankreas, *T.* = Tumor, *V.l.* = Vena lienalis, *V.c.i.* = Vena cava inf., *D.ch.* = Ductus choledochus

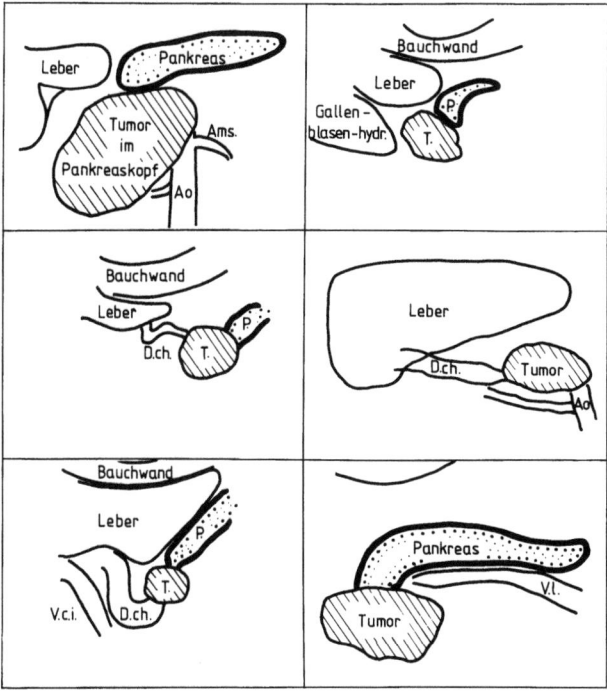

nen (Abb. 50a–f). Auch sonographisch ist die Caputregion besser zu beurteilen als der distale Korpus- und Schwanzbereich. Neben den transsonoren Echostrukturen als Ausdruck liquider Anteile (z.B. Ödem oder Nekrose) können auch refloxogene Schallmuster als Hinweis auf eine solide Raumforderung und Mischungen aus beiden vorkommen. Auf den mehrdeutigen sonographischen Befund wird nachfolgend noch hingewiesen. Pankreatitisähnliche Bilder ohne adäquate Laborparameter oder sonographisch nachgewiesene Ganger-

weiterungen sind dringend malignomverdächtig und bedürfen der weiteren Diagnostik. Die gelegentlich beschriebene hohe Sensitivität des sonographischen Befundes von 96% bei operablen Pankreaskarzinomen konnte nur selten bestätigt werden [73, 85, 90, 142, 143, 144, 146, 228]. Allenfalls zeigten Untersuchungen, daß ihre Sensibilität zur Erkennung eines malignen Prozesses nur 56% beträgt im Vergleich mit der Computertomographie von 84% [109].

Als nächster diagnostischer Schritt sollte die *Röntgen-Computertomographie* erfolgen. Auch dieses diagnostische Verfahren weist kein karzinomspezifisches Merkmal auf, sondern nur diskrete und indirekte Zeichen (Abb. 51a–d): Vorrangig sind dabei die umschriebene Organvergrößerung mit Unregelmäßigkeiten der Pankreasgrenzen oder gar einem Verschwinden der Organkontur aufgrund des Fehlens der umgebenden Fettschicht zu werten (Abb. 51e, f). Dichtemessungen helfen nicht weiter, da gesundes Pankreasgewebe und Tumorgewebe im gleichen Bereich liegen. Verminderte Dichtewerte können auf zentrale Gewebsnekrosen hinweisen. Sie können zusammen mit einem gelegentlich unterschiedlichen Kontrastverhalten in der Angio-CT zur weiteren Klärung beitragen. Die mittelbaren Symptome wie Dilatation der Gallenwege und des Pankreasorganes, vergrößerte retroperitoneale Lymphknoten und Lebermetastasen sind meist Hinweise auf ein inkurables Pankreaskarzinom. Die untere Nachweisgrenze des Tumors ist auch computertomographisch bei 2–3 cm anzunehmen. Außerdem gestattet die Computertomographie eine optimale Beurteilung der Operabilität der damit nachgewiesenen Pankreaskarzinome [19, 39, 83, 96, 109, 116, 159, 207].

Schema zur Diagnostik des Pankreas-Karzinoms

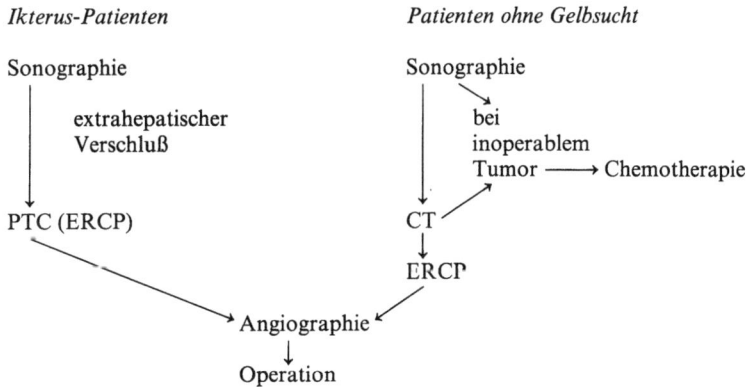

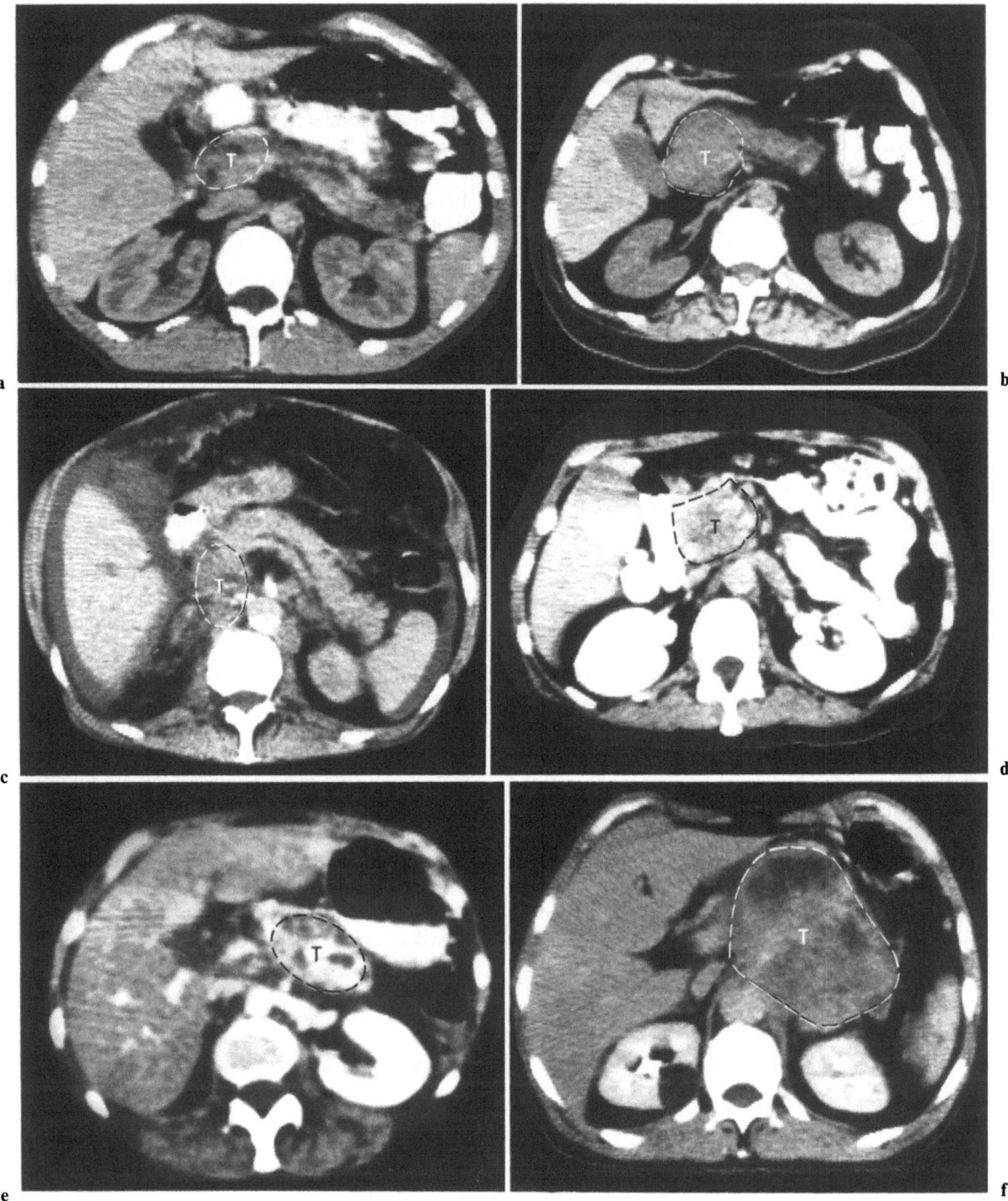

Abb. 51a–d. Mit der Computertomographie können maligne Pankreastumoren und deren Folgen besonders exakt dargestellt werden. Beispiele von Pankreaskopfkarzinomen: **a** Ein 2–3 cm großes, eiförmiges Karzinom des Pankreaskopfes mit 2 zentralen Nekrosen und einem gestauten D. choledochus bei unabhängig davon bestehender kleiner Zyste im Pankreasschwanz. **b** Nekroseherde können völlig fehlen, was die Aussage erschwert, so daß lediglich die Vergrößerung und knollige Auftreibung des Pankreaskopfes sowie das Übergreifen auf die Nachbarorgane (z.B. Einbeziehung der V. cava inferior) diagnostische Hinweise gibt. **c** Die Fibrosierung des Organs mit weitem D. Wirsungianus, kleinen Nekroseherden und Konturunregelmäßigkeiten kann in ähnlicher Weise auch bei der chronisch-rezidivierenden Pankreatitis beobachtet werden, jedoch geben die Überschreitung der Organgrenzen und das Vorliegen eines karzinomatösen Aszites wichtige Hinweise auf die Malignität des Pankreasprozesses. **d** Neben den Zeichen einer chronischen Pan-

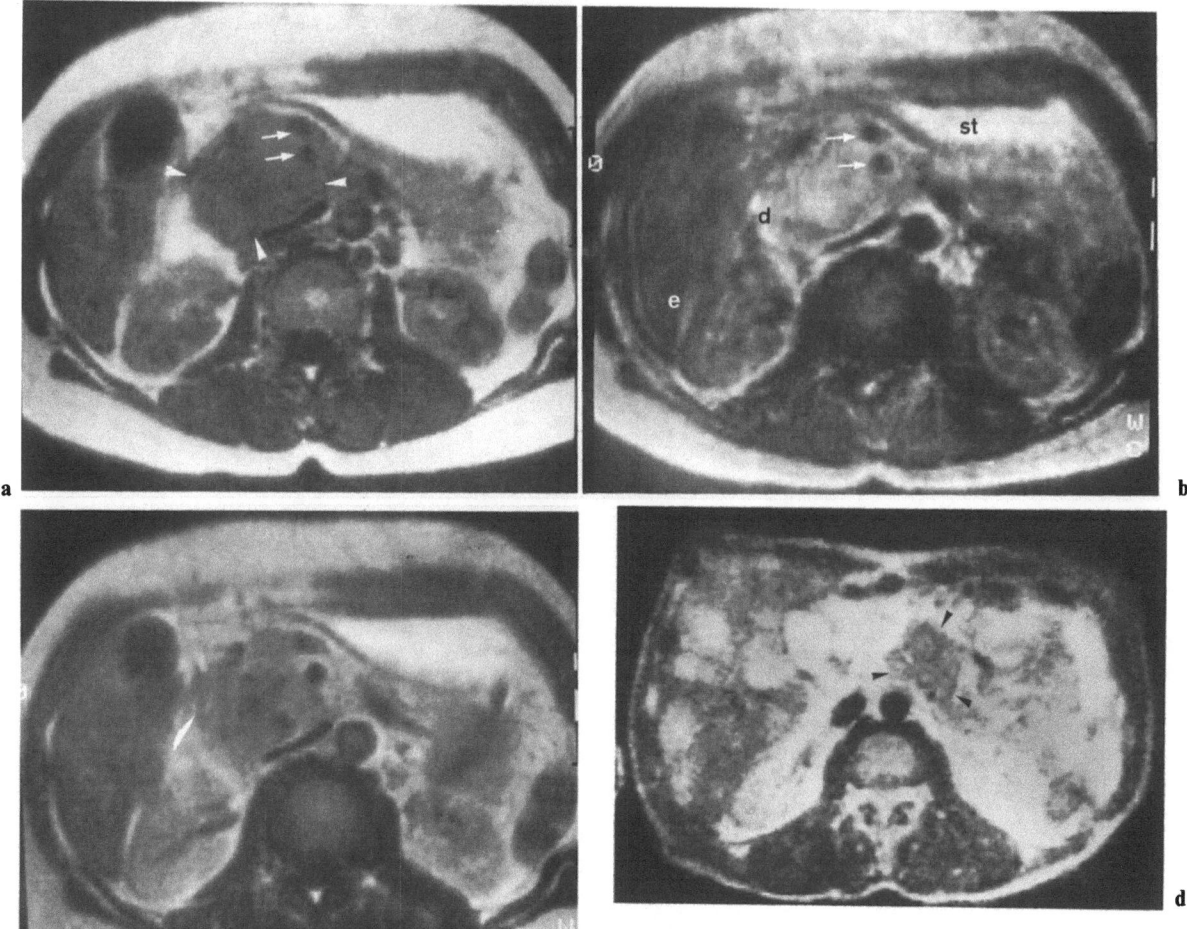

a   b   c   d

Abb. 51 (Fortsetzung)

kreatitis findet sich in der Caputregion ein großes, die Organgrenzen überschreitendes und bereits in das Duodenum einbrechendes Pankreaskopfkarzinom, welches bis an die großen Gefäße des hinteren Bauchraumes heranreicht **Abb. 51 e, f.** Ovales, längs des Pankreasorgans gewachsenes, **e** mit einer Gangstauung einhergehendes und zentral nekrotisch zerfallendes Karzinom (*T*), welches bereits auf die Hinterwand des Magens übergreift. **f** Riesiges, vom Pankreasschwanz ausgehendes, 14 cm großes Pankreaskarzinom (*T*) mit ausgedehnten, nekrotischen Zerfallshöhlen, Einbruch in den Retroperitonealraum und Ummauerung der Aorta. Kein Anhalt für Metastasen. Nierenzysten rechts als Nebenbefund

Abb. 52 a–d. Mit Hilfe der Magnetic Resonance kann ein Pankreaskarzinom erfaßt werden. **a** 58jähriger Patient mit 5 × 5 cm großem Pankreaskopfkarzinom (*Pfeilspitzen*). V. lienalis und V. mesenterica superior (*Pfeil*) sind durch den Tumor deutlich verdrängt, das mit Kontrastmittel angefärbte Duodenum (*d*) ist verlagert. Signalminderung des Tumors im T_1-betonten Bild. **b** Im T_1-betonten Bild nach intravenöser Injektion von Gadolineum-DPTA (Schering AG) deutliche Signalvermehrung und Inhomogenität im Tumor. **c** Das gleiche Resultat ist auch durch das T_2-betonte Bild zu erzielen (RUPP et al., DMW 16 1985 648–650). **d** Im MR-Bild kommen neben dem Pankreastumor auch die Lebermetastasen zur Darstellung. 37jähriger Patient mit inoperablem Pankreaskorpuskarzinom (*Pfeilspitzen*) und multiplen Lebermetastasen. Die Metastasen kommen als signalreiche Bezirke in diesem T_2-betonten Bild zur Darstellung. Das Karzinom ist isodens mit der Leber. (Zur Verfügung gestellt von N. Rupp, Institut für Röntgendiagnostik am Klinikum rechts der Isar der Technischen Universität München)

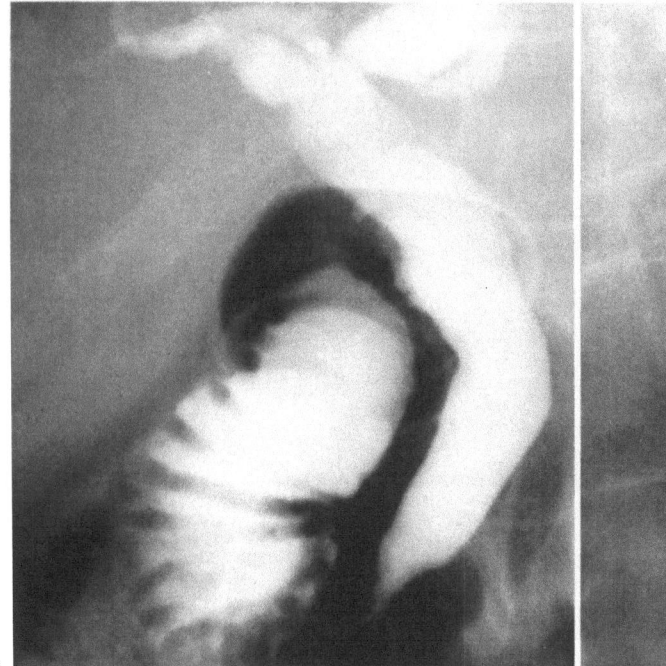

a

b

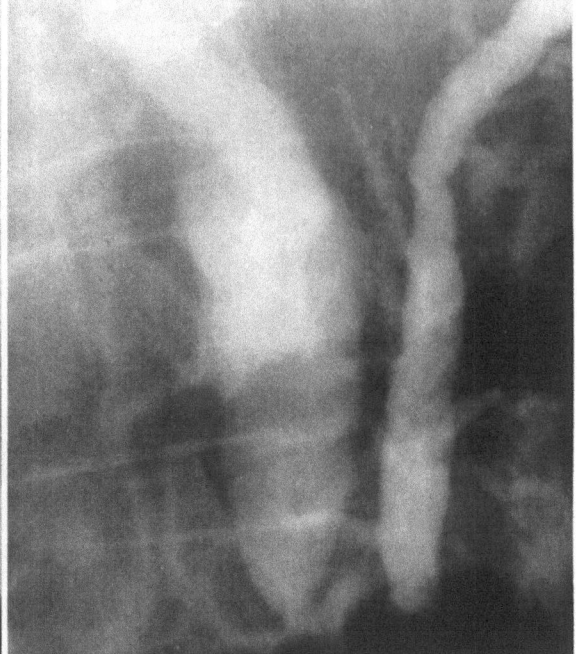

Abb. 53a, b

Mit der *Kernspintomographie (MR)* können im allgemeinen Pankreaskarzinome von mehr als 3 cm im Durchmesser nachgewiesen werden. Die häufig vorkommenden Adenokarzinome grenzen sich durch ihre verlängerten T_1- und T_2-Zeiten vom gesunden Gewebe ab. Diese Unterschiede lassen sich mit der Spin-Echo-Technik bei kurzem TR bzw. langen TE akzentuieren (Abb. 52a–c). Trotzdem ist gelegentlich der Kontrast nicht ausreichend, um gesundes vom kranken Gewebe zu unterscheiden (149a, 166, 186, 230). Die Anwendung paramagnetischer Kontrastmittel (z.B. Gadolineum-DTPA) hat die MR-Diagnostik von Pankreastumoren bislang nicht entscheidend verbessert.

Hinsichtlich des weiteren diagnostischen Vorgehens werden im Schrifttum divergierende Ansichten geäußert.

Sie resultieren aus der Uneinheitlichkeit des Krankenguts (z.B. Stadium des Tumorleidens, klinische Symptomatik, Lokalisation usw.), der vorhandenen und primär eingesetzten radiologischen Möglichkeiten, der willkürlichen Zusammenfassung von Publikationen zu Sammelstatistiken und weiteren Imponderabilien sowie nicht zuletzt, in welchem Ausmaß sich der behandelnde und der untersuchende Arzt der modernen, z.T. auch invasiven diagnostischen Verfahren bedient [16]. An dieser Stelle sollten ERCP, Angiographie und die hypotone Duodenographie als sich informativ ergänzende Verfahren gesehen werden.

Die *endoskopisch-retrograde Cholangio-Pankreatographie (ERCP)* zeigt etwa bei einem Drittel der Pankreaskarzinome irreguläre Gangstenosen mit oder ohne prästenotische Duktektasie, die bis zum vollständigen Verschluß gehen kann (Abb. 53a–d). Verlagerungen des Ductus Wirsungianus sind seltener, dagegen werden bei einem

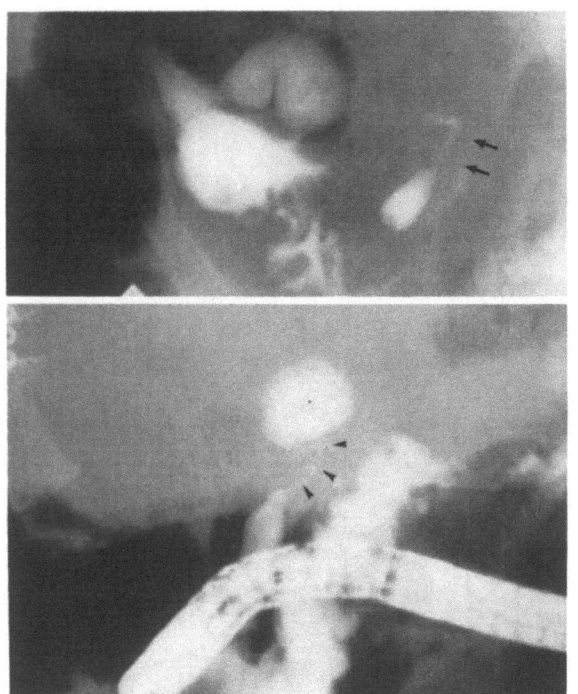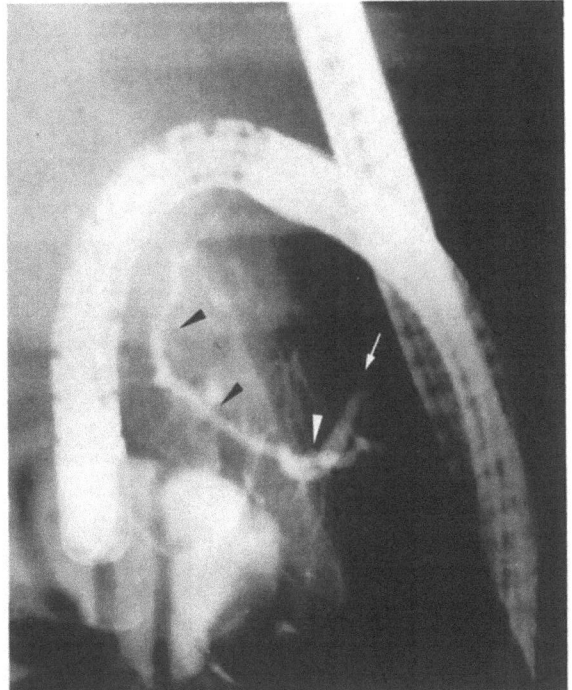

c   d

Abb. 53a–d. Die endoskopisch-retrograde Pankreatographie (ERP) ermöglicht eine frühzeitige Erkennung von Tumoren am Gangsystem des Pankreas: **a** Gestauter D. Wirsungianus und D. choledochus bei noch kleinem, aber papillennahem Pankreaskopfkarzinom und Papillenkarzinom mit hochgradiger Stenosierung des distalen Choledochus und Verschluß des Pankreasgangs. **b** Deutliche Stauung des distalen Pankreasganges bei Karzinom am Übergang zur Korpusregion mit Gangverlagerung und Einengung. **c** Hochgradige, fadenförmige Stenosierung mit nachfolgender erheblicher Stauung des Pankreasganges (gleicher Patient wie Abb. 51 a) durch ein 4 cm großes Karzinom. **d** Ausgedehnte Pankreaskopfkarzinome mit nur noch kurzstreckiger, retropapillärer Darstellung des Pankreasganges, Verlagerung und Erweiterungen von Nebenästen sowie Abfluß des Kontrastmittels über den D. Santorini

Viertel der Patienten Veränderungen von Seitenästen (z.B. Abbrüche, zystische Erweiterungen, Verdrängungen und Rarefizierungen) in der Nachbarschaft der Geschwulst beobachtet (Abb. 54a, b). Ein malignomverdächtiges Zeichen, das mit etwa 20% Häufigkeit angetroffen wird, ist die lakunäre Kontrastmittelansammlung als Hinweis auf eine Tumordestruktion. Gleichartige Veränderungen können auch bei den chronisch-progredienten Pankreatitiden vorkommen, so daß sich für die ERCP die schon erwähnten differentialdia-

gnostischen Probleme ergeben. Einzelne Autoren räumen ihr in Kombination mit der CT eine Treffsicherheit von 94% und die verläßliche Unterscheidung von chronisch-pankreatitischen Prozessen ein [132, 162]. Bei Pankreaskopfkarzinomen können die mit der *perkutanen transhepatischen Cholangiographie (PTC)* zu erhebenden Befunde die bei einer vorausgegangenen ERCP beobachteten Veränderungen am Gangsystem ergänzen, das Vorliegen einer malignen Geschwulst bestätigen sowie deren Ausdehnung und die Beurteilung ihrer Operabilität ermöglichen (Abb. 55a–f).

Verschlüsse des Hauptganges oder direkte Veränderungen von Seitenästen lassen auf ein vom Gangsystem ausgehendes kanalikuläres und Verlagerungen mit impressionsbedingten Einengungen auf ein vom Azinusepithel ausgehendes Karzinom schließen. Außerdem kann es zu spontanen, durch den malignen Tumor verursachten Fistelbildungen mit nachfolgender Entstehung von entzündlichen Pseudozysten kommen, die ihren Anschluß an das Pankreasgangsystem behalten und mit der ERCP nachgewiesen werden (Abb. 56). Beim schleimbildenden Karzinom ist das Gangsystem meist durch den zähen Schleim verlegt, so daß es kaum mehr dargestellt werden kann. Es füllt sich dann ein irreguläres, lakunär verändertes Abflußnetz [8, 36, 43, 146, 222].

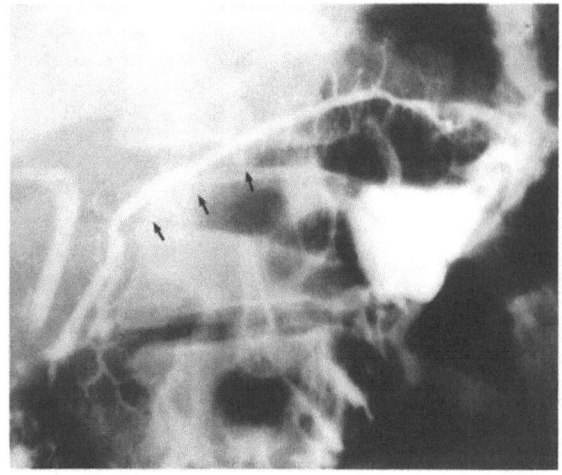

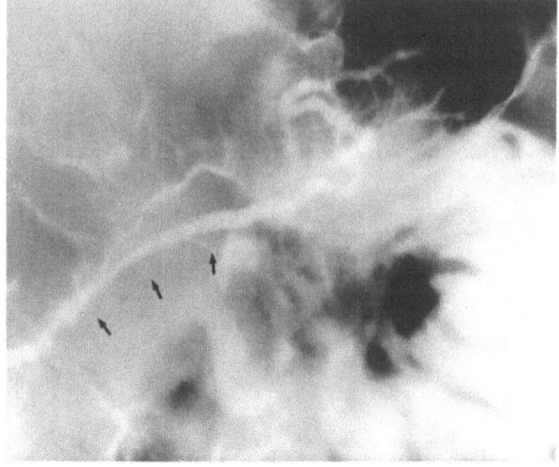

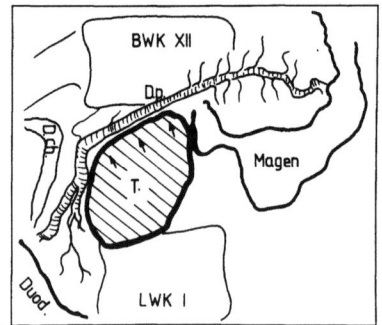

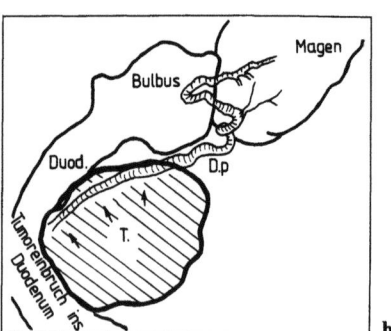

Eine Besonderheit stellt das *Papillen-Karzinom* dar, für das die *ERCP* die diagnostische Methode der Wahl ist, da es direkt eingesehen und auch bei verstecktem Sitz allenfalls bioptisch gesichert werden kann. Gleiches gilt für den Einbruch von Pankreaskopftumoren in das Duodenum.

Bemerkenswert ist, daß die *Zytologie des Pankreassaftes* nur gelegentlich hilft, ein Karzinom zu sichern [119, 221]. Die *perkutane transhepatische Cholangiographie* (PTC) sollte dann eingesetzt werden, wenn die *ERCP* nicht erfolgreich ist: Technische Schwierigkeiten, anatomische Anomalien, postoperative Zustände (z.B. B II-Magen), distale und nicht überwindbare Choledochusstenosen sind einige der Möglichkeiten. Bei solchen Patienten muß die Ursache eines extrahepatischen Stauungsikterus mit der PTC geklärt werden (Abb. 55a–f).

Durch diese neueren Verfahren wurde die *Pankreasangiographie* in der Tumordiagnostik etwas zurückgedrängt (Abb. 57a–d). Bei $\frac{3}{4}$ aller Karzinome können Stenosen von größeren und kleineren Arterien beobachtet werden. Bei fast $\frac{2}{3}$ der Pankreaskarzinome werden Tumorgefäße und noch bei $\frac{1}{4}$ Arterienverschlüsse mit Umgehungskreis-

Abb. 54a, b. Bei der ERCP auffällige Verlagerung und Ausspannung des D. Wirsungianus, durch Impression bedingte Einengung des Lumens und umschriebene Rarefizierung von Seitenästen lassen auf ein Karzinom des Pankreas schließen, das vom Azinus-Epithel ausgeht

Abb. 55a–f. Die perkutane transhepatische Cholangiographie (PTC) kann unzureichende Befunde einer vorausgegangenen ERCP ergänzen. Im folgenden handelt es sich um dieselben Patienten, bei denen jeweils beide Methoden zur Diagnosestellung und Klärung der anatomischen Beziehung sowie der Operabilität erforderlich waren: **a** Vollständiger Verschluß des D. Wirsungianus kurz hinter der Papille und keine Darstellung des D. choledochus bei der ERCP. **b** Die PTC zeigt den vollständigen Verschluß des Gallenganges und die hochgradige, intrahepatische Stauung durch ein Pankreaskarzinom, das entlang dem Choledochus leberwärts gewachsen war. **c** Präpapilläres Pankreaskopfkarzinom mit distaler Stenosierung des D. choledochus und dadurch unzureichender Darstellung des Gallentraktes, **d** die mit der PTC erreicht werden kann. **e** Keine Darstellung des D. choledochus bei schwerem Stauungsikterus und Stenosierung des leicht gestauten D. Wirsungianus mit Verdacht auf Pankreaskopfkarzinom. **f** Die PTC zeigt die Inoperabilität des Befundes, da das Pankreaskarzinom schon bis zur Leberpforte und zur Aufzweigung der Hepatikusäste vorgedrungen war

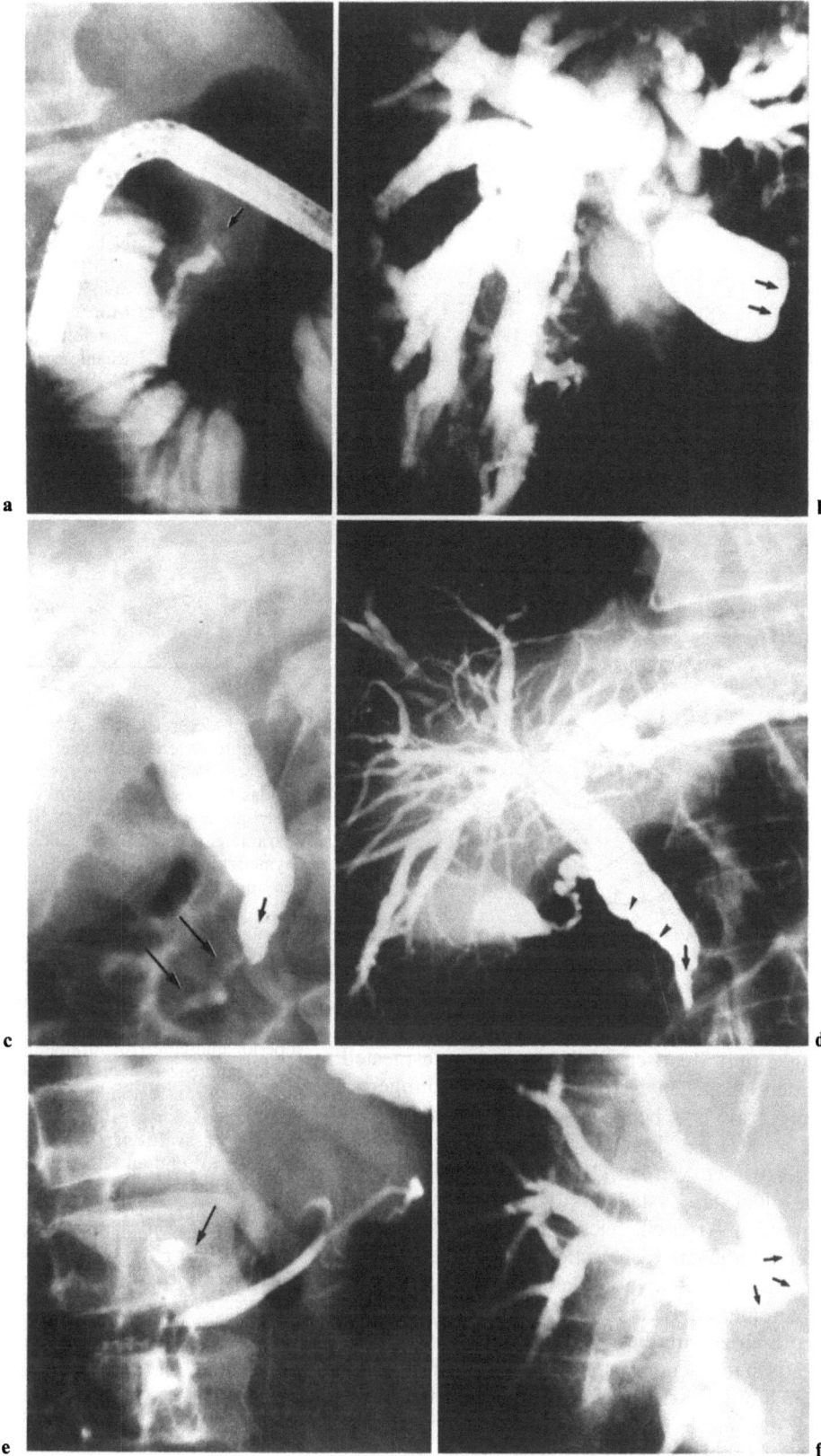

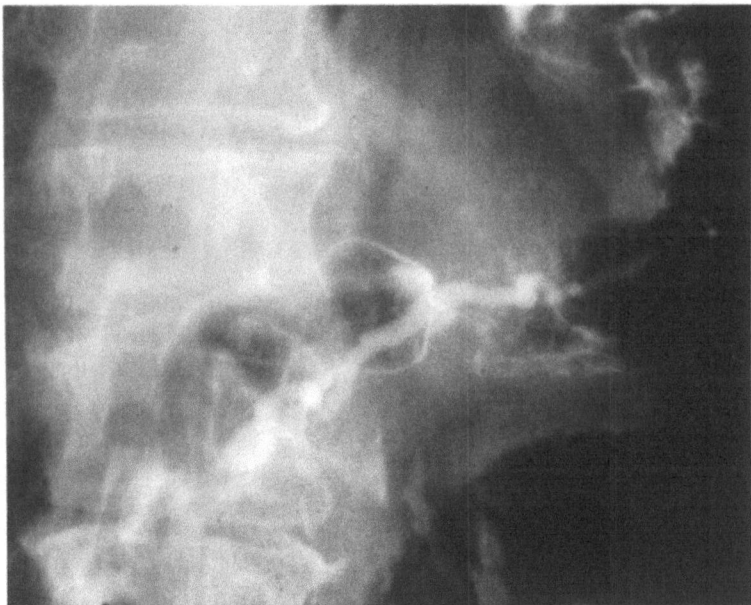

Abb. 56. Bei der ERCP chronisch-pankreatische Veränderungen mit partieller Auffüllung einer Pseudozyste der Schwanzregion, die durch einen Fistelgang Anschluß an das Gangsystem hat. Im Bereich der Fistelmündung Kaliberunregelmäßigkeiten mit geringer nachfolgender Stauung des Hauptganges und leichter Verlagerung des D. Wirsungianus sowie Fehlen von Nebenästen bei diskretem Weichteilschatten, die auf ein Pankreaskarzinom im Bereich des Korpus hinweist. Möglicherweise resultiert daraus die Fistelbildung und die Entstehung der Pseudozyste

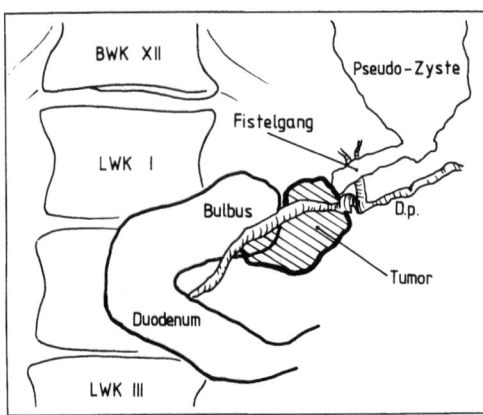

läufen nachgewiesen (Abb. 57 d–g). In mehr als der Hälfte der Pankreaskarzinome können Verlagerungen und Stenosen am Venensystem festgestellt werden. Dagegen werden Tumoranfärbungen in weniger als 5% beobachtet [223]. Tumoren von 1–2 cm Größe können angiographisch bereits nachgewiesen werden [106]. Eine Ausnahme davon bildet das Zystadenokarzinom mit weiten zuführenden Arterien, reichlich Tumorgefäßen und einer deutlichen Kontrastierung der meist scharf begrenzten Geschwulst. Sehr selten sind Zystenkarzinome, die sich wahrscheinlich aufgrund des chronisch-entzündlichen Reizes in den postpankreatischen Pseudozysten bilden und die nur mit einer subtilen, selektiv arteriographischen Darstellung nachgewiesen bzw. vermutet werden können (Abb. 47 a–c).

Malignomverdächtige Befunde im Arteriogramm lassen sich durch eine ergänzende *Spleno-*

Abb. 57 a–g. Der Nachweis von Pankreaskarzinomen gelingt auch mit der selektiven Arteriographie. Einige Beispiele: **a** Abrupte Arterienabbrüche und -einengungen sowie umschriebene Gefäßrarefizierungen und -verlagerungen weisen auf das Pankreaskarzinom im Caput hin. **b** Eine Hypervaskularisation mit lakunären Kontrastblutansammlungen, charakteristischen Tumorgefäßen und deutlichem Parenchymeffekt in der Kapillarphase stellen eine Ausnahme in der angiographischen Diagnostik des Pankreaskarzinoms dar. **c** Häufig sind die angiographischen Tumorzeichen diskret und äußern sich nur durch Veränderungen an den benachbarten großen Arterienstämmen, wie einer unregelmäßigen Stenosierung am Abgang der A. mesenterica superior, durch deren tumorbedingte Ummauerung. **d** Gelegentlich kann eine knickartige Dorsalverlagerung der A. mesenterica superior und eine Hochdrängung der A. coeliaca auf einen die Organgrenzen überschreitenden malignen Pankreastumor der Korpusregion hinweisen. **e** Eine mäßige, umschriebene Hypervaskularisation in der distalen Korpusregion, die durch einen kräftigen Ramus pancreaticus der Milzarterie gespeist wird und auffällige „korkenzieherartige" mit Kaliberunregelmäßigkeiten sowie einen flüchtigen Parenchymeffekt in der Spätphase erkennen lassen, weisen auf diesen ungewöhnlichen Befund bei schwer erkennbarem Pankreaskarzinom hin. **f** Ähnliche Befunde können auch bei hormonaktiven Geschwülsten beobachtet werden: Gefäßeinengungen und -ausweitungen mit Kaliberunregelmäßigkeiten, paralleler Gefäßspreizung und -verlagerung sowie die hochgradige, zirkuläre Stenosierung der A. lienalis lassen bei der superselektiven Arteriographie keinen Zweifel an einem weit fortgeschrittenen malignen Tumor des Pankreaskorpus. **g** Füllungsphasen der Arteriographie eines faustgroßen, hypervaskularisierten Karzinoms im Bereich des Pankreasschwanzes, das zu einer Hochdrängung der Milzarterie geführt hat (*1*) und das bereits auf die Nachbarorgane übergreift sowie einen deutlichen Parenchymeffekt (*2*) aufweist

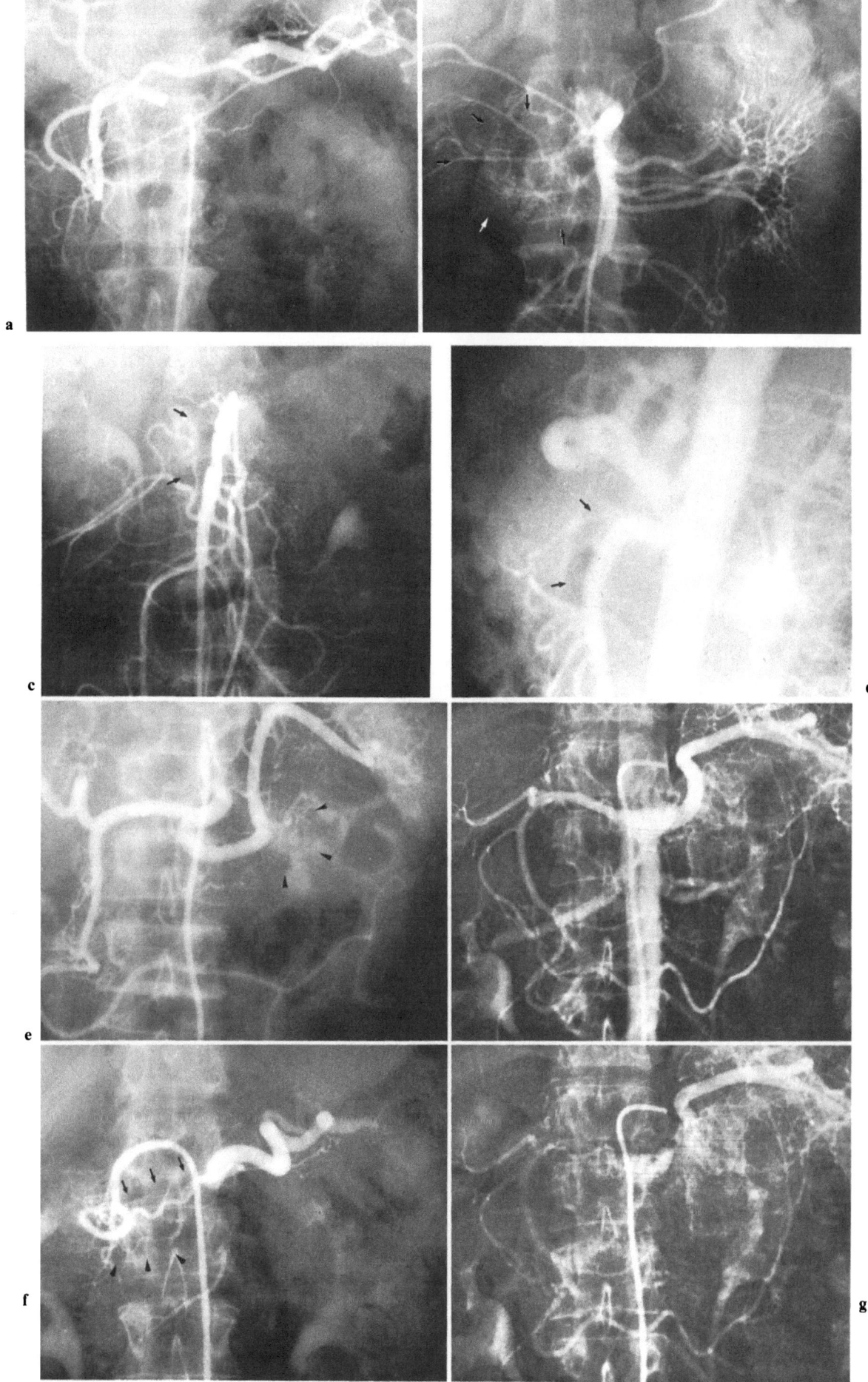

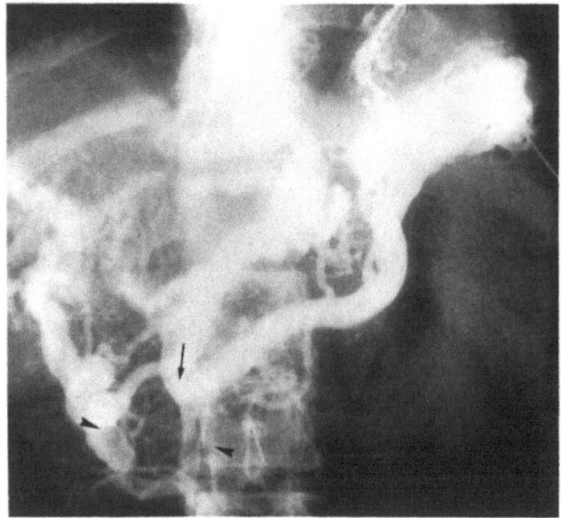

Abb. 58. Bei der direkten Splenoportographie stellt sich ein vollständiger Verschluß der Pfortader mit gestauter Milzvene und ausgeprägtem, prähepatischem Kollateralkreislauf bei fortgeschrittenem, in die V. portae und breitflächig in den Retroperitonealraum eingebrochenem Pankreaskarzinom dar

Abb. 59 a, b. Hypotone Duodenographie. **a** Konturunregelmäßigkeiten im oberen Anteil der verdrängten, ausgespannten Pars descendens duodeni bei einem noch relativ kleinen Pankreaskopfkarzinom, welches sich durch seinen „Pelotteneffekt" in der hypotonen Duodenographie deutlich abzeichnet. **b** Wandunregelmäßigkeiten in der inneren Duodenalkontur mit leichter „Ausspannung" und andeutungsweise negativem Relief des vergrößerten Pankreaskopfes bei einem fortgeschrittenen Karzinom mit der in Bauchlagenaufnahme durchgeführten Duodenographie erfaßt

▼

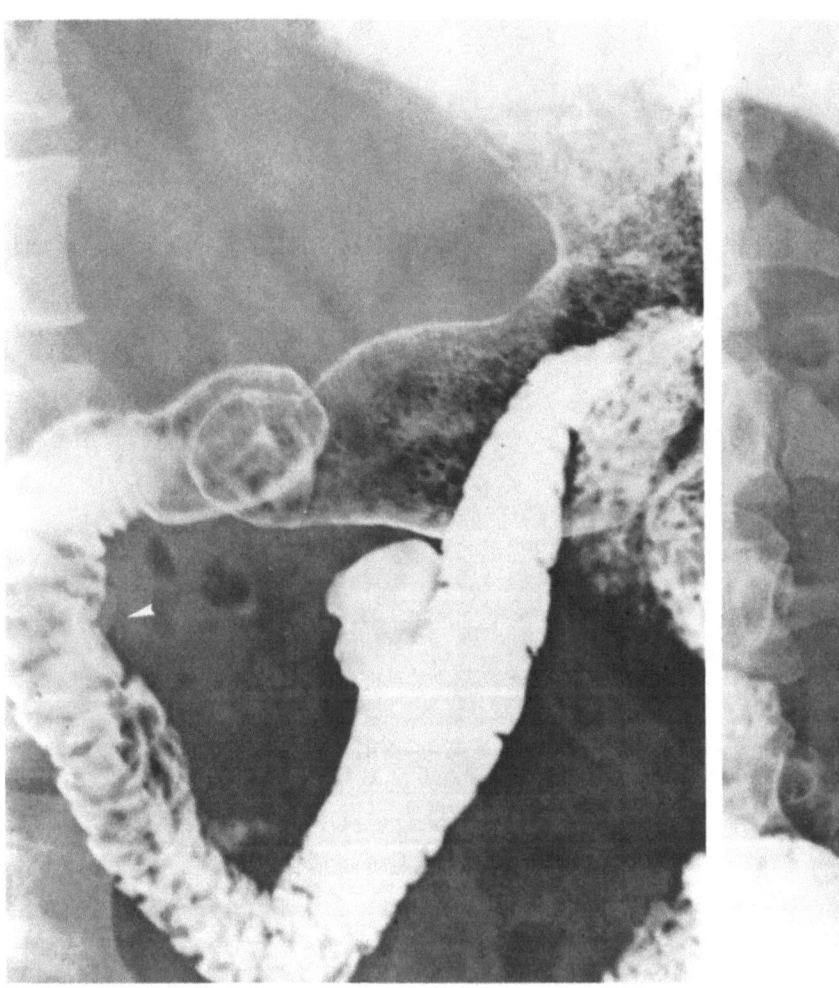

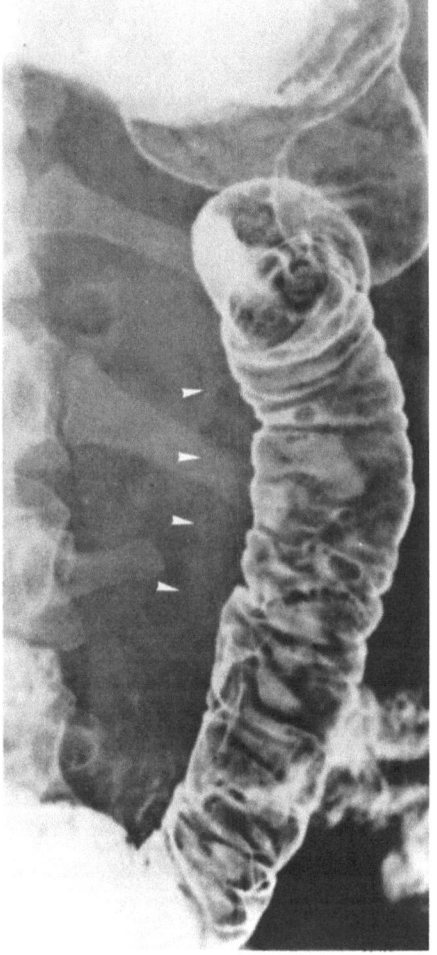

a   b

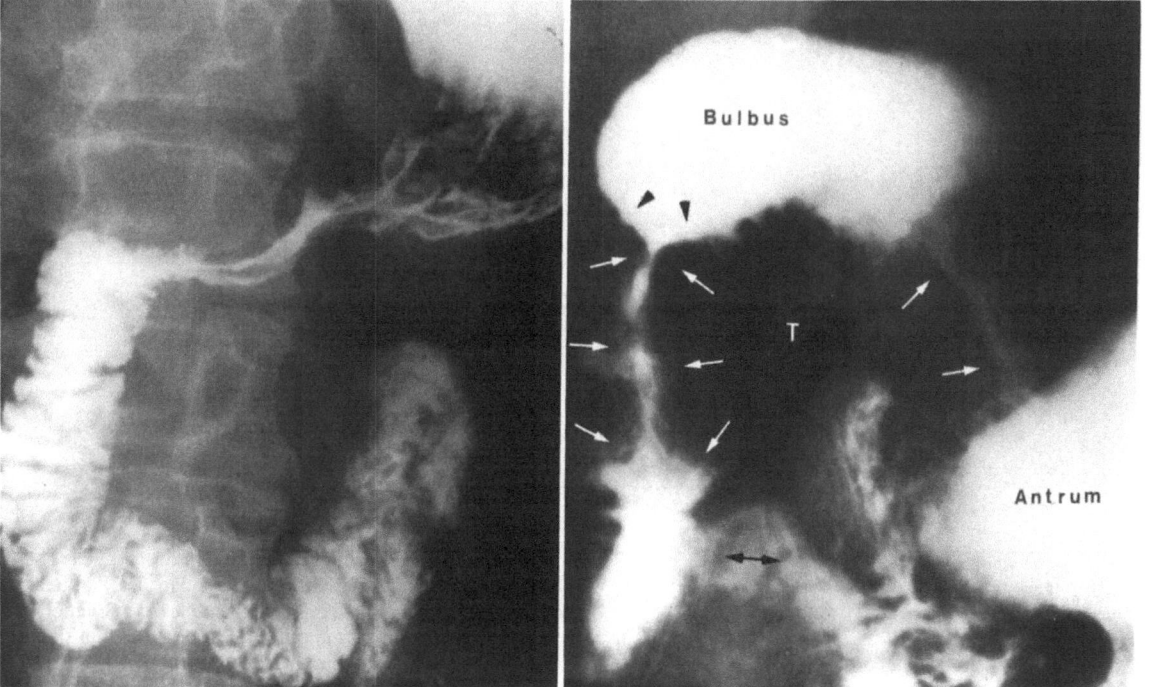

b

Abb. 60a, b. Pankreaskopfkarzinom am Übergang von Caput zu Korpus **a** mit Stenosierung des Magenantrums mit Wandstarre, aber noch erhaltenem Faltenrelief und deutlicher Impression an der Majorseite des Überganges zur Korpusregion, sowie Kaudalverziehung des Antrum und des Bulbus duodeni mit leichter Verdrängung des Duodenalbogens. **b** Fortgeschrittenes Karzinom des Pankreaskopfes das zu einer zirkulären Ummauerung der Pars descendens duodeni geführt hat, die nur noch als dünnes Rinnsal zur Darstellung kommt, sowie Einbruch des Karzinoms in das Duodenum mit Destruktion des Schleimhautreliefs auch am duodeno-jejunalen Übergang sowie den Zeichen einer erheblichen Rückstauung mit stark erweitertem Bulbus duodeni

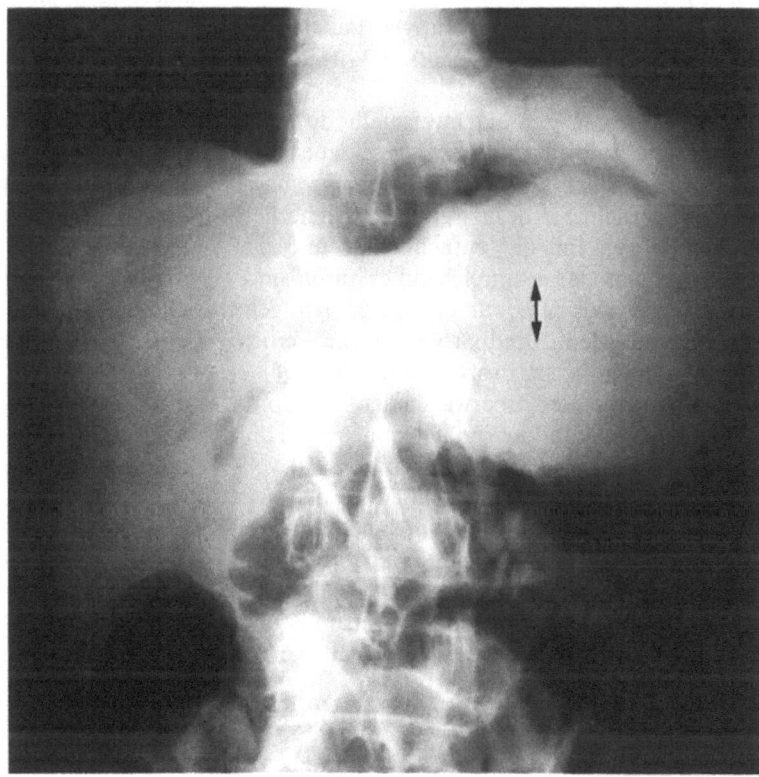

Abb. 61. Bei fortgeschrittenen, größeren Tumoren können bereits mit der Nativaufnahme des Abdomens im Liegen wichtige Hinweise erfaßt werden: Verdrängung der Magenblase mit höckerig-konturiertem Pelotteneffekt sowie Abdrängung der oberen luftgefüllten Jejunalschlingen, die dadurch bereits im Nativbild das überfaustgroße Pankreaskarzinom erkennen lassen

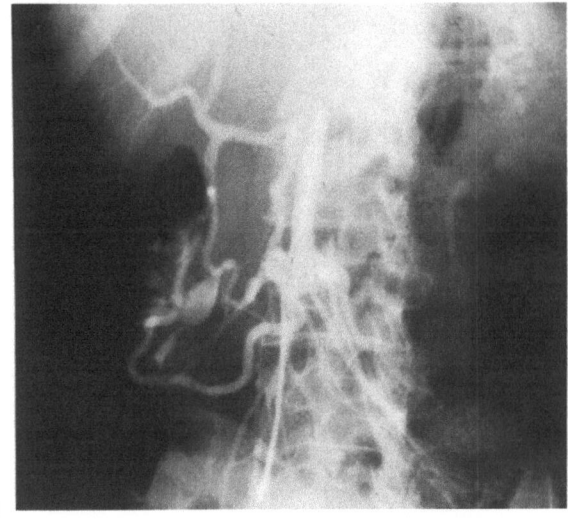

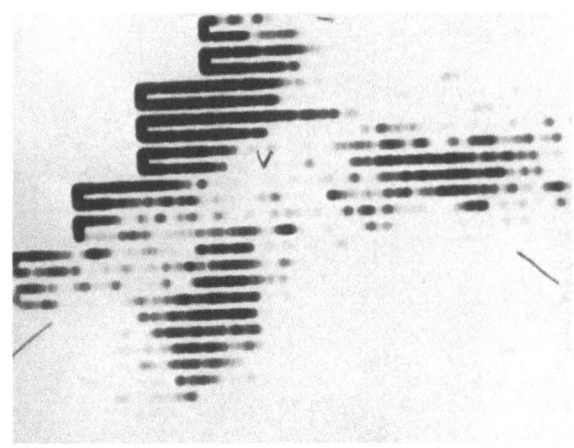

a   b

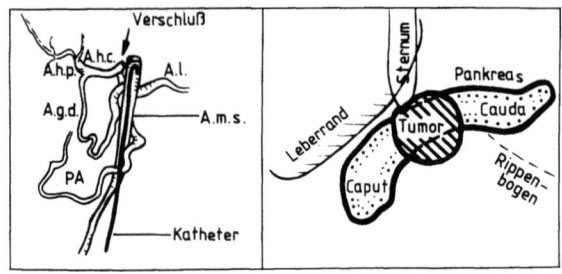

Abb. 62a, b. Tumorbedingter Verschluß **a** des Truncus coeliacus mit Kollateralkreislauf über Arkaden des Pankreaskopfes und Einengung des Abganges der A. mesenterica superior. **b** Im Szintigramm mit ^{75}Se-Selenmethionin findet sich ein umschriebener Speicherdefekt im Korpus bei normal großem Organ mit sonst guter Parenchymdarstellung bei einem 4 cm großen Karzinom des Pankreaskörpers. *A.m.s.* = A. mesenterica sup., *A.l.* = A. lienalis, *PA* = erweiterte Pankreasarkade, Verschluß vom Truncus coeliacus, *A.h.c.* = A. hepatica communis, *A.h.p.* = A. hepatica propria, *A.g.d.* = A. gastro-duodenalis

portographie und die *Phlebographie* des retroperitonealen Venensystems untermauern und sichern (Abb. 58). Die Angiographie ist ferner eine wichtige Maßnahme in der präoperativen Beurteilung eines Pankreaskarzinoms [33, 38, 107, 163, 181, 182, 188, 202, 224].

Unabhängig von der Nachweismethode sollte bei Verdacht auf eine Pankreasgeschwulst die Durchführung einer *Feinnadel-Aspirationsbiopsie* angestrebt werden. Sie besitzt eine Treffsicherheit von über 80%, wenn der entnehmende und der beurteilende Arzt darin hinreichend erfahren sind. Sie sollte gezielt aus dem Tumorzentrum erfolgen, da Proben aus den Randpartien oft nur einen chronisch-entzündlichen Prozeß zeigen [56, 158].

In Anbetracht des überwiegenden Vorkommens der Pankreaskopfkarzinome können auch mit der *hypotonen Duodenographie* (Abb. 59a, b) verläßliche indirekte Hinweise gewonnen werden, wie überhaupt die herkömmliche Untersuchung von Magen und Duodenum mit der *Kontrastmahlzeit* (Abb. 60a, b) nicht völlig vergessen werden sollte [2, 189, 224]. Verlagerungen des Antrums und Duodenums sowie Stenosen des Magenausganges werden auch schon bei kleinen Geschwülsten in 50–70% beobachtet. Weiter fortgeschrittene Kar-

zinome zeigen Infiltrationen und Duodenalstenosen (Abb. 60b), Tumorverschattungen und Veränderungen am Querkolon, so daß weitergehende, invasive Maßnahmen oft überflüssig werden. Mittels hypotoner Duodenographie können Aufweitungen und Pelotteneffekte an der Duodenalschlinge sowie ein Tumoreinbruch mit Wandstarre und Reliefdestruktionen überzeugend dargestellt werden. Ausnahmsweise kann sogar bei der *Abdomen-Übersichtsaufnahme* im Liegen die Pankreasgeschwulst durch Verdrängung der benachbarten lufthaltigen Magen- und Dünndarmabschnitte sichtbar werden, so daß sich dabei ihre Lage, Größe und Ausdehnung abzeichnet (Abb. 61).

Die *Pankreasszintigrahie* mit ^{75}Se-Methionin konnte in der Diagnostik von Tumoren ab 3–4 cm im Durchmesser gelegentlich eindrucksvolle Befunde erbringen (Abb. 62a, b), wenngleich daraus die Dignität des Tumors nicht abzuleiten war [51, 55, 153, 197]. Retrospektive Vergleiche mit der Röntgen-Computertomographie zeigten, daß die morphologischen Informationen der Szintigraphie geringer waren. Dafür konnten ergänzende, funktionelle Aussagen erhalten werden, die eine wichtige Hilfe für die Deutung zweifelhafter computertomographischer Befunde waren [152]. Die An-

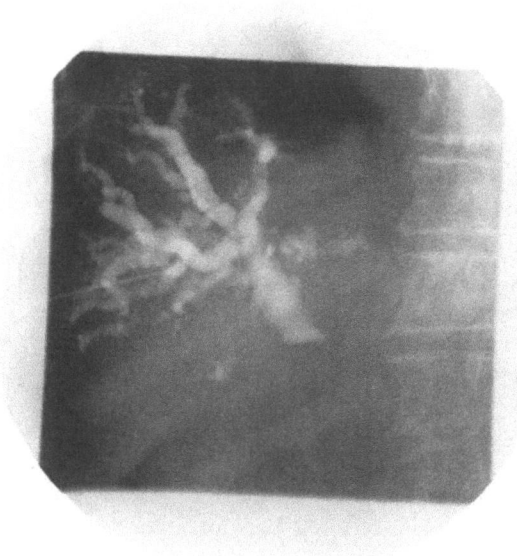

a

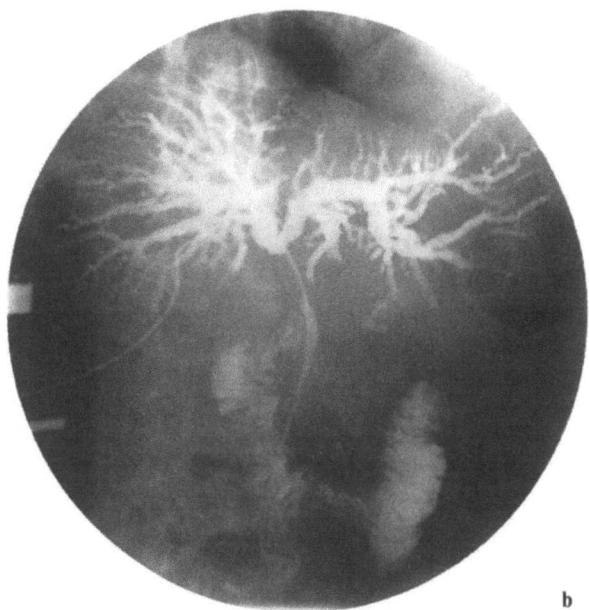

b

gioszintigraphie [171, 172] und die positive Tumorszintigraphie mit ^{68}Ga waren nur in Einzelfällen diagnostisch ergiebig. Diese nuklearmedizinischen Möglichkeiten der Karzinomdiagnostik sind heute wegen ihres hohen technischen und zeitlichen Aufwandes weitgehend verlassen. Neuerdings brachten Untersuchungen mit der *SPECT* (Single photon emission computed tomograhy) beim Pankreaskarzinom Nachweisraten um 90%. Damit scheint sich ein neues Untersuchungsverfahren mit Radioisotopen abzuzeichnen, dessen endgültige Beurteilung noch nicht möglich ist [212].

8.2.4 Differentialdiagnose

Sowohl im klinischen als auch im radiologischen Bereich stellt die Abgrenzung des Pankreaskarzinoms gegenüber den *chronischen Pankreatitisformen* das Hauptproblem dar. Daraus resultieren die meisten Fehldeutungen in der einen oder anderen Richtung, so daß oft nur die Synopsis der Symptome die endgültige Diagnose ermöglicht. Aus diesem Grund scheint es auch einleuchtend, daß zum Karzinomnachweis in der Bauchspeicheldrüse mehrere Verfahren herangezogen werden sollten, um mit einer Vielzahl von Parametern eine höhere Treffsicherheit zu erzielen [36, 146, 185].

Sonographisch und computertomographisch können sich differentialdiagnostische Schwierigkeiten zwischen zentralnekrotischen Tumoren und *postentzündlichen Prozessen* (z.B. Pseudozyste, Nekrosehöhlen, Abszesse usw.) ergeben, die sich auch

Abb. 63a, b. Nachdem die ERCP nicht gelungen ist, wurde die perkutane, transhepatische Cholangiographie (PTC) durchgeführt. **a** Diese zeigt eine distale Ummauerung des gestauten D. choledochus in seinem intrapankreatischen Abschnitt durch ein Pankreaskopfkarzinom, **b** der fortgeschrittene Zustand bei einem entlang dem Choledochus bis zur Leberpforte gewachsenen Karzinom, wurde nach der diagnostischen Klärung durch eine perkutane, transhepatische Gallenwegsdrainage palliativ behandelt. Auf die Differenzierung zwischen einem Pankreas- und Gallengangs-Karzinom wird im Text eingegangen

angiographisch und mit der ERCP nicht immer ausräumen lassen. Zur Abgrenzung des stummen *Ikterus,* der nicht immer tumorbedingt sein muß, sondern gelegentlich auch durch andere *Gallenwegsprozesse* verursacht wird, hat sich auch die perkutane transhepatische Cholangiographie (Abb. 63a, b) bewährt, wenn die ERCP nicht gelingt.

Weitere Fehldeutungen von Pankreasgeschwülsten und somit die *potentielle Differentialdiagnostik* [39] reicht vom malignen Lymphom, Aneurysma von Viszeralarterien (Abb. 64a–c), retroperitonealer Fibrose und Lymphome anderer Genese, Karzinome des Antrums, Choledochus und Duodenums (soweit es die Lokalisation beim Pankreaskopf betrifft) über postoperative Adhäsionen und Karzinome des linken Leberlappens, der Kardia und des Ovars (Korpusregion) bis zu Fehldeutungen von Dünndarmschlingen und des Magenfundus oder Leiomyosarkomen der linken Nierenvene (Kaudaregion). Nicht selten bereiten auch *parapankreatisch* entwickelte raumfordernde Prozesse

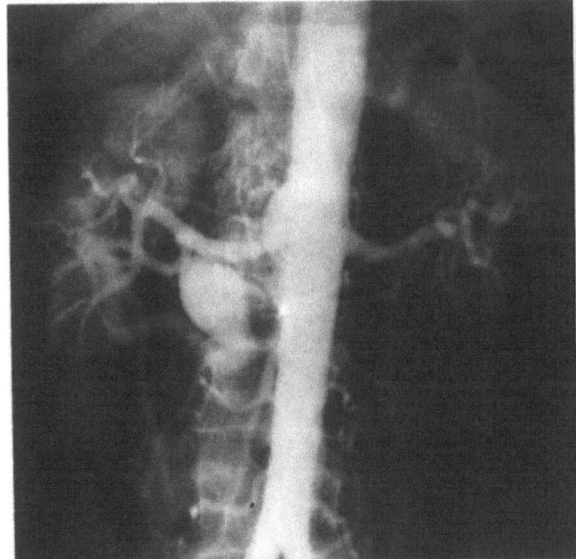

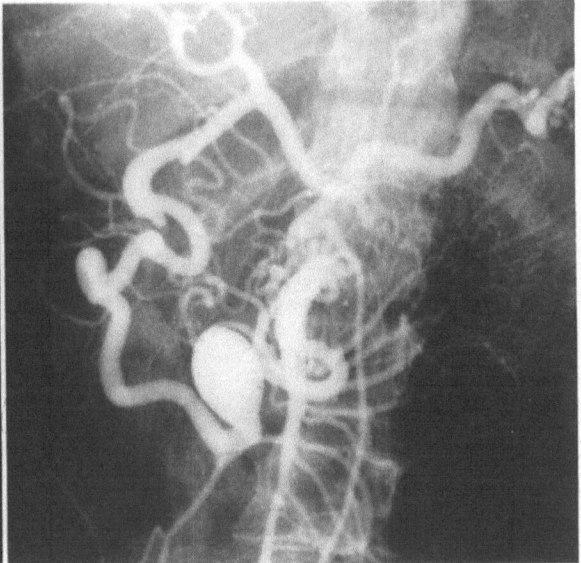

a   b

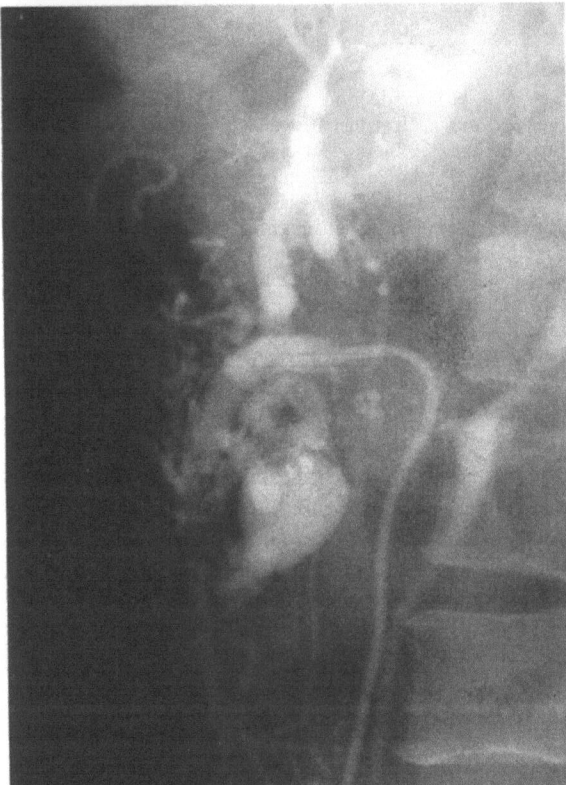

c

Abb. 64a–c. Zeichen einer Raumforderung im Bereich des Pankreaskopfes können auch durch Aneurysmen der Pankreasarkaden (z.B. der Arteria pancreatico-duodenalis inferior) verursacht werden. Sie sind operativ anzugehen, da die Gefahr einer Ruptur besteht. Sie können zusammen mit anderen Gefäßprozessen der Arterien, die das Pankreas versorgen, vorkommen (Verschluß des Truncus coeliacus). Dabei erfolgt die gesamte Versorgung von Pankreas, Leber und Milz über die A. mesenterica superior und ein stark erweitertes Kollateralsystem der Pankreasarkaden. **a** Übersichtsaortographie zum Nachweis eines paraaortal gelegenen, birnenförmigen Aneurysmas, das bei der selektiven Arteriographie der A. mesenterica superior als dem Pankreas zugehörig lokalisiert wurde (**b** Sagittalbild, **c** seitliches Arteriogramm)

8.3 Hormonaktive Geschwülste

8.3.1 Patho-Anatomie

Die endokrinen Tumoren des Verdauungstrakts gehen von den hormonkompetenten („hellen") Zellen aus [60, 72], die histochemisch den APUD-Zellen entsprechen [168].

Sie stammen also aus dem Bereich der Langerhansschen Inseln und enthalten Alpha-, Beta- und D-Zellen. Sie können auch in versprengtem Pankreasgewebe vorkommen. Im allgemeinen sind die benignen Nesidiome klein und erreichen meist nur Kirschgröße, so daß sich die Organform nicht ändert. Entsprechend ihrem zellulären Aufbau bzw. ihrer hormonellen Aktivität unterscheidet man das Insulinom, Glukagonom, Gastrinom, Vipom, Somatostatinom und das PPom (pankreatischer Polypeptid produzierender Tumor), was die klinische

große, differentialdiagnostische Schwierigkeiten. Als Beispiel können ein Abszeß neben dem Pankreaskopf bei intaktem, hypervaskularisiertem Organ (Abb. 65) und ein *retroperitoneal* entwickeltes *Sarkom* (Abb. 66) gelten. Maligne Lymphome und Pankreasabszesse können häufig durch ein positives ^{68}Ga-Szintigramm von anderen, nichtspeichernden Prozessen abgegrenzt werden.

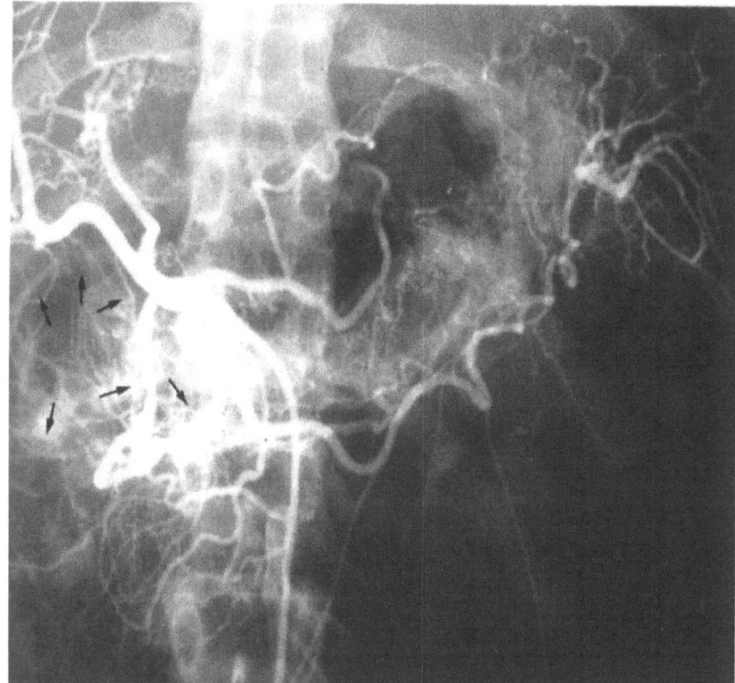

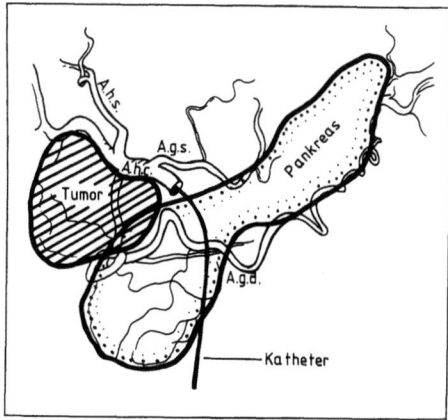

Abb. 65. Im Angiogramm stellt sich ein peripankreatischer Abszeß, ähnlich wie eine Geschwulst dar. Ein „peritumorales Ödem" mit Spreizung der feinen peripheren Gefäße und Anhebung der größeren Arterien fällt auf, die sogar Wandunregelmäßigkeiten und Kalibersprünge erkennen lassen. Dabei ist eine Hypervaskularisation des gesamten Organes mit frühem Parenchymeffekt festzustellen.

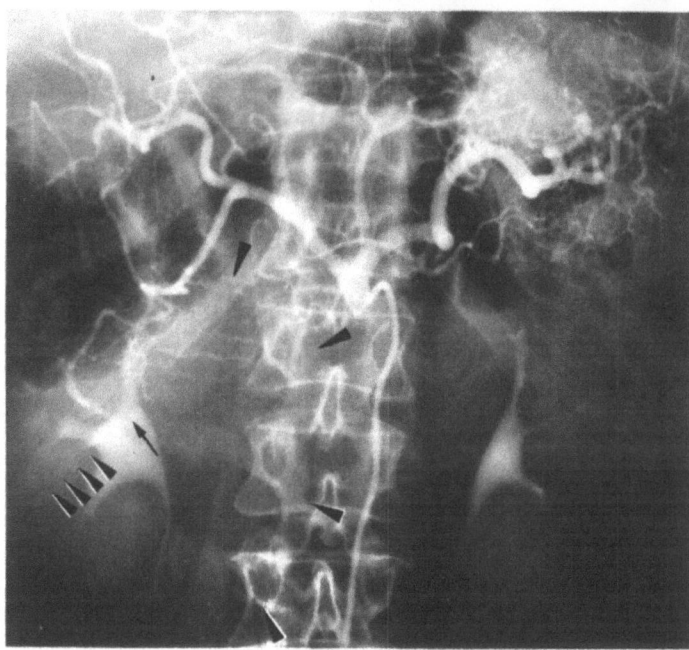

Abb. 66. Vom peripankreatischen Bindegwebe ausgehende Sarkome sind selten und können dann oft von sarkomatösen Veränderungen der Nachbarorgane, die auf das Pankreas übergegriffen haben, nicht immer unterschieden werden. Ein undifferenziertes Sarkom, welches den gesamten Pankreaskopf diffus infiltriert hat, zeigt die typischen Veränderungen einer „Raumforderung" in der Caputregion sowie eine gewisse Gefäßarmut mit gespreizten, oft parallel verlaufenden pathologischen Gefäßen

Symptomatik bestimmt (z.B. Hyperinsulinismus, Zollinger-Ellison-Syndrom u.a.) [12, 60].

Dabei werden die beiden Erstgenannten am häufigsten beobachtet. Gastrinome und Vipome kommen insbesondere im ektopischen Pankreasgewebe vor [61].

Die Inselzelladenome können maligne entarten oder als primäres Karzinom auftreten, ein rasches Größenwachstum zeigen und nicht selten zuerst aufgrund ihrer Metastasierung diagnostiziert werden. Gehäuft wird diese Sonderform der Pankreastumoren zwischen dem 3. und 5. Lebensjahrzehnt gefunden und bei Männern etwas häufiger als bei Frauen beobachtet, wobei ein möglicher Zusammenhang mit anderen endokrinen Leiden besteht.

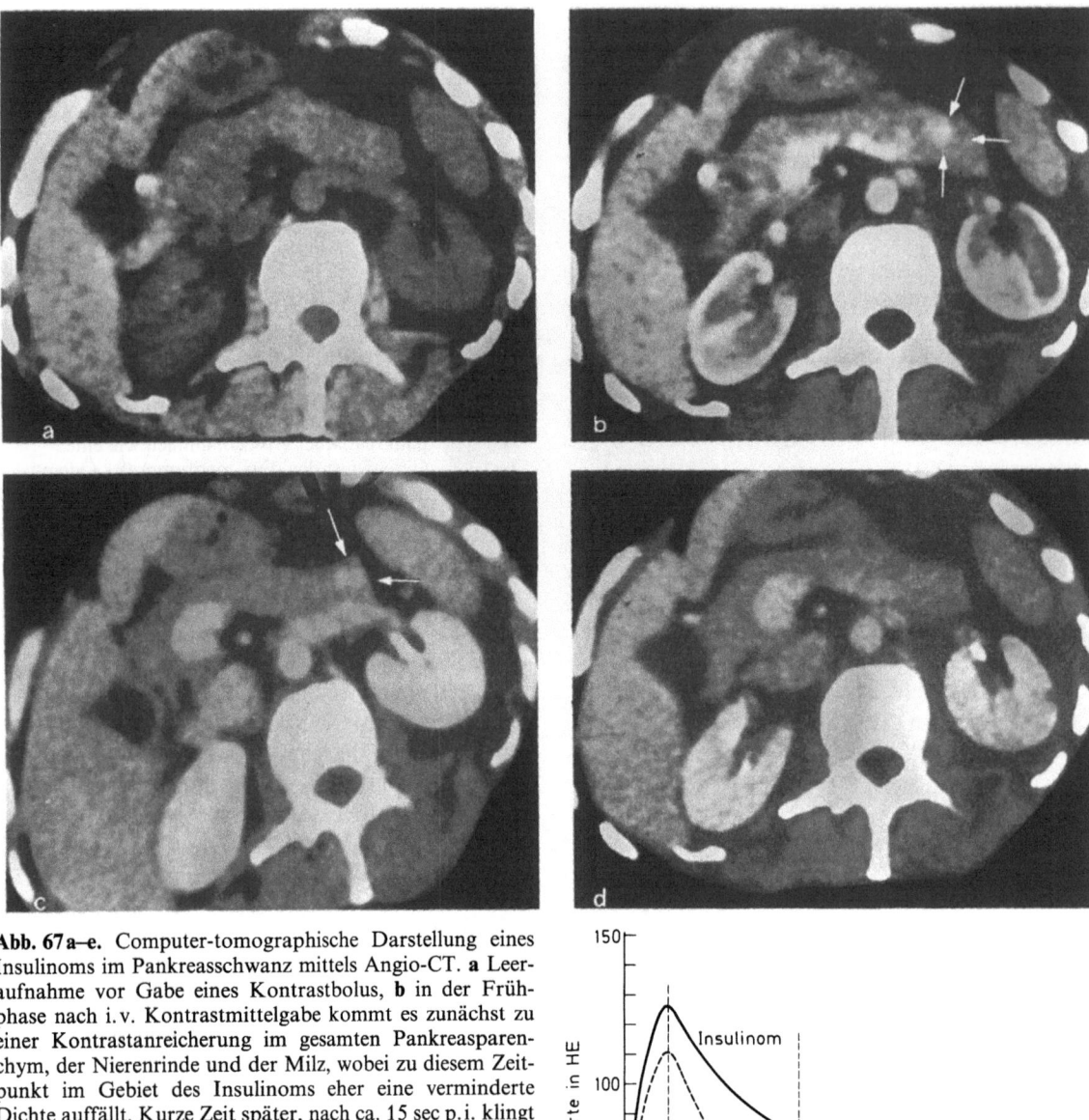

Abb. 67a–e. Computer-tomographische Darstellung eines Insulinoms im Pankreasschwanz mittels Angio-CT. **a** Leeraufnahme vor Gabe eines Kontrastbolus, **b** in der Frühphase nach i.v. Kontrastmittelgabe kommt es zunächst zu einer Kontrastanreicherung im gesamten Pankreasparenchym, der Nierenrinde und der Milz, wobei zu diesem Zeitpunkt im Gebiet des Insulinoms eher eine verminderte Dichte auffällt. Kurze Zeit später, nach ca. 15 sec p.i. klingt die Parenchymanreicherung ab und es zeichnet sich ein deutliches Enhancement des Insulinoms ab. **c** Wenig später (ca. 30 sec p.i.) ist eine homogene Parenchymanreicherung der Nieren und ein Abklingen der Kontrastmittelanreicherung in dem etwa kirschgroßen Insulinom festzustellen. **d** Nach ca. 75 sec p.i. erneut homogene Dichte des Pankreas nach Auswaschen des Kontrastblutes, so daß das Insulinom nicht mehr erkennbar ist. **e** Die zeitabhängige Kurve der Absorptionswerte in HE nach intravenöser Kontrastmittelgabe läßt erkennen, daß die Darstellung des Insulinoms nur zwischen 10–60 sec nach Kontrastmittelgabe erwartet werden kann [37]

8.3.2 Klinische Symptomatik

Nur bei 20% der Insulinome kommt es aufgrund des Betazellen-Anteils zur typischen Symptomatik des *Hyperinsulinismus*, die anfänglich oft verkannt wird. Verwirrtheitszustände, Zittern und Sprachstörungen lassen an ein neurologisches Leiden denken. Charakteristisch sind die Schockzeichen und Schweißausbrüche sowie der Heißhunger, meist verbunden mit einer Adipositas. Der Nüchternblutzucker sinkt unter 30 mg% ab und Hungerversuche können rasch zur Bewußtseinstrübung führen.

Beim *Zollinger-Ellison-Syndrom* liegen in 50% solitäre und nicht insulin-, sondern gastrin-produzierende Deltazelltumoren vor. In 30% treten sie multipel auf und bei 20% handelt es sich um eine diffuse Adenomatose. In über 60% besteht eine maligne Entartung. Heftige Abdominalbeschwerden mit Durchfällen und Steatorrhöe, zusammen mit rezidivierenden, einzelnen oder mehreren (25%) blutenden Ulzera, die oft typisch lokalisiert sind, sowie Anastomosen-Ulzera nach Magenresektion bestimmen die Symptomatik.

Extreme Hypersekretion und Superazidität des Magensaftes, Hyperaktivität des Serumgastrins sowie eine Hypokaliämie sichern die Diagnose. Der hohe Anteil maligner Gastrinome und die Ulkuskomplikation trüben die Prognose, so daß die Mortalität ohne Therapie bei 78% liegt.

In ca. 25% besteht eine Verbindung zum *Wermer-Syndrom*, also der familiären, multiplen endokrinen Adenomatose. Ähnliche Beschwerden können auch durch Adenome vom Typ des *Verner-Morrison (WDHA)-Syndroms* (Vipom) ausgehen, welches hinsichtlich seiner Zugehörigkeit zu den Formenkreisen der Hyperkalzämie und Inselzell-Hyperplasie-Syndrome eine Verwandtschaft zum vorgenannten Symtomenkomplex aufweist, aber keine familiäre Häufung zeigt und auf Tumoren der nicht-Beta-Inselzellen des Pankreas zurückzuführen ist. In weniger ausgeprägten Fällen, insbesondere bei Mischformen der Tumoren, können lediglich leichtere Hypoglykämien und/oder unklare Diarrhöen mit Hyperkaliämien entsprechend einem oligo-symptomatischen WDHA-Syndrom (Watery Diarrhea Hypokaliemia Achlorhydria) vorliegen, die lange ätiologisch unerkannt bleiben [61, 125, 184].

8.3.3 Radiologische Befunde

Die Nativ- und konventionellen Untersuchungen haben für die Diagnostik hormonbildender Pankreastumoren allenfalls sekundäre Bedeutung (z.B. Ulzera beim Zollinger-Ellison-Syndrom). Aufgrund ihrer geringen Größe sind Beobachtungen mit der Sonographie, ERCP und auch der *Computertomographie* meist auf Zufallsbefunde beschränkt, wenngleich im *Serien-CT* nach Kontrastmittel-Bolusinjektion (Abb. 67a–e) kurzzeitig ein umschriebenes, hyperdenses Areal (Flush) innerhalb des weniger dichten Pankreasgewebes auffällt [12, 37, 63, 64, 82, 94, 213].

Nachdem die klinische Diagnose eines hormonproduzierenden Tumors gestellt wurde, ist die *Arteriographie* die Methode der Wahl, um diesen zu lokalisieren [86, 167, 169], ohne daß damit eine Differenzierung der einzelnen Typen möglich ist (Abb. 68a, b). Falls noch keine Metastasen bestehen, ist eine Aussage zur Dignität nicht möglich. Verläßliche Kriterien sind ein weites Lumen der den Tumor versorgenden Arterie, das Fehlen einer pathologischen Vaskularisation und ein „korbartiges" Aufweiten der umgebenden kleinen Gefäße. In der Parenchymphase des Angiogrammes wird dann eine verstärkte, umschriebene Kontrastanreicherung dieser glatt begrenzten Tumoren gesehen (Flush), die oft nur wenige Sekunden andauert [17, 30, 170, 175, 223].

Die diagnostische Treffsicherheit der Angiographie wird in der Literatur mit 38–75% recht unterschiedlich bewertet. Bedeutsam sind ein selektives Vorgehen mit relativ hohen Kontrastmittelmengen, optimale Belichtung mit Schrägaufnahmen und die nachfolgende Bildsubtraktion (Abb. 68c, d). Mit der intraarteriellen digitalen Subtraktionsangiographie gelingt der Tumornachweis ebenfalls gut. Die korrekte Interpretation eines hormonaktiven Tumors setzt besondere Sorgfalt und große Erfahrung voraus [31, 49, 147, 170, 196].

8.3.4 Differentialdiagnose

Es muß betont werden, daß die Diagnose eines hormonproduzierenden Pankreastumors zunächst klinisch zu stellen ist. Bei der arteriographischen Lokalisationsdiagnostik müssen alle anderen *primären raumfordernden Prozesse* des Pankreas erwähnt werden; wenngleich es dabei fast nie zum typischen Flush in der Parenchymphase kommt [58]. Selten wird diese verstärkte Kontrastierung auch bei *Metastasen* beobachtet. Unter den eige-

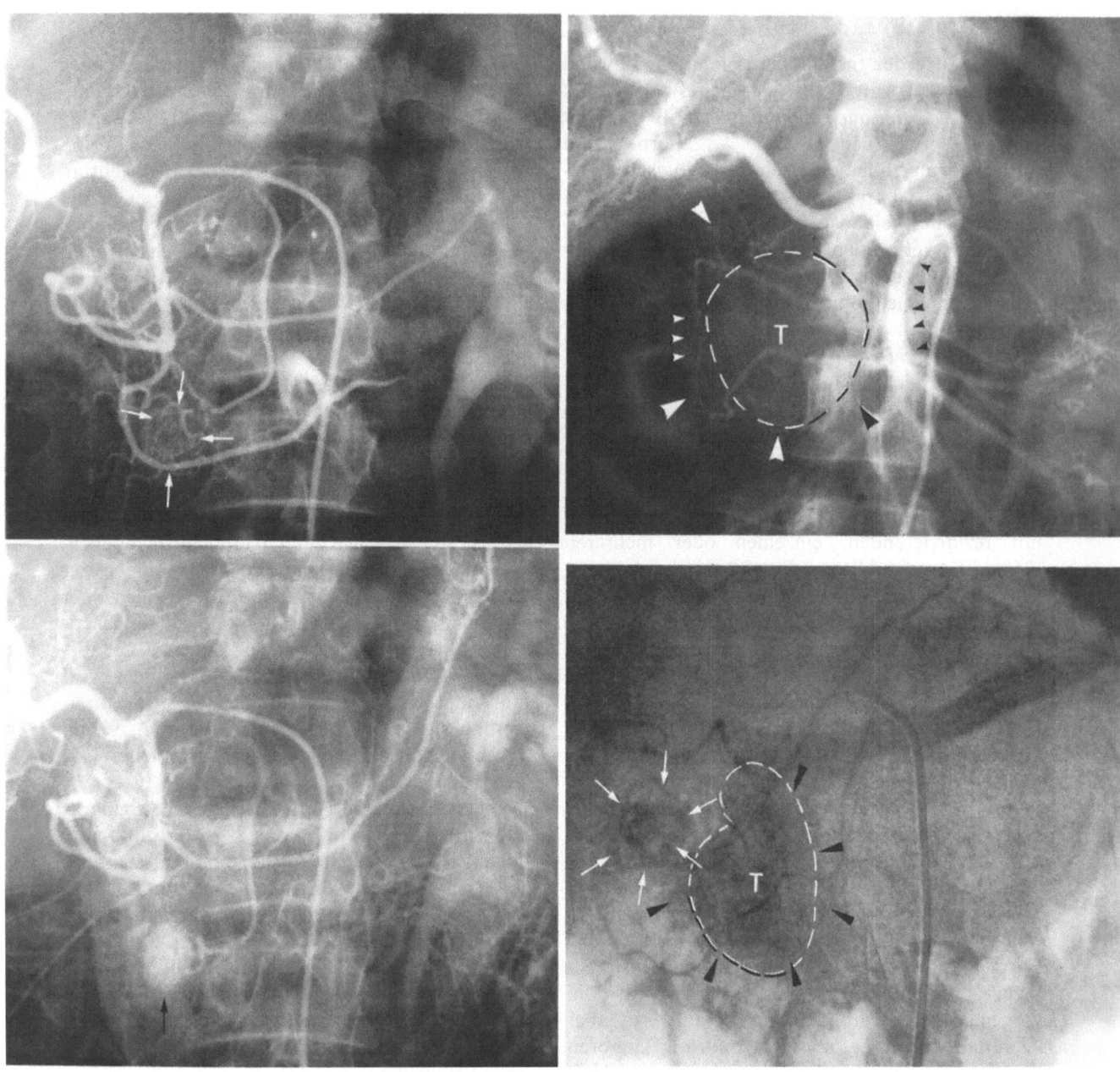

a, b   **c, d**

Abb. 68a–d. Der arteriographische Nachweis von hormon-produzierenden Geschwülsten der Bauchspeicheldrüse zeigt bereits in der **a** früharteriellen Phase umschriebene Hyper-vaskularisationen mit deutlicher Erweiterung der regionä-ren, die Geschwulst versorgenden kleinen Arterien und in der **b** Spät- oder Kapillarphase kommt es vorübergehend zu einer intensiven „Anfärbung" des hormonaktiven Tu-mors, die oft nur sehr kurzfristig anhält (Flush). Diese an-giographischen Characteristica verdeutlichen die arterielle (*oben*) und die Parenchymphase (*unten*) bei einem kirschgro-ßen Insulinom des Pankreaskopfes. **c, d.** Die typische Hy-pervaskularisation und der „Flush" kann bei hormonakti-ven Tumoren auch fehlen wie dies eine gefäßarme, fast ei-große, Gastrin- und Insulin produzierende Geschwulst am Übergang zur Korpusregion erkennen läßt. **c** Bei ihr stehen

die Zeichen der „Raumforderung" mit Verlagerung von Ge-fäßen und einer diskreten, pathologischen Vaskularisation im Vordergrund und eine Tumoranfärbung in der Spät-phase fehlte vollständig. **d** Der oft nur kurz andauernde, rasch vorübergehende Parenchymeffekt von hormonaktiven Pankreasgeschwülsten kann durch die Anwendung von *Sub-traktionsmethoden* verdeutlicht oder überhaupt erst sichtbar gemacht werden. Die damit erkennbare kräftige Parenchym-anreicherung zeigt ein diffus im Pankreaskopf ausgebreitetes malignes Insulinom, das seine Bösartigkeit durch eine peri-pankreatisch gelegene, kirschgroße Metastase verriet, die ebenfalls einen „*Flush*" erkennen ließ

Abb. 69a, b. Das Angiogramm zeigt
den sehr ungewöhnlichen Befund einer
knapp pflaumengroßen, zentral nekrotisch zerfallenden Metastase eines
Bronchialkarzinoms im Pankreaskopf,
welche Gastrin und Glukagon produ-
zierte und die typischen Veränderungen einer primären hormonaktiven
Geschwulst **a** mit Hypervaskularisation und umschriebenen pathologischen Gefäßstrukturen **b** sowie einer
intensiven, vorzeitigen Venenfüllung in
den Subtraktionsaufnahmen aufwies

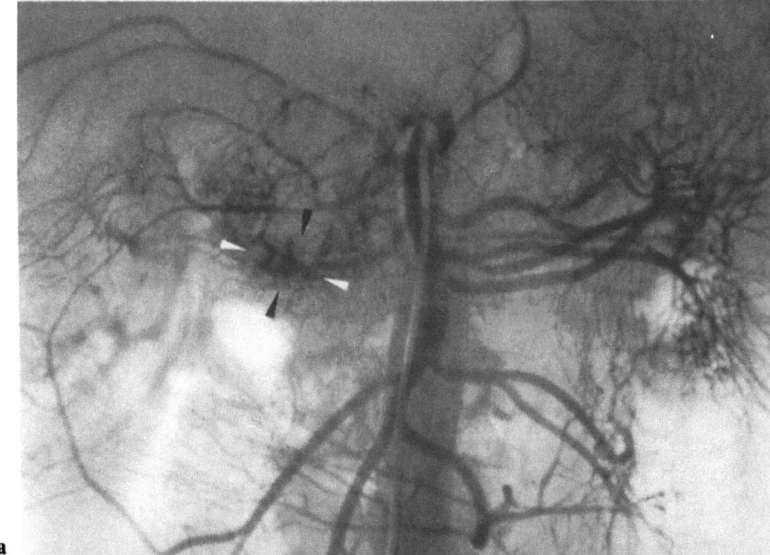

a

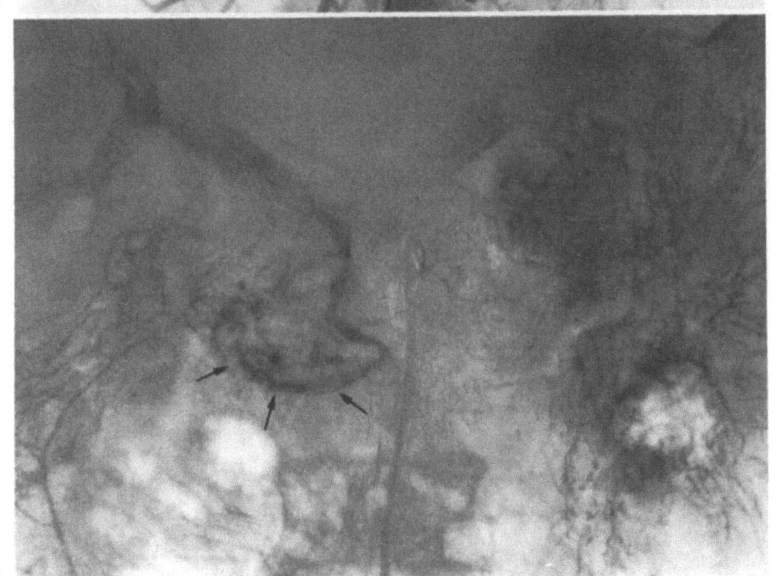

b

nen Beobachtungen verhielten sich die Metastasen
von einem Bronchial-, zwei Nebennieren sowie einem Ovarialkarzinom wie ein Inselzelltumor, wobei ersteres gastrin- und glukagon-produzierend
war und dadurch zunächst fehlgedeutet wurde
(Abb. 69a, b). Außerdem bereitet der diffuse metastatische Befall des Organs beträchtliche Schwierigkeiten bei dem morphologischen Nachweis, was
auch für die ektopisch entwickelten, hormon-
produzierenden Pankreas-Geschwülste zutrifft
(Abb. 70). Verwechslungen kann es in der Kaudaregion des Pankreas mit einer nicht ganz seltenen
akzessorischen Milz geben.

8.4 Sekundäre Geschwülste und Tumoren der Nachbarorgane

8.4.1 Pathologische Anatomie

Metastasen im Pankreas sind nicht ganz ungewöhnlich, wenngleich dieses Organ nicht unbedingt einen Prädilektionsort der Fernmetastasie-
rung eines Organkrebses darstellt. Im eigenen Ar-
beitskreis wurden Obduktionsbefunde von 52 Pankreasmetastasen ausgewertet. Dabei wiesen das
Bronchial- sowie das Ovarial- und andere gynäko-
logische Karzinome eine besondere Häufung auf.

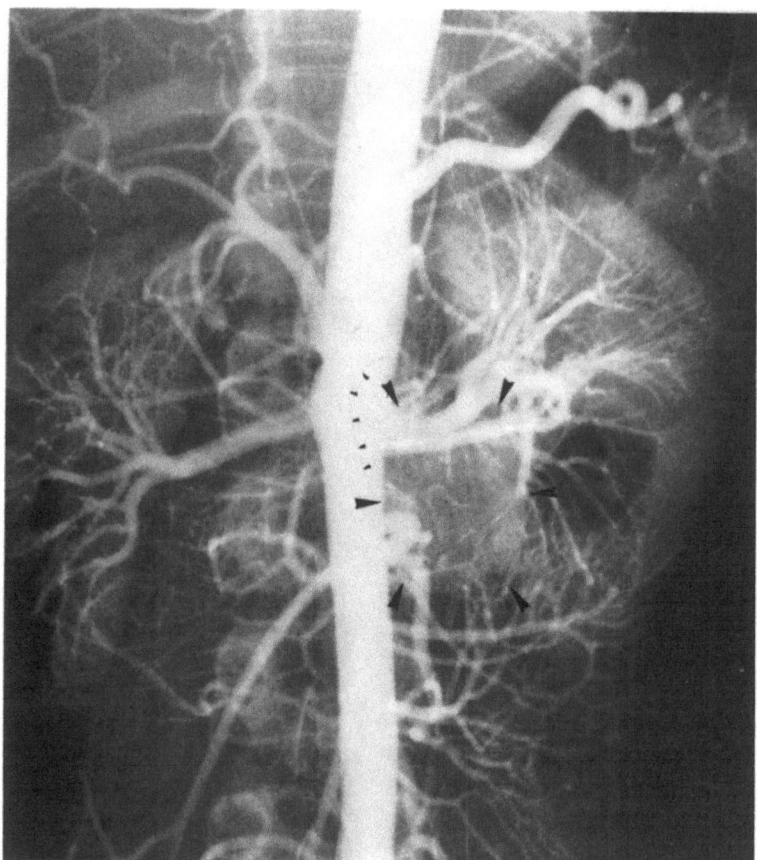

Abb. 70. Die Erkennung ektopisch sich entwickelnder, hormonproduzierender Geschwülste kann Schwierigkeiten bereiten: Ein fast tischtennisballgroßes, malignes ektopisches Gastrinom bei einem Zollinger-Ellison-Syndrom hatte sich paraaortal zwischen der A. mesenterica superior und der linken Nierenarterie ausgebildet und wurde nur mit der semiselektiv durchgeführten Etagen-Aortographie aufgedeckt. Bei der selektiven Darstellung der das Pankreas versorgenden Arterien wurde kein verwertbarer krankhafter Befund erhoben. Differentialdiagnostisch ist dabei auch ein extraadrenales Paragangliom zu erwägen

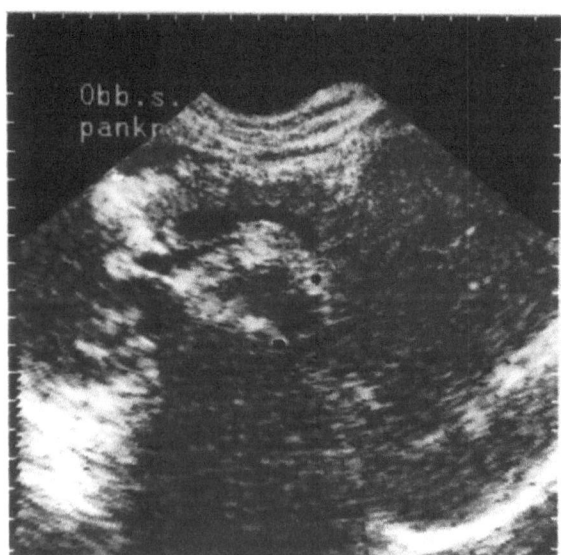

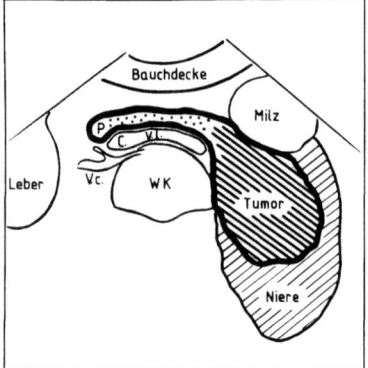

Abb. 71. Metastasen und parapankreatische, auf die Bauchspeicheldrüse übergreifende Tumoren von Nachbarorganen können auch sonographisch gut erfaßt werden. Es zeigt sich ein großer, auf den Pankreasschwanz übergehender und diesen infiltrierender Tumor, der sich gleichzeitig in den linken oberen Nierenpol projiziert. Arteriographisch und operativ konnte ein faustgroßes, hypernephroides Karzinom aufgedeckt werden, welches vom linken oberen Nierenpol ausging, bereits auf das Pankreas und die Milz übergegriffen hatte und somit nicht mehr radikal operabel war. Das Schema verdeutlicht die topographisch-anatomischen Beziehungen

Auch Sarkome lassen in Anbetracht ihres selteneren Vorkommens oft Absiedlungen im Pankreas erkennen. Andererseits wurde bei 280 an Mammakarzinomen verstorbenen Frauen nur viermal eine Pankreasmetastasierung festgestellt.

Größere klinische Bedeutung kommt den *primären Geschwülsten von Nachbarorganen* des Pankreas zu, deren Ursprung präoperativ nicht immer eindeutig zu klären ist. Dabei sind vor allem tumoröse Prozesse zu berücksichtigen, die von den oberen Nierenpolen, den Nebennieren und vom distalen Gallengang oder der Vaterschen Papille sowie von der Milz ausgehen. Auch benigne und maligne Tumoren des Mesenteriums können zu differentialdiagnostischen Schwierigkeiten gegenüber primären Pankreastumoren führen.

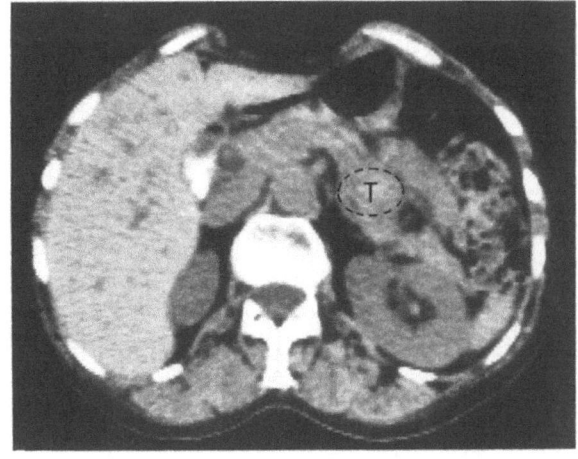

Abb. 72. Computertomographisch läßt sich die Metastase eines Synovialoms im Pankreasschwanz als rundliche, etwa pflaumengroße Auftreibung erkennen. Einzelne kleinere Zysten im Pankreaskopf und -korpus sind Nebenbefunde

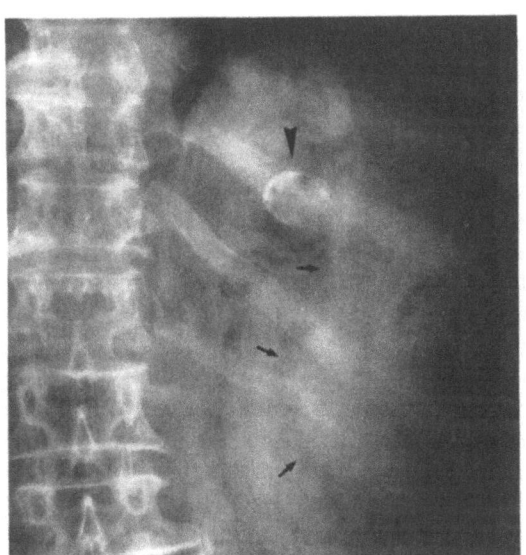

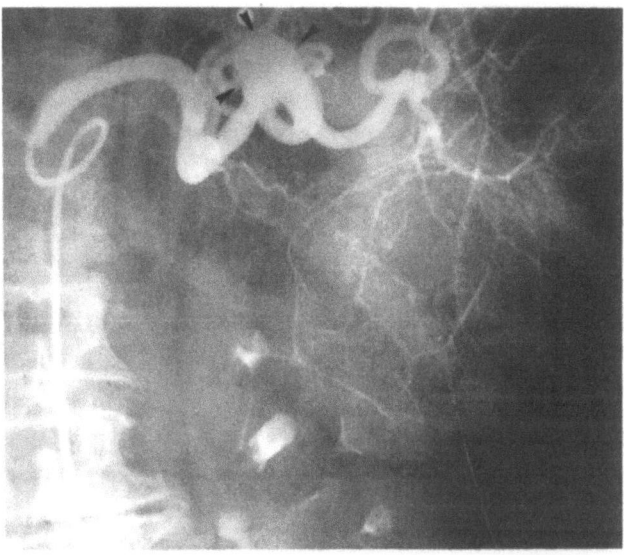

Abb. 73a–c. In der **a** Nativaufnahme (Ausschnitt des linken Oberbauches) findet sich eine kirschgroße, grobschollige Verkalkung (*Pfeilspitze*) und ein deutlich vergrößert erscheinender Organschatten der Milz (*Pfeile*). **b** Im Arteriogramm erweist sich die Verkalkung als Aneurysma einer geschlängelt verlaufenden Milzarterie. Im Bereich der vergrößerten Milz sind pathologische Gefäßstrukturen mit ausgespannten, gestreckten Gefäßen sowie deutliche Rami pancreatici erkennbar, die in Beziehung zu diesen primär von der Milz ausgehenden Tumorgefäßen und mit diesen in Verbindung stehen. Der Befund weist auf das Vorliegen eines primären, schon fortgeschrittenen und auf das Pankreas übergreifenden Milzsarkoms hin, das bei der Operation nicht mehr radikal entfernt werden konnte. **c** Die Veränderungen des Milzsarkoms mit multilokulären Defekten im sonst unauffälligen Milzparenchym zeigt das Computertomogramm

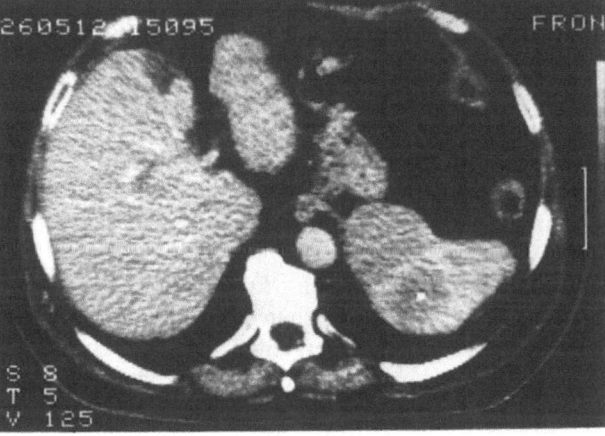

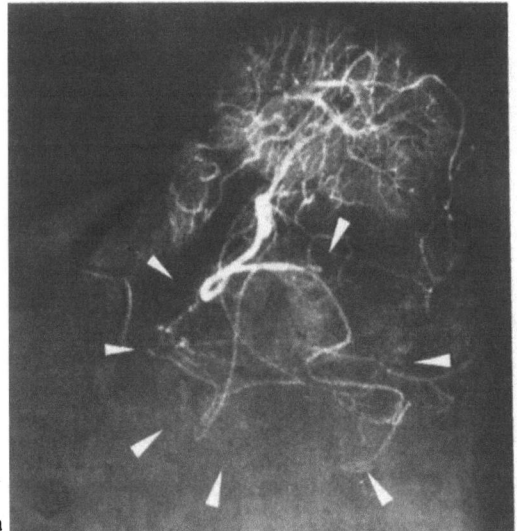

a

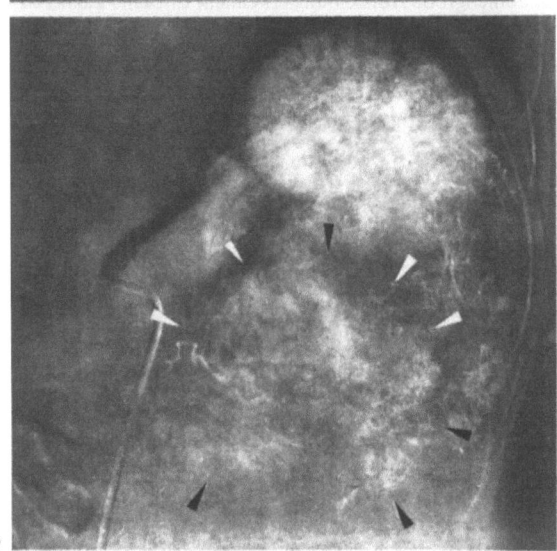

b

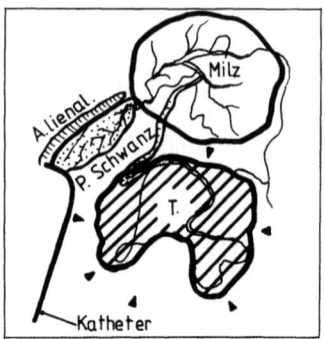

Abb. 74a, b. Die Subtraktionsaufnahmen einer **a** Lienographie zeigen ausgeprägte pathologische Tumorgefäße im Bereich des Pankreasschwanzes, des Milzhilus und des linken oberen Retroperitonaeums. **b** Die Ausdehnung des Tumors wird besonders durch den deutlichen „Parenchymeffekt" in der Kapillarphase erkennbar, der nur mit der Subtraktionskopie dargestellt werden konnte, die auch ein Übergreifen des Tumors auf die linke Kolonflexur deutlich macht. Es handelt sich um ein Mesotheliom, welches nicht mehr radikal operabel war

8.4.3 Radiologische Befunde

Eine spezielle radiologische Diagnostik zum Nachweis oder zum Ausschluß von Pankreasmetastasen dürfte kaum in Betracht kommen. Bei einer früher durchgeführten szintigraphischen Studie von DEININGER und BARTH [51] wurden solche Zufallsbefunde viermal im Rahmen der allgemeinen Tumorsuche entdeckt und als primäre Pankreasmalignome fehlinterpretiert. Gleiches wurde von uns dreimal bei der arteriographischen Pankreasdiagnostik beobachtet [52–55]. Eine verläßliche Abgrenzung zwischen primärem und sekundärem Pankreastumor ist mit den bekannten radiologischen Verfahren nicht möglich und gelingt auch zytologisch nach einer gezielt durchgeführten Feinnadelaspiration nicht immer.

Zur eindeutigen Erkennung von Tumoren der Nachbarorgane, die auf die Bauchspeicheldrüse übergreifen, und einen Pankreasprozeß vortäuschen, müssen nicht selten alle Spezialuntersuchungs-Verfahren eingesetzt werden. Mit der *Sonograhie* kann das Tumorleiden zwar erkannt, aber nicht immer zuweifelsfrei vom Pankreas abgetrennt und dem entsprechenden Nachbarorgan zugeordnet werden (Abb. 71). Durch die *Röntgen-Computertomographie* sind zwar die Organ- und Tumorgrenzen besser erkennbar; doch können bei ausgedehnten Prozessen Schwierigkeiten in der Zuordnung auftreten (Abb. 72).

Mit Hilfe der *Arteriographie* lassen sich die tumorversorgenden Gefäße gut abgrenzen; jedoch können sich beim Einbruch in Nachbarorgane die

8.4.2 Klinische Symptomatik

Bei Pankreasmetastasen wird die Symptomatik durchweg vom Primärtumor und den Tumorabsiedlungen in anderen Organen bestimmt, die das Leben des Kranken bedrohen. Die Metastase in der Bauchspeicheldrüse wird meist als autoptischer Zufallsbefund entdeckt. Klinische Erscheinungen treten äußerst selten oder gar nicht auf und sie sind in Anbetracht des Grundleidens vernachlässigbar.

Differentialdiagnostische Probleme können sich bei tumorösen Prozessen in der Nachbarschaft ergeben, wenn durch Übergreifen auf die Bauchspeicheldrüse die pankreatogenen Symptome überwiegen. Sie äußern sich dann vor allem im Sinn von chronisch-entzündlichen Vorgängen.

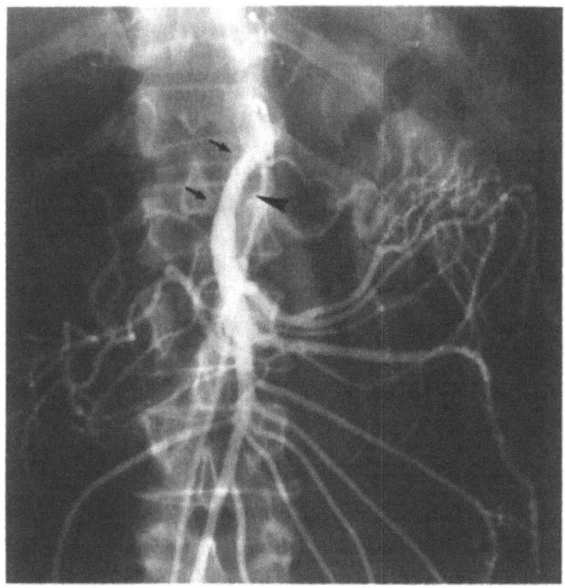

Abb. 75. Ein Fibroliposarkom der Radix mesenterii mit Übergreifen auf das Pankreaskorpus verrät sich lediglich durch eine langstreckige, zirkuläre Einengung des Abgangs der A. mesenterica superior, welche in diesem Bereich zusätzlich bogig verlagert wird

Grenzen zwischen der ursprünglichen und einer sekundären, jetzt vorwiegend vom Pankreas ausgehenden Versorgung verwischen (Abb. 73 a–c, 74 a, b). Zur präoperativen Sicherung ist dann nach diesen Voruntersuchungen die Entnahme von Gewebsmaterial durch die *Stanz- oder Feinnadelbiopsie* unvermeidbar.

In unmittelbarer Nachbarschaft der Bauchspeicheldrüse auftretende Tumoren oder Metastasen können oft nur durch eine Angiographie zugeordnet werden (Abb. 75 u. 76).

8.4.4 Differentialdiagnose

Aufgrund des Vorgesagten treten spezielle differentialdiagnostische Überlegungen für Pankreasmetastasen kaum auf. Mit den heute zur Verfügung stehenden bildgebenden Methoden lassen sie sich nur in seltenen Ausnahmefällen von einer *primär im Pankreas entstandenen Geschwulst* unterscheiden (Abb. 77). Bei tumorösen Nachbarschafts-

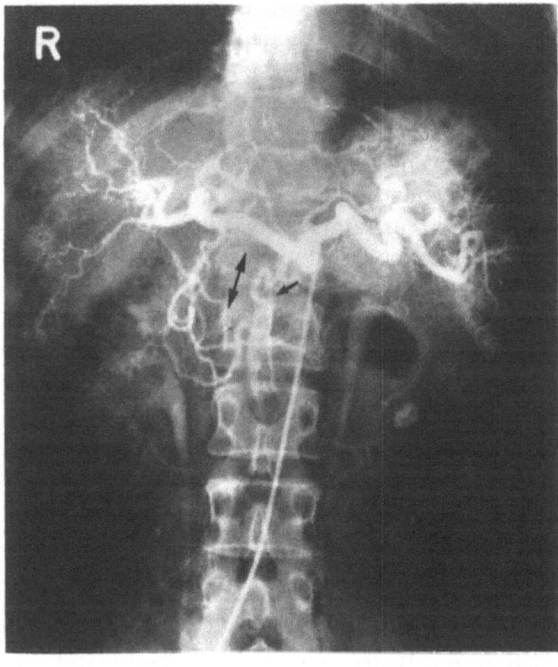

Abb. 76. Die Infiltration eines Lymphosarkoms in die Bauchspeicheldrüse verursachte den Verschluß des Abganges der A. mesenterica superior, so daß sich eine typische Kollateralversorgung über die Arkaden des Pankreaskopfes ausbildete und eine Hochdrängung der A. hepatica communis auftrat

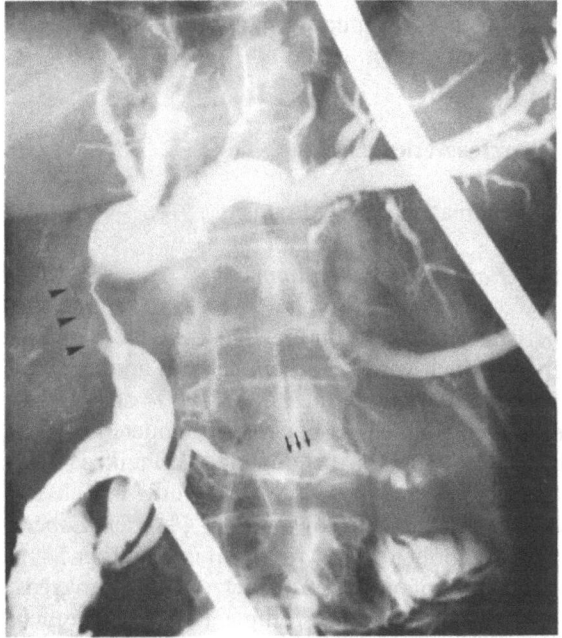

Abb. 77. Die ERCP kann sowohl zum Nachweis des Primärtumors als auch einer Metastasierung in das Pankreas beitragen. Die gemeinsame Darstellung des D. choledochus und des D. Wirsungianus weist eine Metastase (*Pfeile*) im Pankreaskorpus auf, die den Pankreasgang ummauert und stenosiert, was zu einer posttumoralen Stauung in der Cauda führt. Die Metastase geht von einem primären, nahe der Leberpforte gelegenen Gallengangskarzinom (*Pfeilspitzen*) aus, welches dort den D. hepaticus zirkulär ummauert und fadenförmig eingeengt hat, wodurch eine beträchtliche intrahepatische Gallenstauung verursacht wird

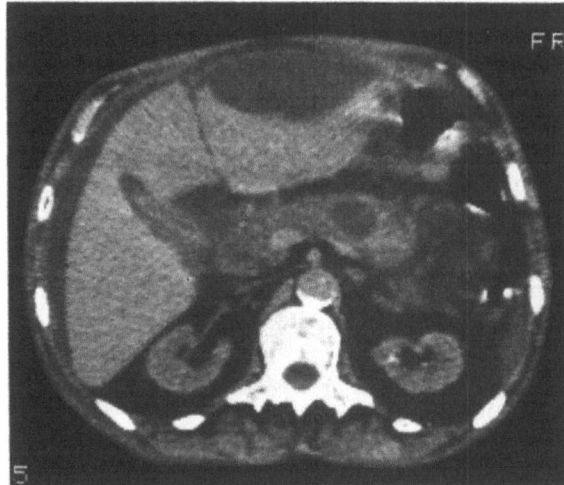

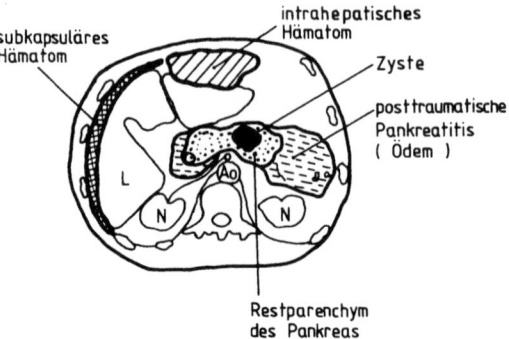

Abb. 78. Ein 3 Wochen zurückliegendes Oberbauchtrauma zeigt im Computertomogramm die Zeichen der posttraumatischen Pankreatitis mit beginnender Pseudozystenbildung sowie ausgeprägte Pankreasnekrosen und den Resten der Einblutung in das Parenchym der Bauchspeicheldrüse. Gleichzeitig stellt sich ein großes, subkapsuläres und intrahepatisches Hämatom im linken Leberlappen dar. Darüber hinaus ist eine geringe, lamelläre und subkapsuläre Hämatomausbreitung im re. Leberlappen zu erkennen (Stichverletzung)

prozessen ist es im allgemeinen *die Frage nach dem Ursprungsort* und dem sich daraus ergebenden therapeutischen Verhalten, aus denen die Probleme resultieren. Tumoren oder Metastasen der reichlich ausgebildeten parapankreatischen Lymphknoten können von primären Pankreastumoren nicht abgegrenzt werden.

9 Pankreasverletzungen

9.1 Traumatische Schädigung

9.1.1 Pathologische Anatomie

Die isolierte Verletzung des Pankreas ist ziemlich selten, jedoch wird sie zusammen mit anderen abdominalen Organläsionen bei 25–30% der schweren Bauchtraumen beobachtet. Besonders hoch ist das Risiko einer Mitbeteiligung des Pankreas bei penetrierenden Bauchtraumen (Schuß- und Messerstichverletzungen sowie bei 0,4% der Leberblindpunktionen). Die Mortalität ist mit über 50% bei der stumpfen Lenkradverletzung des Pankreas am höchsten. Andere stumpfe Pankreastraumen enden in 38% letal, wohingegen der Verlauf bei den penetrierenden Verletzungen des Organs mit 27% Letalität etwas günstiger ist. Als Verletzungsarten werden die Kontusion mit parenchymatöser Blutung und/oder subkapsulärer Hämatombildung, die Kapsel- und Organruptur mit Einblutung in den Retroperitonealraum sowie der komplette Abriß und die vollständige Zertrümmerung der Bauchspeicheldrüse unterschieden [29, 225].

9.1.2 Klinische Symptomatik

In schweren Fällen besteht klinisch das Bild des akuten Abdomens mit Abwehrspannung und Schocksymptomen sowie Hinweisen auf die abdominale oder retroperitoneale Blutung. Häufig wird aber die Symptomatik von den weiteren Organverletzungen bestimmt, so daß eine begleitende Pankreasläsion oft unbeachtet bleibt. Bei Kindern kann es infolge von Pankreaskontusionen oft schon nach wenigen Tagen zur Ausbildung größerer Pseudozysten kommen, die dann auf das stattgehabte Pankreastrauma hinweisen. Die pankreasspezifischen Laborparameter im Blut und in der Peritonealflüssigkeit können im akuten Zustand schon sehr früh positiv sein. Ihre Treffsicherheit ist zu diesem Zeitpunkt noch nicht sehr hoch [62].

9.1.3 Radiologische Befunde

Mit den verschiedenen radiologischen Methoden können zwar verläßliche Hinweise auf die Pankreasverletzung gewonnen werden, wenngleich sich deren Ausmaß nicht immer korrekt abschätzen läßt [29, 98, 217].

Schon zur Beurteilung anderer Traumafolgen wird die *Abdomenübersichtsaufnahme* im Stehen und in Seitenlage immer an erster Stelle stehen. Richtungweisend können dabei ein gasüberblähter und/oder nach rechts verdrängter Magen, Impressionen und Verlagerungen des aboralen Querko-

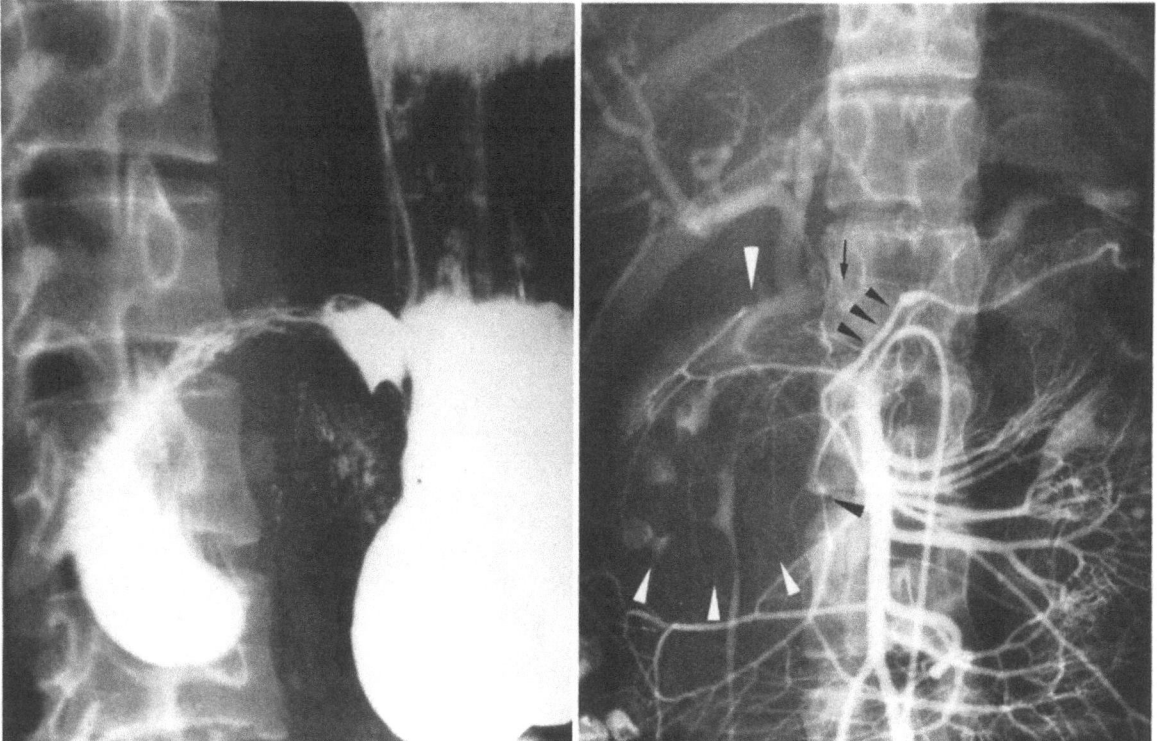

a   b

lons und der linken Niere, Hypotonie des Duodenums und Jejunums, Verschattung des Mittel-
bauchs und Gas im Retroperitonealraum sein. Die
weitere Klärung einer Pankreasverletzung sollte
unverzüglich sonographisch und computertomographisch erfolgen [38, 229].

Im *Sonogramm* kann das verletzte Organ meist
nicht mehr abgegrenzt werden, und es finden sich
Flüssigkeitsansammlungen und ein ausgedehntes
Ödem. Häufig werden dabei auch Verletzungen an
den Nachbarorganen festgestellt. Im *Computertomogramm* zeigt sich in frühen Stadien das Bild
einer Pankreatitis mit peripankreatischer Ödem-
und Hämatombildung sowie Konturunschärfen
des Organs (Abb. 78) oder der abgetrennten Teil-
stücke [84, 151]. Bei komplikationsloser Abhei-
lung stellt sich später der Organdefekt in der Nachbarschaft des Hämatoms dar [25, 100].

Durch die begleitenden Gefäßläsionen können
Pankreasverletzungen mit der *Arteriographie* recht
gut erfaßt werden (Abb. 79a, b). Sie ist für den
operierenden Chirurgen außerdem zur Klärung
der Gefäßversorgung bedeutsam: Gefäßstenosen
und -abbrüche, Kontrastmittelextravasate, Kompression oder Thrombosen von Venen sowie weitere Traumafolgen an Organen der Nachbarschaft
werden bei schwereren Pankreasverletzungen
(Abb. 80a, b) selten vermißt [100, 223].

Abb. 79a, b. Nach einem Verkehrsunfall klagte der 34jährige
Mann über deutliche Oberbauchbeschwerden. **a** Bei der
Breimahlzeit findet sich eine Abdrängung des Antrums und
des Bulbus sowie eine Ausweitung des Duodenums mit deutlichem Pelotteneffekt und einer Transportstörung des Kon-
trastbreis am duodeno-jejunalen Übergang. **b** Die selektive
Mensenterikographie zeigt beträchtliche Gefäßverlagerungen und -abbrüche im Gebiet des Pankreaskopfes und -kör-
pers sowie im oberen Jejunum, die durch ein ausgedehntes
retro- und intraperitonaeales Hämatom (*Pfeilspitzen*) verursacht werden. Die Arteria hepatica wird nur gering über
die Pankreasarkaden aufgefüllt und die A. coeliaca ist ver-
schlossen und nicht sondierbar (*Pfeil*). Als Folge einer
„Lenkradverletzung" beim Autounfall kam es zu einem Abriß des Pankreaskopfes und des Truncus coeliacus, wobei
die Blutung durch Einrollen der Intima und nachfolgender
arterieller Thrombosierung der abgerissenen Gefäße spontan zum Stehen kam. Es wurde eine Teilresektion des Pankreas vorgenommen

Auch die *retrograde Pankreatographie (ERCP)*
läßt Rupturen am Gangsystem und Kontrastmittelaustritte sicher erkennen [8, 12]. Diese Methode
dürfte sich aber bei einem Großteil dieser Schwerkranken verbieten. Die übrigen bildgebenden Verfahren bringen in der akuten Phase keine rich-
tungsweisenden Befunde oder neue Gesichtspunkte. Allenfalls kann mit der *Kontrastdiagnostik
des Magens* und oberen Dünndarms (mit Gastrografin) aus einer Duodenalruptur auf die zusätz-

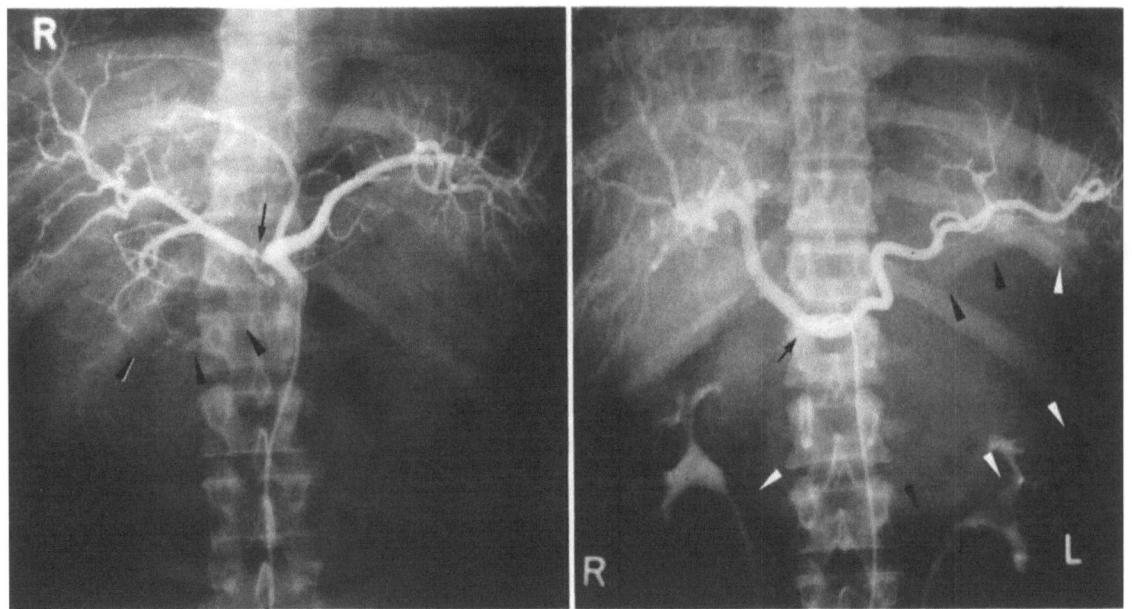

a

b

▲

Abb. 80 a, b. Angiographischer Nachweis von Pankreasverletzungen mit Abriß des Pankreaskopfes und ausgedehnter Hämatombildung mit **a** Gefäßabbrüchen und -verlagerungen (*Pfeilspitzen*) sowie Einriß der Intima der A. hepatica communis mit dadurch bedingter Stenosierung am Abgang aus dem Tripus Halleri (*Pfeil*). Deutliche Anhebung und Ausspannung der A. lienalis durch ein ausgedehntes retroperitoneales Hämatom. **b** Ruptur des Pankreas mit Abriß der A. gastroduodenalis und ausgedehnter Einblutung in den linksseitigen Retroperitonealraum mit Abdrängung des Pankreasschwanzes und der Milzarterie nach kranial (*Pfeilspitzen*). Der Befund fand sich bereits 3 Stunden nach einem stumpfen Bauchtrauma bei einem 28 Jahre alten Patienten. Trotz anhaltender Blutung konnte arteriographisch kein Austritt von Kontrastmittel in die Umgebung nachgewiesen werden

Abb. 81 a, b. Als Folge einer Messerstichverletzung hat sich eine von der Korpusregion ausgehende, nach außen zur Hautoberfläche führende posttraumatische Pankreasfistel entwickelt. Sie wurde drainiert und hat Anschluß an das Gangsystem des Pankreas (*Pfeil*) und den Dünndarm (*Pfeilspitzen*) gefunden, die sich beide durch Kontrastmittelgabe über die Drainage darstellen lassen

▼

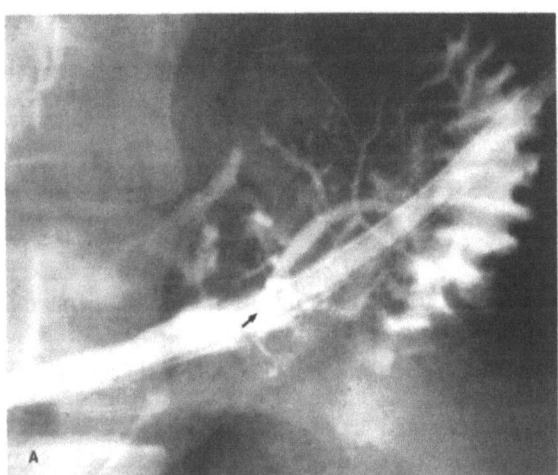

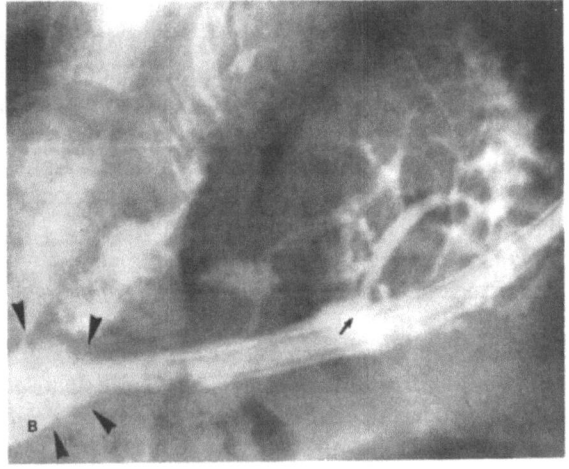

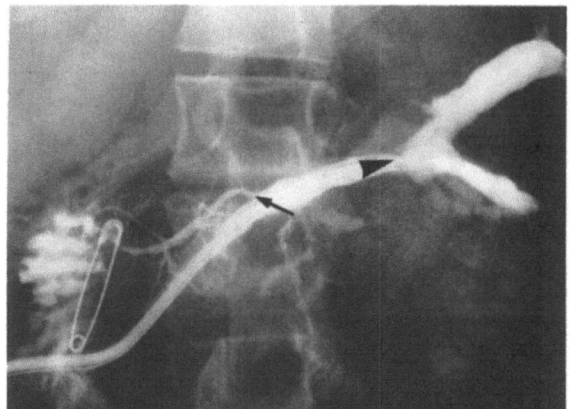

a

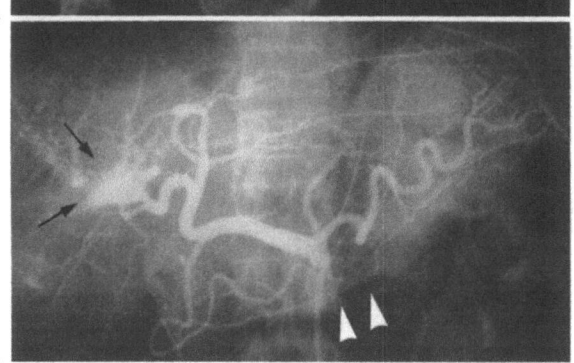

b

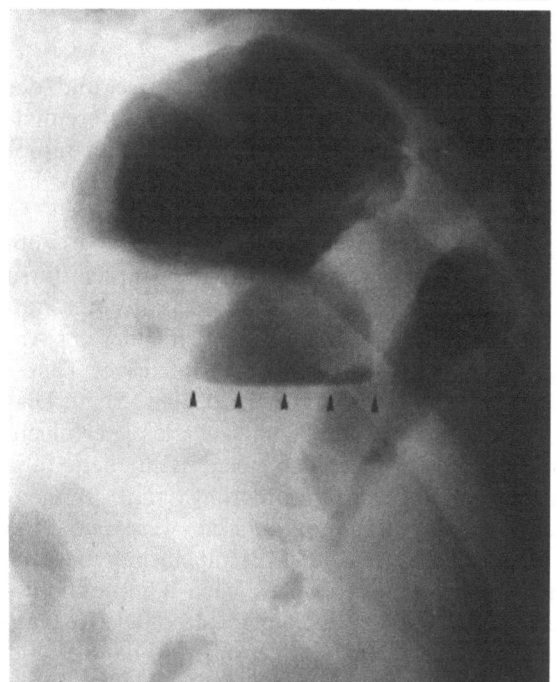

a

Abb. 82a, b. Bei einem 6 Monate zurückliegenden stumpfen Bauchtrauma ist es zur Ruptur des Pankreaskorpus und zu einer Leberruptur gekommen. Durch Quetschung des Pankreaskorpus gegen die Wirbelsäule hat sich eine Pankreasfistel sowie ein Abszeß im Bereich des ausgedehnten retroperitonealen Hämatoms entwickelt. **a** Über die eingelegte Drainage können die Fistel (*Pfeil*) und die restliche Abszeßhöhle (*Pfeilspitzen*) mit Kontrastsubstanz dargestellt werden. Dabei füllt sich auch das Pankreasgangsystem auf, über welches das Kontrastmittel regulär in das Duodenum abfließt. **b** Das Arteriogramm zeigt, als Folge der Leberruptur, eine arteriovenöse Fistel zwischen A. hepatica und V. portae sowie linksparavertebral Gefäßunregelmäßigkeiten im Pankreaskorpus (*Pfeilspitzen*) als Folge der stattgehabten Quetschung und Ruptur des Pankreasparenchyms

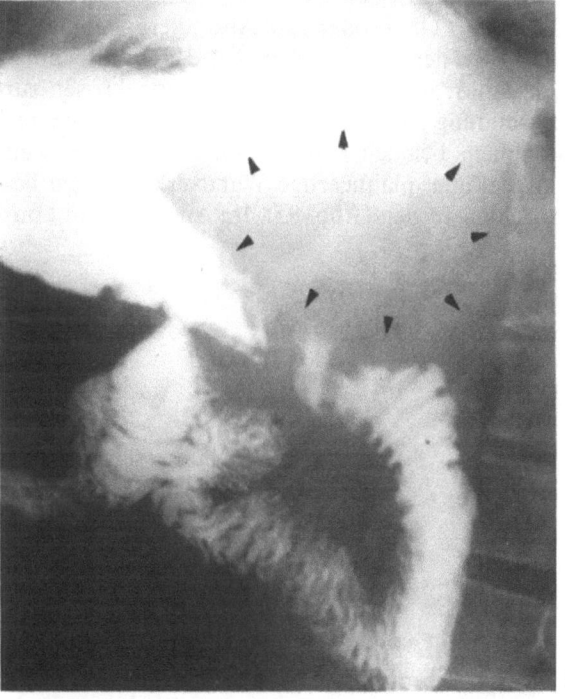

b

liche Pankreasverletzung geschlossen werden, da beide häufig zusammen vorkommen.

In den posttraumatischen Stadien der Heilung können sich innere und äußere Fisteln bilden. Dann sollten die *Kontrastuntersuchungen des Magen-Darm-Kanals* und der Kontrasteinlauf des Kolons sowie eine *Fistulographie* (Abb. 81a, b) erfolgen. Dabei sind der Verlauf der Fisteln und ihre anatomischen Beziehungen zu den Darmschlingen sorgfältig zu beobachten, da sie für den operierenden Chirurgen und für eine erfolgreiche Revision von besonderer Wichtigkeit sind (Abb. 82a, b).

Abb. 83a, b. Posttraumatisch hat sich ein Pankreasabszeß entwickelt, der durch gasbildende Bakterien verursacht wurde. **a** Er verriet sich in der Nativaufnahme bereits durch Einstellung eines Flüssigkeitsspiegels. **b** Bei einer wenige Tage vorausgegangenen Breimahlzeit fiel der weite Retrogastralraum mit Abdrängung des Magens und einem Pelotteneffekt auf. Andeutungsweise war bereits ein kugeliger Weichteilschatten erkennbar, wobei zu diesem Zeitpunkt noch kein Flüssigkeitsspiegel nachzuweisen war, der durch Infektion mit gasbildenden Bakterien zustande kam

9.1.4 Differentialdiagnose

Unter Berücksichtigung der Anamnese und der
klinischen Befunde ergeben sich kaum differentialdiagnostische Schwierigkeiten. Ein Teil der radiologischen Befunde ähnelt denen der akuten, hämorrhagisch-nekrotisierenden *Pankreatitis*. In
späteren Stadien nach der Ruptur kommt es zum
Pankreasabszeß (Abb. 83a, b), meist in der Bursa
omentalis, wo er auch als Komplikation einer Pankreatitis auftritt [156]. Unbehandelt endet der Abszeß letal und hat bei sofortiger intensiver Therapie noch eine Mortalität von 50–70%. Seine Diagnose sollte daher schnell und zuverlässig erfolgen.
Sonographisch findet sich eine umschriebene flüssigkeitsgefüllte „Raumforderung" mit Binnenechos. Computertomographisch weist sie eine
niedrige Dichte (max. 25 HE) mit einem hyperdensen Randsaum insbesondere nach Kontrastbolusgabe auf (Abb. 84). Es können pathologische Gasansammlungen durch Anaerobier (Abb. 83b) und
Verdickungen der retroperitonealen Faszien durch
entzündliche Begleitreaktionen nachgewiesen werden [103]. Ohne oder mit Abszedierung kann es
als Folge der Organverletzung, der unfallbeding-
ten Pankreatitis und von Parenchymnekrosen zur
Ausbildung von *posttraumatischen Pseudozysten*
kommen, bei denen oft schon nach kurzer Zeit
ausgeprägte, plaqueartige Wandverkalkungen beobachtet werden (Abb. 85). Im Angiogramm kön-

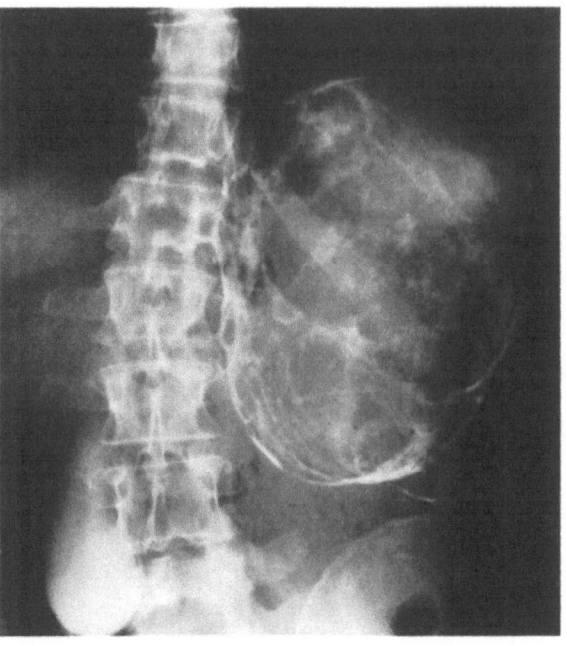

Abb. 85. Als Spätfolge des 7 Jahre zurückliegenden stumpfen Oberbauchtraumas mit Quetschung und wahrschein-
licher Ruptur der Cauda- und Korpusregion des Pankreas
findet sich eine schollig verkalkte, fast kindskopfgroße Pan-
kreas-Milz-Zyste. Eine Verletzung der Milz konnte zum Un-
fallzeitpunkt nicht nachgewiesen werden. Sie war in die pla-
queartig verkalkte Pseudozyste miteinbezogen

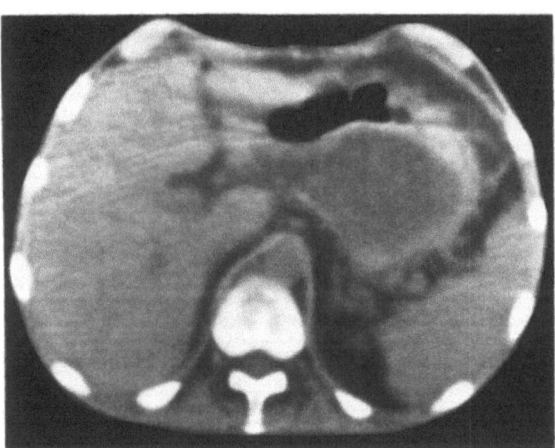

Abb. 84. Über mannsfaustgroßer Abszeß mit dicker Abszeß-
wandung, der zur Abszeßhöhle hin unregelmäßig konturiert
ist und bereits Adhäsionen mit der Nachbarschaft (z.B.
Milz) erkennen läßt. Der Abszeßinhalt zeigt höhere HE-
Werte als sie üblicherweise bei Zysten im CT angetroffen
werden und ist aufgrund des nekrotischen Materials unregelmäßig strukturiert. Die Pseudozyste im Bereich des Pankreasschwanzes hat sich nach einer schweren posttraumatischen Pankreatitis entwickelt

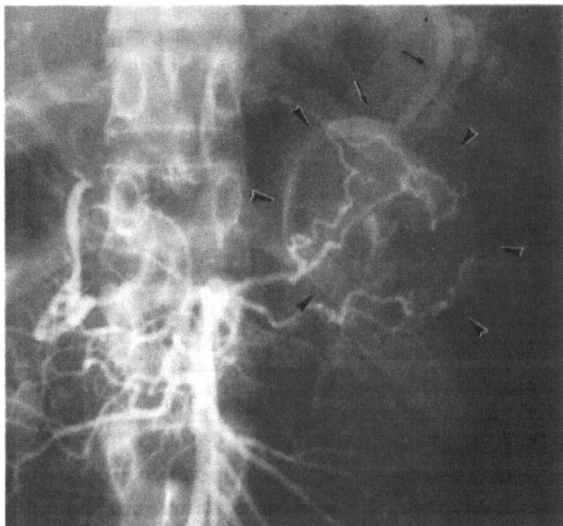

Abb. 86. Chronische Pankreasabszesse gehen oft mit einer
Hypervaskularisation und einer vorzeitigen Auffüllung ab-
führender Venen (*Pfeile*) sowie einer deutlichen Gewebsan-
reicherung (*Pfeilspitzen*) in der angiographischen Spätphase
einher. Der dargestellte Befund bei einem 34jährigen Mann
mit Abszedierung bei chronisch rezidivierender Pankreatitis
zeigt sämtliche dieser charakteristischen angiographischen
Symptome

nen ältere, posttraumatische Abszesse des Pankreas eine Hypervaskularisation der Abszeßwand
in der angiographischen Spätphase erkennen lassen (Abb. 86).

9.2 Postoperative Zustände

9.2.1 Pathologische Anatomie

Das Ereignis einer Pankreasoperation ist anamnestisch bekannt. Die veränderte anatomische Situation des Organs kann zu Schwierigkeiten bei der
Deutung von nachfolgend erhobenen, radiologischen Pankreasbefunden führen.

Außerdem ist die Kenntnis der operativen
Maßnahmen Voraussetzung für eine optimale
Wahl der Untersuchungsmethode. Von der Radikaloperation des Organs über die Teilpankreatek-
tomie der Kauda- oder Caputregion sowie der lediglich durchgeführten Probeexzision bis zum al-
leinigen Palliativeingriff sind alle Möglichkeiten
gegeben (129, 130, 192, 215).

9.2.2 Klinische Symptomatik

Nach operativen Eingriffen an der Bauchspeicheldrüse wird die Untersuchung im allgemeinen erforderlich, weil erneut Beschwerden aufgetreten sind,
die klinischen Befunde einer gesicherten Pankreaserkrankung sich verschlechtert haben, postoperativ Komplikationen entstanden sind, Verlaufskontrollen entzündlicher oder tumoröser Prozesse
über die weitere Therapie entscheiden oder die
Progredienz eines Tumorleidens mit seinen Leber-
und Lymphknotenmetastasen beurteilt werden
soll. Dabei können ein oder mehrere dieser
Gründe vorliegen, die dann neben den bekannten

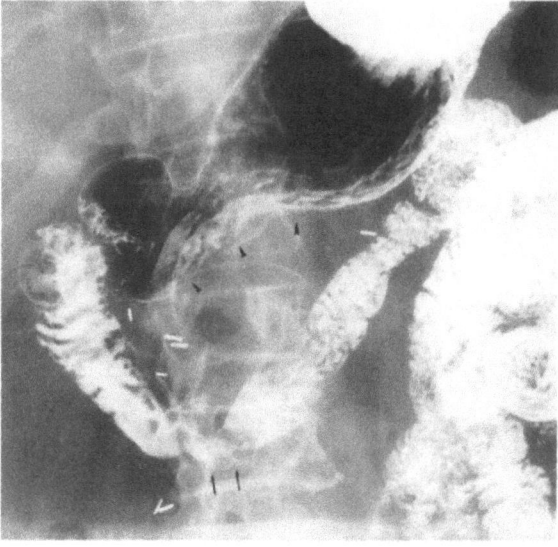

Abb. 87. Bereits in den Übersichtsaufnahmen des Abdomens
weisen Metallclips auf postoperative Zustände hin. Bei der
Breimahlzeit zeigt sich eine Abdrängung des Magens (*Pfeile*)
und des duodeno-jejunalen Übergangs mit ausgeprägtem,
höckerigbegrenztem Pelotteneffekt sowie einer tumorbedingten Stenosierung des Duodenums (*Pfeilspitzen*) am
unteren Duodenalknie als Hinweis auf einen Rezidivtumor:
6 Monate nach einem nicht mehr radikal operablen, undiffe-
renzierten Pankreas-Sarkom

Laboratoriumsuntersuchungen auch eine ergänzende bildgebende Diagnostik erfordern.

9.2.3 Radiologische Befunde

Im allgemeinen dürften die *Nativaufnahme des Abdomens* oder die Kontrastdarstellung des Magen-
Dünndarms (Abb. 87) an erster Stelle stehen. Postoperative Komplikationen (z.B. pankreatische
oder subphrenische Abszedierung, Zystenbildung)
oder Progredienz des Leidens (Tumorwachstum,

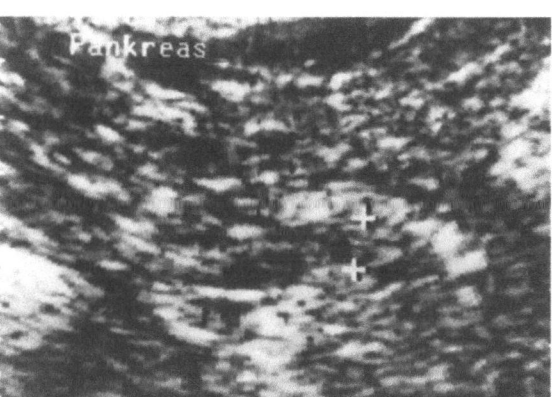

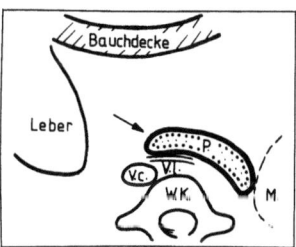

Abb. 88. Im Sonogramm können postoperative Zustände
am Pankreas erkannt werden: Resektion des Pankreaskopfes wegen eines Karzinoms bei einem 68jährigen Patienten,
wobei das Restparenchym durch eine chronische Pankreatitis erheblich fibrotisch verändert war

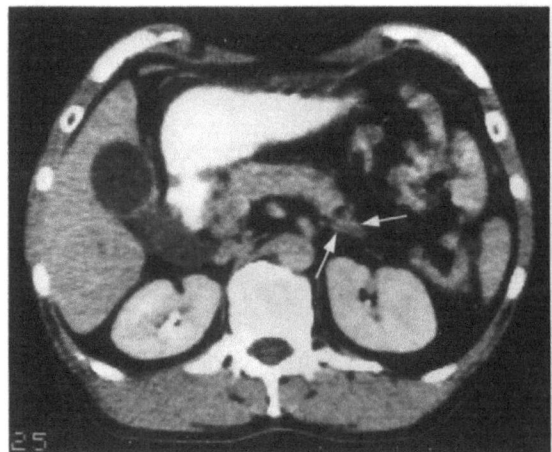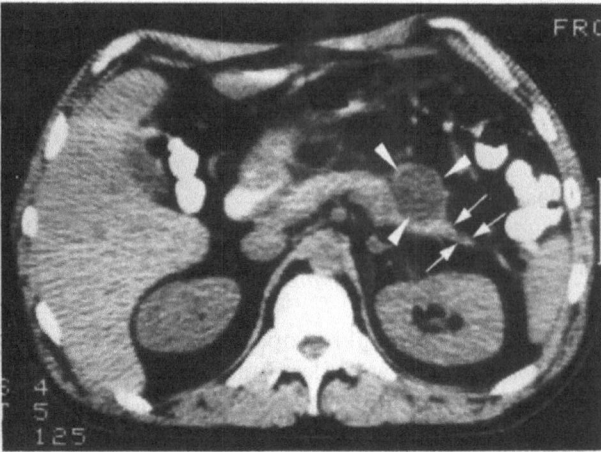

a   b

Lymphknotenmetastasen, Neubildung oder Zunahme der Pankreasverkalkungen) sollten frühzeitig erkannt werden.

    Zur Klärung dieser Fragen ist die *Sonographie*
als nichtinvasives Verfahren gut geeignet
(Abb. 88). Vor allem nach Palliativeingriffen können mit ihr ein weiteres Tumorwachstum, das Entstehen von Lymphknoten- und Lebermetastasen
sowie das infiltrative Wachstum und ein Übergreifen der Geschwulst auf die Umgebung gut beurteilt
werden. Bei den oft kachektischen Patienten kann
sie der Computertomographie überlegen sein. Außerdem wirken sich die bei der Operation einge-
brachten Metallclips nicht störend aus (z.B. mangelnde Beurteilbarkeit durch CT-Artefakte). Im
Sonogramm können die wesentlichen postoperativen Veränderungen am Pankreas kontrolliert und
nachgewiesen werden. Das Auflösungsvermögen
sowie die Abgrenzung von Parenchym- und Nar-
benstrukturen Probleme verursachen.

    Unter Berücksichtigung der genannten Ein-
schränkungen gibt die *Röntgen-Computertomographie* aufgrund der guten Bildauflösung ein verläß-
liches Bild der anatomischen Situation (Abb.
89a, b). Frische entzündliche Schübe bei chronischer Pankreatitis oder lokale Tumorrezidive
oder die beginnende Metastasierung sind damit oft
sicherer und etwas früher als mit den anderen Methoden darstellbar [39, 219]. Ferner erfaßt die
Computertomographie postoperativ auftretende
Blutungen, die Ansammlungen von Flüssigkeiten
oder die sich entwickelnden Pseudozysten sowie
Abszesse. Die Obliteration des peripankreatischen
Raumes und eine erneute Organvergrößerung
durch ein Tumorrezidiv können beurteilt werden.
Beachtung verdient auch der Nachweis oder Ausschluß von Lebermetastasen und die Möglichkeit,

Abb. 89a, b. Zustand nach **a** Resektion des Pankreasschwanzes mit Ausräumung von Nekrosebezirken bei akut-
nekrotisierender Pankreatitis. **b** Kontrolle nach Resektion
einer Caudazyste mit Entfernung des Pankreasschwanzes
und strangartig-narbigen, postoperativen Residuen (*Pfeile*)
sowie kleinem Rezidiv einer postpankreatitischen Pseudozyste (*Pfeilspitzen*) am Übergang zur Korpusregion

Vergrößerungen retroperitonealer Lymphknoten
zu erkennen.

    Die *endoskopisch-retrograde Pankreatographie*
eignet sich ebenfalls zur postoperativen Beurteilung von chirurgischen Maßnahmen am Gangsystem (Abb. 90a–c); insbesondere wenn Anastomosen mit dem Dünndarm angelegt wurden. So kann
die Intaktheit der Anastomose und des verbliebe-
nen Gangsystems verläßlich beurteilt werden.
Nach Sphinkteroplastik oder Sphinkterotomie ist
diese Methode nicht ratsam und sollte nur bei
strengster Indikation eingesetzt werden [12, 39].

    Die Möglichkeiten einer konventionellen Rönt-
gendiagnostik sind ebenso wie die angiographischen und szintigraphischen Befunde weniger
aussagekräftig und oft recht vieldeutig. In Zwei-
felsfällen hilft eine *gezielte Feinnadelpunktion* der
verdächtigen Region weiter. Die zytologischen
Probleme können aus der ungenügenden Unterscheidung zwischen entzündlichen oder tumorösen
Rezidiven und postoperativen, narbig-reaktiven
Gewebsveränderungen resultieren.

9.2.4 Differentialdiagnose

Schwierigkeiten ergeben sich im sono- und computertomographischen Bild, wo organisierte *Hämatome* nicht immer von einer *Abszedierung* und diese

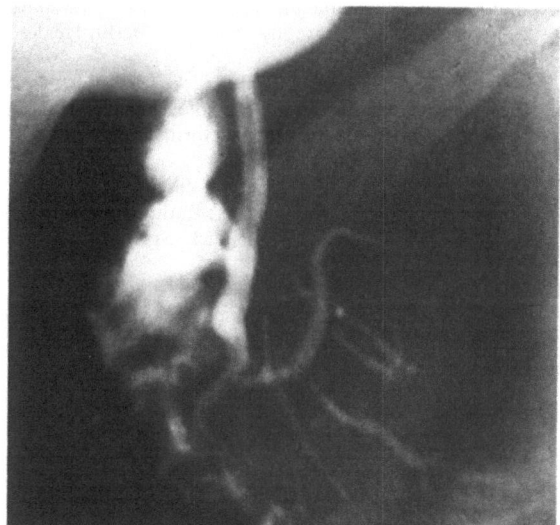

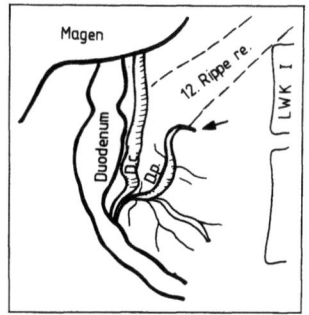

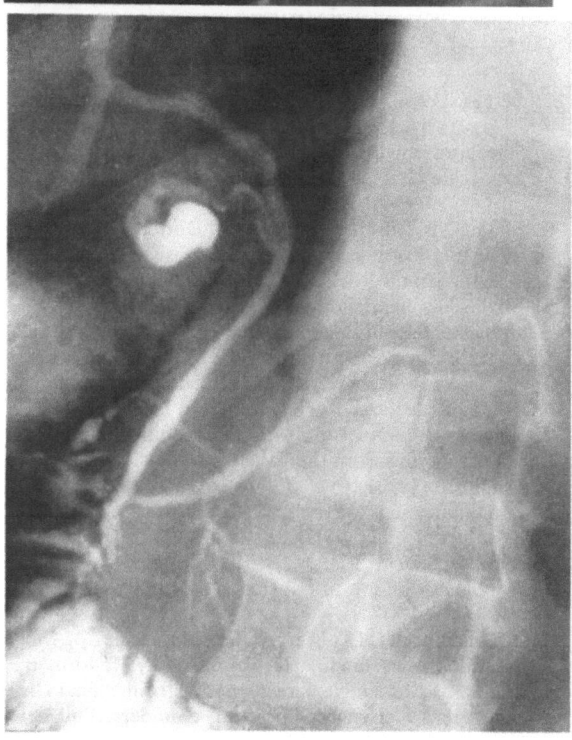

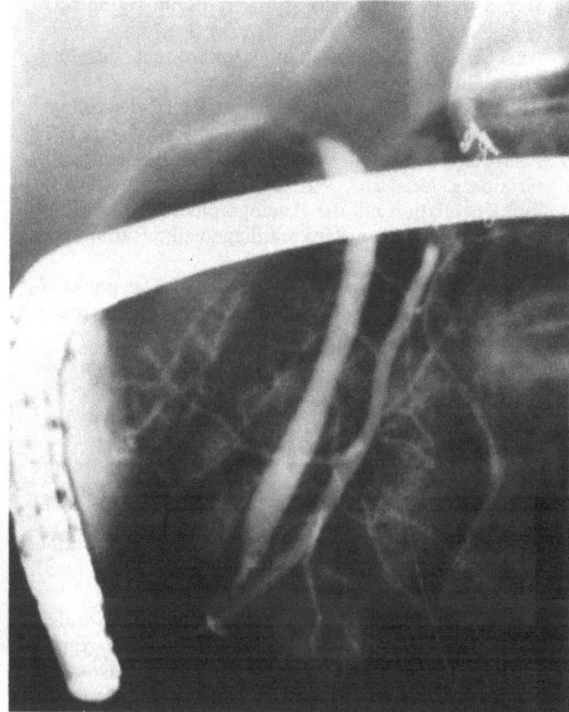

oft nicht von einer postoperativ aufgetretenen, nekrotisierenden *Pankreatitis* oder erstere nicht von
einem *Tumorrezidiv* abgegrenzt werden können.
Pankreas- und Fettgewebsnekrosen können lokale
Metastasen oder ein nekrotisierendes *Karzinom-
rezidiv* vortäuschen. Dabei sind auch Verwechslungen mit kleineren, postoperativ häufig zu beob-
achtenden *Pseudozysten* möglich, die im Laufe der
Zeit meist spontan verschwinden. Bei der Beurteilung von postoperativen Zuständen und Komplikationen ergänzen sich die Aussagen der Sonographie und der Computertomographie.

Abb. 90a–c. Anhand der Veränderungen am Gangsystem
lassen sich mit der ERCP die postoperativen Zustände am
Pankreas recht gut erfassen: **a** Ausgedehnte Resektionen
des Pankreaskörpers und -schwanzes wegen eines Tumors,
so daß nur noch ein geringer Caputrest belassen wurde.
b Resektion des Pankreasschwanzes nach Abriß durch
Trauma. **c** Pankreasschwanzresektion nach nekrotisierender
Pankreatitis mit unauffälliger Darstellung des erhaltenen,
restlichen Gangsystems. Die unvollständige Darstellung des
D. choledochus ist untersuchungsbedingt

Sämtliche in diesem Beitrag gezeigten Befunde sind operativ
oder/und autoptisch gesichert. Die Verfasser danken allen
Kollegen, die uns Arztbriefe, Operationsberichte oder
Autopsieprotokolle überlassen und damit zum Gelingen dieses Lehrbuchkapitels beigetragen haben.

Literatur

1. Abrams, R.M., Beranbaum, E.R., Beranbaum, S.L., Ngo, N.L.: Angiographic studies of benign and malignant cystadenoma of the pancreas. Radiology 89 (1967) 1026
2. Adolph, K.: Gallengangs- und Pankreasdiagnostik. Enke, Stuttgart 1968
3. Amann, R.: Fortschritte in der Pankreasfunktionsdiagnostik. In: Experimentelle Medizin, Pathologie und Klinik Bd. 22 S. 1–182. Springer, Berlin-Heidelberg-New York 1967
4. Amann, R.: Enzymdiagnostik der Pankreaserkrankungen. Schweiz. Med. Wschr. 99 (1969) 504
5. Amann, R., Akovbiantz, A., Deyhle, P., Hahnloser, P., Largiader, F., Wellauer, J.: Diagnose und Therapie der chronischen Pankreatitis. Dtsch. med. Wschr. 99 (1974) 2057
6. Anacker, H.: Krankheiten des Pankreas. In: Klinische Röntgendiagnostik Innerer Krankheiten Bd. III/1 Herausg.: R. Haubrich. Springer, Berlin-Heidelberg-New York 1966
7. Anacker, H.: Anomalien und Variationen des Pankreas. Radiologe 7 (1967) 41
8. Anacker, H.: Efficiency and Limits of Radiologic Examinations of the Pancreas. Thieme, Stuttgart 1975
9. Anacker, H., Weiss, H.D., Kramann, B., Rupp, N., Grünberg, G., Lanz, W.: Die Pankreatographie und ihre Korrelation mit der Angiographie und der Ultrasonographie in der Pankreasdiagnostik. Radiologe 5 (1965) 183
10. Anacker, H., Weiss, H.D., Wiesner, W.: Das pankreatographische Bild der entzündlichen Pankreasprozesse. Fortschr. Röntgenstr. 117 (1972) 418
11. Anacker, H., Weiss, H.D., Kramann, B.: Das Pankreaskarzinom im endoskopischen retrograden Pankreatiko-Cholangiogramm. Fortschr. Röntgenstr. 122 (1975) 238
12. Anacker, H., Weiss, H.D., Kramann, B.: Endoscopic Retrograde Pancreatico-Cholangiography (ERCP). Springer, Berlin-Heidelberg-New York 1977
13. Aoki, K., Ogawa, H.: Cancer of the pancreas; international mortality trends. World Health Stat. Q. 31 (1978) 2
14. Arger, P.H., Mulhern, C.B., Bonavita, J.A., Staufer, D.M., Hale, J.: An analysis of pancreatic sonography in suspected pancreatic disease. J. Clin Ultrasound 7 (1979) 1
15. Ariyama, J.: Radiology in Disorders of the Liver, Biliary Tract, and Pancreas. Igaku-Shoin, Tokyo-New York 1981
16. Ariyama, J., Shirakabe, H., Shimaguchi, S., Autenrith, J.: Kritischer Vergleich der Untersuchungsmethoden nach einem Pankreaskarzinom. Fortschr. Röntgenstr. 133 (1980) 6
17. Auerbach, R.C., Koehler, P.R.: The many faces of islet cell tumors. Amer. J. Roentgenol. 119 (1973) 133
18. Baddeley, H., Nolan, D.J., Salmon, P.R.: Radiological Atlas of Biliary and Pancreatic Diseases. HM + M Publishers, Aylesburg 1978
19. Baert, A.L., Ponette, E., Pringot, J., Marchal, G., Derdenne, A., Corenen, Y.: Axiale computergesteuerte Tomometrie bei akuter und chronischer Pankreatitis. Radiologe 17 (1977) 181
20. Baert, A.L., Wackenheim, A., Jeanmart, L.: Abdominal Computer Tomography. Springer, Berlin-Heidelberg-New York 1980
21. Baert, A.L., Ponette, E., Marchal, G.: Radiology of the pancreas: Overview. In: Radiology Today 1. Ed.: M.W. Donner, F.H.W. Heuck. Springer, Berlin-Heidelberg-New York-Tokyo 1981
22. Baert, A., Marchal, G.: Present diagnostic imaging for carcinoma of the pancreas. In: Radiology Today 3. Ed.: M.W. Donner, F.H.W. Heuck. Springer, Berlin-Heidelberg-New York-Tokyo 1985
23. Bartelheimer, H.: Klinische Pankreasdiagnostik. In: Die Untersuchung der Bauchspeicheldrüse. Thieme, Stuttgart 1976
24. Bartelheimer, H., Classen, M., Ossenberg, F.W.: Die Untersuchung der Bauspeicheldrüse. Thieme, Stuttgart 1976
25. Becker, H.D., Peiper, H.J.: Posttraumatische Pankreaspseudozysten. Bruns' Beitr. klin. Chir. 218 (1971) 385
26. Becker, V.: Bauchspeicheldrüse. In: Spezielle pathologische Anatomie Bd. IV. Herausgeb.: Doerr, Seifert, Uehlinger. Springer, Berlin-Heidelberg-New York 1973
27. Berger, L.A., Agnew, J.E., Chudleigh, P.M., Rhodes, J.M., Horrocks, R.A., Elias, E., Summerfield, J.A.: Screening for pancreatic disease: a comparison of gray-scale ultrasonography and isotope scanning. Lancet I (1979) 633
28. Bilbao, M., Rösch, J., Frische, L., Dotter, C.T.: Hypotonic duodenography in the diagnosis of pancreatic disease. Semin. Roentgen 3 (1968) 280
29. Birzle, H., Bergleiter R., Kuner, E.H.: Traumatologische Röntgendiagnostik. Lehrbuch und Atlas, 2. Aufl. Thieme. Stuttgart 1984
30. Boijsen, E.: Inactive malignant endocrine tumors of the pancreas. Radiology 117 (1975) 177
31. Boijsen, E., Samuelson, L.: Angiographic diagnosis of tumors arising from the pancreatic islets. Acta radiol. Diagn. 10 (1970) 161
32. Bonakdarpour, A.: Echinococcus disease. Amer. J. Roentgenol. 49 (1967) 660
33. Bookstein, J.J., Reuter, St.R., Martel, W.: Angiographic evaluation of pancreatic carcinoma. Radiology 93 (1969) 757
34. Brandenborg, L.L., Meyer, J.H., Reber, H.A., Melnyk, C.S., Swachman, H., Grand, R.J., Hadorn, B., Thaler, M.M.: The pancreas. In: Gastrointestinal Disease. Eds.: Sleisenger, Fordtran. Saunders, Philadelphia-London-Toronto 1978
35. Bretholz, A., Knoblauch, M., Amann, R., Lagiadèr, R., Lindner, E., Deyhle, P., Frey, P.: Pseudozysten und Retentionszysten bei akuter und chronischer Pankreatitis. Dtsch. med. Wschr. 104 (1979) 89
36. Brühlmann, W., Rüttimann, A.: Die Unterscheidung zwischen malignen und benignen Läsionen im retrograden Pankreatogramm. Fortschr. Röntgenstr. 124 (1976) 542
37. Buck, J., Binder, J.P.: Nachweis des Insulinoms im Pankreas durch die Röntgen-Computertomographie. Radiologe 22 (1982) 279
38. Bücheler, E., Boldt, I., Frommhold, H., Käufer, C.: Die angiographische Diagnostik der Pankreastumoren und der Pankreatitis. Fortschr. Röntgenstr. 115 (1971) 726
39. Buurman, R., Grabbe, E.: Pankreas. In: Ganzkörper-

Computertomographie. Herausgeb.: Friedmann, Bücheler, Thurn. Thieme. Stuttgart-New York 1981

40. Caffey, J.: Pediatric X-Ray Diagnosis Vol. 1. Lloyd-Luke, London 1973
41. Case, J.T.: Roentgenology of pancreatic disease. Amer. J. Roentgenol. 44 (1940) 484
42. Cho, K.J., Wilcox, C.W., Reuter, S.R.: Glucagon-producing islet cell tumor of the pancreas. Amer. J. Roentgenol. 129 (1977) 159–161
43. Classen, M., Wurbs, D.: Endoskopisch-retrograde Pankreatiko-Cholangiographie bei Pankreaserkrankungen. Klinikarzt 4 (1975) 465
44. Cotton, P.B., Lees, W.R., Vallon, A.G. et al.: Gray-scale ultrasonography and endoscopic pancreatography in pancreatic diagnosis. Radiology 134 (1980) 453–459
45. Creutzig, H., Hundeshagen, H.: Ergebnisse der Doppelradionuklid-Pankreasszintigraphie. Dtsch. med. Wschr. 98 (1973) 1019
46. Cubilla, A.L., Fitzgerald, P.J.: Classification of pancreatic cancer (non-endocrine). Mayo Clinic Proc. 54 (1979) 449
47. Cubilla, A.L., Fitzgerald, P.J., Fortner, J.G.: Pancreas cancer-duct cell adenocarcinoma: survival in relation to site, size, stage, and type of therapy. J. Surg. Oncol. 10 (1978) 465
48. Damann, H.G., Grabbe, E., Brockmann, W.P., Klöppel, G.: Diagnostik bei chronischer Pankreatitis. Sicherer Nachweis erst im fortgeschrittenen Stadium. Klinikarzt 11 (1982) 250
49. Deininger, H.K.: Die Möglichkeiten der radiologischen Diagnostik des Insulinoms. Radiologe 14 (1974) 173
50. Deininger, H.K.: Röntgensymptomatik am Magen-Darm-Kanal bei Pankreasaffektionen. Med. Welt 29 (1978) 950
51. Deininger, H.K., Barth, V.: Die szintigraphische und arteriographische Diagnostik von verschiedenen Pankreaserkrankungen. Klinikarzt 1 (1974) 23
52. Deininger, H.K., Heuck, F.: Die szintigraphische Beurteilung der Pankreasfunktion anhand der intestinalen 75-Se-Radioaktivität. Fortschr. Röntgenstr. 111 (1969) 420
53. Deininger, H.K., Heuck, F.: Szintigraphische Diagnostik von Pankreastumoren. In: Ergebnisse der klinischen Nuklearmedizin. Herausgeb.: Horst, Pabst. Schattauer, Stuttgart-New York 1971
54. Deininger, H.K., Sielaff, H.J.: Comparison of scintigraphic and radiological results in the diagnosis of pancreatic diseases. In: Medical Radioisotope Scintigraphy Vol. II. Internat. Atomic Energy Agency, Wien 1968
55. Deininger, H.K., Barth, V., Heuck, F.: Vergleich angiographischer und szintigraphischer Untersuchungsergebnisse bei verschiedenen Erkrankungen des Pankreas. In: Nuklearmedizin. Ergebnisse in Technik, Klinik und Therapie. Schattauer, Stuttgart-New York 1974
56. Dekker, A., Lloyd, J.C.: Fine needle aspiration biopsy in ampullary and pancreatic carcinoma. Arch. Surg. 14 (1979) 592
57. Demling, L., Koch, H., Rösch, W.: Endoskopisch-retrograde Pankreatographie (ERCP). Schattauer, Stuttgart-New York 1979
58. Deutsch, V., Adar, R., Jakob, E.T., Bank, H., Mozes, M.: Angiographic diagnosis and differential diagnosis of islet cell tumors. Amer. J. Roentgenol. 119 (1973) 121
59. Dodds, W.J., Margolin, F.-R., Goldberg, H.I.: Cavernous lymphangioma of the pancreas. Radiol clin. (Basel) 38 (1969) 267
60. Domschke, E.: Endokrine Tumoren des Gastrointestinaltraktes. In: Klinik der Gegenwart Bd. IV. Herausgeb.: Cobet, Gutzeit, Bock. Urban & Schwarzenberg, München-Wien-Baltimore 1981
61. Domschke, W., Koch, H.: Diagnostik in der Gastroenterologie. Methodik und Bewertung. Thieme. Stuttgart-New York 1979
62. Doust, B.D., Pearce, J.D.: Gray-scale ultrasonic properties of the normal and inflamed pancreas. Radiology 120 (1976) 653
63. Dunnick, N.R., Doppman, J.L., Mills, S.R., McCarthy, D.M.: Computed tomographic detection of nonbeta pancreatic islet cell tumors. Radiology 135 (1980) 117
64. Dunnick, N.R., Long, J.A., jr., Krudy, A., Shanker, T.H., Doppman, J.L.: Localizing insulinomas with combined radiographic methods. Amer. J. Roentgenol. 135 (1980) 747
65. Eaton, S.B., Ferucci, J.T.: Radiology of the Pancreas and Duodenum. Monographs on Clinical Radiology. Saunders. Philadelphia 1973
66. Eklöf, O., Lassrich, A., Stanley, P., Chrispin, A.R.: Ectopic pancreas. Pediatr. Radiol. 1 (1973) 24
67. Fawcitt, R., Forbes, W., Isherwood, I.: Computed tomography in pancreatic disease. Brit. J. Radiol. 51 (1978) 1
68. Federle, M.P., Goldberg, H.I.: Computed tomography of the pancreas. In: Computed Tomography of the Body. Ed.: A.A. Moss, G. Gamsu, H.K. Genant. Saunders Co., Philadelphia-London-Toronto-Mexico City-Rio de Janeiro-Sydney-Tokyo 1983
69. Feine, U., zum Winkel K.: Nuklearmedizin-Szintigraphische Diagnostik. Thieme, Stuttgart 1980
70. Ferrucci, J.T. jr., Eaton, S.B.: Radiology of the pancreas. New Engl. J. Med. 288 (1973) 506
71. Ferrucci, J.T. jr., Wittenberg, J., Black, E.B., Kirkpatrick, R.H., Hall, D.A.: Computed body tomography in chronic pancreatitis. Radiology 130 (1979) 175
72. Feyerter, F.: Über diffuse endokrine epitheliale Organe. J.A. Barth, Leipzig 1938
73. Fiegler, W., Wegener, O.H., Hartmann, K., Felix, R.: Computertomographie und Sonographie, Vergleichsstudie bei Erkrankungen des Oberbauches und des Retroperitonealraumes Fortschr. Röntgenstr. 132 (1980) 262
74. Fischedick, A.R., Müller, R.P.: Computertomographische und angiographische Diagnostik eines innerhalb einer Pseudozyste rupturierten Pseudoaneurysma. Fortschr. Röntgenstr. 138 (1983) 360
75. Foley, W.D., Stewart, E.T., Lawson, T.L., Geenman, J., Longuidice, J., Mahler, L., Unger, G.F.: Computed tomography, ultrasonography and endoscopic retrograde cholangiopancreatography in the diagnosis of pancreatic disease. A comparative study. Gastrointest. Radiol. 5 (1980) 29
76. Forell, M.M.: Diagnostisches Vorgehen bei der chronischen Pankreatitis unter Berücksichtigung der Aussagekraft der einzelnen Methoden. Internist 20 (1979) 360
77. Forster, E., Adloff, M., Cinqualbre, J., Warter, P.:

A propos de l'extension thoracique de pseudo-cyste du pancréas. Chirurgie 100 (1974) 596

78. Freeney, P.C., Ball, T.J., Ryan, J.: Impact of new diagnostic imaging methods on pancreatic angiography. Amer. J. Roentgenol. 133 (1979) 619–624

79. Freeny, P.C., Lawson, T.L.: Radiology of the Pancreas. Springer, Berlin-Heidelberg-New York 1982

80. Freise, J., Gebel, M.: Diagnostische Kriterien der Pankreassonographie im Verlauf einer unkomplizierten akuten Pankreatitis. Fortschr. Röntgenstr. 130 (1979) 315

81. Frick, H., Leonhardt, H., Starck, D.: Bauchspeicheldrüse. In: Spezielle Anatomie II 2. Auflage. Thieme, Stuttgart-New York 1980

82. Fricke, M., Zick, R., Mitzkat, H.J.: Das Insulinom im Computer-Tomogramm. Radiologe 18 (1978) 252

83. Friedmann, G., Mödder, U.: Computertomographie bei Bauchtraumen. Radiologe 22, 112–116 (1982)

84. Friedmann, G., Bücheler, E., Thurn, P.: Ganzkörper-Computertomographie. Thieme, Stuttgart-New York 1981

85. Fuchs, W.A., Triller, J.: Ultraschall-Computertomographie des Abdomens. Aktuelle Probleme der Röntgendiagnostik Bd. 4. Huber, Bern-Stuttgart-Wien 1978

86. Fulton, R.E., Sheedy, P.F., McIlrath, D.C., Ferris, D.P.: Preoperative angiographic localization of insulin producing tumors of the pancreas. Amer. J. Roentgenol. 123 (1975) 367

87. Gambarelli, J., Guerinel, G., Chevrot, L., Mattei, M.: Ganzkörper-Computer-Tomographie. Springer, Berlin-Heidelberg-New York 1977

88. Gambill, E.E.: Pancreatitis. Mosby, St. Louis 1973

89. Georgi, M., Günther, R., German, G.: Röntgendiagnostik bei chronischer Pankreatitis und Pankreastumoren. Therapiewoche 27 (1977) 4938

90. Gladisch, R.: Praxis der abdominellen Ultraschalldiagnostik. Schattauer, Stuttgart-New York 1981

91. Gmelin, E., Weiss, H.D., Fuchs, H.D., Reiser, M.: Ultraschall, CT und ERCP in der Pankreasdiagnostik. Fortschr. Röntgenstr. 134 (1981) 138

92. Grabbe, E., Damann, H.G., Heller, M.: Wert der Computertomographie für die Prognose der akuten Pankreatitis. Fortschr. Röntgenstr. 136 (1982) 499

93. Gudjonsson, B., Livestone, E.M., Spiro, H.M.: Cancer of the pancreas: diagnostic accuracy and survival statistics. Cancer 42 (1978) 2494

94. Günther, R., Kümmerle, F., Beyer, J., Klose, K., Kuhn, F.P., Rückert, K., Cordes, U.: Lokalisationsdiagnostik von Inselzelltumoren durch Sonographie, Computertomographie, Arteriographie und selektive Hormonbestimmung. Fortschr. Röntgenstr. 135 (1981) 635

95. Haaga, J.R., Alfidi, R.J.: Computed tomographic scanning of the pancreas. Radiol. Clin. North Amer. 15 (1977) 367

96. Haaga, J.R., Alfidi, R.J., Zelch, M.G., Meany, T.F., Boller, M., Gonzales, L., Jelden, G.L.: Computed tomography of the pancreas. Radiology 120 (1976) 589

97. Haaga, J., Alfidi, R., Havrilla, T., Tubbs, R., Gonzales, L., Meany, T., Corsi, M.: Definite role of CT scanning of the pancreas. Radiology 124 (1977) 723

98. Haertel, M.: Röntgendiagnostik viszeraler Verletzungen nach stumpfem Abdominaltrauma. Thieme, Stuttgart 1975

99. Haertel, M., Fuchs, W.A.: Computertomographie nach stumpfem Abdominaltrauma. Fortschr. Röntgenstr. 131 (1979) 487

100. Haertel, M., Tillmann, U., Fuchs, W.A.: Die akute Pankreatitis im Computertomogramm. Fortschr. Röntgenstr. 130 (1979) 525

101. Hawkes, R.C., Holland, G.N., Moore, W.S., Roebuck, E.J., Worthington, B.S.: Nuclear magnetic resonance (NMR) tomography of the normal abdomen. J. Comp. Ass. Tomogr. 5 (1981) 613

102. Heinsen, H.A.: Krankheiten der Bauchspeicheldrüse. In: Klinik der Gegenwart Bd. 1. Herausgeb.: Cobet, Gutzeit, Bock. Urban & Schwarzenberg, München-Wien-Baltimore 1962

103. Heinz, A., Bolsinger, E.: Perirenale Pankreaspseudozyste. Akt. Urol. 14 (1983) 201–203

104. Heisig, N.: Über das Pankreaskarzinom. Z. Gastroenterol. 6 (1968) 163

105. Hepp, J., Hernandez, C., Moreaux, J., Bismuth, H.: L'artériographie dans les affections chirurgicales du foie, du pancréas et de la rate. Masson, Paris 1968

106. Herlinger, H., Finlay, D.B.L.: Evaluation and follow-up of pancreatic arteriograms. A new role for angiography in the diagnosis of carcinoma of the pancreas. Clin. Radiol. 29 (1978) 277–284

107. Hernandez, C.: Angiographie pancréatique: interêt et limites, à propos de 800 examens. Arch. Mal. Appar. dig. 59 (1970) 687

108. Hess, W.: Intraoperative Untersuchungsmethoden bei Pankreaserkrankungen. Radiologe 5 (1965) 298

109. Hessel, S.J., Siegelman, S.S., McNeil, B.J., Sanders, R., Adams, D.F., Alderson, P.O., Finberg, H.J., Abrams, H.L.: A prospective evaluation of computed tomography and ultrasound of the pancreas. Radiology 143 (1982) 129

110. Heuck, A.F.: Das normale Pankreas in der Computertomographie während der verschiedenen Lebensabschnitte. Diss. Univ. München 1983

111. Heuck, F.H.W.: Die Streifenatelektasen der Lunge. Thieme, Stuttgart 1959

112. Heuck, F.H.W.: Die Bauchspeicheldrüse. In: Lehrbuch der Röntgendiagnostik Bd. 5. Herausgeb.: Schinz, Bänsch, Frommhold, Glauner, Uehlinger, Wellauer. Thieme, Stuttgart 1965

113. Hildell, J., Aspelin, P., Wehlin, L.: Gray scale ultrasound and endoscopic ductography in the diagnosis of pancreatic disease. Acta chir. Scand. 145 (1979) 239

114. Hundeshagen, H., Creutzig, H., Dopslaff, H.: Doppelradionuklid-Pankreas-Funktionsszintigraphie mit einem Prozessrechner. Rad. diagn. 6, 212 (1971)

115. Husband, J.E., Meire, H.B., Kreel, L.: Comparison of ultrasound and computer assisted tomography in pancreatic diagnosis. Brit. J. Radiol. 83, 833 (1977)

116. Itai, Y., Araki, T., Tasaka, A., Maruyama, M.: Computed tomographic appearance of resectable pancreatic carcinoma. Radiology 143 (1982) 719

117. Jaquemet, P.: Potentials and limitations of hypotonic duodenography. In: Efficiency and Limits of Radiologic Examinations of the Pancreas. Herausgeb.: Anacker. Thieme, Stuttgart 1975

118. Kawai, K.: Early Diagnosis of Pancreatic Cancer. Igaku-Shoin, Tokyo-New York 1980

119. Kawaniski, H., Sell, J.E., Pollard, H.M.: Combined endoscopic pancreatic fluid collection and retrograde pancreatography in the diagnosis of pancreatic cancer and chronic pancreatitis. Gastrointest. Endoscopy 22 (1975) 82

120. Keats, T.E., Smith, H.T.: Meconium ileus: A demonstration of the ileal meconium mass by barium enema examination. Radiology 89 (1967) 1073
121. Kending, R.A., Johnson, R.M., Shackford, B.C.: Calcification in pancreatic carcinoma. Ann. int. Med. 65 (1966) 122
122. Kinami, Y., Konishi, K., Kita, I., Takata, M., Shinmura, K., Miazapi, I., Nakanuma, V., Tanaka, Y.: A study of clinical features of patients with pancreatic calcification and carcinoma. Jap. J. Gastroenterol. 79 (1982) 259
123. Kirisaari, L., Kormano, M., Rantakokko, V.: Contrast enhancement of the pancreas in computed tomography. J. Comp. Ass. Tomography 3 (1979) 722
124. Kirkpatrick, J.: Abdominal masses in children – selection of imaging techniques. In: Radiology Today 3. Ed.: M.W. Donner, F.H.W. Heuck. Springer, Berlin-Heidelberg-New York-Tokyo 1985
125. Klöppel, G., Seifert, G., Heitz, Ph.U.: Endokrine Pankreastumoren. Morphologie und Syndrome. Dtsch. med. Wschr. 104 (1979) 1571
126. Kratochwil, A.: Ultraschalldiagnostik in der inneren Medizin. Chirurgie und Urologie. Atlas und Lehrbuch. Thieme, Stuttgart-New York 1977
127. Kremer, H., Gebauer, A., Scherer, U., Rothe, R., Schierl, W., Lissner, J., Zöllner, N.: Sonographische und computertomographische Pankreasdiagnostik. Dtsch. med. Wschr. 104 (1979) 159
128. Kümmerle, F., Mangold, G.: Indikation und Möglichkeit der chirurgischen Behandlung. In: Klinisch-radiologisches Seminar Bd. 7. Herausgeb.: Frommhold/Gerhardt. Thieme, Stuttgart 1977
129. Kümmerle, F., Rückert, K.: Chirurgie des endokrinen Pankreas. Thieme, Stuttgart 1982
130. Kümmerle, F., Mangold, G., Rückert, K.: Chirurgie des Pankreas. Internist 20 (1979) 399
131. Lackner, K., Frommhold, H., Grauthoff, H., Mödder, U., Heuser, L., Braun, G., Buurmann, R., Scherer, K.: Wertigkeit der Computertomographie und der Sonographie innerhalb der Pankreasdiagnostik. Fortschr. Röntgenstr. 132 (1980) 509
132. Lammer, J., Lepuschütz, H., Sager, W.D., Kratochvil, P., Brandstätter, G., Zalaudeck, G.: ERCP und CT in der Diagnostik von chronischer Pankreatitis, Pseudozysten und Pankreaskarzinom – ein Vergleich. Röntgenblätter 33 (1980) 602
133. Lawson, Th.: Sensitivity of pancreatic ultrasonography in the detection of pancreatic disease. Radiology 128 (1978) 733
134. Lechner, G., Pokieser, H.: Ergebnisse angiographischer Untersuchungen bei Pankreatitis. Fortschr. Röntgenstr. 114 (1971) 49
135. Leopold, G.R., Korobkin, M., Goldberg, H.I., Belber, J.P.: Diagnostik techniques for pancreatic and hepatobiliary disease. In: Gastrointestinal Disease Sect. 5. Herausgeb.: Sleisenger/Fordtran. Saunders, Philadelphia-London-Baltimore 1978
136. Levin, D.C., Wilson, R., Abrams, H.L.: The changing role of pancreatic angiography in the era of computed tomography. Radiology 136 (1980) 245–249
137. Liotta, D.: Pour le diagnostique des tumeurs du pancreas: la duodenographie hypotonique. Lyon. chir. 50 (1955) 445
138. Löffler, A., Stadelmann, O., Miederer, S.E., Sobbe, A.: Diagnostik des Pankreaskarzinoms. Dtsch. med. Wschr. 99 (1974) 1976

139. Lütgemeier, J., Jaschke, W, Wunschik, F.: Angiographie und Computertomographie – konkurrierende Verfahren in der Pankreasdiagnostik. Röntgenpraxis 34 (1981) 73
140. Lukes, P.J., Rolny, P., Nilson, A.E., Gamklou, R.: Hypotonic duodenography and endoscopic retrograde pancreatography in the diagnosis of pancreatic disease. Acta Radiol. Diagn. (Berlin) 22 (1981) 145
141. Lunderquist, A., Tylen, U.: Phlebography of the pancreatic veins. Radiologe 15 (1975) 198
142. Lutz, H.: Ultraschalldiagnostik in der Inneren Medizin. Springer, Berlin-Heidelberg-New York 1978
143. Lutz, H., Petzold, R., Hofmann, K.P., Rösch, W.: Ultraschalldiagnostik bei Pankreaserkrankungen. Klin. Wschr. 53 (1975) 419
144. Lutz, H., Ehler, R., Heyder, N., Reidel, L.: Differentialdiagnostik der Pankreaserkrankungen im Ultraschall. Ultraschall 1 (1980) 12
145. Macarini, N., Oliva, L.: La pneumostratipancreatografia. Minerva Medica, Torino 1955
146. Mackie, C.R., Cooper, M.J., Lewis, M.H., Moossa, A.R.: Non-operative differentiation between pancreatic cancer and chronic pancreatitis. Ann. Surg. 189 (1979) 480
147. Madsen, B., Hansen, E.S.: Correlation between angiographic diagnosis and histology of pancreatic insulinomas. Brit. J. Radiol. 43 (1970) 185
148. Malagelada, J.R.: Pancreatic cancer. An overview of epidemology, clinical presentation, and diagnosis. Mayo Clin. Proc. 54 (1979) 459
149. Marchal, G., Baert, A.L., Wilms, G.: Intravenous pancreatography in computed tomography. J. Comp. Ass. Tomogr. 3 (1979) 727
149 a. Margulis, A.R., Higgins, C.B., Kaufman, L., Crooks, L.E.: Clinical Magnetic Resonance Imaging. Radiology Research and Education Foundation, San Francisco 1983
150. Marks, W., Filly, R., Callen, R.: Ultrasonic evaluation of normal pancreatic echogenicity and its relationship to fat deposition. Radiology 137 (1980) 475
151. Mayr, B., Feifel, G., Sommer, B., Scherer, U., Doppman, J., Lissner, J.: The value of computed axial tomography in acute abdominal emergencies. In: Radiology Today 1. Ed.: M.W. Donner, F.H.W. Heuck. Springer, Berlin-Heidelberg-New York-Tokyo 1981
152. McCarty, R., Wahner, H., Stephens, D., Sheedy, P., Hattery, R.: Retrospective comparison of radionuclide scans and computed tomography of the liver and pancreas. Amer. J. Roentgenol. 129 (1977) 23
153. Melmed, R.N., Agnew, J.E., Bouchier, I.A.D.: The normal and abnormal pancreatic scan. Quart. J. Med. 148 (1968) 607
154. Mendez, G., Isikoff, M.B., Hill, M.C.: CT of acute pancreatitis: interim assessment. Amer. J. Roentgenol. 135 (1980) 463
155. Meyers, M.A.: Dynamic radiology of the abdomen. Springer, Berlin-Heidelberg-New York 1976
156. Miller, Th.A., Lindenauer, S.M., Frey, Ch.F., Stanley, J.C.: Pancreatic abscess. Arch. Surg. 108 (1974) 545
157. Minagi, H., Margolin, M.H.: Pancreatic calcification. Amer. J. Gastroenterol 57 (1972) 139
158. Mitty, H.A., Efremidis, S.C., Yeh, H.C.: Impact of fine-needle biopsy on management of patients with carcinoma of the pancreas. Amer. J. Roentgenol. 137 (1981) 1119
159. Mödder, U., Friedmann, G., Bücheler, E., Baert, A.,

Lackner, C., Brecht, G., Buurman, R., Rupp, N., Heller, H.J.: Wert und Ergebnisse der Computertomographie bei Pankreaserkrankungen. Fortschr. Röntgenstr. 130 (1979) 57

160. Moore, K.L.: Clinically oriented Anatomy. Williams & Wilins, Baltimore-London 1980

161. Moss, A.A., Kressel, H.V.: Computed tomography of the pancreas. Amer. J. dig. Dis. 22 (1977) 1018

162. Moss, A.A., Federle, M., Shapiro, H.A. et al.: The combined use of computed tomography and endoscopic cholangiopancreatography in the assessment of suspected pancreatic neoplasms: a blind clinical evaluation. Radiology 134 (1980) 159–163

163. Nebesar, R.A., Pollard, J.J.: A critical evaluation of celiac and superior mesenteric angiography in the diagnosis of pancreatic diseases, particularly malignant tumor: facts and "artefacts". Radiology 89 (1967) 1032

164. Oedman, P.: Percutaneous selective angiography of the coeliac artery. Acta Radiol. Suppl. 159 (1958)

165. Oosthuizen, S.F., Fainsinger, M.H.: Hydatid disease. Radiology 53 (1949) 248

166. Partain, C.L., James, A.E., Rollo, F.D., Price, R.R.: Nuclear Magnetic Resonance Imaging. Saunders Co., Philadelphia-London-Toronto-Mexico City-Rio de Janeiro-Sydney-Tokyo 1983

167. Pasariello, R., Feltrin, G.P., Miotto, D., Pedrazzoli, S., Rossi, P., Simonetti, G.: Transhepatic portal catheterization with pancreatic venous sampling versus angiography in the localization of pancreatic functioning tumors. In: Frontiers in European Radiology Vol. 1. Ed.: Baert, Boijsen, Fuchs, Heuck. Springer, Berlin-Heidelberg-New York-Tokyo 1982

168. Pearse, A.G.E., Polak, J.M.: The diffuse neuroendocrine concept and the APUD concept. In: Gut Hormones. Herausgeb.: Bloom. Churchill-Livingstone. Edinburgh-London-New York 1978

169. Pistolesi, G.F., Frasson, F., Fuggazola, G., Taddei, G.T., Caresano, A.: Angiographic diagnosis of endocrine tumors of the pancreas. Radiol. Clin. 46 (1977) 401

170. Pistolesi, G.F., Marzoli, G.P., Coloso, P.Q., Pederazoli, P., Procacci, C.: Computed tomography in surgical pancreatic emergencies. J. Comp. ass. Tomography 2 (1978) 165

171. Pokieser, H.: Angiographie der abdominellen Organe. In: Ergebnisse der medizinischen Radiologie Bd. 4. Thieme, Stuttgart 1972

172. Pokieser, H.: Pharmacoangiography. In: Efficiency and Limits of Radiologic Examinations of the Pancreas. Herausgeb.: Anancker. Thieme, Stuttgart 1975

173. Porstmann, W., Münster, W., Lucas, D., Romaniuk, P.-A.: Problematik der Pankreasarteriographie. Radiol. diagn. (Berlin) 12 (1971) 196

174. Redman, H.C.: Angiographic findings in pancreatitis. Amer. J. Roentgenol. 107 (1969) 56

175. Reichardt, W.: Localization techniques for hormonally active pancreatic tumors. In: Radiology Today 3. Ed.: M.W. Donner, F.H.W. Heuck. Springer, Berlin-Heidelberg-New York-Tokyo 1985

176. Reichardt, W., Cameron, R.: Anatomy of the pancreatic veins. A post mortem and clinical phlebographic investigation. Acta Radiol. Diagn. 21 (1980) 33

177. Reichardt, W., Ingemansson, S.: Selective vein catheterization for hormone assay in endocrine tumours of the pancreas. Acta Radiol. Diagn. 21 (1980) 176

178. Reinbold, W.D., Obrecht, J., Böhm, N.: Maligne Magenausgangsstenose durch Karzinom in pylorusnaher Pankreasektopie. Radiologe 23, 229–232 (1983)

179. Rettenmaier, G.: Pankreasdiagnostik mit der Ultraschallschnittbildmethode. Dtsch. med. Wschr. 98 (1973) 1975

180. Rettenmaier, G.: Leistungsfähigkeit der Sonographie bei Erkrankungen der Bauchspeicheldrüse. In: Die Untersuchung der Bauchspeicheldrüse. Herausgeb. Bartelheimer, Classen, Ossenberg. Thieme, Stuttgart 1976

181. Reuter St.R., Redman, H.C.: Gastroinstestinal angiography. Saunders, Philadelphia 1972

182. Reuter, St.R., Redman, H., Bookstein, J.J.: Differential problems in the angiographic diagnosis of carcinoma of the pancreas. Radiology 96 (1970) 93

183. Ring, E.J., Eaton, S.B. Jr., Ferucci, J.T. jr., Short, W.F.: Differential diagnosis of pancreatic calcifications. Amer. J. Roentgenol. 117 (1973) 446

184. Ritter, U.: Krankheiten der Bauchspeicheldrüse. In: Klinik der Gegenwart Bd. 1. Herausgeb.: Cobet, Gutzeit, Bock. Urban & Schwarzenberg, München-Wien-Baltimore 1981

185. Robinson, A., Scott, J., Rosenfeld, D.D.: The occurence of carcinoma of the pancreas in chronic pancreatitis. Radiology 94 (1970) 289

186. Rödl, W., Lutz, H., Oppelt, A.: Die Kernspin-Tomographie des Abdomens und des Beckens. In: Kernspintomographie in der Medizin. Herausgeb.: S. Wende, M Thelen. Springer, Berlin-Heidelberg-New York-Tokyo 1983

187. Rösch, J.: Roentgenologic diagnosis of pancreatic disease. Amer. J. Roentgenol. 100 (1967) 664

188. Rösch, J.: Röntgendiagnostik des Pankreas und der Milz. In: Handbuch der medizinischen Radiologie Bd. XII/2. Herausgeb.: Diethlem-Olsson/Strand/Vieten/Zuppinger. Springer, Berlin-Heidelberg-New York 1973

189. Rösch, J.: Radiologic approach to the pancreas. A decade of progress. Radiologe 15 (1975) 170

190. Rösch, W.: Die Frühdiagnose des Pankreaskarzinoms. Med. Welt 32 (1981) 1465

191. Roessle, R., Roulet, F.: Maß und Zahl in der Pathologie. Pathologie und Klinik in Einzeldarstellungen Band V. J. Springer, Berlin-Wien 1932

192. Rückert, K., Kümmerle, F.: Pankreaskarzinom – neue diagnostische und therapeutische Möglichkeiten. Dtsch. Ärzteblatt 49 (1981) 2343

193. Sarles, H.: Pancreatitis. Symp. Marseille. Bibliotheca Gastroenterol. Bd. 7. Karger, Basel 1979

194. Sato, T., Saitock, Y., Noto, N., Matsuno, S.: Factors influencing the late results of operation for carcinoma of the pancreas. Amer. J. Surg. 136 (1978) 582

195. Sauer, H.: Das Pankreas anulare des Neugeborenen – Erfahrungen bei 25 operierten Fällen. Z. Kinderchir. 3 (1966) 490

196. Schmidt, K.R., Pfeiffer, J.K., Spelsberg, F., Wirsching, R., Kuntz, R.: Angiographische Diagnostik bei Inselzelltumoren – Ergebnisse bei 34 Patienten. Fortschr. Röntgenstr. 132 (1980) 1

197. Schneider, C., Montz, R.: Pankreasszintigraphie. Radiologe 15 (1975) 203

198. Seelig, R.: Pankreatitis bei Hyperparathyroidismus. Thieme, Stuttgart 1979

199. Shirley, D.V.: Hypotonic duodenography in suspected pancreatic disease. Brit. J. Radiol. 47 (1974) 437

200. Shockman, A.T., Amarasco, J.: Pseudocysts of the pancreas. Amer. J. Roentgenol. 101 (1967) 628

201. Sielaff, H.J.: Internistische Röntgendiagnostik. Enke, Stuttgart 1963
202. Sigstedt, B., Boijsen, E., Lunderquist, A., Tylen, U.: Angiography in pancreatic disease reevaluated. Acta Radiol. Diagn. 22 (1981) 235
203. Silverstein, W., Isikoff, M.B., Hill, M.C., Barkin, J.: Diagnostic imaging of acute pancreatitis. Prospective study using CT and sonography. Amer. J. Roentgenol. 137 (1981) 497
204. Singer, M., Sarles, H., Sahel, J.: Klinik der chronischen Pankreatitis. In: Akute und chronische Pankreatitis. Herausgeb.: Sarles, Singer. Witzstrock, Baden-Baden-Köln-New York 1978
205. Sleisenger, M.H., Fordtran, J.S.: Gastrointestinal Disease. Pathophysiology – Diagnosis – Management 2. Ed. Saunders, Philadelphia-London-Toronto 1978
206. Sommer, H.: Diagnostik der chronischen Pankreatitis. Lebensversicherungsmedizin 7, 149–151 (1984)
207. Stanley, R.J.: CT of the pancreas. In: Computed Tomography. Herausgeb.: Norman-Korobkin-Newton. Mosby, St. Louis 1977
208. Stanley, R.J., Sagel, St.S., Levitt, R.G.: Computed tomographic evaluation of the pancreas. Radiology 124 (1977) 715
209. Steiner, R.E., Bydder, G.M.: Initial clinical experience with NMR imaging. In: Frontiers in European Radiology Vol 2. Ed.: Baert-Boijsen-Fuchs-Heuck. Springer, Berlin-Heidelberg-New York-Tokyo 1982
210. Stephan, U., Windorfer, A.: Anomalien des Pankreas. In: Klinische Gastroenterologie Bd. 2. Herausgeb.: Demling. Thieme, Stuttgart 1973
211. Struve, C.: Ultraschalltomographie des Abdomens. Urban & Schwarzenberg, München-Wien-Baltimore 1980
212. Syrota, A., Duquesnoy, N., Paraf, A., Kellershohn, C.: The role of positron emission tomography of pancreatic disease. Radiology 143 (1982) 249
213. Taylor, K.J., Buchin, P.J., Vasconi, G.N., Rosenfield, A.T.: Ultrasonographic scanning of the pancreas. Radiology 138 (1981) 211
214. Thomas, M.L., Lamb, G.H.R., Barraclough, M.A.: Angiographic demonstration of a pancreatic lipoma in the WDHA syndrome. Amer. J. Roentgenol. 127 (1976) 1037–1039
215. Traverso, L.W., Tompkins, R.K., Urrea, P.T., Long-mire, W.P. jr.: Surgical treatment of chronic pancreatitis. Twenty-two year's experience. Ann. Surg. 190 (1979) 312
216. Triller, J., Fuchs, W.A.: Abdominale Sonographie. Indikation – Information – Integration. Thieme, Stuttgart 1980
217. Vielberg, H., Schnepper, E.: Die Röntgendiagnostik stumpfer Bauchtraumen. Röntgen-Blätter 19 (1966) 405
218. Vögeli, E., Kwassny, R., Hofer, B.: Möglichkeiten und Grenzen der Sonographie innerhalb der Pankreasdiagnostik. Fortschr. Röntgenstr. 132 (1980) 55
219. Vogel, H., Tödt, H.-Chr., Klapdor, R., Pfeiffer, M., Buurman, R.: Computertomogramm nach Pankreasresektion. Z. Gastroenterol. 21, 536–544 (1983)
220. Wegener, O.H.: Ganzkörper-Computertomography. Karger, Basel 1982
221. Weidenhiller, S., Flügel, H., Rösch, W.: Abrasive cytology of the pancreatic and biliary duct in man. Endoscopy 7 (1975) 72
222. Weiss, H.D.: Techniques and indications for retrograde pancreatography. In: Limits of Radiologic Examinations of the Pancreas. Herausgeb.: Anacker. Thieme, Stuttgart 1975
223. Wenz, W.: Abdominale Angiographie. Springer, Berlin-Heidelberg-New York 1972
224. Wenz, W.: Pankreas. In: Röntgenologische Differentialdiagnostik Bd. 2. Herausgeb.: Teschendorf-Wenz. Thieme, Stuttgart 1978
225. Wilson, R.F., Tagett, J.P., Pucelik, J.P., Walt, J.A.: Pancreatic trauma. J. Trauma 7 (1967) 643
226. Wimmer, B., Gospos, Ch., Ruf, G., Wagner, R.: Neurilemmom des Pankreas. Fortschr. Röntgenstr. 137 (1982) 619
227. Wittich, G., Czembirek, H., Fürst, K., Schneider, F.: Qualitätskriterien der Pankreassonographie. Fortschr. Röntgenstr. 135 (1981) 67
228. Wright, C.H., Maklad, F., Rosenthal, R.J.: Gray-scale ultrasonic characteristics of carcinoma of the pancreas. Brit. J. Radiol. 52 (1979) 281
229. Young, L.W., Adams, J.T.: Roentgenographic findings in localized trauma to the pancreas in children. Amer. J. Roentgenol. 101 (1967) 639
230. Zeitler, E.: Kernspintomographie. Deutscher Ärzte-Verlag, Köln 1984

Sachverzeichnis

Frontiers in European Radiology

Editors in Chief: **A. L. Baert, E. Boijsen, W. A. Fuchs, F. H. W. Heuck**

Frontiers in European Radiology (FER) addresses radiologists all over the world with the goal of improving the international exchange of information on all aspects of radiological research. This exchange has unfortunately been limited in the past, especially by the language barriers involved. As a result, Europe's contribution to scientific progress in this interdisciplinary specialty has influenced only regional developments. A first step toward rectifying the situation was taken in Hamburg in September 1979, where the formation of the association of European University Radiologists was discussed and decided upon.

FER is the logical continuation of that initiative; it provides a forum for scientists in European clinical and experimental radiology where important reports on progress in the field can be presented in a depth not possible in a journal. It is a concise source of detailed information for those seeking to keep abreast of scientific progress in the field.

Volume 4

1984. 82 figures in 144 separate illustrations. I, 158 pages. Hard cover DM 86,–
ISBN 3-540-13410-7

Contents: Therapeutic Angiography in Neuroradiology: Clinical Objectives and Results. – Densitometric Investigations of Renal Perfusion by Dynamic X-Ray Computed Tomography. – Percutaneous Transhepatic Drainage: Technique, Results, and Special Applications. – Videodensitometric Measurements of the Blood Flow in the Model Circulation and in the Iliac Arteries: Methodological Investigations.

Volume 3

1984. 80 figures in 143 separate illustrations. III, 136 pages. Hard cover DM 99,–
ISBN 3-540-11446-7

Contents: Modern Evaluation of the Sella Turcica. – Clinical Experience with Digital Subtraction Angiography. – Brain Ultrasonography in the Infant: A Review. – An Integrated 3-D Image of Cerebral Blood Vessels and CT View of Tumor. – Pulmonary Edema and Shock Lung: Roentgenographic Observations on Pathologic Fine Structure of the Lung.

Volume 2

1982. 70 figures in 84 separate illustrations. V, 103 pages. Hard cover DM 66,–
ISBN 3-540-11349-5

Contents: NMR as an Imaging Method. – Initial Clinical Experience with NMR Imaging. – NMR Imaging of the Liver and Kidney. – Digital Fluorography. – Digital Radiography. – Digital Subtraction Arteriography (DSA). – Digital Subtraction Angiography: Cleveland Clinic Experience.

Volume 1

1982. 113 figures in 187 separate illustrations. V, 170 pages. Hard cover DM 90,–
ISBN 3-540-10753-3

Springer-Verlag
Berlin Heidelberg New York Tokyo

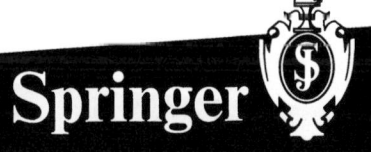

Radiology Today

Volume 3

Editors: **M. W. Donner, F. H. W. Heuck**

1985. 186 figures, 45 tables. XV, 203 pages. Hard cover DM 156,–
ISBN 3-540-13438-7

The third volume of Radiology Today discusses the use of up-to-date
imaging modalities, available in most community hospitals and
private practices, in the diagnosis and treatment of disorders of the
gastrointestinal tract. The coverage includes gastrointestinal bleeding,
septic lesions of the abdomen, and postoperative conditions as well as
disorders of the liver and gall bladder.
A similar approach is used for the genitourinary tract, where renal
and adrenal masses, disorders of the female and male pelvis, newer
contrast agents and the interventional procedures presently applied
in the treatment of the urinary tract are considered. The book closes
with a panel discussion of the future of magnetic resonance imaging
in radiology.

Volume 2

Editors: **F. H. W. Heuck, M. W. Donner**

1983. 306 figures. 44 tables. XII, 362 pages. Hard cover DM 192,–
ISBN 3-540-11754-7

Contents: Gastrointestinal Radiology. – Urogenital Radiology. –
Cardiovascular Radiology. – Radiology of Lymphatic System. – Chest
Radiology. – Skeletal and Soft Tissue Radiology. – Neuroradiology. –
Selected Chapter on New Imaging Techniques. – Missed Diagnosis
Conference. – Subject Index.

Volume 1

Editors: **M. W. Donner, F. H. W. Heuck**

1981. 290 figures, 61 tables. XIX, 431 pages. Hard cover DM 179,–
ISBN 3-540-10099-7

Contents: Cardiovascular Radiology. – Pulmonary Radiology.
Gastrointestinal Radiology. – Urinary Tract Radiology. – Skeletal Ra-
diology. – Mammography. – Lymphography. – Ultrasound. – ENT
Radiology. – Neuroradiology. – Subject Index.

Springer-Verlag
Berlin Heidelberg
New York Tokyo

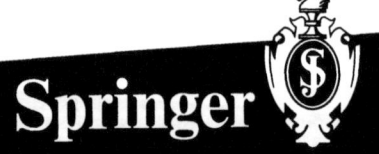

Springer

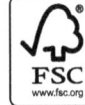